U0250835

国家出版基金项目

中国针灸大成

Zhongguo Zhenjiu Dacheng

Tonglunjuan

Compendium of Chinese Acupuncture and Moxibustion

通论卷

类经·针灸
明天启四年刻本

针灸溯洄集
日本元禄八年刊本

针灸说约
日本文化九年刻本

针论
日本文久二年刊本

总主编/石学敏
执行主编/王旭东 陈丽云 尚 力

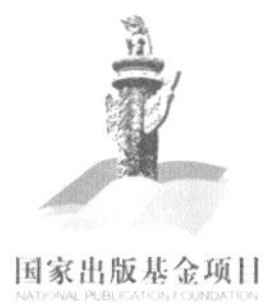

湖南科学技术出版社
·长沙·

《中国针灸大成》（第二辑）编委会名单

序

是书初成，岁在庚子；壬寅将尽，又创续编。华夏天清，神州日朗，国既昌泰，民亦心安。抚胸额首，朋辈相聚酒酣；笑逐颜开，握手道故纵谈。谈古论今，喜看中医盛况；数典读书，深爱针灸文献。针矣砭矣，历史班班可考；焫焉爇焉，成就历历在目。针灸之术，盖吾一生足迹之所跬步蹒跚；集成先贤，乃吾多年夙愿之所魂牵梦绕。湖南科学技术出版社，欲集历代针灸文献于一编，甚合我意，大快我心。吾素好书，老而弥笃，幸喜年将老而体未衰，又得旭东教授鼎力相助，丽云、尚力诸君共同协力，《大成》之作，蒐材博远，体例创新，备而不烦，详而有体。历代针灸著述，美不胜收；各种理论技法，宛在心目。吾深知翰墨之苦，寻书之难；珍本善本，岂能易得？尤其影校对峙，瑕疵不容，若无奉献精神，哪能至此？吾忝列榜首，只是出谋划策；出版社与诸同道，方为编书栋梁。夫万种医书，内外妇儿皆有；针灸虽小，亦医学宝库一脉。《针经》之《问难》，《甲乙》之《明堂》，皇甫谧、王惟一，《标幽赋》《玉龙经》，书集一百一十四种。论、图、歌、文，连类而相继。文献详备，版亦珍奇，法国朝鲜，日本越南，宋版元刻，明清官坊，见善必求，虽远必访。虽专志我针灸，亦合之国策，活我古籍，壮我中华；弘扬国粹，继承发展。故见是书，已无憾。书适成，可以献国家而备采择，供专家而作查考，遗学子而为深耘。吾固知才疏学浅，难为针灸之不刊之梓，尚需方家润色斧削。盼师长悯我诚恳，实乃真心忱，非何求，赐我良教，点我迷津，开我愚钝，正我讹误，使是书趋善近美，助中医药学飞腾世界医学之巅，则善莫大矣！

中国工程院院士

国　医　大　师　石学敏

《中国针灸大成》总主编

穷神极变出针砭 万壑春云一冰台

——代前言

重新认识针灸学

20世纪初，笔者于欧洲巡医，某国际体育大赛前一日，一体育明星腰伤，四壮汉抬一担架，逶迤辗转，访遍当地名医，毫无起色。万般无奈之下，求针灸一试，作死马活马之想。笔者银针一枚，刺入人中，原本动则锥心、嗷嗷呼痛之世界冠军，当即挺立行走，喜极而泣。随行记者瞠目结舌，医疗团队大惊失色——在西方医生的知识储备里，穷尽所有聪明才智，也想不出鼻唇沟和腰部有什么关系，"结构决定功能"的"真理"被人中沟上的一根银针击碎了！

这在中医行业内最平常的针灸技术，却被欧洲人看成"神操作"，恰恰展示了中国传统医学引以为豪的价值观："立象尽意"。以人类的智慧发现外象与内象的联系，以功能（疗效）作为理论的本源。笔者以为，这是针灸学在诊治疾病之外，对于人类认知世界的重大贡献。亦即：针灸学远远不只是诊疗疾病，更是人类发现世界真理的另一个重要途径。

2018年3月28日，*Science Reports* 杂志发表一篇科学报告，证明了笔者上述观点。国内外媒体宣称美国科学家发现了人体内一个未知的器官，而且是人体中面积最大的一个器官。这一发现能够显著地提高现有医学对癌症以及其他诸多疾病的认知。而这一器官体内的密集结缔组织，实际上是充满流体的间质（interstitium）网络，并发挥着"减震器"的作用。科学家首次建议将该间质组织归为一个完整的器官。也就是说它拥有独立的生理作用和构成部分，并执行着特殊任务，如人体中的心脏、肝脏一样。

基于上述发现是对人体普遍联系方式的一种描述，所以研究中医的学者认为经络就是这样一种结构。人体的十四经脉主要是由组织间隙组成，上连神经和血管，下接局部细胞，直接关系着细胞的生死存亡。经络与间质组织一样无处不在，所有细胞都浸润在组织液中，整体的普遍联系就是通过全身运行的"水"来实现的。事实上，中药就是疏通经络来治病的，这与西药直接杀死病变细胞的药理有着根本的不同。可以这样说，证明了经络的存在，也就间接证明了中药药理的科学性，可以理解为什么癌症在侵袭某些人体部位后更容易蔓延。

笔者认为，中医学者对美国科学家的发现进行相似性印证，或许不那么贴切和完全对应，但是，从整体观念而言，这种发现无疑是西方医学的进步。这也佐证了针灸学知识领域内，古老而晦涩的语言文字里，隐含着朦胧而内涵深远的知识，有待我们深入挖掘研究。

应用现有的科学认知来评价针灸的科学性，我们已经吃尽苦头。“经络研究”进行了几十年，花费无数人力、物力、财力，最终却是一无所获。因为这些研究一直是以西方科学的知识结构、价值观和思维方式来检验古代的成果，犯了本质的错误。“人中”和腰椎、腰肌的关系，任何现代医学知识都是无法证实的，但是我们却硬要在实验室寻找物质基础和有形的联系，终究是没有结果的。古代针刺合谷催产，谁能找到合谷和子宫的关联？若是我们以针灸学的认知为线索，将会获得全新启示，能找到人中与腰部联系通道的人，获得诺贝尔生理学或医学奖将是一件很容易的事。因此，包括中医药学界的学者专家，并未能完全认识到针灸学术的深邃和伟大。我们欠针灸学术一个客观的评价。

不过，尽管科学在不断证实着针灸学的伟大和深奥，但是，在中国传统医学的版图上，无论是古代还是现代，针灸学术的地位，一直处于从属、次要的地位。笔者只有在外国才从事针灸工作，回到中国境内，便重归诊脉开方之途。其中种种隐曲不便展开，但业内视针灸为带有劳作性质的小科的潜意识，却是真实的存在。

再以现存古籍为例，现代中医古籍目录学著作如《中国中医古籍总目》《中医图书联合目录》，收录古籍都在万种以上，但1911年以前的针灸类著作数量却不到200种。郭霭春先生、黄龙祥先生等针灸文献学家都做过类似的统计，如郭先生《现存针灸医籍》129种，黄先生《针灸名著集成》180种（含日本所藏）。且大多是转抄、辑录、类编、汇编、节抄之类，学术含量较高的也就30多种。

如今，“中医走向世界”已成为业内共识，但是，准确的说法应该是“针灸走向世界”，遍布欧美、东南亚，乃至非洲、大洋洲的“TCM”，其实都是针灸诊所。由于用药受到种种限制，中药方剂至今未被世界各国广泛接受。中医对世界人民的贡献，针灸至少占90%以上。因此，全方位审视针灸学的历史地位和医学价值，是中医界必须要做的工作。

此次湖南科学技术出版社策划，针灸学大师石学敏院士领衔，收集现存针灸古籍，编纂一套集成性的针灸文献丛书，为医学界提供相对系统的原生态古典针灸文献，虽然达不到集大成的要求，但至少能满足针灸学者们从事文献研究时看到古籍原貌的愿望，以历史真实的遗存来实现针灸文献的权威性。

历尽坎坷的针灸发展史

从针灸文献的数量和质量上，可以看出针灸学术的地位。其实轻慢针灸技术，这不是现代才有的问题，历史上也曾多次发生类似问题。有高潮也有低谷。

针灸学术最辉煌的时期，莫过于历史的两头：即中医学知识体系的形成阶段和20世纪美国总统尼克松访华至今。

一、高光时刻：春秋战国至两汉

春秋战国到西汉时期，是中医学初步成形的时期，药物和药剂的应用还没有成熟，对药物不良反应的认识也不充分，因此，药物的使用受到极大的限制，即便是医学经典著作，《黄帝内经》中也只有13首方剂。而此时的针灸技术相对成熟得多，《灵枢》中针灸理论和技术的内容占比高达80%，文献记载当时针灸主治的疾病几乎涉及人类的所有病种。从现有文献来看，这一时期应该是针灸技术最为辉煌的时期。

汉代，药物学知识日渐丰富，在《黄帝内经》理论指导下，药物配伍理论也得到长足的发展。东汉末年，医圣张仲景著《伤寒杂病论》，完善了《黄帝内经》六经辨治理论，形成了外感热病诊疗体系。该书也是方剂药物运用比较纯熟的标志。仲景治疗疾病的主要方法是方药、针灸，呈针、药并重的态势。至于魏晋皇甫谧之《针灸甲乙经》，则是对先秦两汉针灸学辉煌盛世的全面总结。

此后，方药的发展突飞猛进，势不可挡。诚如笔者在《中医方剂大辞典》第2版“感言”中所述：“《录验方》《范汪方》《删繁方》《小品方》，追随道家气质；《僧深方》《波罗门》《耆婆药》《经心录》，兼修佛学思想……《抱朴子》《肘后方》，为长寿学先导，传急救学仙方。《肘后备急》，成就诺奖；《巢氏病源》，医道大全。《食经》《产经》《素女经》，《崔公》《徐公》《廪丘公》，录诸医经验，载民间验方，百花齐放，蔚为大观……”方药学术，一片繁荣，逐渐成为治疗疾病的主流技术。到了唐代，孙思邈、王焘等人在强盛国力和社会文明的催促下，对方药治疗的盛况进行了总结，《千金要方》《外台秘要》等大型方书是方药技术成为医学主流的写照。

二、初受重创：中唐以降

方药兴起，一段时间内与针灸并驾齐驱，针灸技术在初唐时期在学术界还具有较高地位。杨上善整理《黄帝明堂经》，著《黄帝内经太素》，孙思邈推崇针灸，《千金要方》《外台秘要》中也载录了不少针灸学著作，但都是沿袭前人，未见新作。不仅没有创新，而且出现了对针灸非常不利的信号：王焘在《外台秘要》卷三十九中对针刺治病提出了质疑，贬低针刺的疗效，“汤药攻其内，以灸攻其外，则病无所逃。知火艾之功，过半于汤药矣。其针法，古来以为深奥，今人卒不可解。经云：针能杀生人，不能起死人。若欲录之，恐伤性命。今并不录《针经》，唯取灸法”。这里，王焘大肆鼓吹艾灸，严重质疑针刺，明确提出：我的《外台秘要》只收灸学著作《黄帝明堂经》，不收《针经》，因为针刺会死人！《外台秘要》这样一部权威著作，竟然提出这样的观点，对社会的负面影响可想而知！以至于中唐之后很长一段时间内，社会上只见艾灸，少见针刺，针灸学文献只有灸学著作而无针学之书。这种现象甚至波及日本，当时的唐朝，在日本人心目中可是神圣般的国度，唐风所及，日本的灸疗蔚然成风。

三、再度辉煌：两宋金元

宋代确是中国历史上文化最为繁荣的时代，人文科技在政府的高度重视下得到全面发展。笔者认为，北宋医学最醒目的成就，除了世人熟知的校正医书局对中医古籍的保存和整理之外，王惟一铸针灸铜人，宋徽宗撰《圣济经》，成为三项标志性的成果。

其一，宋代官方设立校正医书局，宋以前所有医学著作得到收集整理，其中包括《针灸甲乙经》等珍贵针灸著作。同时，政府组织纂修的大型综合性医学著作《太平圣惠方》《圣济总录》等，也保留了大量珍贵针灸典籍。

其二，北宋太医院医官王惟一在官方支持下，设计并主持铸造针灸铜人孔穴模型两具，撰《铜人腧穴针灸图经》与之呼应。该书与铜人模型完成了宋以前针灸理论及临床技术的全面总结，对我国针灸学的发展具有深远而重大的影响。

其三，宋徽宗亲自撰述《圣济经》，将儒家思想、伦理秩序全面注入医学知识体系，促进整体思想和辨证论治法则在中医学理论和临床运用等全方位的贯彻运用。在中国五千年历史中，除了《黄帝内经》托黄帝之名外，这是唯一由帝王亲自撰稿的医学书籍。

宋代是中国历史上商品经济、文化教育、科学创新高度繁荣的时代。陈寅恪言："华夏民族之文化，历数千载之演进，造极于赵宋之世。"民间的富庶与社会经济的繁荣实远超盛唐。虽然重文轻武的治国方略导致外族侵略而亡国，但是这个历史时期为人类文明创造了无数辉煌而不朽的文化遗产，其中就包括针灸技术的中兴。

两宋时期，针灸学术的传承和发展是多方位的，不仅有针灸铜人之创新，具有《太平圣惠方》《圣济总录》之存古，更有《针灸资生经》之集大成。

时至金元，窦默（汉卿）在针灸领域独树一帜，成为针灸史上一位标志性人物。其所著《标幽赋》《通玄指要赋》等，完成了对针刺手法的系统总结，印证了《黄帝内经》对手法论述的正确性。并且采用歌赋的形式把幽冥隐晦、深奥难懂的针灸理论表达出来，文字精练，叙述准确，对后世医家影响很大。

由于金元时期针灸书散佚较多，虽然大多内容被明清针灸著作所引录，但终究不利于后世对这一历史时期针灸学成就的认知。就现有文献的学术水平来看，当时对针灸腧穴、刺灸法的研究程度，已经达到了历史最高水平，腧穴主治的内容都已定型，可以作为针灸临床的规范和标准，且高度成熟，一直影响到现在。

因此，可以毫不夸张地说，两宋金元时期是中国针灸从中兴走向成熟的时代，创造了针灸学术的又一个盛世景象。

四、惯性沿袭：明代

明代，开国皇帝朱元璋出身草莽，颇为亲民，对前朝文化兼收并蓄，故针灸术在窦汉卿的总结和普及下，成为解除战火之余灾病之得力手段，而在民间盛行。在临床技艺、操作手法等方面则越来越纯熟。

例如，明初泉石心在《金针赋》中提出了烧山火、透天凉等复式补泻手法，以及青龙摆尾、白虎摇头、苍龟探穴、赤凤迎源等飞经走气法。此后又有徐凤、高武等针灸名家闻名于世，并有著作传世。尤其是杨继洲、靳贤所撰《针灸大成》，是继《针灸甲乙经》《针灸资生经》以后又一集大成者，内容最为详尽，具有较高的学术价值和实用价值。该书被翻译成德文、日文等文字，在世界范围内受到推崇。

明代的针灸学术具有鲜明的特色，即临床较多，理论较少；文献辑录较多，理论创新较少。明代雕版印刷技术发达，书坊林立，针灸书得以广泛传播，但也因此造成了大量抄袭，或抄中有改，抄后改编，单项辑录，多项类编等以取巧、取利、窃名为目的的书籍。大部分存世针灸书都是抄来抄去。从文献的意义上来说，确实起到了存续及传播的作用，但是，就学术发展而言，却缺乏发皇古义之推演、融会新知之发挥。

五、惨遭废止：清代

时至清代，统治在政权稳固后，对中华传统文化的传承和践行，较之前朝有过之而无不及。针灸学术在清代前期尚可延续，乾隆年间的《医宗金鉴》集中医药学之大成，其中《刺灸心法要诀》等，系统记录了古代针灸医学的主要内容，是对针灸学术的最后一次官方总结。道光二年（1882），皇帝发布禁令：废止针灸科。任锡庚《太医院志职掌》："针刺火灸，终非奉君之所宜，太医院针灸一科，着永远停止。"这一禁令，将针灸科、祝由科逐出医学门墙。此后，针灸的学术传承被拦腰斩断，伴随着"嘉道中衰"，针灸医生完全没有了社会地位，只是因为疗效和廉价，悄悄地转入民间。

从本书收录的文献来看，情况也确实如此，《医宗金鉴》之后，几乎没有像样的针灸类刻本传世，大多是手录之抄本、辑本、节本，再就是日本的各种传本。清晚期，针灸有再起之象，业界出现了公开出版物，但是，比起明代的普及，清代针灸学术几乎没有发展。针灸医生的社会地位彻底沦为下九流，难登大雅之堂，而正是这些民间针灸医生的存在，才使得传统针灸并没有完全失传。

六、现代复兴：近代以来

晚清至民国时期，针灸学开始复兴，民间的针灸医生崭露头角，医界的名家大力提倡，出版书籍，成立学校，开设专科，编写教材……各种针灸文献如雨后春笋，层出不穷。晚清以前数千年流传下来的针灸古籍只有100多种，而同治以后铅字排版、机器印刷迅速普及，仅几十年时间，到1949年新中国成立前的文献综述已达到400多种。

个人以为，晚清以后的针灸复兴，与西学东渐的时代潮流密切相关，当西方的解剖学、生理学理论，临床诊断、外科手术之类的技术成为社会常态时，针灸操作暴露身体之"不雅"就完全不值一提。加之针灸学术的历史积淀和现实疗效，更因为其简便实用和价格优势，自然成为中西医学家青睐的治疗技术。

综上所述，针灸学术发展并非一帆风顺，而是多灾多难。这与使用药物的中医其他分支有很大区别。金代阎明广注何若愚《流注指微赋》言："古之治疾，特论针石，《素问》先论刺，后论脉；《难经》先论脉，后论刺。刺之与脉，不可偏废。昔之越人起死，华佗愈躄，非有神哉，皆此法也。离圣久远，后学难精，所以针之玄妙，罕闻于世。今时有疾，多求医命药，用针者寡矣。"反复强调前代的针药并用，夸耀名医针技之神奇，而后世的针灸越来越不景气，以至于患者只能"求医命药"，以药为主。其实，金代的针灸学术氛围并不消沉，还是个不错的历史时期，阎明广尚且如此慨叹，可见其他朝代更加严重。究其原因，不外乎以下三个方面。

医生：针灸的操作性很强，需要工匠精神和手工劳作。在中国古代文化传统的“重文轻技”的观念下，凡是能开方治病的，当然不愿动手操作。俗语“君子动口不动手”就是这种观念的世俗化表述。除了出自民间，且为了提高疗效的大医之外，大多数医生多少是有这样的想法。南宋王执中在《针灸资生经》卷二中言：“世所谓医者，则但知有药而已，针灸则未尝过而问焉。人或诘之，则曰是外科也，业贵精不贵杂也。否则曰富贵之家，未必肯针灸也。皆自文其过尔。”“自文其过”，正是这种心态的真实写照。

患者：畏惧针灸是老百姓的普遍心理。《扁鹊心书·进医书表》：“无如叔世衰离，只知耳食，性喜寒凉，畏恶针灸，稍一谈及，俱摇头咋舌，甘死不受。”说是社会上的人只知道道听途说，只要听说施用针灸，死都不肯。除了怕疼怕苦以外，不愿暴露身体，也是畏惧针灸的原因之一。

官府：道光皇帝废止针灸科，理由只有一个，“非奉君之所宜”。也就是中国传统文化中的“忠君”“奉亲”，儒家理学强调“身体发肤，受之父母，不敢毁伤”，针要穿肤，灸要烂肉，这都有违圣人之道，对自己尚且如此，更不用说用这种技术来治疗“君”“亲”之病。除了“不敢毁伤”外，“男不露脐，女不露皮”，暴露身体也是有违圣训的。所以，不惜用强制手段加以禁绝。

其实，无论是平民百姓，还是士者医官，乃至皇帝朝廷，轻视针灸的根本原因，都是根源于儒家伦理纲常。在“独尊儒术”之前，或者儒术不振之时，针灸术就会昌盛。春秋战国百花齐放，所以是针灸的高光时刻；北宋文化昌盛，包罗万象，儒学并未成为主宰，所以平等对待针灸学术；金元外族主政，儒学偃伏，刀兵之下，医学不继，自然推崇针灸。唯有南宋理学兴起，明代理学当道，孔孟之道统治社会，针灸学就会受到制约。这种情况在清代中期到了无以复加的地步，非禁绝不能平其意。

旧时代的伦理确实对针灸术的发展造成了一定的阻碍，但是正如本文标题所说，这是一门学问，是人类认识世界的丰硕成果、正如魏晋时期皇甫谧在《针灸甲乙经·序》中所总结的，“穷神极变，而针道生焉”。穷神极变并不是绞尽脑汁，而是在“内考五脏六腑，外综经络血气色候，参之天地，验之人物……”种种努力之后，方可达成。此类基于天地本质的生命活动，却不是人力所能阻挡。中国针灸，以其原生态的顽强，一直在延续中为人民服务。

200 多年前，日本人平井庸信在《名家灸选大成》序言中，已经把药物、针刺、艾灸的适应范围说得很清楚了，对针灸在医学领域中的地位，也有中肯的评价：“夫医斡旋造化，燮理阴阳，以赞天地之化育也。盖人之有生，惟天是命，而所以不得尽其命者，疾病职之由。圣人体天地好生之心，阐明斯道，设立斯职，使人得保终乎天年也，岂其医小道乎哉！其治病之法，则有导引、行气、膏摩、灸熨、刺焫、饮药之数者，而毒药攻其中，针、艾治其外，此三者乃其大者已。《内经》之所载，服饵仅一二，而灸者三四，针刺十居其七。盖上古之人，起居有常，寒暑知避，精神内守，虽有贼风虚邪，无能深入，是以惟治其外，病随已。自兹而降，风化愈薄，适情任欲，病多生于内，六淫亦易中也。故方剂盛行，而针灸若存若亡。然三者各有其用，针之所不宜，灸之所宜；灸之所不宜，药之所宜，岂可偏废乎？非针、艾宜于古，而不宜于今，抑不善用而不用也。在昔本邦针灸之传达备，然贵权豪富，或恶热，或恐疼，惟安甘药补汤，是以针灸之法，寖以陵迟。”而文末所述，是针灸之术在当时日本的态势。鉴于日本社会受伦理纲常的约束较少，所以针灸发展中除了患者畏痛外，实在要比中国简单得多，正因为如此，所以如今我们要跑到日本去寻访针灸古籍。

针灸文献概览

回望历史，中医药古籍琳琅满目，人们常以“汗牛充栋”来形容中医宝库之丰富，但是，针灸文献之数量，只能以凋零、寒酸来形容。如前所述，在现存一万多种中医古籍中，针灸学文献占比还不到百分之二。就本书收载的114种古籍而论，大致有以下几种类型。

一、最有价值的针灸文献

最有价值的针灸文献，指原创，或原创性较高，对推进针灸学术发展作用巨大的著作，如《十一脉灸经》《灵枢》《针灸甲乙经》《针灸资生经》《黄帝明堂经》《铜人腧穴针灸图经》《十四经发挥》《针灸大成》等。

（一）《十一脉灸经》

《十一脉灸经》由马王堆出土帛书《足臂十一脉灸经》《阴阳十一脉灸经》组成，是我国现存最早的经络学和灸学专著，反映了汉代以前医学家对人体生理和疾病的认知状态，与后来发达的中医理论比较，《十一脉灸经》呈现的经脉形态非常原始，还没有形成上下纵横联络成网的经络系统，但是却可以明确看出其与后代经络学说之间的渊源关系，是针灸经络学的祖本，为了解《黄帝内经》成书前的经络形态提供了宝贵的资料。

（二）《黄帝明堂经》

《黄帝明堂经》又名《明堂》《明堂经》，约成书于西汉末至东汉初（公元前138年至公元106年），约在唐以后至宋之初即已亡佚。书虽不存，但却在中国针灸学历史上开创了一个完整的学术体系——腧穴学，是腧穴学乃至针灸学的开山鼻祖。

“明堂”，是上古黄帝居所，也是黄帝观测天象地形和举行重要政治经济文化活动的场所，具有中国文化源头的象征性意义，在远古先民心目中的地位极其崇高。随着文明的发展进步，学术日渐繁荣，人们发现了经络、腧穴，形成对人体生理功能的理性认知，建立了针灸学的基础理论：经络和腧穴。黄帝居于明堂，明堂建有十二宫，黄帝每月轮流居住，与十二经循环相类。黄帝于明堂观察天地时令，又与腧穴流注的时令节律类似。基于明堂功用与经络、腧穴的基本特性的相似性，将记载经络、腧穴特性的书籍命名为《明堂经》。沿袭日久，不断演变，但“明堂”作为腧穴学代名词和腧穴学文献的象征符号，却被历史固定了下来。

《黄帝明堂经》的内容，是将汉以前医学著作中有关腧穴的所有知识，如穴位名称、部位、取穴方法、主治病症、刺法灸法等，加以归纳、梳理、分类、总结，形成了独立的、完整的知识体系。因此，该书是针灸学术发展的标志性成果，也是宋以前最权威的针灸学教科书和腧穴学行业标准。晋皇甫谧编撰综合性针灸著作《针灸甲乙经》，其中腧穴部分多来源于该书。

盛唐时期，政府两次重修该书，形成了两个新的版本，一是甄权的《明堂图》，一是杨上善的《黄帝内经明堂》，又名《黄帝内经明堂类成》。后者较好地保留了《黄帝明堂经》三卷的内容。唐末以后，明堂类著作迅速凋零，几乎荡然无存，所幸本书随鉴真东渡时带至日本，然至唐景福年间（893 年前后）亦仅残存一卷，内容为《明堂序》和第一卷全文。目前日本保存多个该残本的抄本，其中永仁抄本、永德抄本为较早期之抄本，藏于日本京都仁和寺，被日本政府定为“国宝”。清末国人黄以周到日本访书时，得永仁抄本，此书得以回归。本书影印校录了仁和寺的两个版本，这两个版本的书影在国内流传不广，故弥足珍贵。

（三）《针经》和《灵枢》

先秦至汉，我国先后流传过多种名为《针经》的著作，如《黄帝针经》九卷、《黄帝针灸经》十二卷、《针经并孔穴虾蟆图》三卷、《杂针经》四卷、《针经》六卷、《偃侧杂针灸经》三卷、《涪翁针经》、《赤乌神针经》……这些著作现在都已经失传了，在现代中医人心目中，凡是说到《针经》，那一定是指《灵枢》。几乎所有的工具书都称《灵枢》为《针经》。如，今人读张仲景《伤寒论·序》“撰用《素问》《九卷》”，注《九卷》为《灵枢》；读孙思邈《千金要方·大医习业》“凡欲为大医，必须谙《甲乙》《素问》《黄帝针经》、明堂流注……”，注《黄帝针经》为《灵枢》……现今已是定规，固化为中医学的思维定式。

回望历史，这里存在一个难解的历史之谜：在现存历史文献中，《灵枢》作为书名，最早出现在王冰注《素问·三部九候论篇第二十》，此时已是中唐，此前再无痕迹。王冰在《素问》两处不同地方引用了同一段文字，一处称“《针经》曰”，另一处却称“《灵枢经》曰”，全元起《新校正》认为这是王冰的意思：《针经》即《灵枢》。北宋校正医书局则据此将《针经》《灵枢》认定为同一本书而名称不同，并大力推崇，到了南宋史崧编订，《灵枢》已与《素问》等同，登上中医经典的顶峰地位。

更加诡异的是，直到宋哲宗元祐八年（1093）高丽献《黄帝针经》，此前中国从未见到《灵枢》或者相同内容书名不同者。1027 年王惟一奉敕修成《铜人腧穴针灸图经》，国家级的纂修而未见到此书，道理上说不过去。而高丽献书之后的《圣济总录》，也不认这部伟大的巅峰之作，“凡针灸腧穴，并根据《铜人经》及《黄帝三部针灸经》参定”。高丽献书后，《宋志》著录既有《黄帝灵枢经》九卷，也有《黄帝针经》九卷，恰好证明此前将《灵枢》《针经》视作同一著作是有疑问的。

后世史论著述和史家评述，均对《灵枢》存疑多多。如晁公武《读书志》、李濂《医史》以及周学海等，或认为是冒名之作，或认为是后人补缀，或认为即使存在其价值也不如《甲乙经》甚至《铜人针灸经》，而更多人则认为王冰以前即便有《灵枢》，也不能将其认作《黄帝针经》。亦有人认为是南宋史崧对《灵枢》进行了大量增改然后冒名顶替《针经》……

最典型的例证，莫过于历代文献学家均不重视《灵枢》。明代《针灸大成》卷一的《针道源流》可谓是针灸历史考源之作，其中对28种重要针灸著作进行了评述，唯独没有《灵枢》。只是在论述《铜人针灸图》三卷时，称该书穴位："比之《灵枢》本输、骨空等篇，颇亦繁杂也。"说明至少在明代针灸学家心目中，《灵枢》地位并不崇高。

以上存疑，尚需我中医学界深入研究。

（四）《针灸甲乙经》

《针灸甲乙经》成书于三国魏甘露元年（256）至晋太康三年（282）之间，是我国现存最早的针灸学经典著作。作者将前代《素问》《针经》《黄帝明堂经》等针灸经典中的文字加以汇辑类编，首次系统记载人体生理、经络、穴位、针灸法，以及临床应用，成为后世历代针灸著作的祖本。

（五）《铜人腧穴针灸图经》

《铜人腧穴针灸图经》可视为官修腧穴学，属针灸名著之一。

（六）《针灸资生经》

《针灸资生经》系综述性针灸临床著述，内容丰富，资料广博，且有腧穴考证和修正。

（七）《十四经发挥》

《十四经发挥》是经络学重要著作。

（八）《针灸大成》

《针灸大成》是明以前针灸著述之集大成者，也是我国针灸学术史上规模较大较全的重要著作。

二、保留已佚原创书的著作

唐《千金要方》《千金翼方》，保留了大量唐代以前已佚针灸书，如已佚之《甄权针经》，又如《小品方》所引《曹氏灸方》，原书、引书均亡（《小品方》仅剩抄本残卷），但书中内容被《千金要方》载录。尤其是《甄权针经》，作者为初唐针灸的大师级人物，临证实验非常丰富，该书即出自甄氏经验，强调刺法且描述明晰，穴位、刺法与主治精准对应，临床价值和学术价值都非常高。可惜早已亡佚，幸得孙思邈《千金翼方》记述了该书主要内容，这对宋以后针灸学术发展意义非常重大。

《外台秘要》保留了已佚崔知悌《骨蒸病灸方》。

《太平圣惠方》卷九十九保留了早已失传的《甄权针经》和已佚的隋唐间重要腧穴书内容，是宋王惟一《铜人腧穴针灸图经》乃至后世所有《针经》之祖本；卷一百则收录唐代失传之《明堂》，其中包括《岐伯明堂经》《扁鹊明堂经》《华佗明堂》《孙思邈明堂经》《秦承祖明堂》和已失传之北宋医官吴复珪《小儿明堂》，后世所有冠以《黄帝明堂灸经》的各种版本，均是从本书录出后冠名印行，故乃存世《明堂》之祖本。可知该两卷实际上是现存针灸典籍之源头。

《圣济总录》引述了已佚之《崔丞相灸劳法》《普济针灸经》。

《医学纲目》转录了大量金元亡佚的针灸书内容。如，完整保存了元代忽泰《金兰循经取穴图解》一书所附的全部四幅“明堂图”。

以上著作多是综合性医著，亦有针灸专门著作中存有失传古籍的，如《针灸集书》中的《小易赋》，可知前代在蒐集资料、保留遗作方面，建有卓越之功。

三、实用性著作

如前所述，针灸学在其发展过程中遭受颇多摧残，学术发展之路并不顺利，多处于民间实用层面，如《针经摘英》内容简要，言简意赅，是一本简易读本；《扁鹊神应针灸玉龙经》为针灸歌诀；《神应经》临床实用价值较大，颇似临床针灸手册。自明代以后直至晚清，针灸学文献多为循经取穴、临床应用、歌赋韵文等内容，基本上与《针灸大成》大同小异。如《针灸逢源》《针方六集》。另外，辑录、类编、抄录前代文献的著作较多，如《针灸聚英》《针灸素难要旨》等。

再如《徐氏针灸大全》《杨敬斋针灸全书》《勉学堂针灸集成》等，虽然内容都是互相转抄，但是却起到了传播和普及针灸学术的作用。

四、值得研究的针灸文献

上述重要针灸文献都是需要后世深入研究的宝库，如前述《灵枢》的形成发展源流和真相。除此之外，还有一些貌似不重要，其实深藏内涵的文献。

《黄帝虾蟆经》，分9章，借“月中有兔与虾蟆”之古训，记述逐日、逐月、逐年、四时等不同阶段虾蟆和兔在月球上所处位置，与之相应，人体不同穴位、不同经络的血气分布亦不同，由此指出针灸禁刺、禁忌图解、补泻方式等与针灸推拿相关的基础知识。其中有较多费解之处，文字难读，术语生涩。虽列入针灸门类，但是与针灸临床的关系，尚需深入考证和研究。

《子午流注针经》，现代人认为子午流注属古代的时间医学、时间针灸学，但该书内容如何应用到临床，以及其客观评价，亦须深入研究。

《存真环中图》《尊生图要》《人体经穴脏腑图》等彩绘针灸图，可以从古代画师的角度，研究历史氛围下的古代身体观及相关文化。

关于灸学文献

本文标题有“万壑春云一冰台”之句，“冰台”，即艾草。《博物志》：“削冰令圆，举而向日，以艾承其影则得火，故艾名冰台。”在相当长的一个历史阶段内，灸学在针灸领域内占据着统治地位。

现存最早的针灸文献《十一脉灸经》，便是以“灸”命名。有学者据此认为灸法早于针法。但这仅仅是灸法、针法两种医疗技术形成过程中的先后次序问题。待到针法成熟，与灸法并行，广泛运用于临床之后，针灸学术史上有过“崇灸、抑针”的历史现象，而此风至晋唐始盛：晋代《小品》，唐代《外台》，均大肆宣传“针能杀人”，贬针经，崇明堂，甚至以“明堂”作为艾灸疗法的专用定语。这一现象存续多年，历史上也留存有相当数量的灸学专著，或仅以“灸”

字命名的著作。最典型的就是《黄帝明堂灸经》，沿袭者如《西方子明堂灸经》，也有临床灸学如《备急灸法》，甚至单穴灸书，如《灸膏肓腧穴法》。此风东传，唐以后日本有专门的灸家和流派，灸学著作众多，如《名家灸选》《灸草考》《灸焫要览》等灸学专著。明清时期，也曾出现过艾灸流行的小高潮，出现了《采艾编》《采艾编翼》《神灸经纶》等著作。

其实，有识之士一直提倡多法并举，根据病人需要而采用不同疗法。约在公元前581年(鲁成公十年)，《左传》记载医缓治晋侯疾，称“疾不可为也，在膏之上，肓之下，攻之不可，达之不及”，据杜预注，此处的“攻”即灸，“达”即针。《灵枢·官能》：“针所不为，灸之所宜”。可见，一个全面的医生，应该针灸并重，各取所长。如果合理使用，效果很好，如《孟子·离娄·桀纣章》：“今之欲王者，尤七年之病，求三年之艾。”

不过，文献记载中的艾灸，尽管有种种神奇疗效的宣传，但却和现代艾灸是完全不同的治疗方法。尽管现代针灸学著作上介绍艾灸有“直接灸”“间接灸”两大类，但如今直接灸几乎绝迹，临床全都是温和舒适的间接灸。

古代多用直接灸、化脓灸，用大艾炷直接烧灼皮肤，结果是皮焦肉烂，感染化脓，然后等待灸疮结痂。灸学著作中还要告诫医患双方：“灸不三分，是谓徒冤。”——烧得不到位，等于白白受罪。因此，此法无异于酷刑加身。为了减轻患者痛苦，古人只得麻醉患者，让他们服用曼陀罗花和火麻花制成的“睡圣散”，麻翻后再灸。

“睡圣散”之类的麻醉药只能减轻当时疼痛，灸后化脓成疮，依旧难熬，因此，到了清代，终于有人加以变革，产生了“太乙神针”之法，此法类似于后世“间接灸”。这种创新，在崇古尊经的时代，容易遭受攻击，被指离经叛道，于是编造出种种神话故事，或称紫霞洞天之异人秘授，或称得之汉阴丛山之壁神授古方……都是时人假托古圣之名，标榜源远流长，以示正宗之惯用套路。尽管此法经过不断渲染，裹上神秘的面纱，但其本质却很简单：药艾条、间接灸而已。此类书籍有《太乙神针心法》《太乙神针》《太乙离火感应神针》等。

古代的直接灸（化脓灸）过于痛苦，现今已不再用，而是采用艾条、温针，更有为方便而设计出温灸器。即便用直接灸的方法，也不会让艾炷烧到皮肉，而是患者感觉热烫，即撤除正在燃烧的艾炷，另换一炷，生怕烫伤，有医院将烫伤起泡都要算作医疗事故。其实，古代的烧灼皮肉虽然痛苦，但真的能够治疗顽疾，诸如寒痹（风湿性关节炎、类风湿关节炎）、顽固性哮喘等，忍受一两次痛苦，可换取顽疾消除。如何取舍？我以为更应以患者意愿为主。

总之，古今艾灸文献中同样蕴含着无数值得探索的秘密，即便是温和的间接灸，也有无穷无尽的待解之谜。笔者常用艾灸治疗子宫内膜异位症所致顽固痛经，仅用足三里、三阴交两个穴位，较之西医的激素、止痛药更为有效，而现今流行的“冬病夏治”三伏药灸，防治“老寒腿”“老寒喘”“老寒泻”，更是另有玄机。

本书编纂概述

2016年，石学敏院士领衔，湖南科学技术出版社组织申报，《中国针灸大成》入选“十三五”国家重点图书出版规划项目，2022 年又获国家出版基金资助，自立项始，距今已有 7 年。笔者在石院士领导下，在三所院校数十位师生的大力协助下，为此书工作了整整 6 年。至此雏形初现之时，概述梗概，以志备考。

一、本书的体例和版式

石院士、出版社决定采用影印加校录的体例，颇有远见卓识。但凡古籍整理者，最忌讳的就是这种整理方式，因为读者不仅能看到现代简体汉字标点校录的现代文本和相关校注，更能看到古代珍贵版本的书影，只要整理者功力不足，出现任何错漏，读者立马可以通过对照原书书影而发现。上半部分的书影如同照妖镜，要求录写、断句、标点、校勘不能出一点错误。因此，这种出版形式，对校订者要求极高。出版物面世后，一定会招致方家吹毛求疵，因此具有一定的风险。然而，总主编和出版社明知如此，仍然采用影校对照形式，一是要以此体现本书整理者和出版社编校水平，二是从长远计，错误难免，但是可以通过未来的修订增减，终将成为各种针灸古籍的最佳版本。

本书收录历代针灸古籍共 114 种，上至秦汉，下至清末，基本涵盖中医史上各个朝代的代表性针灸文献，为全面反映古代针灸学的国际传播，还选收了部分日本、朝鲜、越南等国家的针灸古籍。全书兼收并蓄，溯源求本，是历史上最全面的针灸文献大成。

每种古籍由三部分组成：原书书影、简体汉字录写及标点、校勘与注释。在古籍整理领域，这些内容本应分属影印、点校等不同形式的出版方式，本书将其合为一体，于一页之中得窥原貌和整理状况，信息量是普通古籍整理的数倍。

中医古籍中的文字极不规范，通假、古今、繁简、避讳、俗字等异位字比比皆是，较之正统古籍，中医的世俗化、平民化特点则使得刻书、抄书者求简、求便、求速，更是导致文字混杂，诸如：

“文、纹”“掖、腋”“齐、脐”“王、旺”“鬲、膈”“支、肢”“已、以”“指、趾”“旁、傍”“写、泻”“大、太”“宛、脘”“宛、腕”“窌、髎”“腧、俞、输”“虐、疟”“契、瘈”“累历、瘰疬”……

本书所收古籍中，上述文字互用、代用、混用现象十分严重，如果原字照录，则录写出来的文字必定混乱不堪，影响现代读者阅读；若按照一般古籍校注规范，分别予以注释，则因版面所限，注不胜注。因此，本书录写部分遵循通行原则，在不产生歧义的原则上，予以规范化处理，或在首见处标注，以方便现代学者阅读。

二、本书的版本访求和呈现

为体现本书作者发皇针灸古籍的初心，对版本选择精益求精，千方百计获取珍本善本图书。这在当前一些藏书单位自矜珍秘、秘不示人，或者高价待沽、谋求私利的现状下，珍贵版本的访求难上加难。本书收录的 114 种古籍书影，虽不能尽善尽美，但已经殚精竭虑，尽呈所能，半数以上都是行业内难以见到的古籍。将如此众多珍贵底本展示给读者，凸显了本书的特色。

学术研究到了一定水平，学者最大的心愿便是阅读原书，求索珍本。石院士、出版社倾尽心力，决心以版本取胜，凸显特色。特别是为了方便学者研究，对一些版本的选择独具匠心，如《针灸甲乙经》，校订者在拥有近10种版本的基础上，大胆选用明代蓝格抄本，就是为学界提供珍稀而不普及的资料。

此外，本书首次刊行面世的，有不少是最新发现的孤本或海外珍藏本，有些版本连《中国中医古籍总目》等目录学著作中都未曾收录。现举例如下。

《铜人腧穴针灸图经》三卷：明正统八年（1443）刻本，该版本为明代早期刻本，仅存孤本，藏于法国国家图书馆。而国内现存最早版本为明代天启年间（1621年后）三多斋刻本。

《神农皇帝真传针灸经》与《神农皇帝真传针灸图》合编：著者不详，成书于明代。此二书国内无传本，无著录，仅日本国立公文书馆内阁文库及京都大学图书馆各有一抄本，亦为本书访得。

《十四经穴歌》：未见著录，《中国中医古籍总目》等中医目录学著作亦无著录。本书收载底本为清代精抄本。

《针灸集书》：成书于明正德十年（1515）。书中“小易赋”则是已经失传的珍贵资料。卷下“经络起止腧穴交会图解”，以十四经为单位，介绍循行部位和所属腧穴。此与《针灸资生经》等前代针灸书以身体部位排列腧穴的方式有明显不同。本书国内仅存残本（明刻朝鲜刊本卷下）一册，足本仅有日本国立公文书馆藏江户时期抄本一部，故本书所收实际上就是孤本，弥足珍贵，亦为首发。

《十四经合参》：国内失传，《中医联合目录》《中国中医古籍总目》等目录学著作均未著录，现仅存抄本为当今孤本，藏于日本宫内厅书陵部。此次依照该本影印刊出。

《经络考略》：清抄孤本，《中医联合目录》《中国中医古籍总目》等目录学著作均无著录。原书有多处缺文、缺页、装订错误导致的错简，现均已据相关资料补出或乙正。

《节穴身镜》二卷：张星余撰。张氏生平里籍无考，书成何时亦无考。但该书第一篇序言作者为“娄东李继贞”，李氏乃明万历年间兵部侍郎兼右都御史，其余两篇序言亦多次提及“大中丞李公”，则此书必成于万历崇祯年间无疑。惜世无传承，现仅有孤抄本存世，抄年不详。本书首次整理出版。

《经穴指掌图》：湖南中医药大学图书馆藏有明崇祯十二年（1639）抄本残卷18页。现访得日本国立公文书馆内阁文库藏有明崇祯年华亭施衙啬斋藏板，属全帙。本书即以该版录出并点校刊印。

《凌门传授铜人指穴》：未见文献著录，仅存抄本。本书首次点校。

《治病针法》：是《医学统宗》之一种。《医学统宗》目前国内仅存残本一部。现访得日本京都大学图书馆藏明隆庆三年（1569）刊本，属全帙，今以此本出版。

《针灸法总要》：抄本，越南阮朝明命八年（1827）作品。藏越南国家图书馆。国内无著录，本书首次刊出。

《选针三要集》一卷：日本杉山和一著，约成书于日本明治二十年（1887）。国内仅有1937年东方针灸书局铅印本及《皇汉医学丛书》等排印本。今据富士川家藏本抄本影印。

《针灸捷径》两卷：约成书于明代正统至成化年间（1439—1487）。本书未见于我国古籍著录，亦未见藏本记载。书中有现存最早以病证为纲的针灸图谱，颇具临床价值，亦合乎书名“捷径”之称。此次刊印，以日本宫内厅藏明正德嘉靖间建阳刊本为底本，该藏本为海外孤本，有较高的针灸文献学价值。

《太平圣惠方·针灸》：本书采用宋代刻（配抄）本为底本，该版本极其珍贵，此次是该版本首次以印刷品形式面世。

以上所列书目，或首次面世，或版本宝贵，仅此一项，已无愧于学界，造福读者。

三、针灸文献的学术传承和素质养成

目前中医药领域西化严重，一切上升渠道都要凭借实验研究、临床研究，而文献整理挖掘研究的现状，只能用“惨不忍睹”来形容。俗语有“心不在马”之譬，原本形容不学无术之人，本书编纂之初，文献专业的研究生居然实证了这个俗语：交来的稿子中，所有的“焉”字全都录作“马”字！而且不是个别人！此情此景，看似搞笑，实则心酸。

通过6年多的工作，老师们不断审核，学生们不断修改，目前的书稿，至少在繁体字识读上，参与者的水平与6年前判若两人。实践出真知，实战锻炼人，本书编委会所有成员有共同体会：在当前的学术大环境下，此书并不能带来业绩，然而增长学问，养成素质，却是实验研究和SCI论文中得不到的。

文献、文化研究的学术氛围，目前依然不是很景气。本书编纂一半之时，本人年届退休，因有重大项目在身，必须完成后方可离任，书记因此热情挽留，约谈返聘，然最终还是不了了之，其中因果未明。本书编纂也因此陷入困境。所幸上海中医药大学青睐，礼聘于我，在人力、物力上大力支持，陈丽云、尚力教授亲力亲为，彰显了一流大学重视人才的气度和心胸，也使得本书得以顺利完成。谨此向上海中医药大学致敬、致谢！

成稿之余，颇有感慨，现代人多称“医者仁心”，其实，仅仅靠“仁心”是当不好医生的。明代裴一中在《言医·序》中言：“学不贯古今，识不通天人，才不近仙，心不近佛者，宁耕田织布取衣食耳，断不可作医以误世。”本书所收所有古籍，都可以让我们学贯古今，识通天人，有神仙之能，有慈悲之心，成为一名真正的医者。

上海中医药大学科技人文研究院教授
《中国针灸大成》执行主编 **王旭东**

目录

类经·针灸

［明］张介宾　卞雅莉　校订

明天启四年刻本

《类经·针灸》四卷，节选自明代张介宾（字会卿，号景岳，别号通一子）《类经》中十九卷至二十二卷，成书于明天启四年（1624 年）。《类经》是张景岳的代表作之一，是对《黄帝内经》进行全面分类并注释的经典之作。本书首先阐明了九针的性能、施针方法、刺深刺浅、人体与天地相应、补虚泻实、候气以察三部九候等内容，在《内经》针法学说的基础上作了深入探讨；其次对五变五输刺应五时、四时之刺，刺四时逆则为豁，肥瘦婴壮刺络有异、行针血气六不同，持针纵舍屈折少阴无俞，六腑之病宜取于合、邪在五脏、卫气失常皮肉气血筋骨之刺，五乱之刺，四盛关格、缪刺、巨针的操作方法、穴位选用等进行详细诠释和归类；并阐述了阴阳形气、刺有三变五节、五邪之刺，推引、诸风之刺，癫狂刺灸、水俞五十七穴、热俞五十九穴、热病刺法、寒热灸刺、头痛诸窍刺法、失音刺法及心痛刺法等，有不少深刻的见解值得参考；最后论述了胸背腹病、上膈下膈、腰痛、厥痹、四肢病、久病、各种痛证、痈疽等病的针刺方法，并探讨了针刺的贵贱逆顺、刺禁刺害等诸多问题，从而使《内经》针刺理论和应用更加深入和完整。《类经》流传至今的版本较多，本次点校以明天启四年刻本影印刊出，并加以标点校订，以飨读者。

類經十九卷

張介賓類註

鍼刺類

九鍼之要 靈樞九鍼十二原篇 〇一

黃帝問於岐伯曰余子萬民養百姓而收其租稅余哀其不給而屬有疾病余欲勿使被毒藥無用砭石欲以微鍼通其經脈調其血氣營其逆順出入之會令可傳於後世必明爲之法令

終而不滅久而不絕易用難忘爲之經紀異其章別其表裏爲之終始令各有形先立鍼經願聞其情 靈樞卽名鍼經義本諸此 岐伯荅曰臣請推而次之令有綱紀始於一終於九焉 始於一終於九天地之全數也鍼合三才而通萬變故數亦應之 請言其道小鍼之要易陳而難入麤守形上守神 小鍼卽上文微鍼之謂易陳者常法易言也難入者精微難及也粗守形粗工守形跡之見在也上守神上工察神氣於冥冥也不但用鍼諸治皆然 神乎神客在門未覩其疾惡知其原 神正氣也客邪氣也

类经十九卷

张介宾类注

针刺类

一、九针之要《灵枢·九针十二原》篇

黄帝问于岐伯曰：余子万民，养百姓，而收其租税。余哀其不给，而属有疾病。余欲勿使被毒药，无用砭石，欲以微针通其经脉，调其血气，营其逆顺出入之会。令可传于后世，必明为之法。令终而不灭，久而不绝，易用难忘，为之经纪。异其章，别其表里，为之终始。令各有形，先立针经。愿闻其情。《灵枢》即名《针经》，义本诸此。岐伯答曰：臣请推而次之，令有纲纪，始于一，终于九焉。始于一，终于九，天地之全数也。针合三才而通万变，故数亦应之。请言其道。小针之要，易陈而难入，粗守形，上守神。小针，即上文微针之谓。易陈者，常法易言也。难入者，精微难及也。粗守形，粗工守形迹之见在也。上守神，上工察神气于冥冥也。不但用针，诸治皆然。神乎神，客在门，未睹其疾，恶知其原？神，正气也。客，邪气也。

神乎神。言正氣盛衰。當辨於疑似也。客在門。言邪之往來。當識其出入也。設未覩其疾之所在又惡知其當治之原哉。○惡。音烏。刺之微。在速遲。麤守關。上守機。微。精微也。在速遲。知疾徐之宜也。粗守關。守四肢之關節也。上守機。察氣至之動靜也。機之動。不離其空。氣機之至。隨經皆有其處。可因之而知虛實也。○空。孔同。空中之機。清靜而微。言察宜詳慎也。其來不可逢。其往不可追。來不可逢。勿補其實也。往不可追。勿寫其虛也。知機之道者。不可掛以髮。不知機道。叩之不發。機之道者。一氣而已。不可掛以髮。極言其精不可亂也。叩之不發。用失其道則氣不至也。知其往來。要與之

期。知氣之往來。有逆順衰盛之機。而取舍弗失其時也。○要。平聲。約也。麤之闇乎。妙哉工獨有之。粗者闇而弗知。妙工獨見之矣。○闇。愛敢切。又音暗。往者爲逆。來者爲順。明知逆順。正行無問。往。氣之去也。故爲之逆。來。氣之至也。故爲之順。知往來之逆順。則正法行之。不必疑而更問也。○下二句與至真要大論辭同用異。詳標本類第二。逆而奪之。惡得無虛。追而濟之。惡得無實。逆其氣至而奪之。寫其實也。惡得無虛。隨其氣去而濟之。補其虛也。惡得無實。故寫必因吸內鍼。補必因呼內鍼。此即迎來隨去之義。迎之隨之。以意和之。鍼道畢矣。用鍼之法。補寫而已。補寫之法。迎隨而已。必得其和。則鍼道畢

神乎神，言正气盛衰，当辨于疑似也。客在门，言邪之往来，当识其出入也；设未睹其疾之所在，又恶知其当治之原哉？恶，音乌。刺之微，在速迟，粗守关，上守机。微，精微也。在速迟，知疾徐之宜也。粗守关，守四肢之关节也。上守机，察气至之动静也。机之动，不离其空。气机之至，随经皆有其处，可因之而知虚实也。空，孔同。空中之机，清静而微，言察宜详慎也。其来不可逢，其往不可追。来不可逢，勿补其实也；往不可追，勿泻其虚也。知机之道者，不可挂以发，不知机道，叩之不发。机之道者，一气而已，不可挂以发，极言其精不可乱也。叩之不发，用失其道，则气不至也。知其往来，要与之期，知气之往来，有逆顺衰盛之机，而取舍弗失其时也。要，平声，约也。粗之暗乎，妙哉工独有之。粗者暗而弗知，妙工独见之矣。暗，爱敢切，又音暗。往者为逆，来者为顺，明知逆顺，正行无问。往，气之去也，故为之逆。来，气之至也，故为之顺。知往来之逆顺，则正法行之，不必疑而更问也。下二句与《至真要大论》辞同用异，详“标本类第二”。逆而夺之，恶得无虚追而济之，恶得无实？逆其气至而夺之，泻其实也，恶得无虚？随其气去而济之，补其虚也，恶得无实？故泻必因吸内针，补必因呼内针，此即迎来随去之义。迎之随之，以意和之，针道毕矣。用针之法，补泻而已。补泻之法，迎随而已。必得其和，则针道毕

於是矣。○小鍼解曰：所謂易陳者，易言也。難入者，難著於人也。本篇即前篇之釋義，故不詳註。凡後篇有同者皆倣此。麤守形者，守刺法也。上守神者，守人之血氣有餘不足，可補寫也。神客者，正邪共會也。神，正也。客，邪也。邪正相干，故曰共會。神者，正氣也。客者，邪氣也。在門者，邪循正氣之所出入也。出入所由，故謂之門。未覩其疾者，先知邪正何經之疾也。惡知其原者，先知何經之病所取之處也。若不能先知，是爲未覩其疾，又曰惡知其原。刺之微在速

遲者，徐疾之意也。麤守關者，守四肢而不知血氣正邪之往來也。手之兩肘，足之兩膝，謂之四關。上守機者，知守氣也。往來逆順，至與不至，皆氣之機也。機之動不離其空中者，知氣之虛實，用鍼之徐疾也。空中之機清淨以微者，鍼以得氣，密意守氣勿失也。其來不可逢者，氣盛不可補也。其往不可追者，氣虛不可寫也。不可掛以髮者，言氣易失也。毫釐之差，即失其氣之機也。扣之不發者，言不知補寫之意也，血氣已盡

于是矣。

《小针解》曰：所谓易陈者，易言也。难入者，难着于人也。本篇即前篇之释义，故不详注。凡后篇有同者皆仿[1]此。粗守形者，守刺法也。上守神者，守人之血气有余不足，可补泻也。神客者，正邪共会也。神，正也。客，邪也。邪正相干，故曰共会。神者，正气也。客者，邪气也。在门者，邪循正气之所出入也。出入所由，故谓之门。未睹其疾者，先知邪正何经之疾也。恶知其原者，先知何经之病，所取之处也。若不能先知，是为未睹其疾，故曰恶知其原。刺之微，在速迟者，徐疾之意也。粗守关者，守四肢而不知血气正邪之往来也。手之两肘，足之两膝，谓之四关。上守机者，知守气也。往来逆顺，至与不至，皆气之机也。机之动不离其空中者，知气之虚实，用针之徐疾也。空中之机清净以微者，针以得气，密意守气勿失也。其来不可逢者，气盛不可补也。其往不可追者，气虚不可泻也。不可挂以发者，言气易失也。毫厘之差，即失其气之机也。叩[2]之不发者，言不知补泻之意也，血气已尽

①仿：原作"放"，据文理改。下同。
②叩：原作"扣"，据上下文"不知机道，叩之不发"句改。

而氣不下也。補寫不得其法雖竭盡血氣而病氣不應也。知其往來
者知氣之逆順盛虛也。要與之期者知氣之可
取之時也。麤之闇者冥冥不知氣之微密也。妙
哉工獨有之者盡知鍼意也。往者爲逆者言氣
之虛而小小者逆也。氣去故脉虛而小。來者爲順者言
形氣之平平者順也。氣來故脉平而和。明知逆順正行
無問者言知所取之處也。迎而奪之者寫也。追
而濟之者補也。

九鍼二

岐伯曰九鍼之名各不同形。靈樞九鍼十二原篇 ◯一曰
鑱鍼長一寸六分鑱鍼者頭大末銳去寫陽氣
九鍼詳註見下文○鑱音讒 ◯二曰員鍼長一寸六分員鍼
者鍼如卵形揩摩分間不得傷肌肉以寫分氣
揩丘皆切。◯三曰鍉鍼長三寸半鍉鍼者鋒如黍粟
之銳主按脉勿陷以致其氣。鍉音低。◯四曰鋒鍼
長一寸六分鋒鍼者刃三隅以發痼疾。◯五曰

而气不下也。补泻不得其法，虽竭尽血气而病气不应也。知其往来者，知气之逆顺盛虚也。要与之期者，知气之可取之时也。粗之暗者，冥冥不知气之微密也。妙哉工独有之者，尽知针意也。往者为逆者，言气之虚而小，小者逆也。气去故脉虚而小。来者为顺者，言形气之平，平者顺也。气来故脉平而和。明知逆顺正行无问者，言知所取之处也。迎而夺之者，泻也。追而济之者，补也。

二、九针

岐伯曰：九针之名，各不同形《灵枢·九针十二原》篇。

一曰镵针，长一寸六分。镵针者，头大末锐，去泻阳气。九针详注见下文。镵，音谗。

二曰圆针，长一寸六分。圆针者，针如卵形，揩摩分间，不得伤肌肉，以泻分气。揩，丘皆切。

三曰鍉针，长三寸半。鍉针者，锋如黍粟之锐，主按脉勿陷，以致其气。鍉，音低。

四曰锋针，长一寸六分。锋针者，刃三隅，以发痼疾。

五曰

鈹鍼長四寸。廣二分半。鈹鍼者。末如劒鋒。以取大膿。鈹音披。○六曰員利鍼。長一寸六分。員利鍼者。大如氂。且員且銳。中身微大。以取暴氣。暴氣痹氣之暴發也。○氂，氂同，又音毛。○七曰毫鍼。長三寸六分。毫鍼者。尖如蚊虻喙。靜以徐往。微以久留之而養。以取痛痹。喙音晦。○八曰長鍼。長七寸。長鍼者。鋒利身薄。可以取遠痹。○九曰大鍼。長四寸。大鍼者。尖如挺。其鋒微員。以寫機關之水也。挺，題頂、梯頂二切。

類經十九卷　鍼刺類　五

九鍼畢矣。

○黃帝曰。余聞九鍼於夫子。衆多博大矣。余猶不能寤。敢問九鍼焉生。何因而有名。靈樞九鍼論 岐伯曰。九鍼者。天地之大數也。始於一而終於九。一九詳義，又見脉色類五。故曰。一以法天。二以法地。三以法人。四以法時。五以法音。六以法律。七以法星。八以法風。九以法野。黃帝曰。以鍼應九之數奈何。岐伯曰。夫聖人之起天地之數也。一而九之。故

铍针，长四寸，广二分半。铍针者，末如剑锋，以取大脓。铍，音披。

六曰圆利针，长一寸六分。圆利针者，大如氂，且圆且锐，中身微大，以取暴气。暴气，痹气之暴发也。氂，氂同，又音毛。

七曰毫针，长三寸六分。毫针者，尖如蚊虻喙，静以徐往，微以久留之而养，以取痛痹。喙，音晦。

八曰长针，长七寸。长针者，锋利身薄，可以取远痹。

九曰大针，长四寸。大针者，尖如挺，其锋微圆，以泻机关之水也。挺，题顶、梯顶二切。

九针毕矣。

黄帝曰：余闻九针于夫子，众多博大矣，余犹不能寤，敢问九针焉生？何因而有名？《灵枢·九针论》。岐伯曰：九针者，天地之大数也，始于一而终于九。一九详义，又见《脉色类五》。故曰：一以法天，二以法地，三以法人，四以法时，五以法音，六以法律，七以法星，八以法风，九以法野。黄帝曰：以针应九之数奈何？岐伯曰：夫圣人之起天地之数也，一而九之，故

以立九野九而九之九九八十一以起黃鍾數焉以鍼應數也自一至九九九八十一而黃鍾之數起焉黃鍾爲萬事之本故鍼數亦應之而用變無窮也○黃鍾詳義見附翼二卷。○一者天也天者陽也五藏之應天者肺肺者五藏六府之蓋也皮者肺之合也人之陽也故爲之治鍼必以大其頭而銳其末令無得深入而陽氣出此下皆詳明九鍼之義一者法天法於陽也人之五藏惟肺最高而覆於藏府之上其象應天其合皮毛亦屬乎陽故治鑱鍼必大其頭鋒其末蓋所用在淺但欲出其陽邪耳○二者地也

人之所以應土者肉也故爲之治鍼必筩其身而員其末令無得傷肉分傷則氣得竭二者法地地之應人者在肉故治員鍼必筩其身員其末鍼如卵形以利導於分肉間蓋恐過傷肌肉以竭脾氣故用不在銳而主治分間之邪氣也○筩音筒○三者人也人之所以成生者血脉也故爲之治鍼必大其身而員其末令可以按脉勿陷以致其氣令邪氣獨出三者法人人之生成在於血脉故治鍉鍼必大其身員其末用在按脉致氣以出其邪而不欲其過深陷於血脉之分也○四者時也時者四時八風之客

以立九野。九而九之，九九八十一，以起黄钟数焉，以针应数也。自一至九，九九八十一而黄钟之数起焉；黄钟为万事之本，故针数亦应之而用变无穷也。黄钟详义见《附翼》二卷。

一者天也，天者阳也，五脏之应天者肺，肺者五脏六腑之盖也，皮者肺之合也，人之阳也。故为之治针，必以大其头而锐其末，令无得深入而阳气出。此下皆详明九针之义。一者法天，法于阳也。人之五脏，惟肺最高而覆于脏腑之上，其象应天，其合皮毛，亦属乎阳。故治镵针，必大其头、锋其末，盖所用在浅，但欲出其阳邪耳。

二者地也，人之所以应土者肉也。故为之治针，必筩其身而圆其末，令无得伤肉分，伤则气得竭。二者法地，地之应人者在肉。故治圆针，必筩其身、圆其末，针如卵形，以利导于分肉间。盖恐过伤肌肉以竭脾气，故用不在锐，而主治分间之邪气也。筩，音筒。

三者人也，人之所以成生者血脉也。故为之治针，必大其身而圆其末，令可以按脉勿陷，以致其气，令邪气独出。三者法人，人之生成在于血脉。故治鍉针，必大其身、圆其末，用在按脉致气以出其邪，而不欲其过深，陷于血脉之分也。

四者时也，时者四时八风之客

於經絡之中爲瘤病者也故爲之治鍼必箭其身而鋒其末令可以寫熱出血而痼病竭四者法時應在時氣瘤邪而爲病也瘤者留也故治鍼必箭其身鋒其末因其直壯而銳故可以寫熱出血而取癰痼之疾○五者音也音者冬夏之分分於子午陰與陽別寒與熱爭兩氣相摶合爲癰膿者也故爲之治鍼必令其末如劍鋒可以取大膿五以法音音者合五行而應天干故有冬夏子午之分治以鈹鍼必令其末如劍鋒用在治寒熱取大膿以平陰陽之氣也○六者律也律者調陰陽四時

類經十九卷　鍼刺類　七

而合十二經脉虛邪客於經絡而爲暴痹者也故爲之治鍼必令尖如氂且員且銳中身微大以取暴氣六以法律律應四時十二支而合於人之十二經脉令虛邪客於經絡而爲暴痹者治以員利鍼必令尖如氂且員且銳中身微大其用在利故可以取諸經暴痹之氣痹義詳疾病六十七○七者星也星者人之七竅邪之所客於經而爲痛痹舍於經絡者也故爲之治鍼令尖如蚊虻喙靜以徐往微以久留正氣因之真邪俱往出鍼而養者也七以法星而合於人之七竅舉七竅之大

于经络之中，为瘤病者也。故为之治针，必箭其身而锋其末，令可以泻热出血而痼病竭。四者法时，应在时气瘤邪而为病也。瘤者，留也。故治针必箭其身、锋其末，因其直壮而锐，故可以泻热出血而取痈痼之疾。

五者音也，音者冬夏之分，分于子午，阴与阳别，寒与热争，两气相抟，合为痈脓者也。故为之治针，必令其末如剑锋，可以取大脓。五以法音，音者合五行而应天干，故有冬夏子午之分。治以铍针，必令其末如剑锋，用在治寒热，取大脓，以平阴阳之气也。

六者律也，律者调阴阳四时而合十二经脉，虚邪客于经络而为暴痹者也。故为之治针，必令尖如氂，且圆且锐，中身微大，以取暴气。六以法律，律应四时十二支而合于人之十二经脉。今虚邪客于经络而为暴痹者，治以圆利针，必令尖如氂，且圆且锐，中身微大，其用在利，故可以取诸经暴痹之气。痹义详“疾病六十七”。

七者星也，星者人之七窍，邪之所客于经，而为痛痹，舍于经络者也。故为之治针，令尖如蚊虻喙，静以徐往，微以久留，正气因之，真邪俱往，出针而养者也。七以法星，而合于人之七窍。举七窍之大者言，则通身空窍皆所主也。治以毫针，令尖如蚊虻喙，盖用在微细徐缓，渐散其邪，以养真气，故可以取寒热痛痹，浮浅之在络者。

八者风也，风者人之股肱八节也，八正之虚风，八风伤人，内舍于骨解腰脊节腠理之间为深痹也。故为之治针，必长其身、锋其末，可以取深邪远痹。八[①]以法风，而合于人之股肱八节，言八节则通身骨节皆其属也。凡虚风之深入者，必内舍于骨解腰脊节凑之间，故欲取深邪远痹者，必为大针以治之也。

九者野也，野者人之节解皮肤之间也，淫邪流溢于身，如风水之状，而溜不能过于机关大节者也。故为之治针，令尖如挺，其锋微圆，以取大气之不能过于关节者也。九以法野，野以应人之周身。凡淫邪流溢于肌体，为风为水，不能过于关节而壅滞为病者，必用大针以利机关之大气，大气通则淫邪行矣。尖如挺者，言其粗且巨也。身形应九野，详“经络类三十五”，仍有图在《图翼》四卷。

黄帝曰：针之长短有数乎？此下复明九针大小之数也？岐伯曰：一曰镵针者，取法于巾针，去末寸半卒锐之，长一寸六分，主热在头身也。镵，锐也。卒，尾也。此针身大，其近末约寸半许而渐锐之，共长一寸六分，主泻去阳气，故治热在

①八：原作“九”，据正文“八者风也”改。

頭身○按巾鍼、絮鍼、綦鍼等製，必古鍼名也，未詳其義。○二曰員鍼，取法於絮鍼，箭其身而卵其鋒，長一寸六分，主治分間氣。箭，如竹箭也。卵，員如卵鋭也。此鍼直其身、員其末，故但治分間之氣，而不使傷其肌肉也。○三曰鍉鍼，取法於黍粟之鋭，長三寸半，主按脉取氣令邪出。黍粟之鋭，員而微尖也。此云按脉取氣，前文曰按脉勿陷以致其氣，蓋利於用補者也。○四曰鋒鍼，取法於絮鍼，箭其身，鋒其末，長一寸六分，主癰熱出血。上文九鍼十二原篇云：刄三隅，以發癰疾，蓋三稜者也。本篇言箭其身者，似或有誤。○五曰鈹鍼，取

類經十九卷　〈鍼刺類〉　九

法於劒鋒，廣二分半，長四寸，主大癰膿、兩熱爭者也。取法劒鋒，言濶大也。兩熱爭者，言寒熱不調，兩氣相搏也。○六曰員利鍼，取法於氂鍼，微大其末，反小其身，令可深內也，長一寸六分，主取癰痺者也。毛之強者曰氂，取法於氂者，用其細健，可稍深也。○七曰毫鍼，取法於毫毛，長一寸六分，主寒熱痛痺在絡者也。○八曰長鍼，取法於綦鍼，長七寸，主取深邪遠痺者也。○九曰大鍼，取法於鋒鍼，其鋒微員，長四寸，主取大氣不出

头身。按：巾针、絮针、綦针等制，必古针名也，未详其议。

二曰圆针，取法于絮针，筩其身而卵其锋，长一寸六分，主治分间气。筩，如竹筩也。卵，圆如卵锐也。此针直其身、圆其末，故但治分间之气，而不使伤其肌肉也。

三曰鍉针，取法于黍粟之锐，长三寸半，主按脉取气令邪出。黍粟之锐，圆而微尖也。此云按脉取气，前文曰按脉勿陷以致其气，盖利于用补者也。

四曰锋针，取法于絮针，筩其身，锋其末，长一寸六分，主痈热出血。上文《九针十二原篇》云：刃三隅，以发痼疾，盖三棱者也。本篇言筩其身者，似或有误。

五曰铍针，取法于剑锋，广二分半，长四寸，主大痈脓、两热争者也。取法剑锋，言阔大也。两热争者，言寒热不调，两气相持也。

六曰圆利针，取法于氂针，微大其末，反小其身，令可深内也，长一寸六分，主取痈痹者也。毛之强者曰氂，取法于氂者，用其细健，可稍深也。

七曰毫针，取法于毫毛，长一寸六分，主寒热痛痹在络者也。

八曰长针，取法于綦针，长七寸，主取深邪远痹者也。

九曰大针，取法于锋针，其锋微圆，长四寸，主取大气不出

關節者也。以上九鍼有圖在圖翼四卷。鍼形畢矣此九鍼大小長短法也按以上九鍼之用凡所取者皆言有餘之實邪則鍼不宜於治虛也從可知矣

九鍼之義應天人 素問鍼解篇○三

帝曰余聞九鍼上應天地四時陰陽願聞其方令可傳於後世以爲常也岐伯曰夫一天二地三人四時五音六律七星八風九野身形亦應之鍼各有所宜故曰九鍼九鍼之法各有所宜也人皮應

類經十九卷 鍼刺類 十

天包覆萬物天之象也人肉應地厚靜藏物地之象也人脈應人動靜有期盛衰有變位於天地之中人之象也人筋應時時主周歲筋束周身應其象也人聲應音音以聲生備五行也人陰陽合氣應律人有六陰六陽以合天氣律之象也人齒面目應星森羅布列星之象也人出入氣應風呼吸出入風之象也人九竅三百六十五絡應野形體周徧野之象也故一鍼皮二鍼肉三鍼脈四鍼筋五鍼骨六鍼調陰陽七鍼益精八鍼除風九鍼通九竅除三百六十五節氣此之謂各有所主也此結

关节者也。以上九针，有图在《图翼》四卷。针形毕矣，此九针大小长短法也。按以上九针之用，凡所取者皆言有余之实邪，则针不宜于治虚也，从可知矣。

三、九针之义应天人《素问·针解篇》

帝曰：余闻九针，上应天地四时阴阳，愿闻其方，令可传于后世以为常也。岐伯曰：夫一天二地三人四时五音六律七星八风九野，身形亦应之，针各有所宜，故曰九针。九针之法，各有所宜也。人皮应天，包覆万物，天之象也，人肉应地，厚静脏物，地之象也，人脉应人，动静有期，盛衰有变，位于天地之中，人之象也，人筋应时，时主周岁，筋束周身，应其象也，人声应音，音以声生，备五行也，人阴阳合气应律，人有六阴六阳以合天气，律之象也，人齿面目应星，森罗布列，星之象也，人出入气应风，吸吸出入，风之象也，人九窍三百六十五络应野，形体周遍，野之象也。故一针皮，二针肉，三针脉，四针筋，五针骨，六针调阴阳，七针益精，八针除风，九针通九窍，除三百六十五节气，此之谓各有所主也。此结

上文九鍼之用。各有所宜也。人心意應八風此下復明上文不盡之義也人之心意多變天之八風無常故相應也。人氣應天氣屬陽而運行不息故應天。人髮齒耳目五聲應五音六律髮之多齒之列耳之聰目之明五聲之抑揚清濁皆紛紜不亂各有條理故應五音六律。人陰陽脉血氣應地人陰陽脉血氣之行於肉中亦猶經水之在土也故應於地。人肝目應之九九竅三百六十五人一以觀動靜天二以候五色七星應之以候髮母澤五音一以候宮商角徵羽六律有餘不足應之二地一以候高下有餘九野一節俞應之以候閉節三人變一分人候齒泄多血少十分角之變五分以候緩急六分不足三分寒關節第九分四時人寒溫燥濕四時一應之以候相反一四方各作解此一百二十九字古經蠹簡義理殘闕必有遺誤不敢强解。

○九鍼之宜各有所爲靈樞官鍼篇○四

凡刺之要官鍼最妙。官法也公也製有法而公於人故曰官鍼九鍼之宜各有所爲長短大小各有所施也不得其

上文九针之用，各有所宜也。人心意应八风，此下复明上文不尽之义也。人之心意多变，天之八风无常，故相应也，人气应天，气属阳而运行不息，故应天，人发齿耳目五声应五音六律，发之多，齿之列，耳之聪，目之明，五声之抑扬清浊，皆纷纭不乱，各有条理，故应五音六律，人阴阳脉血气应地，人阴阳脉血气之行于肉中，亦犹经水之在土也，故应于地。人肝目应之九九窍三百六十五人一以观动静天二以候五色七星应之以候发母泽五音一以候宫商角徵羽六律有余不足应之二地一以候高下有余九野一节俞应之以候闭节三人变一分人候齿泄多血少十分角之变五分以候缓急六分不足三分寒关节第九分四时人寒温燥湿四时一应之以候相反一四方各作解。此一百二十九字，古经蠹简，义理残缺，必有遗误，不敢强解。

四、九针之宜各有所为《灵枢·官针》篇

凡刺之要，官针最妙。官，法也，公也。制有法而公于人，故曰官针。九针之宜，各有所为，长短大小，各有所施也。不得其

用病弗能移用不得法則疾淺鍼深內傷良肉皮膚爲癰內傷良肉則血流於內而潰於外故皮膚爲癰病深鍼淺病氣不寫支爲大膿病氣不寫而傷其支絡故爲大膿凡病有沉浮刺分深淺過之則內傷不及則外壅邪反從之後生大病病小鍼大氣寫太甚疾必爲害氣寫太甚元氣傷也故必爲害病大鍼小氣不泄寫亦復爲敗鍼不及病則病氣不泄而刺失其宜故亦爲敗失鍼之宜大者寫小者不移當小而大則寫傷正氣當大而小則病不能移皆失鍼之宜也已言其過請言其所施上文言其過失下文言其所施○病在皮

膚無常處者取以鑱鍼於病所膚白勿取病在皮膚無常處者火之遊行也用鑱鍼者主寫陽氣也膚白則無火可知故不宜刺○病在分肉間取以員鍼於病所○病在經絡痼痺者取以鋒鍼○病在脉氣少當補之者取之鍉鍼於井滎分輸此鍼宜於用補分輸言各經也○病爲大膿者取以鈹鍼○病痺氣暴發者取以員利鍼○病痺氣痛而不去者取以毫鍼○病在中者取以長鍼中者言其遠也○病水腫不能通關節者取以大鍼

用，病弗能移，用不得法，则不能去病。疾浅针深，内伤良肉，皮肤为痈，内伤良肉，则血流于内而溃于外，故皮肤为痈；病深针浅，病气不泻，支为大脓，病气不泻而伤其支络，故为大脓。凡病有沉浮，刺分深浅，过之则内伤，不及则外壅，邪反从之，后生大病。病小针大，气泻太甚，疾必为害，气泻太甚，元气伤也，故必为害；病大针小，气不泄泻，亦复为败，针不及病，则病气不泄，而刺失其宜，故亦为败。失针之宜，大者泻，小者不移，当小而大则泻伤正气，当大而小则病不能移，皆失针之宜也。已言其过，请言其所施。上文言其过失，下文言其所施。

病在皮肤无常处者，取以镵针于病所，肤白勿取。病在皮肤无常处者，火之游行也。用镵针者，主泻阳气也。肤白则无火可知，故不宜刺。

病在分肉间，取以圆针于病所。

病在经络痼痹者，取以锋针。

病在脉气少当补之者，取之鍉针于井荥分输。此针宜于用补。分输，言各经也。

病为大脓者，取以铍针。

病痹气暴发者，取以圆利针。

病痹气痛而不去者，取以毫针。

病在中者，取以长针。中者，言其远也。

病水肿不能通关节者，取以大针。

○病在五藏固居者取以鋒鍼寫於井滎分輸取以四時。四時義詳後十八。

九變十二節 靈樞官鍼篇○五

凡刺有九以應九變一曰輸刺輸刺者刺諸經滎輸藏腧也。諸經滎輸凡井滎經合之類皆腧也藏腧背間之藏府腧也○本經輸腧俞三字皆通用二曰遠道刺遠道刺者病在上取之下刺府腧也。府腧謂足太陽膀胱經足陽明胃經足少陽膽經十二經中惟此三經最遠可以因下取上故曰遠道刺三曰經刺經刺者刺大經之

類經十九卷 鍼刺類 十三

結絡經分也。刺結絡者因其結聚而直取之所謂解結也四曰絡刺絡刺者刺小絡之血脉也。調經論曰病在血調之絡經脉篇曰諸刺絡脉者必刺其結上甚血者雖無結急取之以寫其邪而出其血留之發為痺也五曰分刺分刺者刺分肉之間也。刺分肉者泄肌肉之邪也六曰大寫刺大寫刺者刺大膿以鈹鍼也。治癰瘍也七曰毛刺毛刺者刺浮痺皮膚也。其治在淺也八曰巨刺巨刺者左取右右取左。邪客於經而有移易者以巨刺治之詳見後三十九曰焠刺焠刺者刺燔鍼則取痺也。謂燒鍼而刺也

病在五脏固居者，取以锋针，泻于井荥分输，取以四时。四时义详后十八。

五、九变十二节《灵枢·官针》篇

凡刺有九，以应九变。一曰输刺，输刺者，刺诸经荥输脏腧也。诸经荥输，凡井荥经合之类皆腧也。脏腧，背间之脏腑腧也。本经输、腧、俞三字皆通用。二曰远道刺，远道刺者，病在上，取之下，刺腑腧也。腑腧，谓足太阳膀胱经、足阳明胃经、足少阳胆经。十二经中，惟此三经最远，可以因下取上，故曰远道刺。三曰经刺，经刺者，刺大经之结络经分也。刺结络者，因其结聚而直取之，所谓解结也。四曰络刺，络刺者，刺小络之血脉也。《调经论》曰：病在血，调之络。《经脉》篇曰：诸刺络脉者，必刺其结上，甚血者虽无结，急取之以泻其邪而出其血，留之发为痹也。五曰分刺，分刺者，刺分肉之间也。刺分肉者，泄肌肉之邪也。六曰大泻刺，大泻刺者，刺大脓以铍针也。治痈疡也。七曰毛刺，毛刺者，刺浮痹皮肤也。其治在浅也。八曰巨刺，巨刺者，左取右，右取左。邪客于经而有移易者，以巨刺治之。详见后三十。九曰焠刺，焠刺者，刺燔针则取痹也谓烧针而刺也，

即後世火鍼之屬，取寒痺者用之。○以上謂之九變。○焠音翠。燔音凡。○凡刺有十二節，以應十二經。一曰偶刺，偶刺者，以手直心若背，直痛所，一刺前，一刺後，以治心痺，刺此者傍鍼之也。偶，兩也。前後各一，故曰偶刺。直，當也。以手直心若背，謂前心後心，當其痛所，各用一鍼治之。然須斜鍼以刺其傍，恐中心則死也。二曰報刺，報刺者，刺痛無常處也，上下行者，直內無拔鍼，以左手隨病所按之，乃出鍼復刺之也。報刺，重刺也。痛無常處，則或上或下，隨病所在，即直內其鍼，留而勿拔，乃以左手按之，再得痛處，乃出前鍼而復刺之也。三

曰恢刺，恢刺者，刺傍之，舉之前後，恢筋急，以治筋痺也。恢，恢廓也。筋急者，不刺筋而刺其傍，必數舉其鍼，或前或後，以恢其氣，則筋痺可舒也。四曰齊刺，齊刺者，直入一，傍入二，以治寒氣小深者；或曰三刺，三刺者，治痺氣小深者也。齊者，三鍼齊用也，故又曰三刺。以一鍼直入其中，二鍼夾入其傍，治寒痺稍深之法也。五曰揚刺，揚刺者，正內一，傍內四，而浮之，以治寒氣之博大者也。揚，散也。中外共五鍼而用在浮泛，故能袪散博大之寒氣。六曰直鍼刺，直鍼刺者，引皮乃刺之，以治寒氣之

即后世火针之属，取寒痹者用之。以上谓之九变。焠，音翠。燔，音凡。

凡刺有十二节，以应十二经。一曰偶刺，偶刺者，以手直心若背，直痛所，一刺前，一刺后，以治心痹，刺此者旁针之也。偶，两也。前后各一，故曰偶刺。直，当也。以手直心若背，谓前心后心，当其痛所，各用一针治之。然须斜针以刺其旁，恐中心则死也。二曰报刺，报刺者，刺痛无常处也，上下行者，直内无拔针，以左手随病所按之，乃出针复刺之也。报刺，重刺也。痛无常处，则或上或下，随病所在，即直内其针，留而勿拔，乃以左手按之，再得痛处，乃出前针而复刺之也。三曰恢刺，恢刺者，刺旁之，举之前后，恢筋急以治筋痹也。恢，恢廓也。筋急者，不刺筋而刺其旁，必数举其针或前或后以恢其气，则筋痹可舒也。四曰齐刺，齐刺者，直入一，旁入二，以治寒气小深者；或曰三刺，三刺者，治痹气小深者也。齐者，三针齐用也，故又曰三刺。以一针直入其中，二针夹入其旁，治寒痹稍深之法也。五曰扬刺，扬刺者，正内一，旁内四，而浮之，以治寒气之博大者也。扬，散也。中外共五针而用在浮泛，故能祛散博大之寒气。六曰直针刺，直针刺者，引皮乃刺之，以治寒气之

淺者也。直者直入無避也引起其皮而刺之則所用不深故但治寒氣之淺者。七曰輸刺輸刺者直入直出稀發鍼而深之以治氣盛而熱者也。輸委輸也言能輸寫其邪非上文榮輸之謂直入直出用其鋭也稀發鍼留之久也久而且深故可以去盛熱之氣。八曰短刺短刺者刺骨痺稍搖而深之致鍼骨所以上下摩骨也。短者入之漸也故稍搖而深致鍼骨所以摩骨痺摩迫切也。九曰浮刺浮刺者傍入而浮之以治肌急而寒者也。浮輕浮也傍入其鍼而浮舉之故可治肌膚之寒。此與上文毛刺義大同。十曰陰刺陰刺者左

右率刺之以治寒厥中寒厥足踝後少陰也。陰刺者刺陰寒也率統也言治寒厥者於足踝後少陰經左右皆刺之。十一曰傍鍼刺傍鍼刺者直刺傍刺各一以治留痺久居者也。傍鍼刺者一正一傍也正者刺其經傍者刺其絡故可以刺久居之留痺。十二曰贊刺贊刺者直入直出數發鍼而淺之出血是謂治癰腫也。贊助也數發鍼而淺之以後助前故可使之出血而治癰腫。

三刺淺深五刺五藏靈樞官鍼篇○六

脉之所居深不見者刺之微內鍼而久留之以

浅者也。直者，直入无避也。引起其皮而刺之，则所用不深，故但治寒气之浅者。七曰输刺，输刺者，直入直出，稀发针而深之，以治气盛而热者也。输，委输也，言能输泻其邪，非上文荥输之谓。直入直出，用其锐也。稀发针，留之久也。久而且深，故可以去盛热之气。八曰短刺，短刺者，刺骨痹，稍摇而深之，致针骨所，以上下摩骨也。短者，入之渐也。故稍摇而深，致针骨所，以摩骨痹。摩，迫切也。九曰浮刺，浮刺者，旁入而浮之，以治肌急而寒者也。浮，轻浮也。旁入其针而浮举之，故可治肌肤之寒。此与上文毛刺义大同。十曰阴刺，阴刺者，左右率刺之，以治寒厥，中寒厥，足踝后少阴也。阴刺者，刺阴寒也。率，统也。言治寒厥者，于足踝后少阴经左右皆刺之。十一曰旁针刺，旁针刺者，直刺旁刺各一，以治留痹久居者也。旁针刺者，一正一旁也。正者刺其经，旁者刺其络，故可以刺久居之留痹。十二曰赞刺，赞刺者，直入直出，数发针而浅之，出血，是谓治痈肿也。赞，助也。数发针而浅之，以后助前，故可使之出血而治痈肿。

六、三刺浅深五刺五脏《灵枢·官针》篇

脉之所居深不见者，刺之微内针而久留之，以

致其空脈氣也。[刺深脈者亦必微内其鍼蓋恐太過反傷正氣故但久留而引致之使其空中之脈氣上行也]脈淺者勿刺按絶其脈乃刺之。無令精出獨出其邪氣耳。[脈淺者最易泄氣故必先按絶其脈而後入鍼則精氣無所傷獨取其邪矣]所謂三刺則穀氣出者。[自此至下文穀氣皆釋終始篇之義詳見後十六]先淺刺絶皮以出陽邪。[絶透也淺刺皮膝故出陽邪]再刺則陰邪出者少益深絶皮致肌肉未入分肉間也。[絶皮及肌邪氣稍深故曰陰邪大肉深處各有分理是謂分肉間也]已入分肉之間則穀氣出。[穀氣即正氣亦曰神氣出

至也終始篇曰所謂穀氣至者已補而實已寫而虛故以知穀氣至也]故刺法曰始刺淺之以逐邪氣而來血氣後刺深之以致陰氣之邪最後刺極深之以下穀氣此之謂也。[凡刺之淺深其法有三先刺絶皮取衛中之陽邪也再刺稍深取營中之陰邪也三刺最深及於分肉之間則穀氣始下下言見也按終始篇之義與此互有發明]故用鍼者不知年之所加氣之盛衰虛實之所起不可以為工也。[年之所加如天元紀至真要等論是也氣之盛衰如八正神明論陰陽繫日月等篇是也知天地之氣候則人有五虛五實皆可因而知矣○此數句又見六節藏象論詳運氣類]

致其空脉气也。刺深脉者，亦必微内其针，盖恐太过，反伤正气，故但久留而引致之，使其空中之脉气上行也。脉浅者勿刺，按绝其脉乃刺之，无令精出，独出其邪气耳。脉浅者最易泄气，故必先按绝其脉而后入针，则精气无所伤，独取其邪矣。所谓三刺则谷气出者，自此至下文谷气，皆释《终始》篇之义。详见后十六。先浅刺绝皮，以出阳邪，绝，透也。浅刺皮膝，故出阳邪；再刺则阴邪出者，少益深，绝皮致肌肉，未入分肉间也，绝皮及肌，邪气稍深，故曰阴邪。大肉深处，各有分理，是谓分肉间也；已入分肉之间，则谷气出。谷气即正气，亦曰神气。出，至也。《终始》篇曰：所谓谷气至者，已补而实，已泻而虚，故以知谷气至也。故刺法曰：始刺浅之，以逐邪气而来血气；后刺深之，以致阴气之邪；最后刺极深之，以下谷气，此之谓也。凡刺之浅深，其法有三：先刺绝皮，取卫中之阳邪也；再刺稍深，取营中之阴邪也；三刺最深，及于分肉之间，则谷气始下。下，言见也。按《终始》篇之义，与此互有发明。故用针者，不知年之所加，气之盛衰，虚实之所起，不可以为工也。年之所加，如《天元纪》《至真要》等论是也。气之盛衰，如《八正神明论》《阴阳系日月》等篇是也。知天地之气候，则人有五虚五实，皆可因而知矣。此数句又见《六节脏象论》，详“运气类

第一○凡刺有五以應五藏一曰半刺半刺者淺內而疾發鍼無鍼傷肉如拔毛狀以取皮氣此肺之應也此即前章毛刺之義淺入而疾發故可取皮分以應肺二曰豹文刺豹文刺者左右前後鍼之中脉爲故以取經絡之血者此心之應也豹文者言其多也主取血脉所以應心三曰關刺關刺者直刺左右盡筋上以取筋痺愼無出血此肝之應也或曰淵刺一曰豈刺關關節也左右四肢也盡筋即關節之處也愼無出血血以養筋也肝主筋刺筋所以應肝淵刺豈

類經十九卷 鍼刺類 十七

刺皆古名也四曰合谷刺合谷刺者左右雞足鍼於分肉之間以取肌痺此脾之應也合谷刺者言三四攢合如雞足也邪在肉間其氣廣大非合刺不可脾主肌肉故取肌痺者所以應脾五曰輸刺輸刺者直入直出深內之至骨以取骨痺此腎之應也輸刺義見前章腎主骨刺深至骨所以應腎

用鍼虛實補寫 七

凡用鍼者虛則實之滿則泄之靈樞九鍼十二原篇○此篇言用鍼之要全憑虛實以為補寫實即補也泄即寫也宛陳則除之邪勝則

第一”。

凡刺有五，以应五脏。一曰半刺，半刺者，浅内而疾发针，无针伤肉，如拔毛状，以取皮气，此肺之应也。此即前章毛刺之义，浅入而疾发，故可取皮分以应肺。二曰豹文刺，豹文刺者，左右前后针之，中脉为故，以取经络之血者，此心之应也。豹文者，言其多也，主取血脉，所以应心。三曰关刺，关刺者，直刺左右，尽筋上，以取筋痹，慎无出血，此肝之应也。或曰渊刺，一曰岂刺。关，关节也。左右，四肢也。尽筋，即关节之处也。慎无出血，血以养筋也。肝主筋，刺筋所以应肝，渊刺、岂刺，皆古名也。四曰合谷刺，合谷刺者，左右鸡足，针于分肉之间，以取肌痹，此脾之应也。合谷刺者，言三四攒合，如鸡足也。邪在肉间，其气广大，非合刺不可。脾主肌肉，故取肌痹者，所以应脾。五曰输刺，输刺者，直入直出，深内之至骨，以取骨痹，此肾之应也。输刺义见前章。肾主骨，刺深至骨，所以应肾。

七、用针虚实补泻

凡用针者，虚则实之，满则泄之，《灵枢·九针十二原》篇。此篇言用针之要，全凭虚实以为补泻，实即补也，泄即泻也。宛陈则除之，邪胜则虚之。宛，郁同。陈，积也。除之去其滞，虚之泄其邪也。《大要》曰：徐而疾则实，疾而徐则虚，徐出针而疾按之为补，故虚者可实。疾出针而徐按之为泻，故实者可虚。言实与虚，若有若无，实之与虚，在有气无气耳。气本无形，故若有若无。善察之者，神悟于有无之间也。察后与先，若存若亡，察后与先，求病所急而治分先后也。若存若亡，察气之行与不行，以为针之去留也。为虚为实，若得若失，欲虚而虚，欲实而实，是得法也。粗工妄为，则失之矣。虚实之要，九针最妙，各有所宜之要也。补泻之时，以针为之。当补当泻，用有其时，在气会之顷。详如下文。泻曰必持内之，放而出之，排阳得针，邪气得泄，凡用泻者，必持内之，谓持之坚而入之锐也。放而出之，谓因其气来，出之疾而按之徐也。故可排开阳道以泄邪气。按而引针，是谓内温，血不得散，气不得出也。凡用补者，必按其穴而引退其针，是谓内温，故血不散、气不出而虚者实矣。补曰随之，随之意若妄之，若行若按，若蚊虻止，此下皆言补法也。随者，因其气去，追而济之也。妄，虚妄也。意若妄之，言意会于有无之间也。若行若按，言行其气按其处也。若蚊虻止，言当轻巧无迹而用得其精也。如留如还，去如弦绝，留，留针也。还，出针也。去如弦绝，轻且捷也，故无损而能补。令左属右，其气故止，外门已闭，中气乃實右手出鍼左手隨而按捫之是令左屬右也故門戶閉於外中氣實於內必無留血急取誅之凡取血絡者不可使有留血宜急去之也持鍼之道堅者爲寶正指直刺無鍼左右堅而有力則直達病所正而不斜則必中氣穴神在秋毫屬意病者審視血脈者刺之無殆醫之神見在悉秋毫必精必確加意病者詳審血脈然後刺之庶無危殆方刺之時必在懸陽及與兩衛懸猶言舉也陽神氣也凡刺之時必先舉神氣爲主故曰懸陽兩衛者衛氣在陽肌表之衛也脾氣在陰藏府之衛也二者皆神氣所居不可傷犯凡用鍼者首宜顧此故曰兩衛◎師傳篇曰脾者主爲衛詳藏象類二十九

類經十九卷　鍼刺類　十九

神屬勿去知病存亡此即懸陽之義故存亡係之血脈者在腧横居視之獨澄切之獨堅上文言神氣之所居此言血脈之所在也視之獨澄者必欲索其隱切之獨堅者必欲拔其本也

◎帝曰何如而虛何如而實素問寶命全形論◎此下言虛實之治并及諸所當慎也岐伯曰刺虛者須其實刺實者須其虛經氣已至慎守勿失深淺在志遠近若一如臨深淵手如握虎神無營於衆物此節詳註見下文◎

小鍼解曰所謂虛則實之者氣口虛而當補之

乃实，右手出针，左手随而按扪之，是令左属右也。故门户闭于外，中气实于内。必无留血，急取诛之。凡取血络者，不可使有留血，宜急去之也。持针之道，坚者为宝，正指直刺，无针左右，坚而有力，则直达病所。正而不斜，则必中气穴。神在秋毫，属意病者，审视血脉者，刺之无殆。医之神见，在悉秋毫，必精必确，加意病者，详审血脉，然后刺之，庶无危殆。方刺之时，必在悬阳，及与两卫，悬，犹言举也。阳，神气也。凡刺之时，必先举神气为主，故曰悬阳。两卫者，卫气在阳，肌表之卫也；脾气在阴，脏腑之卫也。二者皆神气所居，不可伤犯，凡用针者，首宜顾此，故曰两卫。《师传》篇曰：脾者主为卫。详“脏象类二十九”。神属勿去，知病存亡。此即悬阳之义，故存亡系之。血脉者，在腧横居，视之独澄，切之独坚。上文言神气之所居，此言血脉之所在也。视之独澄者，必欲索其隐。切之独坚者，必欲拔其本也。

帝曰：何如而虚？何如而实？《素问·宝命全形论》。此下言虚实之治，并及诸所当慎也。岐伯曰：刺虚者须其实，刺实者须其虚，经气已至，慎守勿失，深浅在志，远近若一，如临深渊，手如握虎，神无营于众物。此节详注见下文。

《小针解》曰：所谓虚则实之者，气口虚而当补之也滿則泄之者氣口盛而當寫之也此與下文鍼解篇皆釋前篇之義但此以氣口言虛實彼以鍼下氣至言虛實義雖若異然互有發明皆當察也宛陳則除之者去血脈也邪盛則虛之者言諸經有盛者皆寫其邪也此云寫其邪與下文出鍼勿按義同徐而疾則實者言徐內而疾出也疾而徐則虛者言疾內而徐出也此二句釋義其用似反當以下文鍼解篇者爲得言實與虛若有若無者言實者有氣虛者無氣也察後與先若亡若存者言氣之虛實補寫之先後

類經十九卷 鍼刺類 二十

也察其氣之已下與常存也已下言已退也爲虛與實若得若失者言補者佖然若有得也寫則怳然若有失也此釋與下篇不同其義皆通〇佖音彌詩云威儀佖佖〇鍼解篇黃帝問曰願聞九鍼之解虛實之道自此至下文補寫之時九鍼之名者皆釋前九鍼十二原篇之義岐伯對曰刺虛則實之者鍼下熱也氣實乃熱也滿而泄之者鍼下寒也氣虛乃寒也鍼下熱者自寒而熱也熱則正氣至而虛者實矣故爲補鍼下寒者自熱而寒也寒則邪氣去而實者虛矣故爲寫此釋當與上解者參閱宛陳

也。满则泄之者，气口盛而当泻之也。此与下文《针解篇》皆释前篇之义，但此以气口言虚实，彼以针下气至言虚实，义虽若异，然互有发明，皆当察也。宛陈则除之者，去血脉也。邪盛则虚之者，言诸经有盛者，皆泻其邪也。此云泻其邪，与下文出针勿按义同。徐而疾则实者，言徐内而疾出也。疾而徐则虚者，言疾内而徐出也。此二句释义其用似反，当以下文《针解篇》者为得。言实与虚，若有若无者，言实者有气，虚者无气也。察后与先，若亡若存者，言气之虚实，补泻之先后也，察其气之以下与常存也，以下，言已退也。为虚与实若得若失者，言补者佖然若有得也，泻则恍然若有失也。此释与下篇不同，其义皆通。佖，音弼，《诗》云：威仪佖佖。

《针解篇》黄帝问曰：愿闻九针之解，虚实之道。自此至下文补泻之时，九针之名者，皆释前《九针十二原》篇之义。岐伯对曰：刺虚则实之者，针下热也，气实乃热也。满而泄之者，针下寒也，气虚乃寒也。针下热者，自寒而热也，热则正气至而虚者实矣，故为补。针下寒者，自热而寒也，寒则邪气去而实者虚矣，故为泻。此释当与上解者参阅。宛陈則除之者出惡血也邪盛則虛之者出鍼勿按出鍼勿按即寫其邪也。本經宛菀皆通用通作鬱。徐而疾則實者徐出鍼而疾按之疾而徐則虛者疾出鍼而徐按之鍼下得氣已盛而徐出之則經脈無傷疾按之則真氣不泄此補法也故能實若鍼已及病而疾出之徐按之則菀滯行邪氣去此寫法也故能虛言實與虛者寒溫氣多少也寒爲虛溫爲實氣少爲虛氣多爲實若無若有者疾不可知也氣至之有無鍼下之虛實誠不易知也疾不可知故若無明能察之故若有察後與先者知病先後也病有標本先者爲本後者爲標爲虛與

類經十九卷　《鍼刺類　二十一

實者工勿失其法若得若失者離其法也虛當補實當寫法不可失也若有得若有失者粗工妄爲離其法耳虛實之要九鍼最妙者爲其各有所宜也九鍼之用各有所宜詳見前第二章補寫之時者與氣開闔相合也氣至應時謂之開已過未至謂之闔補寫之時者凡諸經脈氣晝夜周行五十度各有所至之時如經絡類營氣衛氣運行之次二章者是也故衛氣行篇曰謹候其氣之所在而刺之是謂逢時此所謂補寫之時也又若鍼下氣來謂之開可以迎而寫之鍼下氣去謂之闔可以隨而補之此皆鍼與氣開闔相合之義九鍼之名各不同形者鍼窮其所當補寫也各不同形

则除之者，出恶血也。邪盛则虚之者，出针勿按。出针勿按，即泻其邪也。本经宛、菀皆通用，通作郁。徐而疾则实者，徐出针而疾按之。疾而徐则虚者，疾出针而徐按之。针下得气已盛而徐出之，则经脉无伤，疾按之则真气不泄，此补法也，故能实。若针已及病而疾出之，徐按之，则菀滞行，邪气去，此泻法也，故能虚。言实与虚者，寒温气多少也。寒为虚，温为实；气少为虚，气多为实。若无若有者，疾不可知也。气至之有无，针下之虚实，诚不易知也。疾不可知故若无，明能察之故若有。察后与先者，知病先后也。病有标本，先者为本，后者为标。为虚与实者，工勿失其法。若得若失者，离其法也。虚当补，实当泻，法不可失也。若有得若有失者，粗工妄为，离其法耳。虚实之要，九针最妙者，为其各有所宜也。九针之用，各有所宜。详见前第二章。补泻之时者，与气开阖相合也。气至应时谓之开，已过未至谓之阖。补泻之时者，凡诸经脉气昼夜周行五十度，各有所至之时，如经络类营气卫气运行之次二章者是也。故《卫气行》篇曰：谨候其气之所在而刺之，是谓逢时。此所谓补泻之时也。又若针下气来谓之开，可以迎而泻之；针下气去谓之阖，可以随而补之。此皆针与气开阖相合之义。九针之名各不同形者，针穷其所当补泻也。各不同形，

故補寫各有所用。○刺實須其虛者留鍼陰氣隆至乃去鍼也刺虛須其實者陽氣隆至鍼下熱乃去鍼也自此至下文神無營於衆物者皆釋前寶命全形論之義○陰氣隆至鍼下寒也陽邪已退實者虛矣陽氣隆至鍼下熱也元氣已復虛者實矣故皆可去鍼也經氣已至慎守勿失者勿變更也慎守勿失勿變更者戒其主持不定多生惑亂不惟無益反招損也淺深在志者知病之內外也內宜刺深外宜刺淺最當在意不可忽也近遠如一者深淺其候等也深者取氣遠淺者取氣近遠近雖不同以得氣爲候則如一也如臨深淵者不敢

墮也言行鍼之際當敬慎若此也手如握虎者欲其壯也持鍼如握虎欲其堅而有力也神無營於衆物者靜志觀病人無左右視也神志不定先從目始目靜則神靜神靜則志專病以靜觀方無失也故無左右視義無邪下者欲端以正也此即前篇正指直刺無鍼左右之義必正其神者欲瞻病人目制其神令氣易行也目者神之竅欲正病者之神必瞻其目制彼精神令無散越則氣爲神使脉道易行也○所謂三里者下膝三寸也三里有二此言足三里足陽明經穴也○按此下言取穴之法非本篇上下之義意必他篇之文脫悞於此者所謂跗之

故补泻各有所用。

刺实须其虚者，留针，阴气隆至，乃去针也。刺虚须其实者，阳气隆至，针下热，乃去针也。自此至下文“神无营于众物者”，皆释前《宝命全形论》之义。阴气隆至，针下寒也，阳邪已退，实者虚矣。阳气隆至，针下热也，元气已复，虚者实矣。故皆可去针也。经气已至，慎守勿失者，勿变更也。慎守勿失，勿变更者，戒其主持不定，多生惑乱，不惟无益，反招损也。浅深在志者，知病之内外也，内宜刺深，外宜刺浅，最当在意，不可忽也。近远如一者，深浅其候等也，深者取气远，浅者取气近，远近虽不同，以得气为候则如一也。如临深渊者，不敢堕也。言行针之际，当敬慎若此也。手如握虎者，欲其壮也，持针如握虎，欲其坚而有力也。神无营于众物者，静志观病人，无左右视也。神志不定，先从目始，目静则神静，神静则志专，病以静观，方无失也，故无左右视。义无邪下者，欲端以正也，此即前篇正指直刺、无针左右之义。必正其神者，欲瞻病人目，制其神，令气易行也。目者神之窍，欲正病者之神，必瞻其目，制彼精神，令无散越，则气为神使，脉道易行也。

所谓三里者，下膝三寸也。三里有二，此言足三里，足阳明经穴也。按：此下言取穴之法，非本篇上下之义，意必他篇之文脱误于此者。所谓跗之

者，举膝分易见也。跗之当作跗上，即足阳明冲阳穴也。盖三里冲阳，一脉相贯，举膝下三里而重按之，则冲阳之脉不动矣，故举其膝分则易见也。巨虚者，跷足胻独陷者。巨虚有二，上廉、下廉也。跷，举也。此言巨虚上廉当跷足取之，在胻骨外侧独陷者之中也。下廉者，陷下者也。此言巨虚下廉，又在独陷者之下，盖上廉下廉相去三寸耳。

八、阴阳虚实补泻先后《灵枢·终始》篇

阴盛而阳虚，先补其阳，后泻其阴而和之；阴虚而阳盛，先补其阴，后泻其阳而和之。此以脉口人迎言阴阳也。脉口盛者，阴经盛而阳经虚也，当先补其阳、后泻其阴而和之。人迎盛者，阳经盛而阴经虚也，当先补其阴、后泻其阳而和之。何也？以治病者皆宜先顾正气，后治邪气。盖攻实无难，伐虚当畏，于此节之义可见。用针用药，其道皆然。三脉动于足大指之间，必审其实虚。虚而泻之，是谓重虚，重虚病益甚。三脉动者，阳明起于大指次指之间，自厉兑以至冲阳皆是也；厥阴起于大指之间，自大敦以至太冲皆是也；少阴起于足心，自涌泉以上太溪皆是也。三者皆在大指之后，故曰动于足大指之间也。虚而泻之，故病益甚。凡刺此者，以指按之，脉动而实且疾者疾泻之，虚而徐者则补之，反此者病益

甚。寫虛補實，是爲反也。其動也，陽明在上，厥陰在中，少陰在下。陽明行足跗之上，厥陰行足跗之內，而在二經之中；少陰行足跗之下也。○補須一方實，深取之，稀按其痏，以極出其邪氣；同前終始篇。○補當作刺。刺法雖多，其要惟二，則補寫而已。一者因其方實，故當深取之，勿按其痏，欲以出其邪氣，此寫法也。○痏，委、偉二音，鍼瘢也。一方虛，淺刺之，以養其脉，疾按其痏，無使邪氣得入。一者因其方虛，故當淺刺之，以養其血脉，疾按其穴，以拒其邪氣，此補法也。邪氣來也緊而疾，穀氣來也徐而和。邪氣，病氣也。穀氣，元氣也，卽胃氣也。此雖以鍼下之氣爲言，然脉氣之至亦如此。

脉實者，深刺之，以泄其氣；脉虛者，淺刺之，使精氣無得出，以養其脉，獨出其邪氣。諸篇皆言虛實，而未詳虛實之辨；此言脉實則實，脉虛則虛，實則深刺之以泄其氣，虛則淺刺之無傷精氣，以養其脉而獨出其邪氣，庶補寫知其要矣。

寶命全形必先治神，五虛勿近，五實勿遠　素問寶命全形論○九

黃帝問曰：天覆地載，萬物悉備，莫貴於人，人以天地之氣生，四時之法成。天地之間，唯人爲貴，乾稱乎父，坤稱乎母，

甚泻虚补实，是为反也。其动也，阳明在上，厥阴在中，少阴在下。阳明行足跗之上，厥阴行足跗之内而在二经之中，少阴行足跗之下也。

补须一方实，深取之，稀按其痏，以极出其邪气；同前《终始》篇。补，当作刺。刺法虽多，其要惟二，则补泻而已。一者因其方实，故当深取之，勿按其痏，欲以出其邪气，此泻法也。痏，委、伟二音，针瘢也。一方虚，浅刺之，以养其脉，疾按其痏，无使邪气得入。一者因其方虚，故当浅刺之，以养其血脉，疾按其穴以拒其邪气，此补法也。邪气来也紧而疾，谷气来也徐而和。邪气，病气也。谷气，元气也，即胃气也。此虽以针下之气为言，然脉气之至亦如此。脉实者，深刺之，以泄其气；脉虚者，浅刺之，使精气无得出，以养其脉，独出其邪气。诸篇皆言虚实，而未详虚实之辨；此言脉实则实，脉虚则虚，实则深刺之以泄其气，虚则浅刺之无伤精气，以养其脉而独出其邪气，庶补泻知其要矣。

九、宝命全形必先治神，五虚勿近，五实勿远《素问·宝命全形论》

黄帝问曰：天覆地载，万物悉备，莫贵于人，人以天地之气生，四时之法成。天地之间，唯人为贵，乾称乎父，坤称乎母，

故以天地之氣生。春應肝而養生，夏應心而養長，長夏應脾而養化，秋應肺而養收，冬應腎而養藏，故以四時之法成。**君王衆庶，盡欲全形，**好生惡死，人情同也。**形之疾病，莫知其情，留淫日深，著於骨髓，心私慮之，余欲鍼除其疾病，爲之奈何？**病在皮毛，淺而未甚，不早治之，則留淫日深，內著骨髓，故可慮也。**岐伯對曰：夫鹽之味鹹者，其氣令器津泄；**鹽味鹹，水之化也。其性浸淫透物，久在器中則津液外泄而器無固者。喻言人之腎氣有損，則二陰不守也。**絃絕者，其音嘶敗；**凡琴瑟之絃將損絕者，音必嘶敗，喻言人之肺氣有損，則聲音不清也。嘶，音西，破聲曰嘶。**木敷者，**

類經十九卷　鍼刺類　二十五

其葉發；敷，內潰也。發，飄墮也。木敷於外者，凋殘之兆也。喻言人之肝脾已損，則色夭肉枯也。按：太素云木陳者其葉落，於義尤切。**病深者，其聲噦。**噦，呃逆也。按：口問篇曰：噦出於胃。又曰：肺主爲噦。夫胃爲五藏之本，肺爲主氣之藏，今以上文三證而復加聲噦者，肺虧胃竭，病必危矣。噦，於決切。**人有此三者，是謂壞府，**府，猶宮府也。人之傷殘日久，則形體損敗如此，故謂之壞府。**毒藥無治，短鍼無取，此皆絕皮傷肉，血氣爭黑。**中府既壞，則毒藥不能治其內，短鍼不能取其外，病不可爲而強施鍼藥，徒致絕皮傷肉以敗其形，血氣爭黑以變其色，此皆因循已久，不爲早治，故無濟也。官能篇曰：上工之取氣，乃救其萌芽；下工守其已成，因敗其形。正此

故以天地之气生。春应肝而养生，夏应心而养长，长夏应脾而养化，秋应肺而养收，冬应肾而养脏，故以四时之法成。君王众庶，尽欲全形，好生恶死，人情同也，形之疾病，莫知其情，留淫日深，着于骨髓，心私虑之，余欲针除其疾病，为之奈何？病在皮毛，浅而未甚，不早治之，则留淫日深，内着骨髓，故可虑也。岐伯对曰：夫盐之味咸者，其气令器津泄。盐味咸，水之化也。其性浸淫透物，久在器中则津液外泄而器无固者。喻言人之肾气有损，则二阴不守也；弦绝者，其音嘶败；凡琴瑟之弦将损绝者，音必嘶败，喻言人之肺气有损。则声音不清也。嘶，音西，破声曰嘶；木敷者，其叶发；敷，内溃也。发，飘堕也。木敷于外者，凋残之兆也。喻言人之肝脾已损，则色夭肉枯也。按：《太素》云木陈者其叶落，于义尤切。病深者，其声哕。哕，呃逆也。按：《口问》篇曰：哕出于胃。又曰：肺主为哕。夫胃为五脏之本，肺为主气之脏，今以上文三证而复加声哕者，肺亏胃竭，病必危矣。哕，于决切。人有此三者，是谓坏腑，腑，犹宫府也。人之伤残日久，则形体损败如此，故谓之坏腑，毒药无治，短针无取，此皆绝皮伤肉，血气争黑。中腑既坏，则毒药不能治其内，短针不能取其外，病不可为而强施针药，徒致绝皮伤肉以败其形，血气争黑以变其色，此皆因循已久，不为早治，故无济也。《官能篇》曰：上工之取气，乃救其萌芽；下工守其已成，因败其形。正此

之謂帝曰余念其痛心爲之亂惑反甚其病不可更代百姓聞之以爲殘賊爲之奈何鍼藥罔效適甚其病欲施他治無法可更故百姓聞之必反謂殘賊而害之也岐伯曰夫人生於地懸命於天天地合氣命之曰人形以地成故生於地命唯天賦故懸於天天陽也地陰也陰精陽氣合而成人故人位乎中而爲三才之一人能應四時者天地爲之父母人能合於陰陽調於四時處天地之和以養生者天必育之壽之故爲父母四氣調神論曰夫四時陰陽者萬物之根本也所以聖人春夏養陽秋冬養陰以從其根故與萬物沉浮於生長之門此之謂也設有逆天之道失時之和

類經十九卷　鍼刺類　二十六

以妄爲常者雖以天地爲之父母亦焉得而芘之哉知萬物者謂之天子知周萬物則能參天地贊化育以壽國壽民是謂天之子也天有陰陽人有十二節天有六陰六陽人亦有六陰六陽皆相應也天有寒暑人有虛實陽進則物盛陰進則物衰此天地之虛實也陽固則神全陰強則鬼見此人之虛實也能經天地陰陽之化者不失四時知十二節之理者聖智不能欺也知上文天地萬物四時十二節寒暑虛實等義只陰陽二字包羅盡之能經天地陰陽之化者聖智之道無遺蘊矣又何有能欺之者能存八動之變五勝更立能達虛實之數者獨出

之谓。帝曰：余念其痛，心为之乱惑，反甚其病，不可更代，百姓闻之，以为残贼，为之奈何？针药罔效，适甚其病，欲施他治，无法可更，故百姓闻之，必反谓残贼而害之也。岐伯曰：夫人生于地，悬命于天，天地合气，命之曰人。形以地成，故生于地。命唯天赋，故悬于天。天，阳也。地，阴也。阴精阳气，合而成人，故人位乎中而为三才之一。人能应四时者，天地为之父母。人能合于阴阳，调于四时，处天地之和以养生者，天必育之寿之，故为父母。《四气调神论》曰：夫四时阴阳者，万物之根本也，所以圣人春夏养阳，秋冬养阴，以从其根，故与万物沉浮于生长之门。此之谓也。设有逆天之道，失时之和，以妄为常者，虽以天地为之父母，亦焉得而芘之哉。知万物者，谓之天子。知周万物，则能参天地，赞化育，以寿国寿民，是谓天之子也。天有阴阳，人有十二节天有六阴六阳，人亦有六阴六阳，皆相应也；天有寒暑，人有虚实，阳进则物盛，阴进则物衰，此天地之虚实也。阳固则神全，阴强则鬼见，此人之虚实也。能经天地阴阳之化者，不失四时；知十二节之理者，圣智不能欺也。如上文天地万物四时十二节寒暑虚实等义，只阴阳二字包罗尽之。能经天地阴阳之化者，圣智之道无遗蕴矣，又何有能欺之者。能存八动之变，五胜更立；能达虚实之数者，独出獨入呿吟至微秋毫在目。存存於心也。八動之變八風之動變也。五勝更立五行之衰王也。獨出獨入獨得其妙用也。呿開口而欠也。凡此者皆天地陰陽之化知乎此則無所不知故雖呿吟之聲至微秋毫之形至細無不在吾目中矣。此上之對蓋謂知之真見之切則病之淺深治之可否發無不中又何有心之亂惑百姓以爲殘賊之慮哉○呿音區帝曰人生有形不離陰陽天地合氣別爲九野分爲四時月有小大日有短長萬物並至不可勝量虛實呿吟敢問其方此詳求鍼治之方也岐伯曰木得金而伐火得水而滅土得木而達金得火而缺水得土而絕萬物盡然不可勝竭天地陰陽之用五行盡之萬物雖多不能外此五者知五行相制之道則鍼法可約而知矣。故鍼有懸布天下者五黔首共餘食莫知之也懸布天下言示人之廣也。五義如下文黔首黎民也。共皆也。餘食猶食之棄餘皆不相顧也。○黔音鉗一曰治神醫必以神乃見無形病必以神血氣乃行故鍼以治神爲首務湯液醪醴論曰形弊血盡而功不立者神不使也。正此之謂。二曰知養身不知養身置鍼於無用之地鍼家不可不知如終始篇云新刺勿內已刺勿醉已刺勿怒已刺勿勞已刺勿飽已刺勿饑已刺勿渴之類皆是也三曰知毒藥爲真藥治病之道鍼各有所宜

独入，呿吟至微，秋毫在目。存，存于心也。八动之变，八风之动变也。五胜更立，五行之衰王也。独出独入，独得其妙用也。呿，开口而欠也。凡此者，皆天地阴阳之化，知乎此则无所不知，故虽呿吟之声至微，秋毫之形至细，无不在吾目中矣。此上之对，盖谓知之真，见之切，则病之浅深，治之可否，发无不中，又何有心之乱惑、百姓以为残贼之虑哉？呿，音区。帝曰：人生有形，不离阴阳，天地合气，别为九野，分为四时，月有小大，日有短长，万物并至，不可胜量，虚实呿吟，敢问其方？此详求针治之方也。岐伯曰：木得金而伐，火得水而灭，土得水而达，金得火而缺，水得土而绝，万物尽然，不可胜竭。天地阴阳之用，五行尽之，万物虽多，不能外此五者，知五行相制之道，则针法可约而知矣。故针有悬布天下者五，黔首共余食，莫知之也。悬布天下，言示人之广也。五义如下文。黔首，黎民也。共，皆也。余食，犹食之弃余，皆不相顾也。黔，音钳。一曰治神，医必以神，乃见无形，病必以神，血气乃行，故针以治神为首务。《汤液醪醴论》曰：形弊血尽而功不立者，神不使也。正此之谓，二曰知养身，不知养身，置针于无用之地，针家不可不知，如《终始》篇云：新刺勿内，已刺勿醉，已刺勿怒，已刺勿劳，已刺勿饱，已刺勿饥，已刺勿渴之类皆是也，三曰知毒药为真，治病之道，针药各有所宜，

若眞知非藥不可而妄用鍼者，必反害之。如邪氣藏府病形篇曰：諸小者，陰陽形氣俱不足，勿取以鍼而調以甘藥也。根結篇曰：形氣不足，病氣不足，此陰陽氣俱不足也，不可刺之。此卽病傳論所謂守一勿失，萬物畢者之義。**四曰制砭石小大**。古者以砭石爲鍼，用爲外治之法，自黃帝始造九鍼以代石，故不曰九鍼而曰砭石。然制有小大，必隨病所宜，各適其用也。**五曰知府藏血氣之診**。不知府藏，則陰陽表裏不明，不知血氣，則經絡虛實不辨，皆不足以言鍼。**五法俱立，各有所先**。鍼治未施，法應預立，五者之用，當知所先。**今末世之刺也，虛者實之，滿者泄之，此皆衆工所共知也**。言淺近易知也。**若夫法天則地，**

隨應而動，和之者若響，隨之者若影，道無鬼神，獨來獨往。法天則地，超乎凡矣。隨應而動，通乎變矣。故能如響應聲，如影隨形，得心應手，取效若神。所謂神者，神在吾道，無謂鬼神。既無鬼神，則其來其往，獨惟我耳。**帝曰：願聞其道。岐伯曰：凡刺之眞，必先治神**。此以病者之神爲言。神者，正氣也。得神者昌，失神者亡，故刺之眞要，必先以正氣爲主。**五藏已定，九候已備，後乃存鍼**，再定五藏之屬，悉九候之診，得其虛實所在，然後存意於鍼而用之。**衆脉不見，衆凶弗聞，外內相得，無以形先**。衆脉衆凶，言其多也。泛求其多，則不得其要。故見衆脉者不見脉之眞，聞衆凶者弗聞凶

若真知非药不可而妄用针者，必反害之。如《邪气脏腑病形》篇曰：诸小者，阴阳形气俱不足，勿取以针而调以甘药也。《根结》篇曰：形气不足，病气不足，此阴阳气俱不足也，不可刺之。此即《病传》论“所谓守一勿失，万物毕者”之义。四曰制砭石小大，古者以砭石为针，用为外治之法，自黄帝始造九针以代石，故不曰九针而曰砭石。然制有小大，必随病所宜，各适其用也，五曰知腑脏血气之诊。不知腑脏，则阴阳表里不明，不知血气，则经络虚实不辨，皆不足以言针。五法俱立，各有所先，针治未施，法应预立，五者之用，当知所先。今末世之刺也，虚者实之，满者泄之，此皆众工所共知也。言浅近易知也。若夫法天则地，随应而动，和之者若响，随之者若影，道无鬼神，独来独往。法天则地，超乎凡矣。随应而动，通乎变矣。故能如响应声，如影随形，得心应手，取效若神。所谓神者，神在吾道，无谓鬼神。既无鬼神，则其来其往，独惟我耳。帝曰：愿闻其道。岐伯曰：凡刺之真，必先治神此以病者之神为言。神者，正气也。得神者昌，失神者亡，故刺之真要，必先以正气为主，五脏已定，九候已备，后乃存针，再定五脏之属，悉九候之诊，得其虚实所在，然后存意于针而用之。众脉不见，众凶弗闻，外内相得，无以形先众脉众凶，言其多也，泛求其多，则不得其要。故见众脉者不见脉之真，闻众凶者弗闻凶

之本。必因脉以合外，因證以合內，表裏相參，庶乎無失，是外內相得也。不察其迹而察其所以迹，是無以形先也。所謂知其要者一言而終，不知其要流散無窮，其義即此。**可玩往來，乃施於人。**玩謂精熟，猶玩弄也。往言既往，來言將來，原始反終，惟窮理者能之。必能若是，乃可施治於人。**人有虛實，五虛勿近，五實勿遠。**五虛五實，如調經論云神、氣、血、形、志，各有有餘不足，凡此十者，其氣不等也。玉機真藏論曰：脉盛、皮熱、腹脹、前後不通、悶瞀，此謂五實；脉細、皮寒、氣少、泄利前後、飲食不入，此謂五虛也。虛病不利於鍼，故五虛勿近。實邪最所當用，故五實勿遠。蓋鍼道難補而易寫耳。**至其當發，間不容瞚。**發，出鍼也。瞚，瞬同。言鍼發有期，或遲或速，在氣機之頃，不可以瞬息誤也。

類經十九卷　鍼刺類　二十九

手動若務，鍼耀而勻。動，用鍼也。務，專其務而心無二也。耀，精潔也。勻，舉措從容也。**靜意視義，觀適之變。**適，至也。變，虛實之變也。觀之以靜，察變之道也。**是謂冥冥，莫知其形。**冥冥，幽隱也。莫知其形，言血氣之變不形於外，惟明者能察有於無，即所謂觀於冥冥焉。**見其烏烏，見其稷稷，從見其飛，不知其誰。**此形容用鍼之象有如此者。烏烏，言氣至如烏之集也。稷稷，言氣盛如稷之繁也。從見其飛，言氣之或往或來，如烏之飛也。然此皆無中之有，莫測其孰為之主，故曰不知其誰。**伏如橫弩，起如發機。**血氣未應，鍼則伏如橫弩，欲其強銳也。血氣既應，鍼則退如發機，欲其迅速也。○前第七章帝曰何如而虛何如而實一節，原

之本，必因脉以合外，因证以合内，表里相参，庶乎无失，是外内相得也。不察其迹而察其所以迹，是无以形先也。所谓知其要者一言而终，不知其要流散无穷，其义即此。可玩往来，乃施于人。玩谓精熟，犹玩弄也。往言既往，来言将来，原始反终，惟穷理者能之。必能若是，乃可施治于人。人有虚实，五虚勿近，五实勿远。五虚五实，如《调经论》云神、气、血、形、志，各有有余不足，凡此十者，其气不等也。《玉机真脏论》曰：脉盛，皮热，腹胀，前后不通，闷瞀，此谓五实；脉细，皮寒，气少，泄利前后，饮食不入，此谓五虚也。虚病不利于针，故五虚勿近。实邪最所当用，故五实勿远。盖针道难补而易泻耳。至其当发，间不容瞚，发，出针也。瞚，瞬同。言针发有期，或迟或速，在气机之顷，不可以瞬息误也，手动若务，针耀而匀，动，用针也。务，专其务而心无二也。耀，精洁也。匀，举措从容也，静意视义，观适之变，适，至也。变，虚实之变也。观之以静，察变之道也，是谓冥冥，莫知其形，冥冥，幽隐也。莫知其形，言血气之变不形于外，惟明者能察有于无，即所谓观于冥冥焉，见其乌乌，见其稷稷，从见其飞，不知其谁，此形容用针之象有如此者。乌乌，言气至如乌之集也。稷稷，言气盛如稷之繁也。从见其飞，言气之或往或来，如乌之飞也。然此皆无中之有，莫测其孰为之主，故曰不知其谁，伏如横弩，起如发机。血气未应，针则伏如横弩，欲其强锐也。血气既应，针则退如发机，欲其迅速也。前第七章“帝曰何如而虚何如而实”一节，原

在此末今類附於彼當與此連閱。

九鍼推論 靈樞官能篇○十

黃帝問於岐伯曰余聞九鍼於夫子衆多矣不可勝數余推而論之以爲一紀余司誦之子聽其理非則語余請正其道令可久傳後世無患得其人乃傳非其人勿言岐伯稽首再拜曰請聽聖王之道一紀者彙言也黃帝曰用鍼之理必知形氣之所在左右上下義如脉色類三十二三陰陽表裏血

氣多少詳經絡類二十行之逆順陰氣從足上行至頭而下行循臂陽氣從手上行至頭而下行至足故陽病者上行極而下陰病者下行極而上反者皆謂之逆出入之合謀伐有過經氣自內而出自外而入俞有不同詳經絡類十四十六二章知其出入則可因過而伐之也○合字一本作會知解結詳本類後三十五知補虛寫實上下氣門補虛寫實義見前上下氣門即經絡類諸經標本氣街之義一曰手經爲上足經爲下氣脉必由之處是爲門戶亦通明通於四海人之四海詳經絡類三十二審其所在寒熱淋露以輸異處淋於雨露於風邪感異處當審其經也淋露義又見運氣類三十五審於調氣

在此末，今类附于彼，当与此连阅。

十、九针推论《灵枢·官能》篇

黄帝问于岐伯曰：余闻九针于夫子众多矣，不可胜数，余推而论之，以为一纪。余司诵之，子听其理，非则语余，请正其道，令可久传，后世无患，得其人乃传，非其人勿言。岐伯稽首再拜曰：请听圣王之道。一纪者，汇言也。黄帝曰：用针之理，必知形气之所在，左右上下。义如“脉色类三十二三”，阴阳表里，血气多少，详“经络类二十”，行之逆顺，阴气从足上行至头而下行循臂，阳气从手上行至头而下行至足，故阳病者上行极而下，阴病者下行极而上，反者皆谓之逆，出入之合，谋伐有过，经气自内而出，自外而入，俞有不同。详“经络类十四、十六”二章。知其出入，则可因过而伐之也。合字一本作会。知解结，详本类后三十五，知补虚泻实，上下气门，补虚泻实义见前。上下气门，即经络类诸经标本气街之义。一曰手经为上，足经为下，气脉必由之处，是为门户。亦通，明通于四海，人之四海，详“经络类三十二”，审其所在，寒热淋露，以输异处。淋于雨，露于风，邪感异处，当审其经也。淋露义又见“运气类三十五”。审于调气，明於經隧左右肢絡盡知其會調氣者察其虛實往來而調和之也經隧支別及各經脉會之義詳經絡類二寒與熱爭能合而調之合陰陽而調其平也虛與實鄰知決而通之鄰近也近則易疑疑則以似爲是氷炭相反矣故當知決而通之左右不調把而行之邪客大絡者左注右右注左把而行之即繆刺也詳後三十○把字一本作犯明於逆順乃知可治順者可治逆者不可治如脉色疾病類之死證死期及本類之刺禁刺害皆逆也陰陽不奇故知起時奇不遇也不奇則和矣故知起時○奇音基審於本末察其寒熱得邪所在萬刺不殆知官

九鍼刺道畢矣本末標本也寒熱陰陽也所在三部九候之病脉處也官任也九鍼不同各有所宜能知以上之法而任用之則刺道畢矣明於五輸徐疾所在屈伸出入皆有條理此下復詳明鍼論也五輸井滎俞經合也徐疾鍼法也屈伸出入經脉往來也言陰與陽合於五行五藏六府亦有所藏陰陽之化是爲五行藏府所藏亦惟此耳四時八風盡有陰陽天道之陰陽五行也各得其位合於明堂各處色部五藏六府察其所痛左右上下知其寒溫何經所在邪在於中色形於外察之面部疾可知也出五色篇詳脉色類三十二審

明于经隧，左右肢络，尽知其会。调气者，察其虚实往来而调和之也。经隧支别及各经脉会之义，详“经络类二”。寒与热争，能合而调之；合阴阳而调其平也；虚与实邻，知决而通之；邻，近也。近则易疑，疑则以似为是，冰炭相反矣，故当知决而通之；左右不调，把而行之。邪客大络者，左注右，右注左。把而行之，即缪刺也。详后三十。把字一本作犯。明于逆顺，乃知可治；顺者可治，逆者不可治，如脉色疾病类之死证死期，及本类之刺禁刺害，皆逆也；阴阳不奇，故知起时。奇，不遇也。不奇则和矣，故知起时。奇，音基。审于本末，察其寒热，得邪所在，万刺不殆，知官九针，刺道毕矣。本末，标本也。寒热，阴阳也。所在，三部九候之病脉处也。官，任也。九针不同，各有所宜，能知以上之法而任用之，则刺道毕矣。明于五输，徐疾所在，屈伸出入，皆有条理。此下复详明针论也。五输，井、荥、俞、经、合也。徐疾，针法也。屈伸出入，经脉往来也。言阴与阳，合于五行，五脏六腑，亦有所藏，阴阳之化，是为五行，脏腑所藏，亦惟此耳，四时八风，尽有阴阳，天道之阴阳五行也，各得其位，合于明堂，各处色部，五脏六腑，察其所痛，左右上下，知其寒温，何经所在，邪在于中，色形于外，察之面部，疾可知也。出《五色篇》，详“脉色类三十二”，审皮膚之寒溫滑濇，知其所苦。寒者多陰，溫者多陽。滑者多實，濇者多虛。膈有上下，知其氣所在。膈之上，膻中也，爲上氣海，心肺所居。膈之下，脾、肝、腎所居，丹田爲下氣海也。先得其道，稀而踈之，稍深以留，故能徐入之。此下兼言鍼灸法也。先得其經絡之道，然後可以用鍼。稀而踈之，貴精少也。稍深以留，欲徐入也。大熱在上，推而下之，推而逐之，抑其高也。從下上者，引而去之，引而去之，泄於下也。視前痛者，常先取之，先取其本也。大寒在外，留而補之，入於中者，從合寫之。大寒在外，補中氣可以拒之。寒入於中，寫合穴可以除之。鍼所不

類經十九卷　鍼刺類　三十二

爲，灸之所宜。凡不宜於鍼者，當灸以治之。上氣不足，推而揚之，下氣不足，積而從之。推而揚之，引致其氣以補上也。積而從之，留鍼隨氣以實下也。陰陽皆虛，火自當之，厥而寒甚，骨廉陷下，寒過於膝，下陵三里。火自當之，宜於灸也。若厥而寒甚，陽氣大虛，當灸下陵，即陽明經三里穴也。陰絡所過，得之留止，寒入於中，推而行之。寒留於絡而入於經，當用鍼推散而行之。經陷下者，火則當之，結絡堅緊，火所治之。寒氣凝聚，或陷於經，或結於絡，皆當以火逐之。不知所苦，兩蹻之下，男陰女陽，良工所禁，鍼

皮肤之寒温滑涩，知其所苦，寒者多阴，温者多阳。滑者多实，涩者多虚。膈有上下，知其气所在，膈之上，膻中也，为上气海，心肺所居。膈之下，脾、肝、肾所居，丹田为下气海也。先得其道，稀而疏之，稍深以留，故能徐入之。此下兼言针灸法也。先得其经络之道，然后可以用针。稀而疏之，贵精少也。稍深以留，欲徐入也。大热在上，推而下之，推而逐之，抑其高也，从下上者，引而去之，引而去之，泄于下也，视前痛者，常先取之，先取其本也。大寒在外，留而补之，入于中者，从合泻之，大寒在外，补中气可以拒之。寒入于中，泻合穴可以除之。针所不为，灸之所宜，凡不宜于针者，当灸以治之。上气不足，推而扬之，下气不足，积而从之。推而扬之，引致其气以补上也。积而从之，留针随气以实下也。阴阳皆虚，火自当之，厥而寒甚，骨廉陷下，寒过于膝，下陵三里，火自当之，宜于灸也。若厥而寒甚，阳气大虚，当灸下陵，即阳明经三里穴也。阴络所过，得之留止，寒入于中，推而行之，寒留于络而入于经，当用针推散而行之。经陷下者，火则当之，结络坚紧，火所治之。寒气凝聚，或陷于经，或结于络，皆当以火逐之。不知所苦，两跷之下，男阴女阳，良工所禁，针

论毕矣。寒邪在肌肉血脉之间，有不痛不仁不知所苦者，当灸两跷之下，即足太阳申脉、足少阴照海二穴也。然男子数阳，女子数阴，若男阴女阳，则反用矣，故为良工之所禁。《调经论》亦曰：病不知所痛，两跷为上。与此法同。用针之服，必有法则，上视天光，下司八正，此下言当知天忌也。天光八正义俱见下章，以辟奇邪，而观百姓兼人己而言也。辟，避同，审于虚实，无犯其邪虚风实风，皆能伤人，故无犯其邪。是得天之露，遇岁之虚，救而不胜，反受其殃，天之风雨不时者，皆谓之露。《岁露论》曰：故诸逢其风而遇其雨者，命曰遇岁露焉。岁之虚者，乘年之衰，逢月之空，失时之和，因为贼风所伤，是谓三虚。详“运气类三十六”。故曰必知天忌，乃言针意。天忌详义见下章。法于往古，验于来今，观于窈冥，通于无穷，粗之所不见，良工之所贵，莫知其形，若神仿佛。此下皆言针法也。凡下文无注者，详义俱见下章。邪气之中人也，洒淅动形。正邪之中人也微，先见于色，不知于其身，若有若无，若亡若存，有形无形，莫知其情。邪气，言虚邪也。虚邪之中人也甚，故洒淅动形。正邪之中人也微，故但先见于色而不知于身，此节与下章互有发明，所当参阅。此数句与《邪气脏腑病形论》同，详“疾病类三”。是故上工之取气，乃救其萌芽下工守其已成因敗其形是故工之用鍼也知氣之所在而守其門戶明於調氣補寫所在徐疾之意所取之處因敗其形者不知其難而反傷之也所在即三部九候之義寫必用員切而轉之其氣乃行疾而徐出邪氣乃出伸而迎之遙大其穴氣出乃疾員流利也切直迫病所也迎奪也遙搖同用鍼員活而迎奪之則氣出乃疾故可以寫補必用方外引其皮令當其門左引其樞右推其膚微旋而徐推之必端以正安以靜堅心無

類經十九卷 鍼刺類 三十四

解欲微以留氣下而疾出之推其皮蓋其外門眞氣乃存用鍼之要無忘其神方即端正安靜之謂外引其皮令當其門察穴於肌表也左引其樞右推其膚微旋而徐推之用鍼之樞要也必端以正安以靜堅心無懈候氣之誠確也欲微以留氣下而疾出之推其皮蓋其外門出鍼之防護也眞氣得存故可以補用鍼之要無忘其神者總結前篇而言義詳下章○按補寫方員義與後章八正神明論之文似乎相反然詳求其意各有發明不可謂其誤而忽也

官能 靈樞官能篇連前章○十一

雷公問於黃帝曰鍼論曰得其人乃傳非其人

救其萌芽；下工守其已成，因败其形。是故工之用针也，知气之所在，而守其门户，明于调气，补泻所在，徐疾之意，所取之处。因败其形者，不知其难而反伤之也。所在，即三部九候之义。泻必用圆，切而转之，其气乃行，疾而徐出，邪气乃出，伸而迎之，遥大其穴，气出乃疾。圆，流利也；切，直迫病所也；迎，夺也；遥，摇同。用针圆活而迎夺之，则气出乃疾，故可以泻。补必用方，外引其皮，令当其门，左引其枢，右推其肤，微旋而徐推之，必端以正，安以静，坚心无解，欲微以留，气下而疾出之，推其皮，盖其外门，真气乃存，用针之要，无忘其神。方，即端正安静之谓。外引其皮，令当其门，察穴于肌表也。左引其枢，右推其肤，微旋而徐推之，用针之枢要也。必端以正，安以静，坚心无懈，候气之诚确也。欲微以留，气下而疾出之，推其皮，盖其外门，出针之防护也。真气得存，故可以补。用针之要无忘其神者，总结前篇而言，义详下章。按：补泻方圆，义与后章《八正神明论》之文似乎相反；然详求其意，各有发明，不可谓其误而忽也。

十一、官能《灵枢·官能》篇连前章

雷公问于黄帝曰：《针论》曰得其人乃传，非其人

勿言。何以知其可傳。鍼論，即指前章也。黃帝曰：各得其人，任之其能，故能明其事。任之其能，因才而器使也。雷公曰：願聞官能奈何？黃帝曰：明目者可使視色，俱視獨見，明目者也。聽耳者可使聽音，俱聽獨聞，聽耳者也。捷疾辭語者，可使傳論，如開導勸戒解疑辯正之屬，皆所謂傳論也。語徐而安靜，手巧而心審諦者，可使行鍼艾，理血氣而調諸逆順，察陰陽而兼諸方。語徐者不苟，安靜者不亂，手巧者輕重疾徐有妙，心審諦者精思詳察無遺，故可勝是任。○諦，音帝。緩節柔筋而心和調

類經十九卷　鍼刺類　三十五

者，可使導引行氣。導引者，但欲運行血氣而不欲有所傷也，故惟緩節柔筋而心和調者乃勝是任，其義可知。今見按摩之流，不知利害，專用剛強手法，極力困人，開人關節，走人元氣，莫此爲甚。病者亦以謂法所當然，即有不堪，勉強忍受，多見強者致弱，弱者不起，非惟不能去病，而適以增害，用若輩者，不可不爲知慎。疾毒言語輕人者，可使唾癰呪病。人之惡口毒舌者，亦由稟賦，諸無所利而獨利於唾呪疾病。爪苦手毒，爲事善傷者，可使按積抑痺。按積抑痺，亦上文導引行氣之屬。然積堅痺固，非爪苦手毒者不能破，術若相類而用有輕重也。各得其能，方乃可行，其名乃彰。不得其人，其功不成，

勿言。何以知其可传？《针论》，即指前章也。黄帝曰：各得其人，任之其能，故能明其事。任之其能，因才而器使也。雷公曰：愿闻官能奈何？黄帝曰：明目者，可使视色；俱视独见，明目者也。聪耳者，可使听音；俱听独闻，聪耳者也。捷疾辞语者，可使传论；如开导、劝戒、解疑、辩正之属，皆所谓传论也。语徐而安静，手巧而心审谛者，可使行针艾，理血气而调诸逆顺，察阴阳而兼诸方。语徐者不苟，安静者不乱，手巧者轻重疾徐有妙，心审谛者精思详察无遗，故可胜是任。谛，音帝。缓节柔筋而心和调者，可使导引行气。导引者，但欲运行血气而不欲有所伤也，故惟缓节柔筋而心和调者乃胜是任，其义可知。今见按摩之流，不知利害，专用刚强手法，极力困人，开人关节，走人元气，莫此为甚。病者亦以谓法所当然，即有不堪，勉强忍受，多见强者致弱，弱者不起，非惟不能去病，而适以增害，用若辈者，不可不为知慎。疾毒言语轻人者，可使唾痈咒病。人之恶口毒舌者，亦由禀赋，诸无所利而独利于唾咒疾病。爪苦手毒，为事善伤者，可使按积抑痹。按：积抑痹，亦上文导引行气之属。然积坚痹固，非爪苦手毒者不能破，术若相类，而用有轻重也。各得其能，方乃可行，其名乃彰。不得其人，其功不成，

其師無名。故曰得其人乃言。非其人勿傳。此之謂也。氣交變大論曰：得其人不教，是謂失道；傳非其人，慢泄天寶。詳運氣類十。手毒者，可使試按龜，置龜於器下而按其上，五十日而死矣；手甘者，復生如故也。龜能運任脉，其息以耳而導引伏氣，所以靈而多壽，不易於死，故可用此以驗人之手毒與否。手甘者非以味言，即不毒之謂。

內外揣 靈樞外揣篇全 〇十二

黃帝曰：余聞九鍼九篇，余親授其調，頗得其意。調，法度也。言頗得其詳也。夫九鍼者，始於一而終於九，然未

得其要道也。夫九鍼者，小之則無內，大之則無外，深不可爲下，高不可爲蓋，恍惚無窮，流溢無極，余知其合於天道人事四時之變也，然余願雜之毫毛，渾束爲一，可乎？始於一終於九者，盡天地之大數也。鍼數應之，故小則無內，大則無外，深則無下，高則無上，其於天道人事四時之變，無所不合，故散之則雜如毫毛，約之則渾束爲一。一者，欲得其要也。岐伯曰：明乎哉問也。非獨鍼道焉，夫治國亦然。黃帝曰：余願聞鍼道，非國事也。岐伯曰：夫治國者，夫惟道焉，非道何

其师无名。故曰得其人乃言，非其人勿传，此之谓也。《气交变大论》曰：得其人不教，是谓失道，传非其人，慢泄天宝。详“运气类十”。手毒者，可使试按龟，置龟于器下而按其上，五十日而死矣；手甘者，复生如故也。龟能运任脉，其息以耳而导引伏气，所以灵而多寿，不易于死，故可用此以验人之手毒与否。手甘者非以味言，即不毒之谓。

十二、内外揣《灵枢·外揣》篇全

黄帝曰：余闻九针九篇，余亲授其调，颇得其意。调，法度也。言颇得其详也。夫九针者，始于一而终于九，然未得其要道也。夫九针者，小之则无内，大之则无外，深不可为下，高不可为盖，恍惚无穷，流溢无极，余知其合于天道人事四时之变也，然余愿杂之毫毛，浑束为一可乎？始于一终于九者，尽天地之大数也。针数应之，故小则无内，大则无外，深则无下，高则无上，其于天道人事四时之变，无所不合，故散之则杂如毫毛，约之则浑束为一。一者，欲得其要也。岐伯曰：明乎哉问也。非独针道焉，夫治国亦然。黄帝曰：余愿闻针道，非国事也。岐伯曰：夫治国者，夫惟道焉，非道，何

可小大深淺雜合而爲一乎。至大至小，至淺至深，無不有道存焉。故治國有道，治鍼亦有道。必知乎道，乃可合萬變而爲一矣。黃帝曰：願卒聞之。岐伯曰：日與月焉，水與鏡焉，鼓與響焉。夫日月之明，不失其影，水鏡之察，不失其形，鼓響之應，不後其聲，動搖則應和，盡得其情。道本無形，何從察之？在明其理，得其情耳。故如日月之於影，水鏡之於形，鼓之於聲，有動則有應，有應則可知，惟其至明，故能盡得其情。黃帝曰：窘乎哉！昭昭之明不可蔽。其不可蔽，不失陰陽也。道者一也，一生二，陰陽而已。不失陰陽，則昭昭之明不可蔽矣。

合而察之，切而驗之，見而得之，若清水明鏡之不失其形也。合而察之，參合陰陽而詳察也。切而驗之，從其切要而辨證也。故可見可得，如清水明鏡之無所失也。五音不彰，五色不明，五藏波蕩，若是則內外相襲，若鼓之應桴，響之應聲，影之似形。五音五色見於外，因藏氣而彰明也。五藏之氣藏於內，因形聲而發露也。外之不彰不明者，知內之波蕩也。即如鼓非桴也，得桴而後鳴；響非聲也，得聲而後應；影非形也，得形而後見，是皆內外相襲而然。襲，因也。桴，音孚。故遠者司外揣內，近者司內揣外。揣，推測也。司，主也。遠者主外，近者主內，察其遠能知其近，

可小大深浅杂合而为一乎？至大至小，至浅至深，无不有道存焉！故治国有道，治针亦有道。必知乎道，乃可合万变而为一矣！黄帝曰：愿卒闻之。岐伯曰：日与月焉，水与镜焉，鼓与响焉。夫日月之明，不失其影，水镜之察，不失其形，鼓响之应，不后其声，动摇则应和尽得其情。道本无形，何从察之？在明其理，得其情耳。故如日月之于影，水镜之于形，鼓之于声，有动则有应，有应则可知，惟其至明，故能尽得其情。黄帝曰：窘乎哉！昭昭之明不可蔽。其不可蔽，不失阴阳也。道者一也，一生二，阴阳而已。不失阴阳，则昭昭之明不可蔽矣。合而察之，切而验之，见而得之，若清水明镜之不失其形也。合而察之，参合阴阳而详察也。切而验之，从其切要而辨证也。故可见可得，如清水明镜之无所失也。五音不彰，五色不明，五脏波荡，若是则内外相袭，若鼓之应桴，响之应声，影之似形。五音五色见于外，因脏气而彰明也。五脏之气藏于内，因形声而发露也。外之不彰不明者，知内之波荡也。即如鼓非桴也，得桴而后鸣；响非声也，得声而后应；影非形也，得形而后见，是皆内外相袭而然。袭，因也。桴，音孚。故远者司外揣内，近者司内揣外。揣，推测也。司，主也。远者主外，近者主内，察其远能知其近，

察其內能知其外病變雖多莫能蔽吾之明矣○揣杵水切是謂陰陽之極。天地之蓋請藏之靈蘭之室弗敢使泄也。內外遠近無所不知以其明之至也陰陽之道盡於此矣天地雖大又安能出於是哉。

八正神明寫方補員 素問八正神明論全○十三

黃帝問曰用鍼之服必有法則焉今何法何則。服事也法方法則準則也岐伯對曰法天則地合以天光。天有星辰人有俞穴地有道里人有尺寸無不合乎天運天之明在日月是謂天光帝曰願卒聞之岐伯曰凡刺之法必候日月星辰四時

八正之氣氣定乃刺之。候察也日月星辰四時八正之氣義如下文及當考經絡二十五。是故天溫日明則人血淖液而衛氣浮故血易寫氣易行天寒日陰則人血凝泣而衛氣沉。淖濡潤也天溫日明陽盛陰衰也人之血氣亦應之故血淖液而易寫衛氣浮而易行天寒日陰陽衰陰勝也故人血凝泣而衛氣沉凝則難寫沉則難行矣○淖乃豹切泣澀同月始生則血氣始精衛氣始行月郭滿則血氣實肌肉堅月郭空則肌肉減經絡虛衛氣去形獨居是以因天時而調血氣也。精正也流利也月屬陰水

察其内能知其外，病变虽多，莫能蔽吾之明矣。揣，杵水切。是谓阴阳之极，天地之盖，请藏之灵兰之室，弗敢使泄也。内外远近无所不知，以其明之至也，阴阳之道尽于此矣，天地虽大，又安能出于是哉？

十三、八正神明泻方补圆《素问·八正神明论》全

黄帝问曰：用针之服，必有法则焉，今何法何则？服，事也；法，方法；则，准则也。岐伯对曰：法天则地，合以天光。天有星辰，人有俞穴，地有道里，人有尺寸，无不合乎天运。天之明在日月，是谓天光。帝曰：愿卒闻之。岐伯曰：凡刺之法，必候日月星辰、四时八正之气，气定乃刺之。候，察也。日月星辰、四时八正之气，义如下文，及当考“经络二十五”。是故天温日明，则人血淖液而卫气浮，故血易泻，气易行；天寒日阴，则人血凝泣而卫气沉。淖，濡润也。天温日明，阳盛阴衰也，人之血气亦应之，故血淖液而易泻，卫气浮而易行。天寒日阴，阳衰阴胜也，故人血凝泣而卫气沉，凝则难泻，沉则难行矣。淖，乃豹切。泣，涩同。月始生则血气始精，卫气始行；月郭满则血气实，肌肉坚；月郭空则肌肉减，经络虚，卫气去，形独居，是以因天时而调血气也。精，正也，流利也。月属阴，水

之精也故潮汐之消長應月。人之形體屬陰，血脉屬水，故其虛實浮沉亦應於月。是以天寒無刺，營衛凝泣也。天溫無凝，血氣易行也。月生無寫，恐伐其生氣也。月滿無補，恐助其邪也。月郭空無治，陰氣不充也。是謂得時而調之。合乎天也。因天之序，盛虛之時，移光定位，正立而待之。日月之光移則歲時之位定，南面正立，待而察之，則氣候可得也。故日月生而寫，是謂藏虛，虛其虛也。日當作曰。〇月滿而補，血氣揚溢，絡有留血，命曰重實，實其實也。月郭空而治，是謂亂經，陰陽相錯，眞邪不別，沉

以留止，外虛內亂，淫邪乃起。月郭空時，血氣方弱，正不勝邪，則邪氣沉留不去，於此用鍼，故致陰陽錯亂，眞邪不辨，而淫邪反起矣。〇帝曰：星辰八正何候？岐伯曰：星辰者，所以制日月之行也。此下皆言天忌也。制，節制也。察寒溫者在於日色，察盛衰者在於月光，察日月之盈虛往來，則在於星辰之宮度，故曰星辰者，所以制日月之行也。天以日月爲陰陽，人以營衛爲陰陽，故用鍼者必察日月星辰之氣度，以取營衛之虛實。八正者，所以候八風之虛邪以時至者也。八正者，八方之正位也。八方之氣以時而至，謂之八風。從所居之鄉來者爲實風，從所衝之方來者爲虛風。實風主生長，虛風主殺害。察八正之位，則邪

之精也，故潮汐之消长应月。人之形体属阴，血脉属水，故其虚实浮沉，亦应于月。是以天寒无刺营卫凝涩也，天温无凝血气易行也，月生无泻恐伐其生气也，月满无补恐助其邪也，月郭空无治阴气不充也，是谓得时而调之合乎天也。因天之序，盛虚之时，移光定位，正立而待之。日月之光移，则岁时之位定。南面正立，待而察之，则气候可得也。故日月生而泻，是谓脏虚；虚其虚也。日当作曰；月满而补，血气扬溢，络有留血，命曰重实。实其实也；月郭空而治，是谓乱经，阴阳相错，真邪不别，沉以留止，外虚内乱，淫邪乃起。月郭空时，血气方弱，正不胜邪，则邪气沉留不去。于此用针，故致阴阳错乱，真邪不辨，而淫邪反起矣。

帝曰：星辰八正何候？岐伯曰：星辰者，所以制日月之行也。此下皆言天忌也。制，节制也。察寒温者在于日色，察盛衰者在于月光，察日月之盈虚往来，则在于星辰之宫度，故曰：星辰者，所以制日月之行也。天以日月为阴阳，人以营卫为阴阳，故用针者必察日月星辰之气度，以取营卫之虚实。八正者，所以候八风之虚邪，以时至者也。八正者，八方之正位也。八方之气以时而至，谓之八风。从所居之乡来者为实风，从所冲之方来者为虚风；实风主生长，虚风主杀害。察八正之位，则邪

之傷人。虛實可知矣。○八正八風三虛義，詳運氣類三十五、六。正氣正風義，詳疾病類四。四時者所以分春秋冬夏之氣所在以時調之也。八正之虛邪而避之勿犯也。四時之氣所在，如春氣在經脉，夏氣在孫絡，長夏氣在肌肉，秋氣在皮膚，冬氣在骨髓中。又如正二月人氣在肝，三四月人氣在脾，五六月人氣在頭，七八月人氣在肺，九十月人氣在心，十一二月人氣在腎，此皆氣在人身也。至於天氣所在，則八正之風，隨時而至者是也。人身之氣，宜調於內，天地之氣，宜調於外，故聖人日避虛邪之道，如避矢石然，蓋恐因外而傷其內也。以身之虛而逢天之虛兩虛相感其氣至骨入則傷五藏。身之虛，血氣虛也。天之虛，八正之虛邪氣及三虛也。以虛感虛，故邪氣深入至骨而傷於五藏。

工候救之弗能傷也故曰天忌不可不知也。工能知而勿犯，犯而能救，故可弗傷。凡太乙所居之鄉，氣有邪正虛實，出乎天道，所當避忌，故曰天忌。又九鍼論以身形九野時日之應，亦曰天忌。詳經絡類三十五，并有圖在圖翼四卷。○帝曰善。其法星辰者余聞之矣願聞法往古者。岐伯曰法往古者先知鍼經也。此下諸義，皆釋鍼經之文，即前九鍼推論章也。法往古者，取法於既往也。此云鍼經為古法，可見是書之傳，其來最遠，似猶有出軒岐之前者。驗於來今者先知日之寒溫月之虛盛以候氣

之伤人，虚实可知矣。八正八风三虚义，详“运气类三十五、六”。正气正风义，详“疾病类四”。四时者，所以分春秋冬夏之气所在，以时调之也，八正之虚邪而避之勿犯也。四时之气所在，如春气在经脉，夏气在孙络，长夏气在肌肉，秋气在皮肤，冬气在骨髓中；又如正二月人气在肝，三四月人气在脾，五六月人气在头，七八月人气在肺，九十月人气在心，十一二月人气在肾，此皆气在人身也。至于天气所在，则八正之风，随时而至者是也。人身之气宜调于内，天地之气宜调于外，故圣人日避虚邪之道，如避矢石然，盖恐因外而伤其内也。以身之虚而逢天之虚，两虚相感，其气至骨，入则伤五脏。身之虚，血气虚也。天之虚，八正之虚邪气及三虚也。以虚感虚，故邪气深入至骨而伤于五脏。工候救之，弗能伤也，故曰天忌不可不知也。工能知而勿犯，犯而能救，故可弗伤。凡太乙所居之乡，气有邪正虚实，出乎天道，所当避忌，故曰天忌。又《九针论》以身形九野时日之应，亦曰天忌。详“经络类三十五”，并有图在《图翼》四卷。

帝曰：善。其法星辰者，余闻之矣，愿闻法往古者。岐伯曰：法往古者，先知《针经》也。此下诸义皆释《针经》之文，即前九针推论章也。法往古者，取法于既往也。此云《针经》为古法，可见是书之传，其来最远，似犹有出轩岐之前者。验于来今者，先知日之寒温，月之虚盛，以候气

之浮沉而調之於身。觀其立有驗也。驗於來今。察見在也。觀日月之氣候而調之於身。以古證今。以今合古。知往知來。其用安有不驗。○五色篇亦曰積神於心。以知往今。見脉色類三十二。觀其冥冥者。言形氣榮衛之不形於外。而工獨知之。以日之寒溫。月之虛盛。四時氣之浮沉。參伍相合而調之。工常先見之。然而不形於外。故曰觀於冥冥焉。形氣營衛。不形於外。故曰冥冥。而工獨知之者。以知日月四時之變化。則天地陰陽之道盡。知參伍相合之妙用。則人身調治之法盡。若是者。不求其神而神無不在。故見於冥冥焉。通於無窮者。可

以傳於後世也。是故工之所以異也。然而不形見於外。故俱不能見也。視之無形。嘗之無味。故謂冥冥。若神髣髴。通於無窮者。無方無體也。故可傳於萬世。其所以異於人者。以人俱不能見而我獨見之。明察秋毫。在於若無若有之際。故謂冥冥若神髣髴。○髣音倣。髴音弗。虛邪者。八正之虛邪氣也。義如上文。正邪者。身形若用力。汗出腠理開。逢虛風。其中人也微。故莫知其情。莫見其形。正邪。即八方之正風也。蓋正風之大者爲實風。微者即正風。從其衝後來者爲虛風。刺節眞邪篇曰。正氣者。正風也。從一方來。非實風。又非虛風也。

之浮沉而调之于身，观其立有验也。验于来今，察见在也，观日月之气候而调之于身。以古证今，以今合古，知往知来，其用安有不验？《五色》篇亦曰积神于心，以知往今。见“脉色类三十二”。观其冥冥者，言形气荣卫之不形于外，而工独知之；以日之寒温，月之虚盛，四时气之浮沉，参伍相合而调之，工常先见之；然而不形于外，故曰观于冥冥焉。形气营卫，不形于外，故曰冥冥。而工独知之者，以知日月四时之变化，则天地阴阳之道尽；知参伍相合之妙用，则人身调治之法尽。若是者，不求其神而神无不在，故见于冥冥焉。通于无穷者，可以传于后世也。是故工之所以异也，然而不形见于外，故俱不能见也，视之无形，尝之无味，故谓冥冥，若神仿佛。通于无穷者，无方无体也，故可传于万世。其所以异于人者，以人俱不能见而我独见之，明察秋毫，在于若无若有之际，故谓冥冥，若神仿佛。虚邪者，八正之虚邪气也义如上文。正邪者，身形若用力，汗出腠理开，逢虚风，其中人也微，故莫知其情，莫见其形。正邪，即八方之正风也。盖正风之大者为实风，微者即正风。从其冲后来者为虚风。《刺节真邪》篇曰：正气者，正风也，从一方来，非实风，又非虚风也。

邪氣者虛風之賊傷人也賊風篇曰其有熱則汗出汗出則受風雖不遇賊風邪氣必有因加而發焉是皆正風之謂雖爲正風亦能傷人故曰正邪亦曰虛風耳第其中人也微不若虛邪賊風之甚故莫知其情形而人不之覺也上工救其萌牙必先見三部九候之氣盡調不敗而救之故曰上工下工救其已成救其已敗救其已成者言不知三部九候之相失因病而敗之也救其萌牙治之早也救其已成治之遲也早者易功收萬全遲者難反因病以敗其形在知與不知之間耳所以有上工下工之異○三部九候義詳後十五知其所在者知診三部九候之病

脉處而治之故曰守其門戶焉莫知其情而見其形也知其所在者知病脉之處也三部九候即病脉由行出入之所故曰門戶情有不可知而形有可見者在乎此得其形則情可察矣帝曰余聞補寫未得其意岐伯曰寫必用方方者以氣方盛也以月方滿也以日方溫也以身方定也以息方吸而內鍼乃復候其方吸而轉鍼乃復候其方呼而徐引鍼故曰寫必用方其氣易行焉方正也當其正盛正滿之謂也方吸內鍼氣之來也迎而奪之惡得無虛即此之謂故可以寫○按官能篇曰寫必

邪气者，虚风之贼伤人也。《贼风》篇曰：其有热则汗出，汗出则受风，虽不遇贼风邪气，必有因加而发焉。是皆正风之谓。虽为正风，亦能伤人，故曰正邪，亦曰虚风耳。第其中人也微，不若虚邪贼风之甚，故莫知其情形而人不之觉也。上工救其萌芽，必先见三部九候之气，尽调不败而救之，故曰上工。下工救其已成，救其已败。救其已成者，言不知三部九候之相失，因病而败之也。救其萌芽，治之早也。救其已成，治之迟也。早者易，功收万全；迟者难，反因病以败其形，在知与不知之间耳，所以有上工下工之异。三部九候义，详后“十五”。知其所在者，知诊三部九候之病脉处而治之，故曰守其门户焉，莫知其情而见其形也。知其所在者，知病脉之处也。三部九候，即病脉由行出入之所，故曰门户。情有不可知而形有可见者在乎此，得其形则情可察矣。帝曰：余闻补泻，未得其意。岐伯曰：泻必用方，方者，以气方盛也，以月方满也，以日方温也，以身方定也，以息方吸而内针，乃复候其方吸而转针，乃复候其方呼而徐引针，故曰泻必用方，其气易行焉。方，正也，当其正盛正满之谓也。方吸内针，气之来也，迎而夺之，恶得无虚，即此之谓，故可以泻。按：《官能》篇曰：泻必用員補必用方與此相反義見前第十補必用員員者行也行者移也刺必中其榮復以吸排鍼也員員活也行者行其氣移者導其滯凡正氣不足則營衛不行血氣留滯故必用員以行之補之榮血脈也排除去也即候吸引鍼之謂○呼吸補寫詳見下章故員與方非鍼也非鍼之形言鍼之用也故養神者必知形之肥瘦榮衛血氣之盛衰血氣者人之神不可不謹養形者神之體神者形之用無神則形不可活無形則神無以生故形之肥瘦營衛血氣之盛衰皆人神之所賴也故欲養神者不可不謹養其形帝曰妙乎哉論也合人形於陰陽四

時虛實之應冥冥之期其非夫子孰能通之然夫子數言形與神何謂形何謂神願卒聞之形可見神不可見易曰形乃謂之器利用出入民咸用之謂之神岐伯曰請言形形乎形目冥冥形乎形見乎外也目冥冥見粗者不見其精也問其所病索之於經慧然在前按之不得不知其情故曰形所病有因可問而知所在有經可索而察則似乎慧然在前矣然仍按之不得者在見其形而不知其情耳形者迹也帝曰何謂神岐伯曰請言神神乎神耳不聞神乎神二而一也耳不聞聽於無聲也目明心開

用圆，补必用方。与此相反，义见前第十。补必用圆，圆者行也，行者移也，刺必中其荣，复以吸排针也。圆，圆活也。行者行其气，移者导其滞。凡正气不足，则营卫不行，血气留滞，故必用圆以行之补之。荣，血脉也。排，除去也，即候吸引针之谓。呼吸补泻，详见下章。故圆与方，非针也非针之形，言针之用也。故养神者，必知形之肥瘦，荣卫血气之盛衰。血气者人之神，不可不谨养。形者神之体，神者形之用；无神则形不可活，无形则神无以生。故形之肥瘦，营卫血气之盛衰，皆人神之所赖也。故欲养神者，不可不谨养其形。帝曰：妙乎哉论也！合人形于阴阳四时虚实之应，冥冥之期，其非夫子，孰能通之？然夫子数言形与神，何谓形？何谓神？愿卒闻之。形可见，神不可见。《易》曰形乃谓之器，利用出入，民咸用之谓之神。岐伯曰：请言形，形乎形，目冥冥，形乎形，见乎外也。目冥冥，见粗者不见其精也。问其所病，索之于经，慧然在前，按之不得，不知其情，故曰形。所病有因，可问而知，所在有经，可索而察，则似乎慧然在前矣；然仍按之不得者，在见其形而不知其情耳。形者，迹也。帝曰：何谓神？岐伯曰：请言神，神乎神，耳不闻，神乎神，二而一也。耳不闻，听于无声也，目明心开而志先目著明心藏神心實開則志慧出而神明見慧然獨悟口弗能言俱視獨見口弗能言妙不可以言傳也故與衆俱視惟吾獨見適若昏昭然獨明觀於冥冥適若昏也無所見而見之昭然明也若風吹雲故曰神若風吹雲宇宙清而光明見也豁然了悟人則在心至哉莫測故謂之神三部九候爲之原九鍼之論不必存也以三部九候爲之本原則神悟可得矣九鍼之論特具其形迹耳既得其神奚藉於迹雖不存之亦無不可

經脉應天地呼吸分補寫素問離合眞邪論〇十四

黃帝問曰余聞九鍼九篇夫子乃因而九之九

九八十一篇余盡通其意矣鍼經之數共八十一篇也經言氣之盛衰左右傾移以上調下以左調右有餘不足補寫於榮輸余知之矣此皆榮衛之傾移虛實之所生非邪氣從外入於經也榮衛傾移謂陰陽偏勝則虛實內生而爲病非邪氣在經之謂也余願聞邪氣之在經也其病人何如取之奈何岐伯對曰夫聖人之起度數必應於天地故天有宿度地有經水人有經脉宿謂二十八宿度謂三百六十五度經水謂淸渭海湖汝澠淮漯江河濟漳以合人

而志先目着明，心藏神，心实开则志慧出而神明见，慧然独悟，口弗能言，俱视独见，口弗能言，妙不可以言传也，故与众俱视，惟吾独见，适若昏，昭然独明，观于冥冥，适若昏也。无所见而见之，昭然明也，若风吹云，故曰神，若风吹云，宇宙清而光明见也。豁然了悟，人则在心，至哉莫测，故谓之神。三部九候为之原，九针之论不必存也。以三部九候为之本原，则神悟可得矣。九针之论，特具其形迹耳。既得其神，奚借于迹？虽不存之，亦无不可。

十四、经脉应天地呼吸分补泻《素问·离合真邪论》

黄帝问曰：余闻九针九篇，夫子乃因而九之，九九八十一篇，余尽通其意矣。《针经》之数，共八十一篇也。经言气之盛衰，左右倾移，以上调下，以左调右，有余不足，补泻于荣输，余知之矣。此皆荣卫之倾移，虚实之所生，非邪气从外入于经也。荣卫倾移，谓阴阳偏胜，则虚实内生而为病，非邪气在经之谓也。余愿闻邪气之在经也，其病人何如？取之奈何？岐伯对曰：夫圣人之起度数，必应于天地，故天有宿度，地有经水，人有经脉。宿，谓二十八宿。度，谓三百六十五度。经水，谓清渭海湖汝渑淮漯江河济漳，以合人之三陰三陽十二經脈也天地溫和則經水安靜天寒地凍則經水凝泣天暑地熱則經水沸溢卒風暴起則經水波涌而隴起人氣與天地相通故溫和寒冷暑熱卒風暴至而經脈之應必隨時爲變邪之中人亦然也詳如下文○泣濇同隴隆同夫邪之入於脈也寒則血凝泣暑則氣淖澤虛邪因而入客亦如經水之得風也經之動脈其至也亦時隴起其行於脈中循循然邪氣之自外而入者或爲凝泣或爲淖澤皆由於寒熱之變其入客於經亦如經水之得風卽血脈之得氣也故致經脈亦時隴起蓋邪在脈

類經十九卷　鍼刺類　四十五

中無非隨正氣往來以爲之動靜耳循循隨順貌○淖乃豹切至其寸口中手也時大時小大則邪至小則平其行無常處邪氣隨脈必至寸口有邪則隴起而大無邪則平和而小隨其所在而爲形見故行無常處在陰與陽不可爲度隨陽經則入陽分隨陰經則入陰分從而察之三部九候卒然逢之早遏其路見邪所在則當遏之遏者制也早絕其路庶無深大之害○三部九候詳脈色類五○吸則內鍼無令氣忤此下言呼吸補寫之法也吸則內鍼寫其實也蓋吸則氣至而盛迎而奪之其氣可泄所謂刺實者刺其來也去其逆氣故令無忤靜以久留無令邪布前氣未除

之三阴三阳、十二经脉也。天地温和则经水安静，天寒地冻则经水凝泣，天暑地热则经水沸溢，卒风暴起则经水波涌而陇起。人气与天地相通，故温和、寒冷、暑热、卒风暴至，而经脉之应，必随时为变，邪之中人亦然也，详如下文。泣，涩同。陇，隆同。夫邪之入于脉也，寒则血凝泣，暑则气淖泽，虚邪因而入客，亦如经水之得风也，经之动脉，其至也亦时陇起，其行于脉中循循然。邪气之自外而入者，或为凝泣，或为淖泽，皆由于寒热之变。其入客于经，亦如经水之得风，即血脉之得气也，故致经脉亦时陇起。盖邪在脉中，无非随正气往来以为之动静耳。循循，随顺貌。淖，乃豹切。至其寸口中手也，时大时小，大则邪至，小则平，其行无常处。邪气随脉，必至寸口，有邪则陇起而大，无邪则平和而小，随其所在而为形见，故行无常处。在阴与阳，不可为度。随阳经则入阳分，随阴经则入阴分。从而察之，三部九候，卒然逢之，早遏其路，见邪所在，则当遏之。遏者，制也。早绝其路，庶无深大之害。三部九候，详"脉色类五"。

吸则内针，无令气忤，此下言呼吸补泻之法也。吸则内针，泻其实也。盖吸则气至而盛，迎而夺之，其气可泄，所谓刺实者，刺其来也。去其逆气，故令无忤，静以久留，无令邪布，前气未除，後氣將至故當靜留其鍼俟而寫之無令邪氣復布也吸則轉鍼以得氣爲故邪氣未泄候病者再吸乃轉其鍼轉搓轉也謂之催氣得氣爲故以鍼下得氣之故爲度也候呼引鍼呼盡乃去大氣皆出故命曰寫入氣曰吸出氣曰呼引引退也去出鍼也候呼引至其門則氣去不能復聚呼盡乃離其穴則大邪之氣隨泄而散經氣以平故謂之寫○調經論曰寫實者氣盛乃內鍼鍼與氣俱內以開其門如利其戶鍼與氣俱出精氣不傷邪氣乃下外門不閉以出其疾搖大其道如利其路是謂大寫必切而出大氣乃屈帝曰不足者補之奈何岐伯曰必先捫而循之先以手捫摸其處欲令血氣溫舒也○捫音門切而散之次以指切捺其穴欲其氣之行散也推而按之再以指揉按其肌膚欲鍼道之流利也彈而怒之以指彈其穴欲其意有所注則氣必隨之故脈絡䐜滿如怒起也抓而下之用法如前然後以左手爪甲掐其正穴而右手方下鍼也○抓爪同又平去二聲通而取之下鍼之後必候氣通以取其疾如下文者外引其門以閉其神門穴門也此得氣出鍼之法詳下文呼盡內鍼靜以久留以氣至爲故此詳言用補之法也呼盡則氣出氣出內鍼追而濟之也故虛者可實所謂刺虛者刺其去也氣至義見後爲故義如前如待所貴不知日暮靜以久留以候氣至如待貴人毋厭毋忽也其氣以至適而自

后气将至，故当静留其针，俟而泻之，无令邪气复布也，吸则转针，以得气为故邪气未泄，候病者再吸，乃转其针。转，搓转也，谓之催气。得气为故，以针下得气之故为度也，候呼引针，呼尽乃去，大气皆出，故命曰泻。入气曰吸，出气曰呼。引，引退也。去，出针也。候呼引至其门，则气去不能复聚；呼尽乃离其穴，则大邪之气随泄而散，经气以平，故谓之泻。《调经论》曰：泻实者气盛乃内针，针与气俱内，以开其门，如利其户，针与气俱出，精气不伤，邪气乃下，外门不闭，以出其疾，摇大其道，如利其路，是谓大泻，必切而出，大气乃屈。帝曰：不足者补之奈何？岐伯曰：必先扪而循之先以手扪摸其处，欲令血气温舒也。扪，音门，切而散之次以指切捺其穴，欲其气之行散也，推而按之再以指揉按其肌肤，欲针道之流利也，弹而怒之以指弹其穴，欲其意有所注则气必随之，故脉络䐜满如怒起也，抓而下之用法如前，然后以左手爪甲掐其正穴，而右手方下针也。抓，爪同，又平、去二声，通而取之下针之后，必候气通以取其疾，如下文者，外引其门，以闭其神，门，穴门也。此得气出针之法，详下文，呼尽内针，静以久留，以气至为故，此详言用补之法也。呼尽则气出，气出内针，追而济之也，故虚者可实，所谓刺虚者刺其去也。气至义见后，为故义如前，如待所贵，不知日暮，静以久留，以候气至，如待贵人，毋厌毋忽也，其气以至，适而自護以已同適調適也護愛護也寶命全形論曰經氣已至愼守勿失卽此謂也義如下文候吸引鍼氣不得出各在其處推闔其門令神氣存大氣留止故命曰補候吸引鍼則氣充於內推闔其門則氣固於外神存氣留故謂之補○調經論曰補虛者持鍼勿置以定其意候呼內鍼氣出鍼入鍼空四塞精無從去方實而疾出鍼氣入鍼出熱不得還閉塞其門邪氣布散精氣乃得存動氣候時近氣不失遠氣乃來是謂追之○愚按近代用鍼撮要凡足以發明本經開導後人等法有不可不知者如用鍼之道以氣爲主知虛知實方可無誤虛則脉虛而爲痒爲麻實則脉實而爲腫爲痛虛則補之氣至則實實則寫之氣去則虛故用補用寫必於呼吸之際隨氣下鍼則

其要也○下鍼之法先以左手捫摸其處隨用大指爪重按切掐其穴右手置鍼於穴上凡用補者令病人欬嗽一聲隨嗽下鍼氣出鍼入初刺入皮天之分也少停進鍼次至肉中人之分也又停進鍼至於筋骨之間地之分也然深淺隨宜各有所用鍼入之後將鍼搖動搓彈謂之催氣覺鍼下沉緊倒鍼朝病向內搓轉用法補之或鍼下氣熱是氣至足矣令病者吸氣一口退鍼至人之分候吸出鍼急以指按其穴此補法也凡用寫者令其吸氣隨吸入鍼鍼與氣俱內初至天分少停進鍼直至於地亦深淺隨宜而用却細細搖動進退搓捻其鍼如手顫之狀以催其氣約行五六次覺鍼下氣緊卽倒鍼迎氣向外搓轉以用寫法停之良久退至人分隨嗽出鍼不閉其穴此爲寫法故曰欲補先呼後吸欲寫先吸後呼卽此法也○所謂轉鍼者搓

护以，已同。适，调适也。护，爱护也。《宝命全形论》曰：经气已至，慎守勿失。即此谓也。义如下文，**候吸引针，气不得出，各在其处，推阖其门，令神气存，大气留止，故命曰补。**候吸引针则气充于内，推阖其门则气固于外，神存气留故谓之补。《调经论》曰：补虚者，持针勿置，以定其意，候呼内针，气出针入，针空四塞，精无从去，方实而疾出针，气入针出，热不得还，闭塞其门，邪气布散，精气乃得存，动气候时，近气不失，远气乃来，是谓追之。愚按：近代用针撮要，凡足以发明本经、开导后人等法，有不可不知者。如用针之道，以气为主，知虚知实，方可无误。虚则脉虚而为痒为麻，实则脉实而为肿为痛。虚则补之，气至则实；实则泻之，气去则虚。故用补用泻，必于呼吸之际，随气下针，则其要也。下针之法，先以左手扪摸其处，随用大指爪重按切掐其穴，右手置针于穴上。凡用补者，令病人咳嗽一声，随嗽下针，气出针入。初刺入皮，天之分也；少停进针，次至肉中，人之分也；又停进针，至于筋骨之间，地之分也。然深浅随宜，各有所用。针入之后，将针摇动搓弹，谓之催气。觉针下沉紧，倒针朝病，向内搓转，用法补之。或针下气热，是气至足矣，令病者吸气一口，退针至人之分，候吸出针，急以指按其穴，此补法也。凡用泻者，令其吸气，随吸入针，针与气俱内。初至天分，少停进针，直至于地，亦深浅随宜而用。却细细摇动，进退搓捻其针如手颤之状，以催其气。约行五六次，觉针下气紧，即倒针迎气，向外搓转以用泻法。停之良久，退至人分，随嗽出针，不闭其穴，此为泻法。故曰：欲补先呼后吸，欲泻先吸后呼，即此法也。所谓转针者，搓轉其鍼如搓線之狀慢慢轉之勿令太緊瀉左則左轉瀉右則右轉故曰撚鍼向外瀉之方撚鍼向内補之訣也○所謂候氣者必使患者精神已潮而後可入鍼鍼既入矣又必使患者精神寧定而後可行氣若氣不潮鍼則輕滑不知疼痛如插豆腐未可刺也必候神氣既至鍼下緊澁便可依法施用入鍼後輕浮虚滑遲慢如閑居靜室寂然無聞者乃氣之未到入鍼後沉重澁滞緊實如魚吞鈎或沉或浮而動者乃氣之已來虚則推内進搓以補其氣實則循捫彈怒以引其氣氣未至則以手循攝以爪切掐以鍼揺動進撚搓彈其氣必至氣既至必審寒熱而施治刺熱須其寒者必留鍼候其陰氣隆至也刺寒須其熱者必留鍼候其陽氣隆至也然後可以出鍼然氣至速者效亦速而病易痊氣至遲者效亦遲而病難愈生者澁而死者虚候

氣不至必死無疑此因氣可知吉凶也○所謂出鍼者病勢既退鍼氣必鬆病未退者鍼氣固澁推之不動轉之不移此為邪氣吸拔其鍼真氣未至不可出而出之其病即復必須再施補寫以待其氣直候微鬆方可出鍼豆許揺而少停補者候吸徐出鍼而急按其穴寫者候呼疾出鍼而不閉其穴故曰下鍼貴遲太急傷血出鍼貴緩太急傷氣也○所謂迎隨者如手之三陰從藏走手手之三陽從手走頭足之三陽從頭走足足之三陰從足走腹逆其氣為迎為寫順其氣為隨為補也○所謂血氣多少者如陽明多血多氣刺之者出血氣太陽厥陰多血少氣刺之者出血惡氣少陽少陰太陽多氣少血刺之者出氣惡血也○所謂子母補寫者濟母益其不足奪子平其有餘如心病虚者補其肝木心病實者寫其脾土故曰虚則補其母實則

转其针，如搓线之状，慢慢转之，勿令太紧，泻左则左转，泻右则右转，故曰：捻针向外泻之方，捻针向内补之诀也。所谓候气者，必使患者精神已潮，而后可入针；针既入矣，又必使患者精神宁定，而后可行气。若气不潮针，则轻滑不知疼痛，如插豆腐，未可刺也。必候神气既至，针下紧涩，便可依法施用。入针后轻浮虚滑迟慢，如闲居静室、寂然无闻者，乃气之未到；入针后沉重涩滞紧实，如鱼吞钓，或沉或浮而动者，乃气之已来。虚则推内进搓以补其气，实则循扪弹怒以引其气。气未至则以手循摄，以爪切掐，以针摇动，进捻搓弹，其气必至。气既至，必审寒热而施治。刺热须其寒者，必留针候其阴气隆至也，刺寒须其热者，必留针候其阳气隆至也，然后可以出针。然气至速者，效亦速而病易痊；气至迟者，效亦迟而病难愈。生者涩而死者虚，候气不至，必死无疑，此因气可知吉凶也。所谓出针者，病势既退，针气必松；病未退者，针气固涩，推之不动，转之不移，此为邪气吸拔其针。真气未至，不可出而出之，其病即复，必须再施补泻以待其气，直候微松，方可出针豆许，摇而少停，补者候吸，徐出针而急按其穴；泻者候呼，疾出针而不闭其穴。故曰下针贵迟，太急伤血；出针贵缓，太急伤气也。所谓迎随者，如手之三阴，从脏走手；手之三阳，从手走头。足之三阳，从头走足；足之三阴，从足走腹。逆其气为迎为泻，顺其气为随为补也。所谓血气多少者，如阳明多血多气，刺之者出血气；太阳、厥阴多血少气，刺之者出血恶气；少阳、少阴、太阴多气少血，刺之者出气恶血也。所谓子母补泻者，济母益其不足，夺子平其有余。如心病虚者补其肝木，心病实者泻其脾土，故曰虚则补其母，实则

寫其子然本經亦有補寫心虛者取少海之水
所以伐其勝也心實者取少府之火所以泄其
實也○又如貴賤之體有不同者賤者鞕而貴
者脆也男女之取法有異者男子之氣早在上
而晚在下女子之氣早在下而晚在上午前爲
早屬陽午後爲晚屬陰男女上下其分在腰足
不過膝手不過肘補寫之宜各有其時也○又
如陰陽經穴取各有法者凡陽部陽經多在筋
骨之側必取之骨傍陷下者爲真如合谷三里
陽陵泉之類是也凡陰部陰經必取於膕隙之
間動脉應手者爲真如箕門五里太衝之類是
也○至於鍼製有九所以應陽九之數也鍼義
有五所以合五行之用也古人以砭石後人代
以九鍼其體則金也長短小大各隨所宜其勁
直象木也川原壅塞可決於江河血氣凝滯可
疏於經絡其流通象水也將欲行鍼先摸其穴

含鍼於口然後刺之藉我之陽氣資彼之虛寒
其氣溫象火也入鍼以按出鍼以捫按者鎮其
氣道捫者閉其氣門其填補象土也諸
如此類皆鍼家之要所不可不知者

候氣察三部九候 素問離合真邪論○十五

帝曰候氣奈何 此欲候其邪氣也非鍼下氣至之謂 岐伯曰夫邪
去絡入於經也舍於血脉之中 邪氣由淺而深故必自絡然後
入經舍居也 其寒溫未相得如涌波之起也時來時
去故不常在 邪氣寒正氣溫故不相得血氣本
静而邪擾之亦猶水本静而風擾
之故如涌波之起也邪氣之至
善行數變或往或來故無常處 故曰方其來也

泻其子。然本经亦有补泻，心虚者取少海之水，所以伐其胜也；心实者取少府之火，所以泄其实也。又如贵贱之体有不同者，贱者硬而贵者脆也。男女之取法有异者，男子之气早在上而晚在下，女子之气早在下而晚在上；午前为早属阳，午后为晚属阴。男女上下，其分在腰，足不过膝，手不过肘，补泻之宜，各有其时也。又如阴阳经穴，取各有法者，凡阳部阳经多在筋骨之侧，必取之骨旁陷下者为真，如合谷、三里、阳陵泉之类是也。凡阴部阴经，必取于腘隙之间动脉应手者为真，如箕门、五里、太冲之类是也。至于针制有九，所以应阳九之数也。针义有五，所以合五行之用也。古人以砭石，后人代以九针，其体则金也。长短小大各随所宜，其劲直象木也。川原壅塞，可决于江河，血气凝滞，可疏于经络，其流通象水也。将欲行针，先摸其穴，含针于口，然后刺之，借我之阳气，资彼之虚寒，其气温象火也。入针以按，出针以扪，按者镇其气道，扪者闭其气门，其填补象土也。诸如此类，皆针家之要，所不可不知者。

十五、候气察三部九候《素问·离合真邪论》

帝曰：候气奈何此欲候其邪气也，非针下气至之谓？岐伯曰：夫邪去络入于经也，舍于血脉之中，邪气由浅而深，故必自络，然后入经。舍，居也。其寒温未相得，如涌波之起也，时来时去，故不常在。邪气寒，正气温，故不相得。血气本静而邪扰之，亦犹水本静而风扰之，故如涌波之起也。邪气之至，善行数变，或往或来，故无常处。故曰方其来也，必按而止之止而取之方其來也邪氣尚微故可按其處而止之取而寫之蚤遏其勢則大邪可散無深害矣無逢其衝而寫之不為蚤治其邪必甚邪氣雖盛恐其氣未必實故宜詳審不可因逢其衝輒寫之也真氣者經氣也經氣太虛故曰其來不可逢此之謂也真氣不實迎而寫之邪氣雖去真氣必太虛矣故曰其來不可逢也○按小鍼解曰其來不可逢者氣盛不可補也彼言補此言寫文若相反各有深義當兩察之故曰候邪不審大氣已過寫之則真氣脫脫則不復邪氣復至而病益蓄過往也不能審察虛實而寫其已去之邪反傷真氣邪必乘虛復至而益甚矣

故曰其往不可追此之謂也小鍼解曰其往不可追者氣虛不可寫也不可挂以髮者待邪之至時而發鍼寫矣若先若後者血氣已盡其病不可下發鍼寫者施寫法也欲寫其邪在氣至之頃不可挂以髮者言絲毫之不可失也若先若後者先之則邪未至後之則大氣已過徒有伐盡其血氣而病不可下下者降服之謂故曰知其可取如發機不知其取如扣椎故曰知機道者不可挂以髮不知機者扣之不發此之謂也機弩機也椎木椎也知而取之必隨撥而應如發機之易不知而攻之則頑鈍莫入如扣椎之難也○按上文諸義

必按而止之，止而取之，方其来也，邪气尚微，故可按其处而止之，取而泻之，早遏其势，则大邪可散，无深害矣，无逢其冲而泻之，不为早治，其邪必甚。邪气虽盛，恐其气未必实，故宜详审，不可因逢其冲辄泻之也，真气者经气也，经气太虚，故曰其来不可逢，此之谓也。真气不实，迎而泻之，邪气虽去，真气必太虚矣，故曰其来不可逢也。按：《小针解》曰：其来不可逢者，气盛不可补也。彼言补，此言泻，文若相反，各有深义，当两察之。故曰候邪不审，大气已过，泻之则真气脱，脱则不复，邪气复至而病益蓄，过，往也。不能审察虚实而泻其已去之邪，反伤真气，邪必乘虚复至而益甚矣。故曰其往不可追，此之谓也。《小针解》曰：其往不可追者，气虚不可泻也。不可挂以发者，待邪之至时而发针泻矣，若先若后者，血气已尽，其病不可下，发针泻者，施泻法也。欲泻其邪，在气至之顷。不可挂以发者，言丝毫之不可失也。若先若后者，先之则邪未至，后之则大气已过，徒有伐尽其血气而病不可下。下者，降服之谓，故曰知其可取如发机，不知其取如扣椎，故曰知机道者不可挂以发，不知机者扣之不发，此之谓也。机，弩机也。椎，木椎也。知而取之，必随拨而应，如发机之易；不知而攻之，则顽钝莫入，如扣椎之难也。按：上文诸义俱見前第一第七二章。帝曰補寫奈何。此承上文而問邪方去絡入於經也。將先固正氣而補之或先攻邪氣而寫之也。岐伯曰此攻邪也疾出以去盛血而復其眞氣。言既中於邪即當攻邪但治之宜早必使疾出其邪以去盛血則眞氣自復此寫中亦有補也。此邪新客溶溶未有定處也推之則前引之則止逆而刺之溫血也刺出其血其病立已。溶溶流動貌。邪之新客於人者其淺在絡未有定處故推之則可前引之則可止言取之甚易也。凡取絡者必取其血刺出溫血邪必隨之而去矣故病可立已。溫血熱血也。帝曰善然眞邪以合波隴不起候之奈何。眞邪以合邪正初相犯也。波隴不起病形未見也。察此不眞最易惑亂。岐伯曰審捫循三部九候之盛虛而調之。但審察三部九候之脈則盛虛可得而調治可施矣。察其左右上下相失及相減者審其病藏以期之。相失者如七診之類失其常體不相應也。相減者形氣虛脫也。察三部九候之左右上下則知其病之所在藏之所屬陰陽氣候皆可期矣。○三部九候相失相減等義見脈色類五及二十五。不知三部者陰陽不別天地不分。陰陽不別則不知藏府逆順。天地不分則不知升降浮沉。地以候地天以候天人以候人調之中府以定三部。知三部者。

俱见前第一、第七二章。帝曰：补泻奈何？此承上文而问邪方去络入于经也，将先固正气而补之，或先攻邪气而泻之也。岐伯曰：此攻邪也，疾出以去盛血而复其真气。言既中于邪，即当攻邪，但治之宜早，必使疾出其邪以去盛血，则真气自复，此泻中亦有补也。此邪新客，溶溶未有定处也，推之则前，引之则止，逆而刺之温血也，刺出其血，其病立已。溶溶，流动貌。邪之新客于人者，其浅在络，未有定处，故推之则可前，引之则可止，言取之甚易也。凡取络者，必取其血，刺出温血，邪必随之而去矣，故病可立已。温血，热血也。帝曰：善。然真邪以合，波陇不起，候之奈何？真邪以合，邪正初相犯也。波陇不起，病形未见也。察此不真，最易惑乱。岐伯曰：审扪循三部九候之盛虚而调之，但审察三部九候之脉，则盛虚可得而调治可施矣。察其左右上下相失及相减者，审其病脏以期之。相失者，如七诊之类，失其常体，不相应也。相减者，形气虚脱也。察三部九候之左右上下，则知其病之所在，脏之所属，阴阳气候皆可期矣。三部九候相失相减等义，见“脉色类五及二十五”。不知三部者，阴阳不别，天地不分。阴阳不别，则不知脏腑逆顺。天地不分，则不知升降浮沉。地以候地，天以候天，人以候人，调之中府，以定三部知三部者，可以候上中下之病。中府，藏氣也。凡三部九候脉證皆以藏氣爲主，氣順則吉，氣逆則凶，故謂之中府，可以定三部。故曰刺不知三部九候，病脉之處，雖有大過且至，工不能禁也。大過，大邪之過也。誅罰無過，命曰大惑，反亂大經，眞不可復，用實爲虛，以邪爲眞，用鍼無義，反爲氣賊，奪人正氣，以從爲逆，榮衛散亂，眞氣已失，邪獨內著，絶人長命，予人夭殃，不知三部九候，故不能久長。不知邪正虛實而妄施攻擊，是謂誅伐無過，奪人眞元，殺人於冥冥之中，莫此爲甚，欲遺陰德於子孫者，當以此爲切戒。

類經十九卷　鍼刺類　五十二

因不知合之四時五行，因加相勝，釋邪攻正，絶人長命。不知合之四時五行，因加相勝，失天和也。釋邪攻正，不當伐而伐也，故絶人長命。邪之新客來也，未有定處，推之則前，引之則止，逢而寫之，其病立已。此重言之者，深示人以治病宜早也。

候氣　十六

刺之而氣不至，無問其數，靈樞九鍼十二原篇。○無問其數者，必以氣至爲度也，卽如待貴人，不知日暮之謂。刺之而氣至，乃去之，勿復鍼。○氣至勿復鍼，恐其眞氣脫也。○候氣詳義，有按在前十四。鍼各有所宜，各

可以候上中下之病。中府，藏气也。凡三部九候脉证皆以脏气为主，气顺则吉，气逆则凶，故调之中府，可以定三部。故曰刺不知三部九候，病脉之处，虽有大过且至，工不能禁也。大过，大邪之过也。诛罚无过，命曰大惑，反乱大经，真不可复，用实为虚，以邪为真，用针无义，反为气贼，夺人正气，以从为逆，荣卫散乱，真气已失，邪独内着，绝人长命，予人夭殃，不知三部九候，故不能久长。不知邪正虚实而妄施攻击，是谓诛伐无过，夺人真元，杀人于冥冥之中，莫此为甚，欲遗阴德于子孙者，当以此为切戒。因不知合之四时五行，因加相胜，释邪攻正，绝人长命。不知合之四时五行，因加相胜，失天和也。释邪攻正，不当伐而伐也，故绝人长命。邪之新客来也，未有定处，推之则前，引之则止，逢而泻之，其病立已。此重言之者，深示人以治病宜早也。

十六、候气

刺之而气不至，无问其数《灵枢·九针十二原》篇。无问其数者，必以气至为度也。即如待贵人，不知日暮之谓。刺之而气至，乃去之，勿复针。气至勿复针，恐其真气脱也。候气详义，有按在前十四。针各有所宜，各

不同形各任其所爲皮肉筋骨病各有處用鍼各有所宜也刺之要氣至而有効効之信若風之吹雲明乎若見蒼天刺之道畢矣刺以氣爲要以效爲信得其要則效故如風之吹雲邪氣去則正氣見故明乎若見蒼天也○覩其色察其目知其散復一其形聽其動靜知其邪正詳義具見下文右主推之左持而御之氣至而去之右主推之所以入鍼也左持而御之所以護持也邪氣去而穀氣至然後可以出鍼○小鍼解曰覩其色察其目知其散復一其形聽其動靜者言上工知相

五色於目有知調尺寸小大緩急滑濇以言所病也察形色於外可以知其散復察脉於內可以知其動靜知其邪正者知論虛邪與正邪之風也右主推之左持而御之者言持鍼而出入也氣至而去之者言補寫氣調而去之也補不足寫有餘必得其平是氣調也方可去鍼調氣在於終始一者持心也終始本經篇名見下文一者持心也釋前文一其形聽其動靜知其邪正者皆主持於心也節之交三百六十五會者絡脉之滲灌諸節者也此一句詳經絡類十四所以察其

不同形，各任其所为皮肉筋骨，病各有处，用针各有所宜也。刺之要，气至而有效，效之信，若风之吹云，明乎若见苍天，刺之道毕矣。刺以气为要，以效为信，得其要则效，故如风之吹云。邪气去则正气见，故明乎若见苍天也。

睹其色，察其目，知其散复；一其形，听其动静，知其邪正。详义具见下文。右主推之，左持而御之，气至而去之。右主推之，所以入针也；左持而御之，所以护持也。邪气去而谷气至，然后可以出针。

《小针解》曰：睹其色、察其目、知其散复、一其形、听其动静者，言上工知相五色，于目有知，调尺寸小大缓急滑涩，以言所病也。察形色于外，可以知其散复。察脉于内，可以知其动静。知其邪正者，知论虚邪与正邪之风也。右主推之、左持而御之者，言持针而出入也。气至而去之者，言补泻气调而去之也。补不足，泻有余，必得其平，是气调也，方可去针。调气在于《终始》，一者持心也。《终始》，本经篇名，见下文。一者持心也，释前文一其形。听其动静、知其邪正者，皆主持于心也。节之交三百六十五会者，络脉之渗灌诸节者也。此一句，详“经络类十四”。所以察其

目者五藏使五色循明循明則聲章聲章者則
言聲與平生異也五藏六府之精氣皆上注於目而爲之精故能使五色循
明蓋色明於外者由氣盛於內故其聲音亦必章大與平生異矣○四時氣篇
曰覩其色察其目以知其散復者視其目色以
知病之存亡也神完則氣復神失則氣散故察其目色卽可知病之存亡也
一其形聽其動靜者持氣口人迎以視其脉堅
且盛且滑者病日進脉軟者病將下脉堅而且盛且滑者
邪氣之熾也故病日進脉軟而和者元氣之來也故病將下下退也諸經實者病

類經十九卷　鍼刺類　五十四

三日已凡邪氣未解者最忌脉弱無力如平人氣象論曰病在中脉虛玉機眞藏論曰
病在外脉不實堅者皆難治邪客篇曰虛而細者久以持皆不實之謂也若病在諸經而脉實
有力者邪將外達也故可三日而已矣氣口候陰人迎候陽也氣口
在手太陰肺脉也氣口獨爲五藏主故以候陰人迎在頭陽明胃脉也胃爲六府之大源故以
候陽人迎氣口詳義見藏象類十一
○凡刺之道氣調而止靈樞終始篇補陰寫陽音氣
益彰耳目聰明反此者血氣不行此陰陽以表裏言凡正氣
在中所當補也故曰補陰邪自外入所當寫也故曰寫陽陽邪去而眞陰復故音氣益彰耳目

目者，五脏使五色循明，循明则声章，声章者，则言声与平生异也。五脏六腑之精气，皆上注于目而为之精，故能使五色循明。盖色明于外者，由气盛于内，故其声音亦必章大，与平生异矣。

《四时气》篇曰：睹其色，察其目，以知其散复者，视其目色，以知病之存亡也。神完则气复，神失则气散，故察其目色，即可知病之存亡也。一其形、听其动静者，持气口人迎，以视其脉坚且盛且滑者病日进，脉软者病将下，脉坚而且盛且滑者，邪气之炽也，故病日进。脉软而和者，元气之来也，故病将下。下，退也，诸经实者病三日已。凡邪气未解者，最忌脉弱无力，如《平人气象论》曰：病在中脉虚。《玉机真脏论》曰：病在外脉不实坚者，皆难治。《邪客》篇曰：虚而细者久以持，皆不实之谓也。若病在诸经而脉实有力者，邪将外达也，故可三日而已矣。气口候阴，人迎候阳也。气口在手，太阴肺脉也，气口独为五脏主，故以候阴。人迎在头，阳明胃脉也，胃为六腑之大源，故以候阳。人迎气口详议，见“脏象类十一”。

凡刺之道，气调而止《灵枢·终始》篇。补阴泻阳，音气益彰，耳目聪明，反此者血气不行。此阴阳以表里言。凡正气在中，所当补也，故曰补阴。邪自外入，所当泻也，故曰泻阳。阳邪去而真阴复，故音气益彰、耳目聰明也。所謂氣至而有効者，寫則益虛，虛者脉大如其故而不堅也，堅如其故者，適雖言故，病未去也。凡氣至之効，寫者欲其虛也，既寫之後，雖其脉大如舊，但得和耎不堅，即其効也。若脉堅如舊者，雖欲文飾其故，而病實未除也。補則益實，實者脉大如其故而益堅也，夫如其故而不堅者，適雖言快，病未去也。補者欲其實，實則脉必堅，既補之後，而脉之大小不堅如舊者，不可言快，病未除也。二節云大者，乃槩指脉體進退而言也，非洪大之謂。故補則實，寫則虛，痛雖不隨鍼，病必衰去。補則實者，其脉必堅。寫則虛者，其脉必不

堅。若或有痛，雖未隨鍼即愈，亦必以漸而去矣。必先通十二經脉之所生病，而後可得傳於終始矣。十二經脉各有左右上下，其受病之處亦有先後，必治其病所從生，而後可得終始之義。終始，本篇名，即本末之謂。故陰陽不相移，虛實不相傾，取之其經。移，移易也。傾，相傷也。或陰或陽，無所改易，不相移也。虛者自虛，實者自實，不相傾也。此則無所從生而各病其病，但求其經而取之。凡刺之屬，三刺至穀氣，邪辟妄合，陰陽易居，逆順相反，沉浮異處，四時不得，稽留淫泆，須鍼而去。三刺義如下文。邪辟妄合等六句，詳言病變也。凡此者皆須用鍼，治以三刺之法，則

聪明也。所谓气至而有效者，泻则益虚，虚者脉大如其故而不坚也，坚如其故者，适虽言故，病未去也。凡气至之效，泻者欲其虚也，既泻之后，虽其脉大如旧，但得和软不坚，即其效也。若脉坚如旧者，虽欲文饰其故，而病实未除也。补则益实，实者脉大如其故而益坚也，夫如其故而不坚者，适虽言快，病未去也。补者欲其实，实则脉必坚，既补之后，而脉之大小不坚如旧者，不可言快，病未除也。二节云大者，乃概指脉体进退而言也，非洪大之谓。故补则实，泻则虚，痛虽不随针，病必衰去。补则实者，其脉必坚。泻则虚者，其脉必不坚。若或有痛，虽未随针即愈，亦必以渐而去矣。必先通十二经脉之所生病，而后可得传于终始矣。十二经脉各有左右上下，其受病之处亦有先后，必治其病所从生，而后可得终始之义。终始，本篇名，即本末之谓。故阴阳不相移，虚实不相倾，取之其经。移，移易也。倾，相伤也。或阴或阳，无所改易，不相移也。虚者自虚，实者自实，不相倾也。此则无所从生而各病其病，但求其经而取之。凡刺之属，三刺至谷气，邪辟妄合，阴阳易居，逆顺相反，沉浮异处，四时不得，稽留淫泆，须针而去。三刺义如下文。邪辟妄合等六句，详言病变也。凡此者皆须用针，治以三刺之法，则

诸病可去也。故一刺则阳邪出，初刺之，在于浅近，故可出阳分之邪，再刺则阴邪出，再刺之，在于深远，故可出阴分之邪，三刺则谷气至，谷气至而止。所谓谷气至者，已补而实，已泻而虚，故以知谷气至也。三刺之，在候谷气。谷气者，元气也。止，出针也。盖邪气来也紧而疾，谷气来也徐而和，必邪气去而后谷气至。故已补而实则虚者坚，已泻而虚则坚者软，是以知谷气之至也。邪气独去者，阴与阳未能调，而病知愈也。故曰补则实，泻则虚，痛虽不随针，病必衰去矣。谷气至者，知邪气之去也。虽阴阳经气未见即调，而病则已愈，故上文曰补则实，泻则虚，病必衰去矣。

类经十九卷终

類經二十卷

張介賓類註

鍼刺類

五變五輸刺應五時靈樞順氣一日分爲四時篇〇十七

黃帝曰余聞刺有五變以主五輸願聞其數岐伯曰人有五藏五藏有五變五變有五輸故五五二十五輸以應五時黃帝曰願聞五變岐伯曰肝爲牡藏其色青其時春其音角其味酸其日甲乙肝屬木爲陰中之少陽故曰牡藏心爲牡藏其色赤其時夏其日丙丁其音徵其味苦心屬火爲陽中之太陽故曰牡藏脾爲牝藏其色黃其時長夏其日戊巳其音宮其味甘脾屬土爲陰中之至陰故曰牝藏肺爲牝藏其色白其音商其時秋其日庚辛其味辛肺屬金爲陽中之少陰故曰牝藏腎爲牝藏其色黑其時冬其日壬癸其音羽其味鹹是爲五變腎屬水爲陰中之太陰故曰牝藏〇按五藏配合五行而惟肝心爲牡藏脾肺腎皆爲牝藏蓋木火爲陽土金水皆爲陰也黃帝曰以

类经二十卷

张介宾类注

针刺类

十七、五变五输刺应五时《灵枢·顺气一日分为四时》篇

黄帝曰：余闻刺有五变，以主五输，愿闻其数。岐伯曰：人有五脏，五脏有五变，五变有五输，故五五二十五输，以应五时。黄帝曰：愿闻五变。岐伯曰：肝为牡脏，其色青，其时春，其音角，其味酸，其日甲乙。肝属木，为阴中之少阳，故曰牡脏。心为牡脏，其色赤，其时夏，其日丙丁，其音徵，其味苦心属火，为阳中之太阳，故曰牡脏。脾为牝脏，其色黄，其时长夏，其日戊己，其音宫，其味甘脾属土，为阴中之至阴，故曰牝脏。肺为牝脏，其色白，其音商，其时秋，其日庚辛，其味辛肺属金，为阳中之少阴，故曰牝脏。肾为牝脏，其色黑，其时冬，其日壬癸，其音羽，其味咸，是为五变。肾属水，为阴中之太阴，故曰牝脏。按：五脏配合五行，而惟肝心为牡脏，脾肺肾皆为牝脏，盖木火为阳，土金水皆为阴也。黄帝曰：以

主五輸奈何○此言五輸之主五時也○本節缺岐伯曰三字藏主冬冬刺井五藏主藏其氣應冬井之氣深亦應乎冬故凡病之在藏者當取各經之井穴也色主春春刺滎五色蕃華其氣應春滎穴氣微亦應乎春故凡病見於色者當取各經之滎也時主夏夏刺輸五時長養其氣應夏輸穴氣盛亦應乎夏故凡病之時作時止者當取各經之輸也音主長夏長夏刺經五音繁盛氣應長夏經穴正盛亦應長夏故凡病在聲音者當取各經之經也味主秋秋刺合五味成熟以養五藏其氣應秋合穴氣歛亦應乎秋故凡經滿而血者病在胃及因飲食內傷者當取各經之合也○按本篇五時之刺以應五輸謂冬刺井春刺滎夏刺輸長夏刺經秋刺合者以井應冬滎應春輸應夏經應長夏合應秋也如本輸四時氣水熱穴等論所載皆同不可易者考之六十五難曰井者東方春合者北方冬也七十四難曰經言春刺井夏刺滎季夏刺俞秋刺經冬刺合皆與本經不合必難經之誤也當以本經爲正不可不辨是謂五變以主五輸五變各應五輸是謂五五二十五輸黃帝曰諸原安合以致六輸五藏五輸之外六府尚有原穴是爲六輸故問其所合之義岐伯曰原獨不應五時以經合之以應其數故六六三十六輸上文止言五藏五輸以應五時而不及六府之原者盖原合於經不復應時如長夏之刺經則原在其中應其數矣是即六府之六輸也○按本輸篇所載六府之

主五输奈何此言五输之主五时也。本节缺“岐伯曰”三字？脏主冬，冬刺井；五脏主藏，其气应冬，井之气深，亦应乎冬，故凡病之在脏者，当取各经之井穴也；色主春，春刺荥；五色蕃华，其气应春，荥穴气微，亦应乎春，故凡病见于色者，当取各经之荥也；时主夏，夏刺输；五时长养，其气应夏，输穴气盛，亦应乎夏，故凡病之时作时止者，当取各经之输也；音主长夏，长夏刺经；五音繁盛，气应长夏，经穴正盛，亦应长夏，故凡病在声音者，当取各经之经也。味主秋，秋刺合。五味成熟，以养五脏，其气应秋，合穴气敛，亦应乎秋，故凡经满而血者，病在胃及因饮食内伤者，当取各经之合也。按：本篇五时之刺以应五输，谓冬刺井、春刺荥、夏刺输、长夏刺经、秋刺合者，以井应冬、荥应春、输应夏、经应长夏、合应秋也。如《本输》《四时气》《水热穴》等论所载皆同，不可易者。考之“六十五难”曰：井者东方春，合者北方冬也。“七十四难”曰：经言春刺井，夏刺荥，季夏刺俞，秋刺经，冬刺合。皆与本经不合，必《难经》之误也，当以本经为正，不可不辨。是谓五变，以主五输。五变各应五输，是谓五五二十五输。黄帝曰：诸原安合以致六输？五脏五输之外，六腑尚有原穴，是为六输，故问其所合之义。岐伯曰：原独不应五时，以经合之，以应其数，故六六三十六输。上文止言五脏五输以应五时而不及六腑之原者，盖原合于经，不复应时，如长夏之刺经，则原在其中，应其数矣，是即六腑之六输也。按：《本输》篇所载六腑之原，在《九针十二原》篇即谓之腧，故“六十六难”曰以腧为原也。后世针灸诸书宗之，皆言阳经之腧即为原，故治腧即所以治原。阴经之腧并于原，故治原即所以治腧。今此节云以经合之，以应其数，然则经、原、腧三穴相邻，经亦可以代原矣。详义见“经络类十五、十六章”及《图翼》四卷十二原解中。黄帝曰：何谓脏主冬，时主夏，音主长夏，味主秋，色主春？愿闻其故。岐伯曰：病在脏者，取之井；病变于色者，取之荥；病时间时甚者，取之输；病变于音者，取之经；经满而血者，病在胃及以饮食不节得病者，取之于合，故命曰味主合。是谓五病也。此申明上文之义也。注如前。

十八、四时之刺

春取络脉诸荥，大经分肉之间，甚者深取之，间者浅取之。《灵枢·本输》篇。此下言经络浅深兼诸输而分主四时也。络脉者，十二经之大络，如手太阳列缺之类是也。诸荥者，十二经之荥穴，如手太阴鱼际之类是也。络浅荥微，皆应春气。春以少阳之令，将升未升，其气在中，故刺之者在络在荥，皆中取于大经分肉之间，因其间甚而可深可浅也。夏取诸腧孙络，肌肉皮肤之上；诸腧者，十二经之腧穴，如手太阴经太渊之类是也；络之小者为孙络，皆应夏气。夏以老阳之令，阳盛於外故宜淺刺於諸腧孫絡及肌肉皮膚之上也秋取諸合餘如春法諸合者十二經之合穴如手太陽尺澤之類是也諸合應秋故宜取之秋以少陰之令將降未降氣亦在中故餘如春法謂亦宜中取於大經分肉之間而可淺可深也冬取諸井諸腧之分欲深而留之諸井者十二經之井穴如手太陰少商之類是也諸腧者藏府之腧如肺腧心腧之類是也非上文五腧之謂諸井諸藏皆主冬氣冬以老陰之令陽氣伏藏故宜取井腧欲其深而久留之也此四時之序氣之所處病之所舍藏之所宜處上聲謂氣之所居也

〇黄帝問於岐伯曰夫四時之氣各不同形百

類經二十卷　鍼刺類　四

病之起皆有所生灸刺之道何者爲定靈樞四時氣篇〇定一本作實岐伯荅曰四時之氣各有所在灸刺之道得氣穴爲定時氣所在即氣穴也故春取經血脉分肉之間甚者深刺之間者淺刺之春取經即前篇大經分肉之間也甚者深間者淺義俱如前夏取盛經孫絡取分間絕皮膚盛經孫絡皆陽分也秋取經腧邪在府取之合冬取井滎必深以留之邪在府謂秋陰未盛陽邪猶在陽分也本篇詳義見下文

〇帝曰春取絡脉分肉何也素問水熱穴論本論之義即所以

盛于外，故宜浅刺于诸腧孙络及肌肉皮肤之上也。秋取诸合，余如春法。诸合者，十二经之合穴，如手太阳尺泽之类是也。诸合应秋，故宜取之。秋以少阴之令，将降未降，气亦在中，故余如春法，谓亦宜中取于大经分肉之间，而可浅可深也。冬取诸井诸腧之分，欲深而留之。诸井者，十二经之井穴，如手太阴少商之类是也。诸腧者，脏腑之腧，如肺腧、心腧之类是也，非上文五腧之谓。诸井诸脏，皆主冬气。冬以老阴之令，阳气伏脏，故宜取井腧，欲其深而久留之也。此四时之序，气之所处，病之所舍，脏之所宜处，上声，谓气之所居也。

黄帝问于岐伯曰：夫四时之气，各不同形，百病之起，皆有所生，灸刺之道，何者为定？《灵枢·四时气篇》。定，一本作宝。岐伯答曰：四时之气，各有所在，灸刺之道，得气穴为定。时气所在，即气穴也。故春取经，血脉分肉之间，甚者深刺之，间者浅刺之。春取经，即前篇大经分肉之间也。甚者深，间者浅，义俱如前。夏取盛经孙络，取分间，绝皮肤。盛经孙络，皆阳分也。秋取经腧，邪在腑，取之合。冬取井荥，必深以留之。邪在腑，谓秋阴未盛，阳邪犹在阳分也。本篇详义见下文。

帝曰：春取络脉分肉何也？《素问·水热穴论》。本论之义，即所以釋前篇也。岐伯曰：春者木始治，肝氣始生，肝氣急，其風疾，經脉常深，其氣少，不能深入，故取絡脉分肉間。也。春屬木，木應肝，肝主風。春刺絡者，刺肝邪也。風木之邪雖爲急疾，然春氣本柔，將達於外，經脉常深，邪非深入，故當取絡脉之穴如前篇，及分肉間也。○帝曰：夏取盛經分腠何也？岐伯曰：夏者火始治，心氣始長，脉瘦氣弱，陽氣流溢，熱熏分腠，內至於經，故取盛經分腠，絕膚而病去者，邪居淺也。夏屬火，火應心，心主熱。夏令陽浮於外，熱熏分腠，氣在盛經孫絡之間。故夏取盛經分腠者，治在陽分，所以去心邪

類經二十卷 《鍼刺類 五

也。所謂盛經者，陽脉也。謂手足三陽及十二經之經穴，如手太陰經渠之類，凡夏氣所在者，卽陽脉也。○帝曰：秋取經俞何也？岐伯曰：秋者金始治，肺將收殺，金將勝火，陽氣在合，陰氣初勝，濕氣及體，經俞者，諸經之經穴、俞穴也。俞應夏，經應長夏，皆陽分之穴。秋屬金，金應肺，令主收殺。其時金將勝火，陽氣尚在諸經之合。陽氣初衰，陰氣初勝，故寒濕之氣及體，陰氣未盛，未能深入，故取俞以寫陰邪，取合以虛陽邪，陽氣始衰，故取於合。陰氣未深，猶在陽分，故取經俞以寫陰邪。陽氣始衰，邪將收斂，故取合穴以虛陽邪也。皇甫士安云：是謂始秋之治變。

释前篇也。岐伯曰：春者木始治，肝气始生，肝气急，其风疾，经脉常深，其气少，不能深入，故取络脉分肉间。春属木，木应肝，肝主风。春刺络者，刺肝邪也。风木之邪虽为急疾，然春气本柔，将达于外，经脉常深，邪非深入，故当取络脉之穴如前篇，及分肉间也。

帝曰：夏取盛经分腠何也？岐伯曰：夏者火始治，心气始长，脉瘦气弱，阳气流溢，热熏分腠，内至于经，故取盛经分腠，绝肤而病去者，邪居浅也。夏属火，火应心，心主热。夏令阳浮于外，热熏分腠，气在盛经孙络之间。故夏取盛经分腠者，治在阳分，所以去心邪也。所谓盛经者，阳脉也。谓手足三阳及十二经之经穴，如手太阴经渠之类，凡夏气所在者，即阳脉也。

帝曰：秋取经俞何也？岐伯曰：秋者金始治，肺将收杀，金将胜火，阳气在合，阴气初胜，湿气及体，经俞者，诸经之经穴、俞穴也。俞应夏，经应长夏，皆阳分之穴。秋属金，金应肺，令主收杀。其时金将胜火，阳气尚在诸经之合。阳气初衰，阴气初胜，故寒湿之气及体，阴气未盛，未能深入，故取俞以泻阴邪，取合以虚阳邪，阳气始衰，故取于合。阴气未深，犹在阳分，故取经俞以泻阴邪。阳气始衰，邪将收敛，故取合穴以虚阳邪也。皇甫士安云：是谓始秋之治变。

○帝曰冬取井滎何也岐伯曰冬者水始治腎方閉陽氣衰少陰氣堅盛巨陽伏沉陽脉乃去井應冬滎應春也冬屬水水主腎水王於冬其氣閉藏也少陰腎也巨陽膀胱也二經表裏陰氣方盛所以陽脉衰去故取井以下陰逆取滎以實陽氣取井以下陰逆抑有餘也取滎以實陽氣扶不足也故曰冬取井滎春不鼽衄此之謂也皇甫士安云是爲初冬之治變○鼽音求

○春取絡脉夏取分腠秋取氣口冬取經輸靈樞寒熱病篇○春夏之取與前四時氣篇水熱穴論皆同秋取氣口者手太陰肺脉應秋金也冬取經輸者經穴通藏氣藏主冬也凡此四時各以時爲齊齊義見下

文○絡脉治皮膚分腠治肌肉氣口治筋脉經輸治骨髓絡脉浮淺故治皮膚分腠有理故治肌肉氣口者脉之大會故治筋脉經輸連藏故治骨髓○按此言經輸者總言經穴也非上文經俞之謂蓋彼以五輸言故云秋取經俞冬取井滎此以內外言故云絡脉治皮膚經輸治骨髓也當解其意

○春氣在毛夏氣在皮膚秋氣在分肉冬氣在筋骨靈樞終始篇○此言病氣之中人隨時氣而爲深淺也○按四時刺逆從論曰春氣在經脉夏氣在孫絡長夏氣在肌肉秋氣在皮膚冬氣在骨髓中與本篇若異者何也蓋本篇

帝曰：冬取井荥何也？岐伯曰：冬者水始治，肾方闭，阳气衰，少阴气坚盛。巨阳伏沉，阳脉乃去，井应冬，荥应春也。冬属水，水主肾，水王于冬，其气闭脏也。少阴，肾也；巨阳，膀胱也；二经表里，阴气方盛，所以阳脉衰去，故取井以下阴逆，取荥以实阳气。取井以下阴逆，抑有余也；取荥以实阳气，扶不足也。故曰冬取井荥，春不鼽衄。此之谓也。皇甫士安云：是为初冬之治变。鼽，音求。

春取络脉，夏取分腠，秋取气口，冬取经输，《灵枢·寒热病》篇。春夏之取，与前《四时气》篇、《水热穴论》皆同。秋取气口者，手太阴肺脉应秋金也。冬取经输者，经穴通脏气，脏主冬也，凡此四时，各以时为齐齐，义见下文。络脉治皮肤，分腠治肌肉，气口治筋脉，经输治骨髓。络脉浮浅，故治皮肤；分腠有理，故治肌肉；气口者脉之大会，故治筋脉；经输连脏，故治骨髓。按：此言经输者，总言经穴也，非上文经俞之谓。盖彼以五输言，故云秋取经俞，冬取井荥；此以内外言，故云络脉治皮肤，经输治骨髓也。当解其意。

春气在毛，夏气在皮肤，秋气在分肉，冬气在筋骨，《灵枢·终始》篇。此言病气之中人，随时气而为深浅也。按：《四时刺逆从论》曰：春气在经脉，夏气在孙络，长夏气在肌肉，秋气在皮肤，冬气在骨髓中。与本篇若异者何也？盖本篇言病邪之應時令，有表有裏。四時刺逆從論言人氣之合天地，有升有降。義本不同，非矛盾也。詳見下章。刺此病者，各以其時爲齊。齊，劑同。藥曰藥劑，鍼曰砭劑也。春夏陽氣在上，故取毫毛皮膚，則淺其鍼；秋冬陽氣在下，故取分肉筋骨，則深其鍼，是以時爲齊也。故刺肥人者，以秋冬之齊；刺瘦人者，以春夏之齊。此又於四時之中，而言肥瘦之異也。肥人肉厚，淺之則不及，故宜秋冬之齊。瘦人肉薄，深之則太過，故宜春夏之齊也。

刺分四時逆則爲害　十九

黄帝問曰：診要何如？素問診要經終篇。岐伯對曰：正月

二月，天氣始方，地氣始發，人氣在肝；方，謂氣方升也，歲方首也，人事方興也。發，萬物發生也。肝屬木，氣應春，故人氣在肝。三月四月，天氣正方，地氣定發，人氣在脾；正方，謂時氣正升，歲事正新也。定發，專於發生也。此時天地之氣，自下而升，土居升降之中而脾應之，故人氣在脾。五月六月，天氣盛，地氣高，人氣在頭；盛夏陽升之極，故人氣應之在頭。七月八月，陰氣始殺，人氣在肺。氣升則物生，氣降則物死。此時天氣漸降，清秋當令，陰氣始殺萬物，人氣自頭而降，肺金應之，故人氣在肺。九月十月，陰氣始冰，地氣始閉，人氣在心。自秋入冬，陰氣始凝，心氣始閉，

言病邪之应时令，有表有里。《四时刺逆从论》言人气之合天地，有升有降。义本不同，非矛盾也。详见下章。刺此病者，各以其时为齐。齐，剂同，药曰药剂，针曰砭剂也。春夏阳气在上，故取毫毛皮肤，则浅其针；秋冬阳气在下，故取分肉筋骨，则深其针，是以时为齐也。故刺肥人者，以秋冬之齐；刺瘦人者，以春夏之齐。此又于四时之中，而言肥瘦之异也。肥人肉厚，浅之则不及，故宜秋冬之齐。瘦人肉薄，深之则太过，故宜春夏之齐也。

十九、刺分四时逆则为害

黄帝问曰：诊要何如？《素问·诊要经终篇》。岐伯对曰：正月二月，天气始方，地气始发，人气在肝；方，谓气方升也，岁方首也，人事方与也。发，万物发生也。肝属木，气应春，故人气在肝。三月四月，天气正方，地气定发，人气在脾；正方，谓时气正升，岁事正新也。定发，专于发生也。此时天地之气，自下而升，土居升降之中而脾应之，故人气在脾。五月六月，天气盛，地气高，人气在头；盛夏阳升之极，故人气应之在头。七月八月，阴气始杀，人气在肺。气升则物生，气降则物死。此时天气渐降，清秋当令，阴气始杀，万物人气自头而降，肺金应之，故人气在肺。九月十月，阴气始冰，地气始闭，人气在心；自秋入冬，阴气始凝，心气始闭，

陽氣在中，故人氣在心。十一月十二月，冰復，地氣合，人氣在腎。復言其重，寒凝之甚也。斯時陽氣深伏於下，故人氣在腎。○故春刺散俞及與分理，血出而止，甚者傳氣，間者環也。按：四時刺逆從論曰：春氣在經脉。此散俞者，即諸經之散穴也，義如下文。分理，肌肉分理也。春宜疏達，故欲血出而止。傳，布散也。環，周也。病甚者鍼宜久留，故必待其傳氣。病稍間者，但候其氣行一周於身，約二刻許，可止鍼也。夏刺絡俞，見血而止，盡氣閉環，痛病必下。絡俞，謂諸經浮絡之穴，以夏氣在孫絡也。夏宜宣泄，故必見血而止。盡氣，盡去其邪血邪氣也。閉環，謂去鍼閉穴，須氣行一周之頃也。凡有痛病，必退下矣。秋刺

類經二十卷　鍼刺類　八

皮膚循理，上下同法，神變而止。循理，循分肉之理也。上言手經，下言足經，刺皆同法。秋氣在皮膚，邪猶未深，故但察其神氣變易，異於未刺之前，可止鍼矣。冬刺俞竅於分理，甚者直下，間者散下。孔穴之深者曰竅。冬氣在骨髓中，故當深取俞竅於分理間也。甚者直下，察邪所在而直取其深處也。間者散下，或左右上下，散布其鍼而稍宜緩也。春夏秋冬，各有所刺，法其所在。上文十二月言氣之升降，此四季言氣之深淺，故各有所刺，法其所在。○春刺夏分，脉亂氣微，入淫骨髓，病不能愈，令人不嗜食，又且少氣；此下言四時之誤刺也。春刺孫絡，是春刺夏分也。夏應心，心主

阳气在中，故人气在心。十一月十二月，冰复，地气合，人气在肾。复言其重，寒凝之甚也。斯时阳气深伏于下，故人气在肾。

故春刺散俞，及与分理，血出而止，甚者传气，间者环也。按：《四时刺逆从论》曰：春气在经脉。此散俞者，即诸经之散穴也，义如下文。分理，肌肉分理也。春宜疏达，故欲血出而止。传，布散也。环，周也。病甚者针宜久留，故必待其传气。病稍间者，但候其气行一周于身，约二刻许，可止针也。夏刺络俞，见血而止，尽气闭环，痛病必下。络俞，谓诸经浮络之穴，以夏气在孙络也。夏宜宣泄，故必见血而止。尽气，尽去其邪血邪气也。闭环，谓去针闭穴，须气行一周之顷也。凡有痛病，必退下矣。秋刺皮肤循理，上下同法，神变而止。循理，循分肉之理也。上言手经，下言足经，刺皆同法。秋气在皮肤，邪犹未深，故但察其神气变易，异于未刺之前，可止针矣。冬刺俞窍于分理，甚者直下，间在散下。孔穴之深者曰窍。冬气在骨髓中，故当深取俞窍于分理间也。甚者直下，察邪所在而直取其深处也。间者散下，或左右上下，散布其针而稍宜缓也。春夏秋冬，各有所刺，法其所在。上文十二月言气之升降，此四季言气之深浅，故各有所刺，法其所在。

春刺夏分，脉乱气微，入淫骨髓，病不能愈，令人不嗜食，又且少气；此下言四时之误刺也。春刺孙络，是春刺夏分也。夏应心，心主

脉故脉亂氣微腎水受氣於夏腎主骨故入淫於骨髓心火微則胃土失其所養故不嗜食不嗜食故少氣也春刺秋分筋攣逆氣環爲欬嗽病不愈令人時驚又且哭春刺皮膚是刺秋分也肝木受氣於秋肝主筋故筋攣也逆氣者肝氣上逆也環周也秋應肺故氣周及肺爲欬嗽也肝主驚故時驚肺主悲憂故又且哭春刺冬分邪氣著藏令人脹病不愈又且欲言語春刺骨髓是春刺冬分也冬應腎腎傷則邪氣內侵而著藏故令人脹火受氣於冬心屬火而主言故且欲言語也夏刺春分病不愈令人解墮夏刺經俞是夏刺春分也肝應春其主筋傷其肝氣故令人筋力解墮夏刺秋分病不愈令人心中欲無言惕惕如人將捕之夏刺秋分傷其肺也肺氣不足故令人欲無言惕惕如人將捕之者恐也恐爲腎之志肺金受傷病及其子故亦虛而恐也夏刺冬分病不愈令人少氣時欲怒夏傷其腎則精虛不能化氣故令人少氣水虧則木失所養而肝氣強急故時欲怒也秋刺春分病不已令人惕然欲有所爲起而忘之秋刺春分傷肝氣也心失其母則神有不足故令人惕然且善忘也秋刺夏分病不已令人益嗜臥又且善寐秋刺夏分則心氣少而脾氣孤脾虛則倦而嗜臥心虛則神不安而善夢秋刺冬分病不已令人洒洒

類經二十卷　《鍼刺類　九

脉，故脉乱气微。肾水受气于夏，肾主骨，故入淫于骨髓。心火微则胃土失其所养，故不嗜食。不嗜食，故少气也；春刺秋分，筋挛逆气，环为咳嗽，病不愈，令人时惊，又且哭；春刺皮肤，是刺秋分也。肝木受气于秋，肝主筋，故筋挛也。逆气者，肝气上逆也。环，周也。秋应肺，故气周及肺，为咳嗽也。肝主惊，故时惊。肺主悲忧，故又且哭；春刺冬分，邪气着脏，令人胀病不愈，又且欲言语。春刺骨髓，是春刺冬分也。冬应肾，肾伤则邪气内侵而着脏，故令人胀。火受气于冬，心属火而主言，故且欲言语也。夏刺春分，病不愈，令人懈惰；夏刺经俞，是夏刺春分也。肝应春，其主筋，伤其肝气，故令人筋力懈惰；夏刺秋分，病不愈，令人心中欲无言，惕惕如人将捕之；夏刺秋分，伤其肺也，肺气不足，故令人欲无言。惕惕如人将捕之者，恐也，恐为肾之志，肺金受伤，病及其子，故亦虚而恐也；夏刺冬分，病不愈，令人少气，时欲怒。夏伤其肾，则精虚不能化气，故令人少气。水亏则木失所养而肝气强急，故时欲怒也。秋刺春分，病不已，令人惕然欲有所为，起而忘之；秋刺春分，伤肝气也。心失其母则神有不足，故令人惕然，且善忘也；秋刺夏分，病不已，令人益嗜卧，又且善寐；秋刺夏分，则心气少而脾气孤。脾虚则倦而嗜卧，心虚则神不安而善梦；秋刺冬分，病不已，令人洒洒時寒。秋刺冬分，誤傷腎陰，則精氣耗散，故令人洒洒寒慄也。冬刺春分病不已，令人欲臥不能眠，眠而有見；肝藏魂，肝氣受傷則神魂散亂，故令人欲臥不能眠，或眠而有見，謂怪異等物也。冬刺夏分病不愈，氣上發為諸痹；心應夏，其主血脈，脈傷則邪氣乘虛客之，故發為諸痹。冬刺秋分病不已，令人善渴。刺傷肺金，必虧腎水，故令人善渴。○凡刺胷腹者必避五藏。此下言刺害也。五藏傷則五神去，神去則死矣，故凡刺胷腹者必避五藏。中心者環死，中脾者五日死，中腎者七日死，中肺者五日死。環，周一日也。此節止言四藏，獨不及肝，必脫簡耳。按：刺禁論所言五藏死期，尤為詳悉，但與本節稍有不同，見本類後六十四。中鬲

類經二十卷　鍼刺類　十

者皆為傷中，其病雖愈，不過一歲必死。鬲膜，前齊鳩尾，後齊十一椎。心肺居於鬲上，肝腎居於鬲下，脾居在下，近於鬲間。鬲者，所以鬲清濁、分上下而限五藏也。五藏之氣，分主四季，若傷其鬲，則藏氣陰陽相亂，是為傷中，故不出一年死。刺避五藏者，知逆從也。所謂從者，鬲與脾腎之處，不知者反之。鬲連胷脇四周，脾居於中，腎著於脊，知而避之者為從，不知者為逆，是謂反也。○刺胷腹者，必以布憿著之，乃從單布上刺，此下言刺法也。胷腹虛淺近藏，故必以布憿著之而後刺，所以護心腹，慎風寒也。○憿，音

时寒。秋刺冬分，误伤肾阴，则精气耗散，故令人洒洒寒栗也。冬刺春分，病不已，令人欲卧不能眠，眠而有见；肝藏魂，肝气受伤则神魂散乱，故令人欲卧不能眠，或眠而有见，谓怪异等物也；冬刺夏分，病不愈，气上，发为诸痹；心应夏，其主血脉，脉伤则邪气乘虚客之，故发为诸痹；冬刺秋分，病不已，令人善渴。刺伤肺金，必亏肾水，故令人善渴。

凡刺胸腹者，必避五脏。此下言刺害也。五脏伤则五神去，神去则死矣，故凡刺胸腹者必避五脏。中心者环死，中脾者五日死，中肾者七日死，中肺者五日死。环，周一日也。此节止言四脏，独不及肝，必脱简耳。按：《刺禁论》所言五脏死期，尤为详悉，但与本节稍有不同，见本类后六十四。中膈者皆为伤中，其病虽愈，不过一岁必死。膈膜，前齐鸠尾，后齐十一椎。心肺居于膈上，肝肾居于膈下，脾居在下，近于膈间。膈者，所以隔清浊、分上下而限五脏也。五脏之气，分主四季，若伤其膈，则脏气阴阳相乱，是为伤中，故不出一年死。刺避五脏者，知逆从也。所谓从者，膈与脾肾之处，不知者反之。膈连胸胁四周，脾居于中，肾着于脊，知而避之者为从，不知者为逆，是谓反也。

刺胸腹者，必以布憿着之，乃从单布上刺，此下言刺法也。胸腹虚浅近脏，故必以布憿着之而后刺，所以护心腹，慎风寒也。憿，音

皎，布也。著，音灼，被服也。刺之不愈復刺以平爲期也。刺鍼必肅敬謹毋忽也。刺腫搖鍼搖大其竅，寫之速也。經刺勿搖恐泄其氣也。此刺之道也。

○是故春氣在經脉，夏氣在孫絡，長夏氣在肌肉，秋氣在皮膚，冬氣在骨髓中。素問四時刺逆從論 帝曰：余願聞其故。岐伯曰：春者天氣始開，地氣始泄，凍解冰釋，水行經通，故人氣在脉。春時天地氣動，水泉流行，故人氣亦在經脉。

夏者經滿氣溢，入孫絡受血，皮膚充實。夏時氣盛，故溢入孫絡而充皮膚，所以人氣在孫絡。長夏者經絡皆盛，內溢肌中。六月建未，是爲長夏土勝之時，經絡皆盛，所以人氣在肌肉中。秋者天氣始收，腠理閉塞，皮膚引急。秋氣始收，腠理始閉，所以人氣在皮膚。冬者蓋藏，血氣在中，內著骨髓，通於五藏。冬氣伏藏，內通五藏，所以人氣在骨髓中。是故邪氣者，常隨四時之氣血而入客也，至其變化不可爲度，然必從其經氣，辟除其邪，除其邪則亂氣不生。時氣遷變，病必隨之。察病氣，從經氣，以辟除其邪，邪去氣調，故不致生亂矣。○帝曰：逆四時而

皎，布也。着，音灼，被服也，刺之不愈复刺以平为期也。刺针必肃敬谨毋忽也，刺肿摇针摇大其窍，泻之速也，经刺勿摇恐泄其气也，此刺之道也。

是故春气在经脉，夏气在孙络，长夏气在肌肉，秋气在皮肤，冬气在骨髓中《素问·四时刺逆从论》。帝曰：余愿闻其故。岐伯曰：春者，天气始开，地气始泄，冻解冰释，水行经通，故人气在脉。春时天地气动，水泉流行，故人气亦在经脉。夏者经满气溢，入孙络受血，皮肤充实。夏时气盛，故溢入孙络而充皮肤，所以人气在孙络。长夏者，经络皆盛，内溢肌中。六月建未，是为长夏土胜之时，经络皆盛，所以人气在肌肉中。秋者，天气始收，腠理闭塞，皮肤引急。秋气始收，腠理始闭，所以人气在皮肤。冬者盖脏，血气在中，内着骨髓，通于五脏。冬气伏藏，内通五脏，所以人气在骨髓中。是故邪气者，常随四时之气血而入客也，至其变化，不可为度，然必从其经气，辟除其邪，除其邪则乱气不生。时气迁变，病必随之。察病气，从经气，以辟除其邪，邪去气调，故不致生乱矣。

帝曰：逆四时而

生亂氣奈何此下言刺逆四時也岐伯曰春刺絡脉血氣外溢令人少氣此春刺夏分也夏氣未至先奪於外故令血氣外溢而少氣血春刺肌肉血氣環逆令人上氣此春刺長夏也春時木王土氣本虛復刺肌肉重傷脾元血氣環周皆逆不相運行故爲喘滿上氣○按本篇與前診要經終論者義同文異但彼分四時此分五時故有刺肌肉之謂然本篇春夏冬三時皆關刺秋分皮膚等義意者以長夏近秋故取肌肉即所以刺秋分也後放此春刺筋骨血氣內著令人腹脹此春刺冬分也春氣發越而復深取筋骨以傷其陰故血氣內著令人腹脹夏刺經脉血氣乃竭令人解㑊悞刺經脉所以血氣內竭解㑊者形跡困倦莫可名之之謂○㑊音跡

夏刺肌肉血氣內却令人善恐長夏未至而先奪其氣所以血氣却弱故令人善恐夏刺筋骨血氣上逆令人善怒夏刺冬分則陰虛於內陽勝於外故令人血氣逆而善怒秋刺經脉血氣上逆令人善忘心主脉悞刺經脉則心氣虛故令人善忘秋刺絡脉氣不衛外令人卧不欲動秋時收斂氣已去絡而復刺之則氣虛不能衛外氣屬陽陽虛故卧不欲動秋刺筋骨血氣內散令人寒慄秋氣未至筋骨而深刺之則血氣內散而中氣虛所以寒慄冬刺經脉血氣皆脫令人目不明諸脉者皆

生乱气奈何？此下言刺逆四时也。岐伯曰：春刺络脉，血气外溢，令人少气；此春刺夏分也。夏气未至，先夺于外，故令血气外溢而少气血；春刺肌肉，血气环逆，令人上气；此春刺长夏也。春时木王，土气本虚，复刺肌肉，重伤脾元，血气环周皆逆，不相运行，故为喘满上气。按：本篇与前诊要经终论者义同文异，但彼分四时，此分五时，故有刺肌肉之谓。然本篇春夏冬三时，皆关刺秋分皮肤等义。意者以长夏近秋，故取肌肉，即所以刺秋分也。后仿此；春刺筋骨，血气内着，令人腹胀；此春刺冬分也。春气发越，而复深取筋骨以伤其阴，故血气内着，令人腹胀。夏刺经脉，血气乃竭，令人解㑊；误刺经脉，所以血气内竭。解㑊者，形迹困倦，莫可名之之谓。㑊，音迹；夏刺肌肉，血气内却，令人善恐；长夏未至而先夺其气，所以血气却弱，故令人善恐；夏刺筋骨，血气上逆，令人善怒；夏刺冬分，则阴虚于内，阳胜于外，故令人血气逆而善怒。秋刺经脉，血气上逆，令人善忘；心主脉，误刺经脉则心气虚，故令人善忘；秋刺络脉，气不卫外，令人卧不欲动；秋时收敛，气已去络而复刺之，则气虚不能卫外。气属阳，阳虚故卧不欲动；秋刺筋骨，血气内散，令人寒栗；秋气未至筋骨而深刺之，则血气内散而中气虚，所以寒栗。冬刺经脉，血气皆脱，令人目不明；诸脉者皆屬於目。冬刺經脉，預奪之也。故令人血氣脫而目不明。冬刺絡脉，內氣外泄，留爲大痺。當陽氣伏藏之時而刺其陽分，則陽氣外泄。陽虛陰勝，故留爲大痺。冬刺肌肉，陽氣竭絕，令人善忘。冬時刺其夏之氣，故陽氣竭絕。陽氣者精則養神，陽虛則神衰，所以善忘。凡此四時刺者，大逆之病，不可不從也。反之則生亂氣相淫病焉。刺失四時，是爲大逆，此時氣之不可不從也。若反而爲之，必生亂氣，故相淫爲病。凡刺不知四時之經，病之所生，以從爲逆，正氣內亂，與精相薄，必審九候，正氣不亂，精氣不轉。薄，邪正相迫也。九候各有其部，必審明病之所在，從而刺之，庶正氣不亂，精氣不致轉變矣。

○帝曰：善。刺五藏，中心一日死，其動爲噫；中肝五日死，其動爲語；中肺三日死，其動爲欬；中腎六日死，其動爲嚏欠；中脾十日死，其動爲吞。此節義與刺禁論同，但多一欠字。詳見本類後六十四。刺傷人五藏必死，其動則依其藏之所變候，知其死也。動，變動也。見其變動之候，則識其傷在某藏，故可知其死期。

肥瘦嬰壯逆順之刺 靈樞逆順肥瘦篇全 ○二十

属于目，冬刺经脉，预夺之也，故令人血气脱而目不明。冬刺络脉，内气外泄，留为大痹；当阳气伏藏之时，而刺其阳分，则阳气外泄。阳虚阴胜，故留为大痹；冬刺肌肉，阳气竭绝，令人善忘冬时刺其夏之气，故阳气竭绝。阳气者精则养神，阳虚则神衰，所以善忘。凡此四时刺者，大逆之病，不可不从也，反之则生乱气，相淫病焉。刺失四时，是为大逆，此时气之不可不从也。若反而为之，必生乱气，故相淫为病。凡刺不知四时之经，病之所生，以从为逆，正气内乱，与精相薄，必审九候，正气不乱，精气不转。薄，邪正相迫也。九候各有其部，必审明病之所在，从而刺之，庶正气不乱，精气不致转变矣。

帝曰：善。刺五脏，中心一日死，其动为噫；中肝五日死，其动为语；中肺三日死，其动为咳；中肾六日死，其动为嚏欠；中脾十日死，其动为吞。此节义与《刺禁论》同，但多一欠字，详见本类后六十四。刺伤人五脏必死，其动则依其脏之所变候，知其死也。动，变动也。见其变动之候则识其伤在某脏，故可知其死期。

二十、肥瘦婴壮逆顺之刺《灵枢·逆顺肥瘦篇》全黃帝問於岐伯曰：余聞鍼道於夫子衆多畢悉矣夫子之道應若失而據未有堅然者也夫子之問學熟乎將審察於物而心生之乎應若失而據未有堅然者言隨應而解若無堅據之難破者也岐伯曰聖人之爲道者上合於天下合於地中合於人事必有明法以起度數法式檢押乃後可傳焉故匠人不能釋尺寸而意短長廢繩墨而起平水也工人不能置規而爲員去矩而爲方知用此者固自然之

類經二十卷 鍼刺類 十四

物易用之教逆順之常也檢押規則也有法有則以防其錯亂乃可傳於後世焉物之平者莫過於水故曰平水此言聖人之道合於三才工匠之巧成於規矩固皆出於自然之理知自然之妙者是謂易用之教逆順之常也黃帝曰願聞自然奈何岐伯曰臨深決水不用功力而水可竭也循掘決衝而經可通也此言氣之滑澁血之清濁行之逆順也水有通塞氣有滑澁血有清濁行有逆順決水通經皆因其勢而利導之耳宜通宜塞必順其宜是得自然之道也黃帝曰願聞人之白黑肥瘦小長各有數乎人之形質不同刺法亦有異也岐伯

黄帝问于岐伯曰：余闻针道于夫子众多毕悉矣，夫子之道，应若失而据未有坚然者也，夫子之问学熟乎？将审察于物而心生之乎？应若失而据未有坚然者，言随应而解，若无坚据之难破者也。岐伯曰：圣人之为道者，上合于天，下合于地，中合于人事，必有明法，以起度数法式检押，乃后可传焉。故匠人不能释尺寸而意短长，废绳墨而起平水也；工人不能置规而为圆，去矩而为方。知用此者，固自然之物，易用之教，逆顺之常也。检押，规则也。有法有则以防其错乱，乃可传于后世焉。物之平者，莫过于水，故曰平水。此言圣人之道，合于三才，工匠之巧，成于规矩，固皆出于自然之理。知自然之妙者，是谓易用之教，逆顺之常也。黄帝曰：愿闻自然奈何？岐伯曰：临深决水，不用功力而水可竭也，循掘决冲而经可通也，此言气之滑涩，血之清浊，行之逆顺也。水有通塞，气有滑涩，血有清浊，行有逆顺。决水通经，皆因其势而利导之耳。宜通宜塞，必顺其宜，是得自然之道也。黄帝曰：愿闻人之白黑肥瘦小长，各有数乎？人之形质不同，刺法亦有异也。岐伯曰：年质壮大，血气充盈，肤革坚固，因加以邪，刺此者深而留之，此肥人也。年大者气血正盛，故与肥壮之人同其法。广肩腋项，肉薄厚皮而黑色，唇临临然，其血黑以浊，其气涩以迟，其为人也，贪于取与，刺此者深而留之，多益其数也。临临，下垂貌，唇厚质浊之谓。多益其数，即久留也。黄帝曰：刺瘦人奈何？岐伯曰：瘦人者皮薄色少，肉廉廉然，薄唇轻言，其血清气滑，易脱于气，易损于血，刺此者浅而疾之。廉，薄也。薄唇轻言，肉瘦气少也。若此者，刺不宜过，恐其脱损气血，故必浅入其针而速去之也。黄帝曰：刺常人奈何？岐伯曰：视其白黑，各为调之。其端正敦厚者，其血气和调，刺此者无失常数也。常人者，不瘦不肥之人也。视其白黑者，白色多清，宜同瘦人，黑色多浊，宜同肥人，而调其数也。其端正敦厚者，是即常人之度，当调以常数。《经水》篇曰：足阳明刺深六分，留十呼。足太阳深五分，留七呼。足少阳深四分，留五呼。足太阴深三分，留四呼。足少阴深二分，留三呼。足厥阴深一分，留二呼。手之阴阳，其受气之道近，其气之来疾，其刺深者皆无过二分，其留皆无过一呼。其少长大小肥瘦，以心撩之。此即常数之谓，而用当酌其宜也。黄帝曰：刺壮士真骨者奈何？

岐伯曰刺壯士真骨堅肉緩節監監然此人重則氣濇血濁刺此者深而留之多益其數勁則氣滑血清刺此者淺而疾之壯士之骨多堅剛故曰眞骨監監堅固貌壯士之辨有二若堅肉緩節不好動而安重者必氣濇血濁此宜深刺久留同肥人之數也若勁急易發者必氣滑血清此宜淺刺疾去之同瘦人之數也黃帝曰刺嬰兒奈何岐伯曰嬰兒者其肉脆血少氣弱刺此者以毫鍼淺刺而疾發鍼日再可也嬰兒血少氣弱故但宜毫鍼以淺而速若邪有未盡寧日加再刺不可深而久也黃帝曰臨深決

類經二十卷 鍼刺類 十六

水奈何岐伯曰血清氣濁疾寫之則氣竭焉濁當作滑血清氣滑者猶臨深決水泄之最易宜從緩治可也若疾寫之必致眞氣皆竭矣黃帝曰循掘決衝奈何岐伯曰血濁氣濇疾寫之則經可通也血濁氣濇者猶循掘決衝必藉人力但疾寫之其經可通也黃帝曰脉行之逆順奈何岐伯曰手之三陰從藏走手手之三陽從手走頭足之三陽從頭走足足之三陰從足走腹手之三陰從藏走手者太陰肺經從藏出中府而走大指之少商少陰心經從藏出極泉而走小指之少衝厥陰心主經從藏出天池而走中指之

岐伯曰：刺壮士真骨，坚肉缓节监监然。此人重则气涩血浊，刺此者深而留之，多益其数；劲则气滑血清，刺此者浅而疾之。壮士之骨多坚刚，故曰真骨。监监，坚固貌。壮士之辨有二：若坚肉缓节、不好动而安重者，必气涩血浊，此宜深刺久留，同肥人之数也；若劲急易发者，必气滑血清，此宜浅刺疾去之，同瘦人之数也。黄帝曰：刺婴儿奈何？岐伯曰：婴儿者，其肉脆血少气弱，刺此者以毫针，浅刺而疾发针，日再可也。婴儿血少气弱，故但宜毫针。以浅而速，若邪有未尽，宁日加再刺，不可深而久也。黄帝曰：临深决水奈何？岐伯曰：血清气浊，疾泻之则气竭焉。浊当作滑。血清气滑者，犹临深决水，泄之最易，宜从缓治可也。若疾泻之，必致真气皆竭矣。黄帝曰：循掘决冲奈何？岐伯曰：血浊气涩，疾泻之则经可通也。血浊气涩者，犹循掘决冲，必借人力，但疾泻之，其经可通也。黄帝曰：脉行之逆顺奈何？岐伯曰：手之三阴，从脏走手；手之三阳，从手走头。足之三阳，从头走足；足之三阴，从足走腹。手之三阴，从脏走手者，太阴肺经，从脏出中府而走大指之少商；少阴心经，从脏出极泉而走小指之少冲；厥阴心主经，从脏出天池而走中指之中衝也。○手之三陽，從手走頭者，陽明大腸經，從次指商陽而走頭之迎香。太陽小腸經，從小指少澤而走頭之聽宮。少陽三焦經，從名指關衝而走頭之絲竹空也。○足之三陽，從頭走足者。太陽膀胱經，從頭之睛明而走足小指之至陰。陽明胃經，從頭之承泣而走足次指之厲兌。少陽膽經，從頭之瞳子髎而走足四指之竅陰也。○足之三陰，從足走腹者，太陰脾經，從大指隱白走腹而上於大包。少陰腎經，從足心湧泉走腹而上於俞府。厥陰肝經，從足大指大敦而走腹之期門也。○凡手之三陰，自藏走手爲順，自手而藏則逆。手之三陽，自手走頭爲順，自頭而手則逆。足之三陰，自足走腹爲順，自腹而足則逆。足之三陽，自頭走足爲順，自足而頭則逆。此經之所以有逆順，而刺之所以有迎隨也。黄帝曰：少陰之脉獨下

行何也。足之三陰，從足走腹，皆自下而上。獨少陰之脉若有下行者，乃衝脉也。詳如下文。岐伯曰：不然。夫衝脉者，五藏六府之海也。五藏六府皆稟焉。其上者，出於頏顙，滲諸陽，灌諸精。衝脉起於胞中，爲十二經精血之海，故五藏六府皆稟焉。其上行者，輸在於大杼，足太陽經也。故出於頏顙，主滲灌諸陽之精。其下者，注少陰之大絡，出於氣街，循陰股內廉，入膕中，伏行骭骨內，下至內踝之後屬而別。其下者並於少陰之經，滲三陰。其下行者，並少陰之大絡，出陽明之氣街，由股入足，至內踝之後屬。其別而下者，自少陰以滲

中冲也。手之三阳，从手走头者，阳明大肠经，从次指商阳而走头之迎香；太阳小肠经，从小指少泽而走头之听宫；少阳三焦经，从名指关冲而走头之丝竹空也。足之三阳，从头走足者，太阳膀胱经，从头之睛明而走足小指之至阴；阳明胃经，从头之承泣而走足次趾之厉兑；少阳胆经，从头之瞳子髎而走足四指之窍阴也。足之三阴，从足走腹者，太阴脾经，从大指隐白走腹而上于大包；少阴肾经，从足心涌泉走腹而上于俞府；厥阴肝经，从足大指大敦而走腹之期门也。凡手之三阴，自脏走手为顺，自手而脏则逆；手之三阳，自手走头为顺，自头而手则逆。足之三阴，自足走腹为顺，自腹而足则逆；足之三阳，自头走足为顺，自足而头则逆。此经之所以有逆顺，而刺之所以有迎随也。黄帝曰：少阴之脉独下行何也？足之三阴，从足走腹，皆自下而上；独少阴之脉若有下行者，乃冲脉也。详如下文。岐伯曰：不然。夫冲脉者，五脏六腑之海也，五脏六腑皆禀焉。其上者，出于颃颡，渗诸阳，灌诸精。冲脉起于胞中，为十二经精血之海，故五脏六腑皆禀焉。其上行者，输在于大杼，足太阳经也，故出于颃颡，主渗灌诸阳之精。其下者，注少阴之大络，出于气街，循阴股内廉，入腘中，伏行骭骨内，下至内踝之后属而别，其下者并于少阴之经渗三阴；其下行者，并少阴之大络，出阳明之气街，由股入足，至内踝之后属。其别而下者，自少阴以渗

及肝脾二經是爲三陰此其所以下行也○骭音幹脛骨也其前者伏行出跗屬下循跗入大指間滲諸絡而溫肌肉跗屬足掌屬也滲諸絡而溫肌肉動輸篇作注諸絡以溫足脛○上三節與動輸篇大同詳經絡類十三故別絡結則跗上不動不動則厥厥則寒矣衝脈爲十二經之海故能溫肌肉溫足脛皆衝脈之氣也若衝脈之絡因邪而結則跗上之經不動而爲厥爲寒者亦衝脈之所致也黃帝曰何以明之岐伯曰以言導之切而驗之其非必動然後乃可明逆順之行也何以明者恐人因厥而疑畏也故必先導以言次切其脈其有素所必動而今

則非者如衝陽太谿太衝等脈當動不動乃可知其不動者爲逆動者爲順而其厥逆微甚可以明矣黃帝曰窘乎哉聖人之爲道也明於日月微於毫釐其非夫子孰能道之也

血絡之刺其應有異靈樞血絡論全○二十一

黃帝曰願聞其奇邪而不在經者岐伯曰血絡是也奇邪即繆刺論所謂奇病也在絡不在經行無常處故曰奇邪黃帝曰刺血絡而仆者何也血出而射者何也血少黑而濁者何也血出清而半爲汁者何也發鍼而腫

及肝脾二经，是为三阴，此其所以下行也。骭，音干，胫骨也；其前者伏行出跗属下，循跗入大指间，渗诸络而温肌肉。跗属，足掌属也。渗诸络而温肌肉，《动输》篇作注：诸络以温足胫。上三节与《动输》篇大同，详“经络类十三”。故别络结则跗上不动，不动则厥，厥则寒矣。冲脉为十二经之海，故能温肌肉，温足胫，皆冲脉之气也。若冲脉之络因邪而结，则跗上之经不动而为厥为寒者，亦冲脉之所致也。黄帝曰：何以明之？岐伯曰：以言导之，切而验之，其非必动，然后乃可明逆顺之行也。何以明者，恐人因厥而疑畏也。故必先导以言，次切其脉，其有素所必动而今则非者，如冲阳太溪太冲等脉，当动不动，乃可知其不动者为逆，动者为顺，而其厥逆微甚可以明矣。黄帝曰：窘乎哉圣人之为道也！明于日月，微于毫厘，其非夫子，孰能道之也？

二十一、血络之刺其应有异《灵枢·血络论》全

黄帝曰：愿闻其奇邪而不在经者。岐伯曰：血络是也。奇邪，即《缪刺论》所谓奇病也。在络不在经，行无常处，故曰奇邪。黄帝曰：刺血络而仆者何也？血出而射者何也？血少黑而浊者何也？血出清而半为汁者何也？发针而肿

者何也血出若多若少而面色蒼蒼者何也發鍼而面色不變而煩悗者何也多出血而不動搖者何也願聞其故悗母本切悶亂也岐伯曰脉氣盛而血虛者刺之則脫氣脫氣則仆氣雖盛而血則虛者若寫其氣則陰陽俱脫故爲仆倒血氣俱盛而陰氣多者其血滑刺之則射血出而能射者陰中之氣使之也故曰血氣俱盛陽氣畜積久留而不寫者其血黑以濁故不能射陽氣久留不寫則陽邪日盛陰血日枯故血黑以濁所出不多不能射也新飲而液滲於絡

而未合和於血也故血出而汁別焉新飲入胃未及變化而滲於絡故血汁相半其不新飲者身中有水久則爲腫陰氣積於陽其氣因於絡故刺之血未出而氣先行故腫水在肌表而因於絡陰氣積於陽分也刺之血未出而氣先行陰滯於陽而不易散也所以爲腫陰陽之氣其新相得而未和合因而寫之則陰陽俱脫表裏相離故脫色而蒼蒼然新相得而未和合者言血氣初調營衛甫定也當此之時根本未固而妄施以寫則陰陽表裏俱致脫離而衰危之色故見於面也刺之血出多色不變而煩

者何也？血出若多若少而面色苍苍者何也？发针而面色不变而烦悗者何也？多出血而不动摇者何也？愿闻其故悗，母本切，闷乱也。岐伯曰：脉气盛而血虚者，刺之则脱气，脱气则仆；气虽盛而血则虚者，若泻其气，则阴阳俱脱，故为仆倒。血气俱盛而阴气多者，其血滑，刺之则射；血出而能射者，阴中之气使之也，故曰血气俱盛。阳气蓄积，久留而不泻者，其血黑以浊，故不能射阳气久留不泻，则阳邪日盛，阴血日枯，故血黑以浊，所出不多，不能射也。新饮而液渗于络，而未合和于血也，故血出而汁别焉。新饮入胃，未及变化而渗于络，故血汁相半。其不新饮者，身中有水，久则为肿，阴气积于阳，其气因于络，故刺之血未出而气先行，故肿；水在肌表而因于络，阴气积于阳分也；刺之血未出而气先行，阴滞于阳而不易散也，所以为肿。阴阳之气，其新相得而未和合，因而泻之，则阴阳俱脱，表里相离，故脱色而苍苍然。新相得而未和合者，言血气初调，营卫甫定也。当此之时，根本未固，而妄施以泻，则阴阳表里俱致脱离，而衰危之色，故见于面也。刺之血出多，色不变而烦悗者刺絡而虚經虚經之屬於陰者陰脱故煩悗取血者刺其絡也若出血過多必虚及於經經之屬陰者主藏藏虚則陰脱故爲煩悗陰陽相得而合爲痺者此爲内溢於經外注於絡如是者陰陽俱有餘雖多出血而弗能虚也陰陽相得言表裏之邪相合也經絡之病俱有餘雖多出血皆邪氣耳故弗能虚黄帝曰相之奈何岐伯曰血脉者盛堅横以赤上下無常處小者如鍼大者如筋則而寫之萬全也故無失數矣失數而反各如其度相視也視其血絡盛而且

堅及横以赤者或上或下或小或大者皆當因其微甚則而寫之寫有則度故可萬全無失於刺絡之術數矣若失其數而反其法則爲仆爲脱爲虚爲腫等證各如刺度以相應也黄帝曰鍼入而肉著者何也岐伯曰熱氣因於鍼則鍼熱熱則肉著於鍼故堅焉肉著者吸著於鍼也鍼入而熱肉必附之故緊濇難轉而堅不可拔也

行鍼血氣六不同 靈樞行鍼篇全〇二十二

黄帝問於岐伯曰余聞九鍼於夫子而行之於百姓百姓之血氣各不同形或神動而氣先鍼

悗者，刺络而虚经，虚经之属于阴者阴脱，故烦悗。取血者，刺其络也。若出血过多，必虚及于经。经之属阴者主脏，脏虚则阴脱，故为烦悗。阴阳相得而合为痹者，此为内溢于经，外注于络，如是者阴阳俱有余，虽多出血而弗能虚也。阴阳相得，言表里之邪相合也。经络之病俱有余，虽多出血，皆邪气耳，故弗能虚。黄帝曰：相之奈何？岐伯曰：血脉者，盛坚横以赤，上下无常处，小者如针，大者如筋，则而泻之万全也，故无失数矣；失数而反，各如其度。相，视也。视其血络盛而且坚，及横以赤者，或上或下、或小或大者，皆当因其微甚则而泻之，泻有则度，故可万全无失于刺络之术数矣。若失其数而反其法，则为仆、为脱、为虚、为肿等证，各如刺度以相应也。黄帝曰：针入而肉着者何也？岐伯曰：热气因于针则针热，热则肉着于针，故坚焉。肉着者，吸着于针也。针入而热，肉必附之，故紧涩难转，而坚不可拔也。

二十二、行针血气六不同《灵枢·行针》篇全

黄帝问于岐伯曰：余闻九针于夫子，而行之于百姓，百姓之血气各不同形，或神动而气先针

行或氣與鍼相逢或鍼已出氣獨行或數刺乃知或發鍼而氣逆或數刺病益劇凡此六者各不同形願聞其方言受鍼之人有此六者之異岐伯曰重陽之人其神易動其氣易往也黃帝曰何謂重陽之人岐伯曰重陽之人熇熇高高言語善疾舉足善高心肺之藏氣有餘陽氣滑盛而揚故神動而氣先行重陽之人陽勝者也熇熇明盛貌高高不屈之謂心肺爲二陽之藏陽氣滑盛而揚故神易於動氣先鍼而行也○熇郝栲二音又呼木切黃帝曰重

陽之人而神不先行者何也岐伯曰此人頗有陰者也黃帝曰何以知其頗有陰也岐伯曰多陽者多喜多陰者多怒數怒者易解故曰頗有陰其陰陽之離合難故其神不能先行也光明爽朗陽之德也沉滯抑鬱陰之性也故多陽則多喜多陰則多怒然數怒者頗有陰也易解者本乎陽也陽中有陰未免陽爲陰累故其離合難而神不能先行也黃帝曰其氣與鍼相逢奈何岐伯曰陰陽和調而血氣淖澤滑利故鍼入而氣出疾而相逢也相逢者鍼入氣即至言其應之

行，或气与针相逢，或针已出气独行，或数刺乃知，或发针而气逆，或数刺病益剧，凡此六者，各不同形，愿闻其方。言受针之人，有此六者之异。岐伯曰：重阳之人，其神易动，其气易往也。黄帝曰：何谓重阳之人？岐伯曰：重阳之人，熇熇高高，言语善疾，举足善高，心肺之脏气有余，阳气滑盛而扬，故神动而气先行。重阳之人，阳胜者也。熇熇，明盛貌。高高，不屈之谓。心肺为二阳之脏，阳气滑盛而扬，故神易于动，气先针而行也。熇，郝、栲二音，又呼木切。黄帝曰：重阳之人而神不先行者何也？岐伯曰：此人颇有阴者也。黄帝曰：何以知其颇有阴也？岐伯曰：多阳者多喜，多阴者多怒，数怒者易解，故曰颇有阴，其阴阳之离合难，故其神不能先行也。光明爽朗，阳之德也。沉滞抑郁，阴之性也。故多阳则多喜，多阴则多怒。然数怒者，颇有阴也。易解者，本乎阳也。阳中有阴，未免阳为阴累，故其离合难而神不能先行也。黄帝曰：其气与针相逢奈何？岐伯曰：阴阳和调而血气淖泽滑利，故针入而气出，疾而相逢也。相逢者，针入气即至，言其应之速也。○淖，乃到切。黃帝曰：鍼已出而氣獨行者，何氣使然？岐伯曰：其陰氣多而陽氣少，陰氣沉而陽氣浮者內藏，故鍼已出，氣乃隨其後，故獨行也。陰性遲緩，其氣內藏，故陰多於陽者，其鍼已出，氣乃隨後而獨行也。黃帝曰：數刺乃知，何氣使然？岐伯曰：此人之多陰而少陽，其氣沉而氣往難，故數刺乃知也。此亦陰滯，故氣往爲難。往，至也。較之上節，則此爲更甚耳。黃帝曰：鍼入而氣逆者，何氣使然？岐伯曰：其氣逆與其數刺病益甚者，非陰陽之氣

類經二十卷　鍼刺類　二十二

浮沉之勢也，此皆麤之所敗，工之所失，其形氣無過焉。逆從弗失，何至氣逆？補寫得宜，何以病益甚？凡若此者，乃醫之所敗所失，非陰陽表裏形氣之過也。

持鍼縱舍屈折少陰無俞 靈樞邪客篇 ○二十三

黃帝問於岐伯曰：余願聞持鍼之數，內鍼之理，縱舍之意，扦皮開腠理奈何？脉之屈折出入之處，焉至而出？焉至而止？焉至而徐？焉至而疾？焉至而入？六府之輸於身者，余願盡聞。少敘別離

速也。淖，乃到切。黄帝曰：针已出而气独行者，何气使然？岐伯曰：其阴气多而阳气少，阴气沉而阳气浮者内脏，故针已出，气乃随其后，故独行也。阴性迟缓，其气内藏，故阴多于阳者，其针已出，气乃随后而独行也。黄帝曰：数刺乃知，何气使然？岐伯曰：此人之多阴而少阳，其气沉而气往难，故数刺乃知也。此亦阴滞，故气往为难。往，至也。较之上节，则此为更甚耳。黄帝曰：针入而气逆者，何气使然？岐伯曰：其气逆与其数刺病益甚者，非阴阳之气浮沉之势也，此皆粗之所败，工之所失，其形气无过焉。逆从弗失，何至气逆？补泻得宜，何以病益甚？凡若此者，乃医之所败所失，非阴阳表里形气之过也。

二十三、持针纵舍屈折少阴无俞《灵枢·邪客》篇

黄帝问于岐伯曰：余愿闻持针之数，内针之理，纵舍之意，扦[1]皮开腠理奈何？脉之屈折出入之处，焉至而出？焉至而止？焉至而徐？焉至而疾？焉至而入？六腑之输于身者，余愿尽闻。少叙别离

①扦：据义理当作"扞"，但《灵枢经》及诸注本均标注音为"音旱"或"苦旱切"，待考。

之處離而入陰別而入陽此何道而從行願盡
聞其方岐伯曰帝之所問鍼道畢矣黃帝曰願
卒聞之出止徐疾入即五腧之義別離之處言經絡之支別離合也○扦音旱岐
伯曰手太陰之脉出於大指之端內屈循白肉
際至本節之後太淵留以澹外屈上於本節之
下內屈與陰諸絡會於魚際數脉并注其氣滑
利伏行壅骨之下外屈出於寸口而行上至於
肘內廉入於大筋之下內屈上行臑陰入腋下

類經二十卷　鍼刺類　二十三

內屈走肺此順行逆數之屈折也此下二節皆言五腧之屈
折也大指之端少商井也內屈循白肉際至本
節之後太淵腧也凡人身經脉陰陽以紫白肉
際爲界紫者在外屬陽分白者在內屬陰分大
槩皆然澹水揺貌脉至太淵而動故曰留以澹
也從此外屈上於本節之下內屈與諸陰絡會
於魚際滎也諸陰皆會於此故數脉并注其氣
滑利伏行掌後高骨之下外屈出寸口而行經
渠經也上至肘內廉入於大筋之下尺澤合也
乃由此內屈臑陰入腋走肺然肺經之脉從藏
走手爲順此則從手數至藏故爲順行逆數之
屈折心主之脉出於中指之端內屈循中指內廉
以上留於掌中伏行兩骨之間外屈出兩筋之

之处，离而入阴，别而入阳，此何道而从行？愿尽闻其方。岐伯曰：帝之所问，针道毕矣。黄帝曰：愿卒闻之。出、止、徐、疾、入，即五输之义。别离之处，言经络之支别离合也。扦，音旱。岐伯曰：手太阴之脉，出于大指之端，内屈循白肉际，至本节之后太渊留以澹，外屈上于本节之下，内屈与阴诸络会于鱼际，数脉并注，其气滑利，伏行壅骨之下，外屈出于寸口而行，上至于肘内廉，入于大筋之下，内屈上行臑阴，入腋下，内屈走肺，此顺行逆数之屈折也。此下二节，皆言五腧之屈折也。大指之端，少商井也。内屈循白肉际至本节之后，太渊腧也。凡人身经脉阴阳，以紫白肉际为界，紫者在外属阳分，白者在内属阴分，大概皆然。澹，水摇貌。脉至太渊而动，故曰留以澹也。从此外屈上于本节之下，内屈与诸阴络会于鱼际荥也。诸阴皆会于此，故数脉并注。其气滑利，伏行掌后高骨之下，外屈出寸口而行经渠经也。上至肘内廉，入于大筋之下，尺泽合也。乃由此内屈臑阴，入腋走肺。然肺经之脉从脏走手为顺，此则从手数至脏，故为顺行逆数之屈折。心主之脉，出于中指之端，内屈循中指内廉以上留于掌中，伏行两骨之间，外屈出两筋之間骨肉之際，其氣滑利，上二寸外屈出行兩筋之間，上至肘内廉，入於小筋之下，留兩骨之會，上入於胷中，内絡於心脉。中指之端，中衝井也。内屈循中指以上掌中，勞宮滎也。伏行兩骨之間，外屈出兩筋之間，骨肉之際，大陵腧也。其氣滑利，上二寸外屈出行兩筋之間，間使經也。上至肘内廉，入於小筋之下，留兩骨之會者，曲澤合也。由此上入胷中，内絡於心脉，乃手厥陰經順行逆數之屈折。○按本篇於十二經之屈折，獨言手太陰心主二經者，盖欲引正下文少陰無腧之義，故單以膈上二經為言耳。諸經屈折詳義，已具經脉本輸等篇，故此不必再詳也。黄帝曰：手少陰之脉獨無腧，何也？

岐伯曰：少陰，心脉也。心者，五藏六府之大主也，精神之所舍也，其藏堅固，邪弗能容也。容之則心傷，心傷則神去，神去則死矣。故諸邪之在於心者，皆在於心之包絡。包絡者，心主之脉也，故獨無腧焉。手少陰，心經也。手厥陰，心包絡經也。經雖分二，藏實一原。但包絡在外，為心之衛；心為五藏六府之大主，乃精神之所居，其藏堅固，邪不可傷，傷及於心，無不死者。故凡諸邪之在心者，皆在心外之包絡耳。然心為君主之官，而包絡亦心所主，故稱為心主。凡治病者，但治包絡之腧，即所以治心也。故少陰一經所以獨無腧焉。詳義出本輸篇，見經絡類十六。

间，骨肉之际，其气滑利，上二寸外屈出行两筋之间，上至肘内廉，入于小筋之下，留两骨之会，上入于胸中，内络于心脉。中指之端，中冲井也。内屈循中指以上掌中，劳宫荥也。伏行两骨之间，外屈出两筋之间，骨肉之际，大陵腧也。其气滑利，上二寸外屈出行两筋之间，间使经也。上至肘内廉，入于小筋之下，留两骨之会者，曲泽合也。由此上入胸中，内络于心脉，乃手厥阴经顺行逆数之屈折。按：本篇于十二经之屈折，独言手太阴、心主二经者，盖欲引正下文少阴无腧之义，故单以膈上二经为言耳。诸经屈折详义，已具《经脉》《本输》等篇，故此不必再详也。黄帝曰：手少阴之脉独无腧何也？岐伯曰：少阴心脉也，心者五脏六腑之大主也，精神之所舍也，其脏坚固，邪弗能容也，容之则心伤，心伤则神去，神去则死矣。故诸邪之在于心者，皆在于心之包络，包络者心主之脉也，故独无腧焉。手少阴，心经也。手厥阴，心包络经也。经虽分二，脏实一原，但包络在外，为心之卫；心为五脏六腑之大主，乃精神之所居，其脏坚固，邪不可伤，伤及于心，无不死者。故凡诸邪之在心者，皆在心外之包络耳。然心为君主之官，而包络亦心所主，故称为心主。凡治病者，但治包络之腧，即所以治心也，故少阴一经所以独无腧焉。详义出《本输》篇，见“经络类十六”。

黄帝曰：少陰獨無腧者，不病乎？岐伯曰：其外經病而藏不病，故獨取其經於掌後鋭骨之端。其餘脉出入屈折，其行之徐疾，皆如手少陰心主之脉行也。故本腧者，皆因其氣之虚實徐疾以取之。是謂因衝而寫，因衰而補，如是者，邪氣得去，眞氣堅固，是謂因天之序。凡藏府經絡，有是藏則有是經，藏居於內，經行於外。心藏堅固居內，邪弗能容，而經則不能無病，故少陰經病者，當取掌後鋭骨之端，即神門腧也。其餘脉之出入屈折徐疾，皆如手少陰心主之脉行者，言少陰心主之腧，其行

相似，故曰本腧者，言少陰本經之腧，非上文皆在心包之謂也。然則邪在心包藏者，當治心主之腧；邪在少陰經者，當治本經之腧。因其虚實以取之，則邪氣去而眞氣固，乃不失諸經天界之序也。○按本輸篇所載五藏五腧，六府六腧，獨手少陰經無腧，故此篇特以爲問，正欲明心爲大主、無容邪傷之義。然既曰無腧，而此節復言取其經於掌後鋭骨之端，及如心主脉行本腧等義。可見心藏無病，則治藏無腧；少陰經有病，則治經有腧。故甲乙經備載少陰之腧，云少衝爲井，少府爲滎，神門爲腧，靈道爲經，少海爲合，於十二經之腧始全，其義葢本諸此。黄帝曰：持鍼縱舍奈何？縱言從緩，舍言弗用也。岐伯曰：必先明知十二經脉之本末，皮膚之寒熱，脉之盛衰

黄帝曰：少阴独无腧者，不病乎？岐伯曰：其外经病而脏不病，故独取其经于掌后锐骨之端。其余脉出入屈折，其行之徐疾，皆如手少阴心主之脉行也。故本腧者，皆因其气之虚实徐疾以取之。是谓因冲而泻，因衰而补，如是者，邪气得去，真气坚固，是谓因天之序。凡脏腑经络，有是脏则有是经，脏居于内，经行于外。心脏坚固居内，邪弗能容，而经则不能无病，故少阴经病者，当取掌后锐骨之端，即神门腧也。其余脉之出入屈折徐疾，皆如手少阴心主之脉行者，言少阴心主之腧，其行相似，故曰本腧者，言少阴本经之腧，非上文皆在心包之谓也。然则邪在心包脏者，当治心主之腧；邪在少阴经者，当治本经之腧。因其虚实以取之，则邪气去而真气固，乃不失诸经天界之序也。按：《本输》篇所载五脏五腧，六腑六腧，独手少阴经无腧，故此篇特以为问，正欲明心为大主、无容邪伤之义。然既曰无腧，而此节复言取其经于掌后锐骨之端，及如心主脉行本腧等义。可见心脏无病，则治脏无腧；少阴经有病，则治经有腧。故《甲乙经》备载少阴之腧，云少冲为井，少府为荥，神门为腧，灵道为经，少海为合，于十二经之腧始全，其义盖本诸此。黄帝曰：持针纵舍奈何？纵言从缓，舍言弗用也。岐伯曰：必先明知十二经脉之本末，皮肤之寒热，脉之盛衰

滑濇。明此數者則鍼之當用不當用其縱舍可知矣。其脉滑而盛者病日進虚而細者久以持大以濇者爲痛痺此言病氣之盛及元氣之虛者皆難取速效當從緩治以漸除之者也。陰陽如一者病難治表裏俱傷血氣皆敗者是爲陰陽如一刺之必反甚當舍而勿鍼也。其本末尚熱者病尚在胷腹藏府爲本經絡四支爲末尚熱者餘邪未盡也宜從緩治其熱以衰者其病亦去矣可舍鍼也。持其尺察其肉之堅脆大小滑濇寒溫燥濕因視目之五色以知五藏而決死生視其血脉察其色以知其寒

熱痛痺。持尺視目義俱詳脉色類。輕重死生於此可決皆縱舍之道也。黄帝曰持鍼縱舍余未得其意也。不惟病形輕重有縱舍而持鍼之際其進止退留亦有縱舍未得其詳因而復問。岐伯曰持鍼之道欲端以正安以靜先知虛實而行疾徐左手執骨右手循之無與肉果寫欲端以正補必閉膚輔鍼導氣邪得淫泆真氣得居。持鍼之道宜審而慎必從和緩從容庶可無誤故欲端以正安以靜先知病之虛實以施疾徐之法左手執之右手循之必中其穴無中其肉而與肉果。果即裹也。寫者欲端以正補者必閉其膚以手輔鍼導引其氣必使邪氣淫泆而散

滑涩明此数者，则针之当用不当用，其纵舍可知矣。其脉滑而盛者病日进，虚而细者久以持，大以涩者为痛痹此言病气之盛及元气之虚者，皆难取速效，当从缓治以渐除之者也，阴阳如一者病难治，表里俱伤、血气皆败者，是为阴阳如一，刺之必反甚，当舍而勿针也，其本末尚热者病尚在，胸腹脏腑为本，经络四肢为末，尚热者，余邪未尽也，宜从缓治，其热以衰者其病亦去矣。可舍针也。持其尺，察其肉之坚脆、大小、滑涩、寒温、燥湿，因视目之五色，以知五脏而决死生。视其血脉，察其色，以知其寒热痛痹。持尺视目，义俱详“脉色类”。轻重死生于此可决，皆纵舍之道也。黄帝曰：持针纵舍，余未得其意也。不惟病形轻重有纵舍，而持针之际，其进止退留亦有纵舍，未得其详，因而复问。岐伯曰：持针之道，欲端以正，安以静，先知虚实而行疾徐，左手执骨，右手循之，无与肉果，泻欲端以正，补必闭肤，辅针导气，邪得淫泆，真气得居。持针之道，宜审而慎，必从和缓从容，庶可无误。故欲端以正，安以静，先知病之虚实，以施疾徐之法，左手执之，右手循之，必中其穴，无中其肉而与肉果。果即裹也。泻者欲端以正，补者必闭其肤，以手辅针，导引其气，必使邪气淫泆而散，

眞氣得復而居，然後可以去鍼，此持鍼縱舍之道也。黄帝曰：扞皮開腠理奈何？扞，說文忮也。謂恐刺傷其皮而開腠理，則奈之何也。岐伯曰：因其分肉，左別其膚，微内而徐端之，適神不散，邪氣得去。凡用鍼者，必因其分肉之理，左手循別其肌膚，右手微内而徐端之，則自然從容中窾，神不散而邪氣去，皮腠亦無傷也。

六府之病取之於合 靈樞邪氣藏府病形篇○二十四

黄帝曰：余聞五藏六府之氣，滎輸所入爲合，令何道從入？入安連過？願聞其故。五藏六府皆有五腧，五腧之所

入爲合，即各經之合穴也。然手之三陽，復有連屬上下、氣脉相通者，亦謂之合，故此以入安連過爲問。岐伯荅曰：此陽脉之別入於内，屬於府者也。此下言六陽之經，内屬於府，因以明手之三陽，下合在足也。黄帝曰：滎輸與合，各有名乎？岐伯荅曰：滎輸治外經，合治内府。滎腧氣脉浮淺，故可治外經之病。合則氣脉深入，故可治内府之病。黄帝曰：治内府奈何？岐伯曰：取之於合。黄帝曰：合各有名乎？岐伯荅曰：胃合於三里，胃，足陽明也。三里，本經所入爲合也。大腸合入於巨虛上廉，大腸，手陽明也。本經之合在曲池，其下腧則合於足

真气得复而居，然后可以去针，此持针纵舍之道也。黄帝曰：扞皮开腠理奈何？扞，《说文》：忮也。谓恐刺伤其皮而开腠理，则奈之何也。岐伯曰：因其分肉，左别其肤，微内而徐端之，适神不散，邪气得去。凡用针者，必因其分肉之理，左手循别其肌肤，右手微内而徐端之，则自然从容中窾，神不散而邪气去，皮腠亦无伤也。

二十四、六腑之病取之于合《灵枢·邪气脏腑病形》篇

黄帝曰：余闻五脏六腑之气，荥输所入为合，令何道从入？入安连过？愿闻其故。五脏六腑皆有五腧，五腧之所入为合，即各经之合穴也。然手之三阳，复有连属上下、气脉相通者，亦谓之合，故此以入安连过为问。岐伯答曰：此阳脉之别入于内，属于腑者也。此下言六阳之经，内属于腑，因以明手之三阳，下合在足也。黄帝曰：荥输与合，各有名乎？岐伯答曰：荥输治外经，合治内腑。荥腧气脉浮浅，故可治外经之病。合则气脉深入，故可治内腑之病。黄帝曰：治内腑奈何？岐伯曰：取之于合。黄帝曰：合各有名乎？岐伯答曰：胃合于三里，胃，足阳明也。三里，本经所入为合也，大肠合入于巨虚上廉，大肠，手阳明也。本经之合在曲池，其下腧则合于足

陽明之巨虛上廉小腸合入於巨虛下廉小腸手太陽
也本經之合在小海其下腧則合於足陽明之巨虛下廉三焦合入於委陽三焦手少
陽也本經之合在天井其下腧則合於足太陽
之委陽穴○按大腸小腸三焦皆手三陽之經
然大小腸爲下焦之府連屬於胃其經雖在上
而氣脉不離於下故合於足陽明之巨虛上下
廉三焦爲孤獨之府其於三部九候無所不統
故經之在上者屬手腧之在下者居足所以十
二經中惟此手之三陽乃有下腧故本輸篇曰
大腸小腸皆屬於胃三焦下腧在於足小指之
前少陽之後出於膕中外廉名曰
委陽即此謂也詳經絡類十六膀胱合入於
委中央膀胱足太陽也委中即本經之合膽合入於陽陵泉膽足

類經二十卷　鍼刺類　二十八

少陽也陽陵泉即本經之合黃帝曰取
之三里者低跗取之巨虛者舉足取之委陽者
屈伸而索之委陽在承扶下六寸屈伸索之者屈其股以察承扶之陰紋伸其足
以度委陽之分寸也委中者屈而取之陽陵泉者正竪膝
予之齊下至委陽之陽取之正竪膝予之齊謂正身蹲坐使兩膝
齊也委陽之陽當作委中之陽蓋委中之外廉即陽陵泉之次也○竪上主切又去聲取
諸外經者揄申而從之揄引也申明也取外經
者在滎輸然亦必引正詳明方可從而治也○揄音余黃帝曰願聞六府之病岐伯荅

阳明之巨虚上廉，小肠合入于巨虚下廉，小肠，手太阳也。本经之合在小海，其下腧则合于足阳明之巨虚下廉，三焦合入于委阳，三焦，手少阳也。本经之合在天井，其下腧则合于足太阳之委阳穴。按：大肠、小肠、三焦，皆手三阳之经。然大小肠为下焦之腑，连属于胃，其经虽在上，而气脉不离于下，故合于足阳明之巨虚上下廉。三焦为孤独之腑，其于三部九候无所不统，故经之在上者属手，腧之在下者居足。所以十二经中，惟此手之三阳，乃有下腧。故《本输篇》曰：大肠小肠，皆属于胃。三焦下腧，在于足小指之前，少阳之后，出于腘中外廉，名曰委阳。即此谓也。详"经络类十六"，膀胱合入于委中央，膀胱，足太阳也。委中，即本经之合，胆合入于阳陵泉，胆，足少阳也。阳陵泉，即本经之合。黄帝曰：取之奈何？岐伯答曰：取之三里者，低跗取之；巨虚者，举足取之；委阳者，屈伸而索之；委阳在承扶下六寸。屈伸索之者，屈其股以察承扶之阴纹，伸其足以度委阳之分寸也；委中者，屈而取之；阳陵泉者，正竖膝予之齐，下至委阳之阳取之，正竖膝予之齐，谓正身蹲坐，使两膝齐也。委阳之阳，当作委中之阳，盖委中之外廉，即阳陵泉之次也。竖，上主切，又去声；取诸外经者，揄申而从之。揄，引也。申，明也。取外经者在荥输，然亦必引正详明，方可从而治也。揄，音余。黄帝曰：愿闻六腑之病。岐伯答曰面熱者足陽明病魚絡血者手陽明病兩跗之上脉竪陷者足陽明病此胃脉也。足陽明之脉行於面，故爲面熱。手陽明之脉行於手魚之表，故爲魚絡血。足面爲跗，兩跗之上脉卽衝陽也。竪者堅而實，陷者弱而虛，皆足陽明胃脉之病。觀下文云大腸病者與胃同候，則此胃脉也，蓋兼手陽明而言。大腸病者腸中切痛而鳴濯濯冬曰重感於寒卽泄當臍而痛不能久立與胃同候取巨虛上廉。曰當作月。大腸屬胃，故與胃同候。巨虛上廉，大腸合也，故當取之。胃病者腹䐜脹胃脘當心而痛上支兩脇膈咽不通

飲食不下取之三里也。三里乃陽明之合，故胃病者當取之。〇䐜音嗔。小腸病者小腹痛腰脊控睾而痛時窘之後當耳前熱若寒甚若獨肩上熱甚及手小指次指之間熱若脉陷者此其候也手太陽病也取之巨虛下廉。小腸氣化於小腹，後附腰脊，下引睾丸，故爲諸痛及不得大小便而時窘之後，蓋卽疝之屬也。耳前、肩上、小指次指之間，皆手太陽之經，故其病如此。其候則脉有陷者。巨虛下廉，小腸合也，故當取之。〇睾音高，陰丸也。三焦病者腹氣滿小腹尤堅不得小便窘急溢則水留卽爲脹候在

曰：面热者足阳明病，鱼络血者手阳明病，两跗之上脉竖陷者足阳明病，此胃脉也。足阳明之脉行于面，故为面热。手阳明之脉行于手鱼之表，故为鱼络血。足面为跗，两跗之上脉，即冲阳也。竖者坚而实，陷者弱而虚，皆足阳明胃脉之病。观下文云大肠病者与胃同候，则此胃脉也，盖兼手阳明而言。大肠病者，肠中切痛而鸣濯濯，冬曰重感于寒即泄，当脐而痛，不能久立，与胃同候，取巨虚上廉。曰，当作月。大肠属胃，故与胃同候。巨虚上廉，大肠合也，故当取之。胃病者，腹䐜胀，胃脘当心而痛，上支两胁，膈咽不通，饮食不下，取之三里也。三里乃阳明之合，故胃病者当取之。䐜，音嗔。小肠病者，小腹痛，腰脊控睾而痛，时窘之后，当耳前热，若寒甚，若独肩上热甚，及手小指次指之间热，若脉陷者，此其候也，手太阳病也，取之巨虚下廉。小肠气化于小腹，后附腰脊，下引睾丸，故为诸痛及不得大小便而时窘之后，盖即疝之属也。耳前、肩上、小指次指之间，皆手太阳之经，故其病如此。其候则脉有陷者。巨虚下廉，小肠合也，故当取之。睾，音高，阴丸也。三焦病者，腹气满，小腹尤坚，不得小便，窘急，溢则水留即为胀，候在

足太陽之外大絡大絡在太陽少陽之間亦見於脉取委陽三焦受病則决瀆之官失其職水道不利故爲腹堅滿爲小便窘急爲溢則水留而脹也委陽爲三焦下腧故當取而治之膀胱病者小便偏腫而痛以手按之即欲小便而不得肩上熱若脉陷及足小指外廉及脛踝後皆熱若脉陷取委中央此皆膀胱之府病取委中央者足太陽經之合也膽病者善太息口苦嘔宿汁心下澹澹恐人將捕之嗌中吩吩然數唾在足少陽之本末亦視其脉之陷下

類經二十卷 鍼刺類 三十

者灸之其寒熱者取陽陵泉澹澹失意貌吩吩然有聲也本末者在府爲本在經爲末也其脉之陷下者爲不足故宜灸其寒熱者爲有邪故宜取之陽陵泉即足少陽經之合也○嗌音益吩音介黄帝曰刺之有道乎岐伯荅曰刺此者必中氣穴無中肉節中氣穴則鍼染於巷中肉節即皮膚痛經氣所至是謂氣穴肉有節界是謂肉節染著也巷道也中其氣穴則鍼著脉道而經絡通失其氣穴則徒傷肉節而反爲痛害矣○染一本作遊補寫反則病益篤中筋則筋緩邪氣不出與其眞相搏亂而不去反還内著用鍼不審以順

足太阳之外大络，大络在太阳少阳之间，亦见于脉，取委阳。三焦受病，则决渎之官失其职，水道不利，故为腹坚满，为小便窘急，为溢则水留而胀也。委阳为三焦下腧，故当取而治之。膀胱病者，小便偏肿而痛，以手按之，即欲小便而不得，肩上热若脉陷，及足小指外廉及胫踝后皆热若脉陷，取委中央。此皆膀胱之腑病。取委中央者，足太阳经之合也。胆病者，善太息，口苦呕宿汁，心下澹澹，恐人将捕之，嗌中吩吩然数唾，在足少阳之本末，亦视其脉之陷下者灸之，其寒热者取阳陵泉。澹澹，失意貌。吩吩然，有声也。本末者，在腑为本，在经为末也。其脉之陷下者为不足，故宜灸。其寒热者为有邪，故宜取之阳陵泉，即足少阳经之合也。嗌，音益。吩，音介。黄帝曰：刺之有道乎？岐伯答曰：刺此者必中气穴，无中肉节，中气穴则针染于巷，中肉节即皮肤痛。经气所至，是谓气穴。肉有节界，是谓肉节。染，着也。巷，道也。中其气穴则针着脉道而经络通，失其气穴则徒伤肉节而反为痛害矣。染，一本作游。补泻反则病益笃。中筋则筋缓，邪气不出，与其真相搏乱而不去，反还内着，用针不审，以顺爲逆也。補寫反用，病必益甚。不中邪而中筋，邪必乘虛反與眞氣相亂，還著於內，皆以不審逆順，用鍼者之罪也。

邪在五藏之刺 靈樞五邪篇全○二十五

邪在肺則病皮膚痛寒熱上氣喘汗出欬動肩背。皮膚痛而寒熱者，皮毛爲肺之合也。氣喘汗出者，肺主氣而腠理疎也。肺爲藏府之華蓋，居於膈上，故欬則動及肩背。取之膺中外腧。膺中之外腧，雲門、中府也，手太陰本經穴。但雲門忌深，能令人逆息。背三節五節之傍，以手疾按之，快然乃刺之。三椎之傍，肺腧也。五椎之傍，心腧也。皆足太陽經穴。以手疾按

類經二十卷 鍼刺類 三十一

其處，覺快爽者，卽其眞穴，乃可刺之。取之缺盆中以越之。缺盆，足陽明經穴也。手太陰之脈上出於此，故當取之以散越肺邪。但忌太深，令人逆息。○邪在肝則兩脇中痛寒中惡血在內行善掣節時脚腫。兩脇中痛，肝之經也。寒中，木乘脾胃也。惡血在內，肝所主也。行善牽掣其關節，肝主筋而邪居之也。肝經自足大指上行內踝，故時爲脚腫。取之行間以引脅下。行間，足厥陰本經之滎，故可以引去肝邪而止脇痛。補三里以溫胃中。三里，足陽明經穴，補以溫胃，可去寒中。取血脉以散惡血。取肝經血絡外見者，可以散在內之惡血。取耳間青脉以去其掣。足少陽經循耳前後，足厥陰主

为逆也。补泻反用，病必益甚。不中邪而中筋，邪必乘虚反与真气相乱，还着于内，皆以不审逆顺，用针者之罪也。

二十五、邪在五脏之刺《灵枢·五邪》篇全

邪在肺，则病皮肤痛，寒热，上气喘，汗出，咳动肩背，皮肤痛而寒热者，皮毛为肺之合也。气喘汗出者，肺主气而腠理疏也。肺为脏腑之华盖，居于膈上，故咳则动及肩背。取之膺中外腧，膺中之外腧，云门、中府也，手太阴本经穴。但云门忌深，能令人逆息，背三节五节之旁，以手疾按之，快然乃刺之，三椎之旁，肺腧也。五椎之旁，心腧也。皆足太阳经穴。以手疾按其处，觉快爽者，即其真穴，乃可刺之，取之缺盆中以越之。缺盆，足阳明经穴也。手太阴之脉上出于此，故当取之以散越肺邪。但忌太深，令人逆息。

邪在肝，则两胁中痛，寒中，恶血在内，行善掣节，时脚肿，两胁中痛，肝之经也。寒中，木乘脾胃也。恶血在内，肝所主也。行善牵掣其关节，肝主筋而邪居之也。肝经自足大指上行内踝，故时为脚肿。取之行间以引胁下，行间，足厥阴本经之荥，故可以引去肝邪而止胁痛，补三里以温胃中，三里，足阳明经穴，补以温胃，可去寒中，取血脉以散恶血，取肝经血络外见者，可以散在内之恶血，取耳间青脉以去其掣。足少阳经循耳前后，足厥阴主

諸筋而與少陽爲表裏。故取耳間青脉。可以去掣節。〇邪在脾胃則病肌肉痛陽氣有餘陰氣不足則熱中善饑陽氣不足陰氣有餘則寒中腸鳴腹痛陰陽俱有餘若俱不足則有寒有熱。邪在脾胃則肌肉痛。脾主肌肉也。陽有餘則陰不足。陽邪入府。病在陽明。故爲熱中善饑。陽不足則陰有餘。陰邪入藏。病在太陰。故爲寒中腸鳴腹痛。若脾胃之邪氣皆盛。陰陽俱有餘也。脾胃之正氣皆虛。陰陽俱不足也。故有寒有熱。隨之而見。皆調於三里。此足陽明之合。可兼治脾胃之病。〇邪在腎則病骨痛陰痺陰痺者按之而不得腹脹腰痛大

類經二十卷　鍼刺類　三十二

便難肩背頸項痛時眩。腎屬少陰而主骨。故其病爲骨痛陰痺。又至真要大論陰痺義更詳。見運氣類二十五。取之湧泉崑崙視有血者盡取之。湧泉爲足少陰之井。崑崙爲足太陽之經。按經脉篇以腰脊肩背頸項痛爲足太陽病。故當取崑崙。餘爲少陰病。故當取湧泉。二經表裏。凡有血絡者。皆當取之。〇邪在心則病心痛喜悲時眩仆視有餘不足而調之其輸也。邪在心者。皆在心之包絡。其應補應寫。皆當取手厥陰心主之輸。

二十六

衛氣失常皮肉氣血筋骨之刺靈樞衛氣失常篇〇

诸筋而与少阳为表里，故取耳间青脉，可以去掣节。

邪在脾胃，则病肌肉痛。阳气有余，阴气不足，则热中善饥；阳气不足，阴气有余，则寒中肠鸣腹痛；阴阳俱有余，若俱不足，则有寒有热。邪在脾胃则肌肉痛，脾主肌肉也。阳有余则阴不足，阳邪入腑，病在阳明，故为热中善饥。阳不足则阴有余，阴邪入脏，病在太阴，故为寒中肠鸣腹痛。若脾胃之邪气皆盛，阴阳俱有余也；脾胃之正气皆虚，阴阳俱不足也。故有寒有热，随之而见。皆调于三里。此足阳明之合，可兼治脾胃之病。

邪在肾，则病骨痛阴痹。阴痹者，按之而不得，腹胀腰痛，大便难，肩背颈项痛，时眩。肾属少阴而主骨，故其病为骨痛阴痹。又《至真要大论》阴痹义更详，见“运气类二十五”。取之涌泉、昆仑，视有血者尽取之。涌泉为足少阴之井，昆仑为足太阳之经。按《经脉》篇以腰脊肩背颈项痛为足太阳病，故当取昆仑。余为少阴病，故当取涌泉。二经表里，凡有血络者，皆当取之。

邪在心，则病心痛喜悲，时眩仆，视有余不足而调之其输也。邪在心者，皆在心之包络，其应补应泻，皆当取手厥阴心主之输。

二十六、卫气失常皮肉气血筋骨之刺《灵枢·卫气失常》篇

黃帝曰衛氣之留於腹中搐積不行苑蘊不得常所使人肢脇胃中滿喘呼逆息者何以去之衛氣者水穀之悍氣也其氣循皮膚之中分肉之間熏於肓膜散於胷腹此衛氣之常也失其常則隨邪內陷留於腹中搐積不行而苑蘊爲病故禁服篇曰衛氣爲百病母也○苑鬱同伯高曰其氣積於胷中者上取之積於腹中者下取之上下皆滿者傍取之黃帝曰取之奈何伯高對曰積於上寫人迎天突喉中積於上者爲喘呼逆息故當寫之於上人迎足陽明經穴天突喉中俱任脈穴喉中郎廉泉也積於下者

寫三里與氣街積於腹中者當寫其下三里氣街俱足陽明經穴上下皆滿者上下取之與季脇之下一寸重者雞足取之上下皆病則上下俱當取之如以上五穴是也季脇之下一寸當是足厥陰經章門穴病之重者仍當雞足取之謂攢而刺之也郎官鍼篇合谷刺之謂詳見前六○一本云季脇之下深一寸診視其脉大而弦急及絕不至者及腹皮急甚者不可刺也黃帝曰善脉大而弦急陰虛而眞藏見也絕不至者營氣脫也腹皮急甚者中和氣絕而脾元敗也不宜刺矣黃帝問於伯高曰何以知皮肉氣血筋骨之病也伯高曰色

黄帝曰：卫气之留于腹中，搐积不行，苑蕴不得常所，使人肢胁胃中满、喘呼逆息者，何以去之？卫气者，水谷之悍气也。其气循皮肤之中，分肉之间，熏于肓膜，散于胸腹，此卫气之常也。失其常，则随邪内陷，留于腹中，搐积不行而苑蕴为病，故《禁服》篇曰卫气为百病母也。苑，郁同。伯高曰：其气积于胸中者上取之，积于腹中者下取之，上下皆满者旁取之。黄帝曰：取之奈何？伯高对曰：积于上，泻人迎、天突、喉中；积于上者为喘呼逆息，故当泻之于上。人迎，足阳明经穴。天突、喉中，俱任脉穴。喉中，即廉泉也；积于下者，泻三里与气街；积于腹中者，当泻其下。三里、气街，俱足阳明经穴；上下皆满者，上下取之，与季胁之下一寸，重者鸡足取之。上下皆病，则上下俱当取之，如以上五穴是也。季胁之下一寸，当是足厥阴经章门穴。病之重者仍当鸡足取之，谓攒而刺之也，即《官针》篇合谷刺之谓，详见前六。一本云季胁之下深一寸。诊视其脉大而弦急，及绝不至者，及腹皮急甚者，不可刺也。黄帝曰：善。脉大而弦急，阴虚而真脏见也。绝不至者，营气脱也。腹皮急甚者，中和气绝而脾元败也。不宜刺矣。

黄帝问于伯高曰：何以知皮肉气血筋骨之病也？伯高曰：色

起兩眉薄澤者病在皮。兩眉者闕中也其應主肺故病在皮。脣色青黃赤白黑者病在肌肉。脾氣通於脣故病在肌肉。營氣濡然者病在血氣。濡濕也營本無形若膚腠之汗肌肉之脹二便之泄利皆濡然之謂其病在營則氣血也。目色青黃赤白黑者病在筋。目爲肝之竅肝主筋也。耳焦枯受塵垢病在骨。耳爲腎之竅腎主骨也。黃帝曰病形何如取之奈何伯高曰夫百病變化不可勝數然皮有部肉有柱血氣有輸骨有屬。黃帝曰願聞其故伯高曰皮之部輸於四末。病在

皮者在陽分也陽受氣於四末以其皮淺氣浮也故皮之部輸於四末。肉之柱在臂脛諸陽分肉之間與足少陰分間。病在肌肉當治其柱。柱者䐃之屬也堅厚之肉多在手足三陽分肉間以肉主於脾而脾主四支也足少陰之經自足心循內踝後入足跟以上腨內出䐃內廉上股內後廉會於尻臀貫脊其肉俱厚故亦爲肉之柱。血氣之輸輸於諸絡氣血留居則盛而起。病在血氣當治其輸輸於諸絡謂諸經之絡穴也氣血留居則經絡壅盛故當取之。筋部無陰無陽無左無右候病所在。病在筋者不必分其陰陽左右但當隨病所在而治之。骨之屬者骨空之所以受益而益腦

起两眉薄泽者，病在皮；两眉者，阙中也。其应主肺，故病在皮。唇色青黄赤白黑者，病在肌肉；脾气通于唇，故病在肌肉。营气濡然者，病在血气；濡，湿也。营本无形，若肤腠之汗，肌肉之胀，二便之泄利，皆濡然之谓。其病在营，则气血也。目色青黄赤白黑者，病在筋；目为肝之窍，肝主筋也。耳焦枯受尘垢，病在骨。耳为肾之窍，肾主骨也。黄帝曰：病形何如？取之奈何？伯高曰：夫百病变化，不可胜数，然皮有部，肉有柱，血气有输，骨有属。黄帝曰：愿闻其故。伯高曰：皮之部，输于四末。病在皮者，在阳分也。阳受气于四末，以其皮浅气浮也，故皮之部输于四末。肉之柱，在臂胫诸阳分肉之间，与足少阴分间。病在肌肉，当治其柱。柱者，䐃之属也。坚厚之肉，多在手足三阳分肉间，以肉主于脾，而脾主四肢也。足少阴之经，自足心，循内踝后，入足跟，以上腨内，出腘内廉，上股内后廉，会于尻臀，贯脊，其肉俱厚，故亦为肉之柱。血气之输，输于诸络，气血留居，则盛而起。病在血气，当治其输。输于诸络，谓诸经之络穴也。气血留居，则经络壅盛，故当取之。筋部无阴无阳，无左无右，候病所在。病在筋者，不必分其阴阳左右，但当随病所在而治之。骨之属者，骨空之所以受益而益脑

髓者也。病在骨之屬者當治骨空以益其髓髓者骨之充也故益髓卽所以治骨骨空義詳經絡類十九。黃帝曰取之奈何伯高曰夫病變化浮沉深淺不可勝窮各在其處病間者淺之甚者深之間者小之甚者衆之隨變而調氣故曰上工。間者病輕故用鍼宜淺宜小甚者病重故用鍼宜深宜衆病變無窮能隨其變而調治得宜者故曰上工。

五亂之刺 靈樞五亂篇全 ○二十七

黃帝曰經脉十二者別爲五行分爲四時何失

類經二十卷 《鍼刺類 三十五

而亂何得而治岐伯曰五行有序四時有分相順則治相逆則亂黃帝曰何謂相順岐伯曰經脉十二者以應十二月十二月者分爲四時四時者春秋冬夏其氣各異營衛相隨陰陽已和清濁不相干如是則順之而治。此下言一時血氣之錯亂非宿疾有因之謂氣本五行故曰五亂。黃帝曰何謂逆而亂岐伯曰清氣在陰濁氣在陽營氣順脉衛氣逆行清濁相干亂於胸中是謂大悗清氣屬陽而升在陰則亂濁氣屬陰而降

髓者也。病在骨之属者，当治骨空以益其髓。髓者骨之充也，故益髓即所以治骨。骨空义详“经络类十九”。黄帝曰：取之奈何？伯高曰：夫病变化浮沉深浅，不可胜穷，各在其处，病间者浅之，甚者深之，间者小之，甚者众之，随变而调气，故曰上工。间者病轻，故用针宜浅宜小。甚者病重，故用针宜深宜众。病变无穷，能随其变而调治得宜者，故曰上工。

二十七、五乱之刺《灵枢·五乱》篇全

黄帝曰：经脉十二者，别为五行，分为四时，何失而乱？何得而治？岐伯曰：五行有序，四时有分，相顺则治，相逆则乱。黄帝曰：何谓相顺？岐伯曰：经脉十二者，以应十二月；十二月者，分为四时；四时者，春秋冬夏，其气各异。营卫相随，阴阳已和，清浊不相干，如是则顺之而治。此下言一时血气之错乱，非宿疾有因之谓。气本五行，故曰五乱。黄帝曰：何谓逆而乱？岐伯曰：清气在阴，浊气在阳，营气顺脉，卫气逆行，清浊相干，乱于胸中，是谓大悗。清气属阳而升，在阴则乱。浊气属阴而降，

在陽則亂。營氣陰性精專，行常順脉。衛氣陽性慓悍，晝當行陽，夜當行陰。若衛氣逆行，則陰陽相犯，表裏相干，亂於胷中而爲悗悶，總由衛氣之爲亂耳。○悗，母本切。故氣亂於心，則煩心密嘿，俛首靜伏；亂於肺則俛仰喘喝，接手以呼；亂於腸胃，則爲霍亂；氣亂於內者，上則在心肺，下則在腸胃也。○嘿，默同。俛，俯同。又音免。亂於臂脛，則爲四厥；亂於頭，則爲厥逆，頭重眩仆。氣亂於外者，下在於四肢，上在於頭也。黃帝曰：五亂者，刺之有道乎？岐伯曰：有道以來，有道以去，審知其道，是謂身寶。道，言所由也。邪之來去，必有其道。知其道則取病甚易，是謂保身之寶也。○按此四句，雖以鍼刺爲言，然實治法之要領，不可不知也。大凡疾病之生，必有所自，是有道以來也。知其所自而徑拔之，是有道以去也。能審其道，則自外而入者，自表而逐之；自內而生者，自裏而除之。自上來者可越之，自下來者可竭之。自熱來者不遠寒，自寒來者不遠熱。自虛而實者，先顧其虛，無實則已；自實而虛者，先去其實，無虛則已。皆來去之道也。俗云來處來，去處去。此言雖淺，殊有深味，誠足爲斯道之法。黃帝曰：善。願聞其道。岐伯曰：氣在於心者，取之手少陰心主之輸；手少陰之輸，神門也。心主之輸，手厥陰大陵也。氣在於肺者，取之手太陰滎、足少陰輸。手太陰之滎，魚際也。足少陰之輸，太谿也。

在阳则乱。营气阴性精专，行常顺脉。卫气阳性慓悍，昼当行阳，夜当行阴。若卫气逆行，则阴阳相犯，表里相干，乱于胸中而为悗闷，总由卫气之为乱耳。悗，母本切。故气乱于心，则烦心密嘿，俯首静伏；乱于肺则俯仰喘喝，接手以呼；乱于肠胃，则为霍乱；气乱于内者，上则在心肺，下则在肠胃也。嘿，默同。乱于臂胫，则为四厥；乱于头，则为厥逆，头重眩仆。气乱于外者，下在于四肢，上在于头也。黄帝曰：五乱者，刺之有道乎？岐伯曰：有道以来，有道以去，审知其道，是谓身宝。道，言所由也。邪之来去，必有其道，知其道则取病甚易，是谓保身之宝也。按：此四句，虽以针刺为言，然实治法之要领，不可不知也。大凡疾病之生，必有所自，是有道以来也。知其所自而径拔之，是有道以去也。能审其道，则自外而入者，自表而逐之；自内而生者，自里而除之。自上来者可越之，自下来者可竭之。自热来者不远寒，自寒来者不远热。自虚而实者，先顾其虚，无实则已；自实而虚者，先去其实，无虚则已。皆来去之道也。俗云来处来，去处去。此言虽浅，殊有深味，诚足为斯道之法。黄帝曰：善。愿闻其道。岐伯曰：气在于心者，取之手少阴、心主之输；手少阴之输，神门也。心主之输，手厥阴大陵也。气在于肺者，取之手太阴荥、足少阴输手太阴之荥，鱼际也。足少阴之输，太溪也。

气在肺而取肾者，以少阴脉贯肾络肺也。气在于肠胃者，取之足太阴、阳明，不下者取之三里；取足太阴之输，太白也。足阳明之输，陷谷也。三里亦足阳明穴。气在于头者，取之天柱、大杼；不知，取足太阳荥、输；天柱、大杼，俱足太阳经穴。不知，不应也。当复取其荥、输二穴，通谷、束骨也。气在于臂足，取之先去血脉，后取其阳明、少阳之荥、输。臂足之络有血者，必先去其血。在手者取手，在足者取足。手阳明之荥、输，二间、三间也。手少阳之荥、输，液门、中渚也。足阳明之荥、输，内庭、陷谷也。足少阳之荥、输，侠溪、临泣也。黄帝曰：补泻奈何？岐伯曰：徐入徐出，谓之导气。补泻无形，谓之同精。凡行针补泻，皆贵和缓，故当徐入徐出，在导气复元而已。然补者导其正气，泻者导其邪气，总在保其精气耳，故曰补泻无形，谓之同精。是非有余不足也，乱气之相逆也。言本篇之法，非为有余不足而设，特以乱气相逆，但宜导治之如是耳。此因帝问补泻，故复及之以明其义也。黄帝曰：允乎哉道，明乎哉论，请著之玉版，命曰治乱也。

二十八[1]、四盛关格之刺《灵枢·终始》篇

凡刺之道，毕于终始，明知终始，五脏为纪，阴阳定矣。终始，本篇名，详载阴阳针刺之道，今散类各章。阴者主脏，阳者主

①八：原作“九”，与下一序号重，据次序改。

府。手足三陰，俱主五藏。手足三陽，俱主六府。陽受氣於四末，陰受氣於五藏。陽主外，故受氣於四末。陰主內，故受氣於五藏。四末，手足末也。故寫者迎之，補者隨之，知迎知隨，氣可令和。迎者，迎其來而奪之。隨者，隨其去而濟之。和氣之方，必通陰陽，五藏爲陰，六府爲陽。傳之後世，以血爲盟，敬之者昌，慢之者亡。無道行私，必得天殃。不明至道，而強不知以爲知，即無道行私也。伐人長命，殃必及之。天道不爽，當知所畏。謹奉天道，請言終始，終始者經脈爲紀。天道陰陽，有十二辰次爲之紀。人身血氣，有十二經脈爲之紀。循環無端，

類經二十卷　鍼刺類　三十八

終而復始，故曰終始。持其脈口人迎，以知陰陽有餘不足、平與不平，天道畢矣。脈口在手，太陰脈也，可候五藏之陰。人迎在頸，陽明脈也，可候六府之陽。人之血氣經脈，所以應天地陰陽之盛衰者，畢露於此，故曰天道畢矣。所謂平人者不病，不病者脈口人迎應四時也，上下相應而俱往來也，六經之脈不結動也，本末之寒溫之相守司也，形肉血氣必相稱也，是謂平人。春夏人迎微大，秋冬寸口微大，應四時也。上謂人迎，下謂脈口，相應往來，即如下篇所謂俱往俱來若引繩大小齊等也。結澀則不足，動疾則有餘，皆非平脈也。藏氣爲本，肌

腑手足三阴，俱主五脏。手足三阳，俱主六腑；阳受气于四末，阴受气于五脏，阳主外，故受气于四末。阴主内，故受气于五脏。四末，手足末也。故泻者迎之，补者随之，知迎知随，气可令和。迎者，迎其来而夺之。随者，随其去而济之。和气之方，必通阴阳，五脏为阴，六腑为阳。传之后世，以血为盟，敬之者昌，慢之者亡，无道行私，必得天殃。不明至道，而强不知以为知，即无道行私也。伐人长命，殃必及之，天道不爽，当知所畏。谨奉天道，请言终始，终始者经脉为纪。天道阴阳，有十二辰次为之纪；人身血气，有十二经脉为之纪。循环无端，终而复始，故曰终始。持其脉口人迎，以知阴阳有余不足、平与不平，天道毕矣。脉口在手，太阴脉也，可候五脏之阴。人迎在颈，阳明脉也，可候六腑之阳。人之血气经脉，所以应天地阴阳之盛衰者，毕露于此，故曰天道毕矣。所谓平人者不病，不病者脉口人迎应四时也，上下相应而俱往来也，六经之脉不结动也，本末之寒温之相守司也，形肉血气必相称也，是谓平人。春夏人迎微大，秋冬寸口微大，应四时也。上谓人迎，下谓脉口，相应往来，即如下篇所谓俱往俱来若引绳大小齐等也。结涩则不足，动疾则有余，皆非平脉也。脏气为本，肌

體爲末。表裏寒温。司守不致相失。故必外之形肉。內之血氣。皆相稱者。謂之平人。**少氣者。脉口人迎俱少而不稱尺寸也。如是者。則陰陽俱不足。補陽則陰竭。寫陰則陽脫。如是者。可將以甘藥。不可飲以至劑。如此者弗灸。不已者因而寫之。則五藏氣壞矣。**少氣者。元氣虛也。兼陰陽而言。故上之人迎。下之脉口。必皆衰少無力。而兩手之尺寸亦不相稱也。凡陰陽氣俱不足者。不可刺。若刺而補陽則陰竭。寫陰則陽脫。如是者。但可將以甘藥。甘藥之謂。最有深意。蓋欲補虛羸。非甘純不可也。至劑。剛毒之劑也。正氣衰者不可攻。故不宜用也。非惟不可攻。而灸之亦不可。以火能傷

陰也。臨此證者。不可忘此節之義。**人迎一盛。病在足少陽。一盛而躁。病在手少陽。人迎二盛。病在足太陽。二盛而躁。病在手太陽。人迎三盛。病在足陽明。三盛而躁。病在手陽明。**人迎。足陽明脉也。一盛二盛。謂大於氣口一倍二倍也。陽明主表而行氣於三陽。故人迎一盛。病在足經之少陽。若大一倍而加以躁動。則爲陽中之陽。而上在手經之少陽矣。凡二盛三盛。病皆在足而躁則皆在手也。下倣此。**人迎四盛。且大且數。名曰溢陽。溢陽爲外格。**人迎盛至四倍。且大且數者。乃六陽偏盛之極。盈溢於府。格拒六陰。是爲外格。按下文曰。溢陰爲內關。內關不通。死不治。

体为末，表里寒温，司守不致相失，故必外之形肉、内之血气皆相称者，谓之平人。少气者，脉口人迎俱少而不称尺寸也；如是者，则阴阳俱不足，补阳则阴竭，泻阴则阳脱；如是者，可将以甘药，不可饮以至剂；如此者弗灸，不已者因而泻之，则五脏气坏矣。少气者，元气虚也，兼阴阳而言。故上之人迎，下之脉口，必皆衰少无力，而两手之尺寸亦不相称也。凡阴阳气俱不足者不可刺，若刺而补阳则阴竭，泻阴则阳脱，如是者但可将以甘药。甘药之谓，最有深意，盖欲补虚羸，非甘纯不可也。至剂，刚毒之剂也。正气衰者不可攻，故不宜用也。非惟不可攻，而灸之亦不可，以火能伤阴也。临此证者，不可忘此节之义。人迎一盛，病在足少阳，一盛而躁，病在手少阳。人迎二盛，病在足太阳，二盛而躁，病在手太阳。人迎三盛，病在足阳明，三盛而躁，病在手阳明。人迎，足阳明脉也。一盛二盛，谓大于气口一倍二倍也。阳明主表而行气于三阳，故人迎一盛，病在足经之少阳。若大一倍而加以躁动，则为阳中之阳，而上在手经之少阳矣。凡二盛三盛，病皆在足而躁则皆在手也。下仿此。人迎四盛，且大且数，名曰溢阳，溢阳为外格。人迎盛至四倍，且大且数者，乃六阳偏盛之极，盈溢于府，格拒六阴，是为外格。按下文曰：溢阴为内关，内关不通死不治。

則此外格者亦死無疑○又關格詳按見脉色類二十二所當互閱脉口一盛病在足厥陰一盛而躁在手心主脉口二盛病在足少陰二盛而躁在手少陰脉口三盛病在足太陰三盛而躁在手太陰脉口手太陰脉也太陰主裏而行氣於三陰故脉口一盛病在足經之厥陰若加以躁則爲陰中之陽而上在手厥陰心主矣凡二盛三盛皆在足而躁則皆在手也脉口四盛且大且數者名曰溢陰溢陰爲內關內關不通死不治脉口四盛且大且數者乃六陰偏盛盈溢於藏表裏隔絕是爲內關主死不治人迎與太陰脉口俱

盛四倍以上命曰關格關格者與之短期人迎主陽脉口主陰若俱盛至四倍以上則各盛其盛陰陽不交故曰關格可與言死期也人迎一盛寫足少陽而補足厥陰二寫一補日一取之必切而驗之疎取之上氣和乃止人迎主府故其一盛病在膽經肝膽相爲表裏陽實而陰虛故當寫足少陽之府補足厥陰之藏也寫者二補者一寫倍於補也疎取之者欲其從容不宜急也上氣言氣之至也氣至而和穀氣至矣故可止鍼下放此人迎二盛寫足太陽補足少陰二寫一補二日一取之必切而驗之疎取之上氣和乃止

则此外格者，亦死无疑。又关格详按见“脉色类二十二”，所当互阅。脉口一盛，病在足厥阴，一盛而躁，在手心主。脉口二盛，病在足少阴，二盛而躁，在手少阴。脉口三盛，病在足太阴，三盛而躁，在手太阴。脉口，手太阴脉也。太阴主里而行气于三阴，故脉口一盛，病在足经之厥阴。若加以躁，则为阴中之阳而上在手厥阴心主矣。凡二盛三盛皆在足，而躁则皆在手也。脉口四盛，且大且数者，名曰溢阴，溢阴为内关，内关不通死不治。脉口四盛、且大且数者，乃六阴偏盛，盈溢于脏，表里隔绝，是为内关，主死不治。人迎与太阴脉口，俱盛四倍以上，命曰关格，关格者与之短期。人迎主阳，脉口主阴，若俱盛至四倍以上，则各盛其盛，阴阳不交，故曰关格，可与言死期也。人迎一盛，泻足少阳而补足厥阴，二泻一补，日一取之，必切而验之，疏取之，上气和乃止。人迎主腑，故其一盛病在胆经，肝胆相为表里，阳实而阴虚，故当泻足少阳之腑，补足厥阴之脏也。泻者二，补者一，泻倍于补也。疏取之者，欲其从容，不宜急也。上气，言气之至也。气至而和，谷气至矣，故可止针。下仿此。人迎二盛，泻足太阳，补足少阴，二泻一补，二日一取之，必切而验之，疏取之，上气和乃止。

人迎二盛，病在膀胱經，膀胱與腎爲表裏，表實而裏虛，故當寫足太陽、補足少陰也。二寫一補義見後。疎取上氣義同前。人迎三盛寫足陽明而補足太陰二寫一補日二取之必切而驗之疎取之上氣和乃止人迎三盛，病在胃經，胃與脾爲表裏，胃實脾虛，故當寫足陽明，補足太陰。以上三陽盛者，俱二寫一補。脉口一盛寫足厥陰而補足少陽二補一寫日一取之必切而驗之疎而取上氣和乃止脉口主藏，故其一盛病在肝經。肝實膽虛，當寫足厥陰、補足少陽也。補寫義見後。上氣義同前。脉口二盛寫足少陰而補足太陽二補

一寫二日一取之必切而驗之疎取之上氣和乃止脉口二盛，病在腎經，腎經實，膀胱虛，故當寫足少陰、補足太陽也。脉口三盛寫足太陰而補足陽明二補一寫日二取之必切而驗之疎而取之上氣和乃止脉口三盛，病在脾經，脾實胃虛，故當寫太陰、補陽明也。所以日二取之者太陽主胃大富於穀氣故可日二取之也此釋上文脾胃二經之治也。太言太陰，陽言陽明，脾與胃爲表裏，故曰太陽主胃。二經皆富於穀氣，較他藏爲盛，故可日二取之。○按：上文人迎之治，治三陽也，皆曰二寫一補。氣口之治，治三陰也，皆曰二補一寫。蓋以三

人迎二盛，病在膀胱经，膀胱与肾为表里，表实而里虚，故当泻足太阳、补足少阴也。二泻一补义见后。疏取上气义同前。人迎三盛，泻足阳明而补足太阴，二泻一补，日二取之，必切而验之，疏取之，上气和乃止。人迎三盛，病在胃经，胃与脾为表里，胃实脾虚，故当泻足阳明，补足少阴。以上三阳盛者，俱二泻一补。脉口一盛，泻足厥阴而补足少阳，二补一泻，日一取之，必切而验之，疏而取，上气和乃止。脉口主脏，故其一盛病在肝经。肝实胆虚，当泻足厥阴、补足少阳也。补泻义见后。上气义同前。脉口二盛，泻足少阴而补足太阳，二补一泻，二日一取之，必切而验之，疏取之，上气和乃止。脉口二盛，病在肾经，肾经实，膀胱虚，故当泻足少阴、补足太阳也。脉口三盛，泻足太阴而补足阳明，二补一泻，日二取之，必切而验之，疏而取之，上气和乃止。脉口三盛，病在脾经，脾实胃虚，故当泻太阴、补阳明也。所以日二取之者，太阳主胃，大富于谷气，故可日二取之也。此释上文脾胃二经之治也。太言太阴，阳言阳明，脾与胃为表里，故曰太阳主胃。二经皆富于谷气，较他脏为盛，故可日二取之。按：上文人迎之治，治三阳也，皆曰二泻一补。气口之治，治三阴也，皆曰二补一泻。盖以三

陽主表病在表者宜寫倍於補也三陰在裏病在裏者宜補倍於寫也皆以藏氣爲重惟恐其或傷耳又如厥陰少陽肝膽木藏也東方多實故可日二取之太陰陽明脾與胃也脾胃大富於穀氣故可日二取之惟少陰太陽則二日一取之蓋腎與膀胱爲天一之藏眞陰之原故宜保重如此聖人之顧根本豈惟鍼刺爲然哉人迎與脉口俱盛三倍以上命曰陰陽俱溢如是者不開則血脈閉塞氣無所行流淫於中五藏内傷如此者因而灸之則變易而爲他病矣俱盛三倍以上即四盛也陰陽俱溢即溢陰溢陽也不開即外關内格也如此者血氣閉塞無所行五藏眞陰傷於内刺之已不可灸之則愈亡其陰而變生他病必至不能治也

類經二十卷 鍼刺類 四十二

約方關格之刺 靈樞禁服篇 全○二十九

雷公問於黄帝曰細子得受業通於九鍼六十篇旦暮勤服之近者編絶久者簡垢然尚諷誦弗置未盡解於意矣外揣言渾束爲一未知所謂也夫大則無外小則無内大小無極高下無度束之奈何士之才力或有厚薄智慮褊淺不能博大深奥自強於學若細子細子恐其散於

阳主表，病在表者，宜泻倍于补也。三阴在里，病在里者，宜补倍于泻也。皆以脏气为重，惟恐其或伤耳。又如厥阴少阳，肝胆木脏也，东方多实，故可日二取之。太阴阳明，脾与胃也，脾胃大富于谷气，故可日二取之。惟少阴太阳则二日一取之，盖肾与膀胱为天一之脏，真阴之原，故宜保重如此。圣人之顾根本，岂惟针刺为然哉？人迎与脉口俱盛三倍以上，命曰阴阳俱溢，如是者不开，则血脉闭塞，气无所行，流淫于中，五脏内伤。如此者，因而灸之，则变易而为他病矣。俱盛三倍以上，即四盛也。阴阳俱溢，即溢阴溢阳也。不开，即外关内格也。如此者血气闭塞无所行，五脏真阴伤于内，刺之已不可，灸之则愈亡其阴而变生他病，必至不能治也。

二十九、约方关格之刺《灵枢·禁服篇》全

雷公问于黄帝曰：细子得受业，通于九针六十篇，旦暮勤服之，近者编绝，久者简垢，然尚讽诵弗置，未尽解于意矣。外揣言浑束为一，未知所谓也。夫大则无外，小则无内，大小无极，高下无度，束之奈何？士之才力或有厚薄，智虑褊浅，不能博大深奥，自强于学若细子，细子恐其散于

後世絶於子孫敢問約之奈何六十篇古經數也今失其傳編絶簡垢即韋編三絶之謂垢塵汚也蓋古時無紙書於竹簡以熟皮編之故曰韋編外揣本經篇名所言渾束爲一大則無外等義見前十二黄帝曰善乎哉問也此先師之所禁坐私傳之也割臂歃血之盟也子若欲得之何不齋乎雷公再拜而起曰請聞命於是也乃齋宿三日而請曰敢問今日正陽細子願以受盟黄帝乃與俱入齋室割臂歃血黄帝親祝曰今日正陽歃血傳方有敢背此言者

反受其殃雷公再拜曰細子受之黄帝乃左握其手右授之書曰慎之慎之吾爲子言之盟者以血塗口傍曰歃血○歃音霎凡刺之理經脉爲始營其所行知其度量内刺五藏外刺六府經脉爲始必先明經絡也營其所行營行有終始也知其度量脉度有短長也内刺五藏外刺六府分表裏出入也○此六句與經脉篇略同詳經絡類首章審察衛氣爲百病母衛氣者陽氣也衛外而爲固者也陽氣不固則衛氣失常而邪從衛入乃生疾病故爲百病母義詳本類前二十六及疾病類四調其虚實虚實乃止寫其血絡血盡不殆

后世，绝于子孙，敢问约之奈何？六十篇，古经数也。今失其传。编绝简垢，即韦编三绝之谓。垢，尘污也。盖古时无纸，书于竹简，以熟皮编之，故曰韦编。外揣，本经篇名。所言浑束为一大则无外等义，见前十二。黄帝曰：善乎哉问也。此先师之所禁，坐私传之也，割臂歃血之盟也，子若欲得之，何不斋乎？雷公再拜而起曰：请闻命于是也。乃斋宿三日而请曰：敢问今日正阳，细子愿以受盟。黄帝乃与俱入斋室，割臂歃血。黄帝亲祝曰：今日正阳，歃血传方，有敢背此言者，反受其殃。雷公再拜曰：细子受之。黄帝乃左握其手，右授之书曰：慎之慎之，吾为子言之。盟者以血涂口旁曰歃血。歃，音霎。凡刺之理，经脉为始，营其所行，知其度量，内刺五脏，外刺六腑，经脉为始，必先明经络也。营其所行，营行有终始也。知其度量，脉度有短长也。内刺五脏，外刺六腑，分表里出入也。此六句与《经脉》篇略同，详经络类首章。审察卫气，为百病母，卫气者，阳气也，卫外而为固者也。阳气不固，则卫气失常，而邪从卫入，乃生疾病，故为百病母。义详本类前二十六及"疾病类四"。调其虚实，虚实乃止，泻其血络，血尽不殆矣。泻实则虚，补虚则实，故虚实乃止。病在血者调之络，邪血去尽，则不殆矣。雷公曰：此皆细子之所以通，未知其所约也。黄帝曰：夫约方者，犹约囊也，囊满而弗约则输泄，方成弗约则神与弗俱，约者，要也。约方约囊，其道同也。囊满弗约则输泄而倾，方成弗约则不切于用，盖杂则不精也。《易》曰：精义入神，以致用也。不得其精，焉能入神？有方无约，即无神也，故曰神与弗俱。所谓约者，即前《外揣篇》浑束为一之义。雷公曰：愿为下材者弗满而约之。满言欲博，约言欲精，弗满而约之，谓亦有不由博学而可得其捷径者否也，故曰愿为下材。黄帝曰：未满而知约之以为工，不可以为天下师。因满而约，约之善也。由博而精，精之至也。未满而知约，何约之有？未博而言精，何精之有？若是者谓之为工，安足为天下师？是以言约者非满不可，言精者非博不可也。雷公曰：愿闻为工。黄帝曰：寸口主中，人迎主外，两者相应，俱往俱来，若引绳大小齐等，春夏人迎微大，秋冬寸口微大，如是者名曰平人。太阴行气于脏，故寸口主中。阳明行气于腑，故人迎主外。人迎寸口，一表一里也，故往来相应，欲其大小齐等若引绳之匀者，是为和调之脉。然人迎主阳，故必于春夏微大，寸口主阴，故必于秋冬微大，乃谓之平人也。人迎大一倍于寸口，病在足少阳，一倍而躁，在手少阳。人迎二倍，病在足太阳，二倍而躁，病在手太阳。人迎三倍，病在足阳明，三倍而躁，病在手阳明义见前章。盛则为热，虚则为寒，紧则为痛痹，代则乍甚乍间。此言人迎脉也。乍甚乍间，即下文乍痛乍止之谓。盛则泻之，虚则补之，紧痛则取之分肉，代则取血络，且饮药，陷下则灸之，不盛不虚，以经取之，名曰经刺。紧则为痛痹，故当取分肉。代因血气不调，故当取血络，且饮调和之药。脉陷下不起者有寒滞，故宜灸之。若不因血气之盛虚，而病有留于经络者，则当随经所在，或饮药，或灸刺以取之也。经刺义见前第五。人迎四倍者，且大且数，名曰溢阳，溢阳为外格，死不治。必审按其本末，察其寒热，以验其脏腑之病。脉之偏盛至于四倍者，乃为关格不治之证。若一倍二倍三倍，不过为病，而但有轻重之分耳，故当审其致病之本末，察其寒热脏腑而施之治也。寸口大于人迎一倍，病在足厥阴，一倍而躁，在手心主。寸口二倍，病在足少阴，二倍而躁，在手少阴。寸口三倍，病在足太阴，三倍而躁，在手太阴。人迎寸口，相为表里，故上文云人迎一倍，病在足少陽。此云寸口一倍，病在足厥陰，膽與肝爲表裏也。一倍而躁，人迎在手少陽，寸口在手心主，三焦包絡爲表裏也。凡後二倍三倍表裏皆然。盛則脹滿寒中食不化虛則熱中出糜少氣溺色變緊則痛痺代則乍痛乍止。此言寸口脈也。盛則外實中虛，故爲脹滿寒中食不化。虛則眞陰不足，故爲熱中出糜少氣溺色變。糜，謂泄瀉糜爛之物。盛則寫之虛則補之緊則先刺而後灸之代則取血絡而後調之陷下則徒灸之陷下者脈血結於中中有著血血寒故宜灸之不盛不虛以經取之緊則爲寒，故宜先刺後灸，欲其

經易通，寒易去也。脈陷下者，以寒著於血，而血結爲滯，故宜灸之也。代則取血絡及不盛不虛義見上文。寸口四倍者名曰內關內關者且大且數死不治必審察其本末之寒溫以驗其藏府之病義同前人迎四倍者。通其營輸乃可傳於大數大數曰盛則徒寫之虛則徒補之緊則灸刺且飲藥陷下則徒灸之不盛不虛以經取之所謂經治者飲藥亦曰灸刺脈急則引脈大以弱則欲安靜用力無勞也營，經脈也。輸，榮輸也。大數，大法也，即經脈本輸終始禁服等篇之義

足少阳，此云寸口一倍，病在足厥阴，胆与肝为表里也。一倍而躁，人迎在手少阳，寸口在手心主，三焦包络为表里也。凡后二倍三倍表里皆然。盛则胀满、寒中、食不化，虚则热中、出糜、少气、溺色变，紧则痛痹，代则乍痛乍止。此言寸口脉也。盛则外实中虚，故为胀满、寒中、食不化。虚则真阴不足，故为热中、出糜、少气、溺色变。糜，谓泄泻糜烂之物。盛则泻之，虚则补之，紧则先刺而后灸之，代则取血络而后调之，陷下则徒灸之。陷下者，脉血结于中，中有着血，血寒，故宜灸之。不盛不虚，以经取之。紧则为寒，故宜先刺后灸，欲其经易通，寒易去也。脉陷下者，以寒着于血，而血结为滞，故宜灸之也。代则取血络及不盛不虚义见上文。寸口四倍者，名曰内关，内关者且大且数，死不治。必审察其本末之寒温，以验其脏腑之病义同前人迎四倍者。通其营输，乃可传于大数。大数曰盛则徒泻之，虚则徒补之，紧则灸刺且饮药，陷下则徒灸之，不盛不虚以经取之。所谓经治者，饮药，亦曰灸刺。脉急则引，脉大以弱，则欲安静，用力无劳也。营，经脉也。输，荥输也。大数，大法也，即《经脉》《本输》《终始》《禁服》等篇之义。

徒，但也。陷下，义见上文。经取之，即所谓经治者，或饮药，或灸刺，皆可随经所宜而治也。脉急者，邪盛也，宜设法引去之。脉大以弱者，阴不足也，宜安静以养阴，用力无劳也。凡此皆大数大法也。故确知其盛，则但泻之；确知其虚，则但补之；确知其宜灸刺，则以灸刺；宜药饵，则以药饵。然必资学力，庶能无惑，是即约方之要，浑束为一之义也。若未满而云约者，必不学无术之下材耳，焉得为工？尚敢曰人之师哉？学者于此，必不可自欺以欺人也。

三十、缪刺巨刺《素问·缪刺论》全

黄帝问曰：余闻缪刺，未得其意，何谓缪刺？缪，异也。左病刺右，右病刺左，刺异其处，故曰缪刺，治奇邪之在络者也。岐伯对曰：夫邪之客于形也，必先舍于皮毛，留而不去，入舍于孙脉，留而不去，入舍于络脉，留而不去，入舍于经脉，内连五脏，散于肠胃，阴阳俱感，五脏乃伤，此邪之从皮毛而入，极于五脏之次也，如此则治其经焉。邪气自浅入深而极于五脏之次者，当治其经。治经者，十二经穴之正刺也，尚非缪刺之谓。今邪客于皮毛，入舍于孙络，留而不去，闭塞不通，不得入于经，流溢于大络而生奇病也大络者，十二经支别之络也。病在支络，行不由经，故曰奇邪。夫邪客大

絡者左注右右注左上下左右與經相干而布於四末其氣無常處不入於經俞命曰繆刺。支而横者爲絡邪客於大絡故左注右右注左布於四末而氣無常處故當治以繆刺。帝曰願聞繆刺以左取右以右取左奈何其與巨刺何以別之岐伯曰邪客於經左盛則右病右盛則左病亦有移易者左痛未已而右脉先病如此者必巨刺之必中其經非絡脉也繆刺之法以左取右以右取左巨刺亦然但巨刺者刺大經者也故曰巨刺繆刺者刺其大絡異於經者也故曰繆

刺皆以治病之左右移易者巨刺義出前第五章。故絡病者其痛與經脉繆處故命曰繆刺。絡淺經深絡横經直故其病繆處也。帝曰願聞繆刺奈何取之何如岐伯曰邪客於足少陰之絡令人卒心痛暴脹胸脇支滿足少陰別絡並本經上腎從腎上貫肝膈走於心包故病如此無積者刺然骨之前出血如食頃而已疾雖如上而內無積聚者刺然骨之前即足少陰之滎然谷穴也食頃一飯頃也後放此○王氏曰刺此多出血令人立饑欲食不已左取右右取左如病不已在左者取右然谷在右者取左然谷此即繆刺之法也餘準此病新

络者，左注右，右注左，上下左右与经相干，而布于四末，其气无常处，不入于经俞，命曰缪刺。支而横者为络，邪客于大络，故左注右，右注左。布于四末而气无常处，故当治以缪刺。帝曰：愿闻缪刺以左取右、以右取左奈何？其与巨刺何以别之？岐伯曰：邪客于经，左盛则右病，右盛则左病，亦有移易者，左痛未已而右脉先病，如此者必巨刺之，必中其经，非络脉也。缪刺之法以左取右，以右取左，巨刺亦然。但巨刺者，刺大经者也，故曰巨刺。缪刺者，刺其大络，异于经者也，故曰缪刺。皆以治病之左右移易者。巨刺义出前第五章。故络病者，其痛与经脉缪处，故命曰缪刺。络浅经深，络横经直，故其病缪处也。

帝曰：愿闻缪刺奈何？取之何如？岐伯曰：邪客于足少阴之络，令人卒心痛，暴胀，胸胁支满。足少阴别络，并本经上肾，从肾上贯肝膈，走于心包，故病如此。无积者，刺然骨之前出血，如食顷而已；疾虽如上而内无积聚者，刺然骨之前，即足少阴之荥，然谷穴也。食顷，一饭顷也。后仿此。王氏曰：刺此多出血，令人立饥欲食；不已，左取右，右取左。如病不已，在左者取右然谷，在右者取左然谷，此即缪刺之法也。余准此。病新

發者，取五日已。病新發者，邪未深也，雖不即愈，亦不過五日而已矣。○邪客於手少陽之絡，令人喉痹舌卷，口乾心煩，臂外廉痛，手不及頭。手少陽之支別，上出缺盆，上項，注胷中，合心主；其經出臂外兩骨之間，貫肘上肩，故病如此。刺手中指次指爪甲上，去端如韭葉各一痏，中指當作小指，謂手少陽之井，關衝穴也。左右皆刺，故言各一痏。○痏，委、偉二音，刺瘢也。壯者立已，老者有頃已，左取右，右取左，此新病數日已。上言左右各一痏，以左右俱病也。此言左取右、右取左，以病有偏著也。皆繆刺之法。後準此。新病數日已，葢言有不即已者，若係新病，亦不出數日而已也。

類經二十卷　《鍼刺類　四十九

○邪客於足厥陰之絡，令人卒疝暴痛，足厥陰之別，循脛上睾，結於莖，故為疝痛。刺足大指爪甲上，與肉交者各一痏，此足厥陰之井，大敦穴也。男子立已，女子有頃已，左取右，右取左。男陽女陰，陽氣至速，陰氣至遲也。○邪客於足太陽之絡，令人頭項肩痛，足太陽支者，從巔下行，還出別下項，循肩髆內，故為是病。刺足小指爪甲上，與肉交者各一痏，立已。足太陽之井，至陰穴也。不已，刺外踝下三痏，左取右，右取左，如食頃已。外踝下足太陽之郄，金門穴也。三痏，三刺也。一日一刺，得效乃已。食

发者，取五日已。病新发者，邪未深也，虽不即愈，亦不过五日而已矣。

邪客于手少阳之络，令人喉痹舌卷，口干心烦，臂外廉痛，手不及头。手少阳之支别，上出缺盆，上项，注胸中，合心主；其经出臂外两骨之间，贯肘上肩，故病如此。刺手中指次指爪甲上，去端如韭叶各一痏，中指当作小指，谓手少阳之井，关冲穴也。左右皆刺，故言各一痏。痏，委、伟二音，刺瘢也。壮者立已，老者有顷已，左取右，右取左，此新病数日已。上言左右各一痏，以左右俱病也。此言左取右、右取左，以病有偏着也。皆缪刺之法。后准此。新病数日已，盖言有不即已者，若系新病，亦不出数日而已也。邪客于足厥阴之络，令人卒疝暴痛，足厥阴之别，循胫上睾结于茎，故为疝痛。刺足大指爪甲上，与肉交者各一痏，此足厥阴之井，大敦穴也，男子立已，女子有顷已，左取右，右取左。男阳女阴，阳气至速，阴气至迟也。邪客于足太阳之络，令人头项肩痛，足太阳支者，从巅下行，还出别下项，循肩髆内，故为是病。刺足小指爪甲上，与肉交者各一痏，立已。足太阳之井，至阴穴也；不已，刺外踝下三痏，左取右，右取左，如食顷已。外踝下足太阳之郄，金门穴也。三痏，三刺也。一日一刺，得效乃已。食

頃義見前○邪客於手陽明之絡令人氣滿胷中喘息而支胠胷中熱手陽明之脉下入缺盆絡肺下膈其支者從缺盆上頸故爲此病刺手大指次指爪甲上去端如韭葉各一痏左取右右取左如食頃已手陽明之井商陽穴也○邪客於臂掌之間不可得屈刺其踝後邪客於臂掌之間手厥陰經也踝後者以兩踝言踝中之後則內關也內關爲手厥陰之絡故當取之先以指按之痛乃刺之以月死生爲數月生一日一痏二日二痏十五日十五痏十六日十四痏月之

類經二十卷 《鍼刺類 五十

死生隨日盈縮以爲數也故自初一至十五月日以盈爲之生數當一日一痏一痏即一刺也至十五日漸增至十五痏矣自十六至三十日月日以縮爲之死數當日減一刺故十六日止十四痏減至月終惟一刺矣蓋每日一刺以朔望爲進止也○邪客於足陽蹻之脉令人目痛從內眥始陰陽蹻脉俱起於足跟其氣上行皆屬於目內眥故病如此刺外踝之下半寸所各二痏左刺右右刺左如行十里頃而已外踝之下半寸所足太陽申脉也陽蹻所生故宜刺之○人有所墮墜惡血留內腹中滿脹不得前後先飲利藥此上傷厥陰之脉下傷少

顷义见前。

邪客于手阳明之络，令人气满胸中，喘息而支胠，胸中热。手阳明之脉，下入缺盆，络肺下膈，其支者从缺盆上颈，故为此病。刺手大指次指爪甲上，去端如韭叶各一痏，左取右，右取左，如食顷已。手阳明之井，商阳穴也。

邪客于臂掌之间，不可得屈。刺其踝后，邪客于臂掌之间，手厥阴经也。踝后者，以两踝言，踝中之后，则内关也。内关为手厥阴之络，故当取之，先以指按之痛乃刺之。以月死生为数，月生一日一痏，二日二痏，十五日十五痏，十六日十四痏。月之死生，随日盈缩以为数也。故自初一至十五，月日以盈，为之生数，当一日一痏，一痏即一刺也，至十五日，渐增至十五痏矣。自十六至三十日，月日以缩，为之死数，当日减一刺，故十六日止十四痏，减至月终，惟一刺矣。盖每日一刺，以朔望为进止也。

邪客于足阳跷之脉，令人目痛从内眦始。阴阳跷脉，俱起于足跟，其气上行，皆属于目内眦，故病如此。刺外踝之下半寸所各二痏，左刺右，右刺左，如行十里顷而已。外踝之下半寸所，足太阳申脉也，阳跷所生，故宜刺之。

人有所堕坠，恶血留内，腹中满胀，不得前后。先饮利药，此上伤厥阴之脉，下伤少陰之絡，刺足內踝之下、然骨之前血脉出血，先飲利藥，逐留內之瘀血也。凡墮墜者，必病在筋骨，故上傷厥陰之脉，肝主筋也；下傷少陰之絡，腎主骨也。刺然骨之前出血，即少陰絡也。刺足跗上動脉。足厥陰之腧，太衝穴也。○按王氏謂爲陽明之衝陽，似與此無涉。不已，刺三毛上各一痏，見血立已，左刺右，右刺左。足厥陰之井，大敦穴也。善悲驚不樂，刺如右方。墮跌傷陰，神氣散失，故善悲驚不樂。○邪客於手陽明之絡，令人耳聾，時不聞音，手陽明之別者入耳，故爲耳聾。刺手大指次指爪甲上，去端如韭葉各一痏，立

聞。手陽明之井，商陽穴也。不已，刺中指爪甲上與肉交者，立聞。中指爪甲上，手厥陰之井，中衝穴也。以心主之脉出耳後，合少陽完骨之下，故宜取之。其不時聞者，不可刺也。時或有聞者，尚爲可治；其不聞者，絡氣已絕，刺亦無益，故不可刺也。耳中生風者，亦刺之如此數，左刺右，右刺左。耳中如風聲者，雖聾猶有所聞，故宜刺如前數，當左右繆取之。○凡痺往來，行無常處者，在分肉間痛而刺之。以月死生爲數，用鍼者隨氣盛衰以爲痏數，鍼過其日數則脫氣，不及日數則氣不寫，左刺右，右刺

阴之络，刺足内踝之下、然骨之前血脉出血，先饮利药，逐留内之瘀血也。凡堕坠者，必病在筋骨，故上伤厥阴之脉，肝主筋也；下伤少阴之络，肾主骨也。刺然骨之前出血，即少阴络也，刺足跗上动脉。足厥阴之腧，太冲穴也。按：王氏谓为阳明之冲阳，似与此无涉。不已，刺三毛上各一痏，见血立已，左刺右，右刺左。足厥阴之井，大敦穴也。善悲惊不乐，刺如右方。堕跌伤阴，神气散失，故善悲惊不乐。

邪客于手阳明之络，令人耳聋，时不闻音，手阳明之别者入耳，故为耳聋。刺手大指次指爪甲上，去端如韭叶各一痏，立闻。手阳明之井，商阳穴也；不已，刺中指爪甲上与肉交者，立闻。中指爪甲上，手厥阴之井，中冲穴也。以心主之脉出耳后，合少阳完骨之下，故宜取之。其不时闻者，不可刺也。时或有闻者，尚为可治；其不闻者，络气已绝，刺亦无益，故不可刺也。耳中生风者，亦刺之如此数，左刺右，右刺左。耳中如风声者，虽聋犹有所闻，故宜刺如前数，当左右缪取之。

凡痹往来，行无常处者，在分肉间痛而刺之。以月死生为数，用针者随气盛衰以为痏数，针过其日数则脱气，不及日数则气不泻，左刺右，右刺

左病已止不已復刺之如法在分肉間痛而刺之謂隨痛所在求其絡而繆刺之也月生一日一痏二日二痏漸多之十五日十五痏十六日十四痏漸少之此即月死生之數義如前○按本篇以月死生爲數如上節曰用鍼者隨氣盛衰以爲痏數鍼過其日數則脫氣不及日數則氣不寫此氣候之刺數也觀前二十九章曰厥陰少陽日一取之太陰陽明日二取之少陰太陽二日一取之此又諸經亦有刺數當與此參酌爲用而別其盛衰庶乎盡善○

邪客於足陽明之絡令人鼽衄上齒寒足陽明之脉起於鼻之交頞中下循鼻外入上齒故絡病如此刺足中指次指爪甲上

與肉交者各一痏左刺右右刺左中指次指皆足陽明所出之經即厲兊穴次也○邪客於足少陽之絡令人脇痛不得息欬而汗出足少陽支者下胷中貫膈循脇肋故爲此病刺足小指次指爪甲上與肉交者各一痏足少陽之井竅陰穴也不得息立已汗出立止欬者溫衣飲食一日已左刺右右刺左病立已不已復刺如法溫衣飲食言飲食俱宜煖也○邪客於足少陰之絡令人嗌痛不可內食無故善怒氣上走賁上足少陰之脉循喉嚨故嗌痛不可內

左，病已止；不已，复刺之如法。在分肉间痛而刺之，谓随痛所在，求其络而缪刺之也。月生一日一痏，二日二痏，渐多之，十五日十五痏；十六日十四痏，渐少之。此即月死生之数，义如前。按：本篇以月死生为数，如上节曰：用针者随气盛衰以为痏数，针过其日数则脱气，不及日数则气不泻。此气候之刺数也。观前二十九章曰：厥阴少阳，日一取之；太阴阳明，日二取之；少阴太阳，二日一取之。此又诸经亦有刺数。当与此参酌为用而别其盛衰，庶乎尽善。

邪客于足阳明之络，令人鼽衄上齿寒。足阳明之脉，起于鼻之交頞中，下循鼻外入上齿，故络病如此。刺足中指次指爪甲上，与肉交者各一痏，左刺右，右刺左。中指次指，皆足阳明所出之经，即厉兑穴次也。

邪客于足少阳之络，令人胁痛不得息，咳而汗出。足少阳支者下胸中，贯膈循胁肋，故为此病。刺足小指次指爪甲上，与肉交者各一痏足少阳之井，窍阴穴也。不得息立已，汗出立止，咳者温衣饮食一日已，左刺右，右刺左，病立已；不已，复刺如法。温衣饮食，言饮食俱宜暖也。

邪客于足少阴之络，令人嗌痛不可内食，无故善怒，气上走贲上。足少阴之脉循喉咙，故嗌痛不可内食其別者并經上走於心包故善怒而氣上走於賁門之上蓋邪在少陰腎水必虛陰火上熾故爲嗌痛善怒等病○內納同賁奔秘二音刺足下中央之脈各三痏凡六刺立已左刺右右刺左足下中央少陰之井湧泉穴也左右俱痛者各刺三痏痛在一邊者繆刺之嗌中腫不能內唾時不能出唾者刺然骨之前出血立已左刺右右刺左然骨之前足少陰之滎然谷穴也○邪客於足太陰之絡令人腰痛引少腹控眇不可以仰息足太陰之脈絡上入腹布胷脇而筋著於脊故爲病如此控引也眇季脇下也刺腰尻之解兩胂之

上是腰俞以月死生爲痏數發鍼立已左刺右右刺左腰尻骨解兩胂之上者督脈腰俞之傍也以月死生爲痏數義如前腰俞止一穴居中本無左右此言左取右右取左者必腰俞左右即足太陽之下髎穴也腰尻兩胂義詳本類後四十九○胂音申○邪客於足太陽之絡令人拘攣背急引脇而痛足太陽經挾脊抵腰中故拘攣背急其筋從腋後入腋下故引脇而痛刺之從項始數脊椎俠脊疾按之應手如痛刺之傍三痏立已此刺不拘俞穴但自項大椎爲始從下數其脊椎或開一寸半或開三寸俠脊處疾按之應手而痛即刺處也脊之兩傍各刺三痏病當自已○

食。其别者并经上走于心包，故善怒而气上走于贲门之上。盖邪在少阴，肾水必虚，阴火上炽，故为嗌痛、善怒等病。内，纳同。贲，奔、秘二音。刺足下中央之脉各三痏，凡六刺，立已，左刺右，右刺左。足下中央，少阴之井，涌泉穴也。左右俱痛者，各刺三痏。痛在一边者，缪刺之。嗌中肿，不能内唾，时不能出唾者，刺然骨之前出血，立已，左刺右，右刺左。然骨之前，足少阴之荥，然谷穴也。

邪客于足太阴之络，令人腰痛，引少腹控眇，不可以仰息。足太阴之脉络，上入腹，布胸胁而筋着于脊，故为病如此。控，引也。眇，季胁下也。刺腰尻之解，两胂之上是腰俞，以月死生为痏数，发针立已，左刺右，右刺左。腰尻骨解两胂之上者，督脉腰俞之旁也。以月死生为痏数，义如前。腰俞止一穴居中，本无左右，此言左取右、右取左者，必腰俞左右，即足太阳之下髎穴也。腰尻两胂义详本类后四十九。胂，音申。

邪客于足太阳之络，令人拘挛背急，引胁而痛。足太阳经挟脊抵腰中，故拘挛背急。其筋从腋后入腋下，故引胁而痛。刺之从项始，数脊椎，侠脊疾按之，应手如痛，刺之旁三痏，立已。此刺不拘俞穴，但自项大椎为始，从下数其脊椎，或开一寸半，或开三寸，侠脊处疾按之，应手而痛，即刺处也。脊之两旁各刺三痏，病当自已。

邪客於足少陽之絡，令人留於樞中痛，髀不可舉。樞中，髀樞也，足少陽脉所由行者。刺樞中以毫鍼，寒則久留鍼，以月死生爲數，立已。髀樞中，足少陽環跳穴也。若寒者，須久留鍼，則寒邪乃去，故以月死生爲數。○治諸經刺之所過者不病，則繆刺之。諸經所過者不病，言病不在經而在絡也，故繆刺之。若病刺在經，則謂之巨刺矣。○耳聾刺手陽明，不已刺其通脉出耳前者。此復言手陽明之耳聾，當刺商陽如前也。刺其通脉出耳前者，手陽明脉，正當足少陽聽會之分也。○齒齲刺手陽明，不已刺其脉入齒中者，立

已。齲，齒痛也。手陽明之脉貫頰入下齒中，故當刺大腸經之商陽也。如不已，則刺其痛脉之入齒中者。○按甲乙經注手陽明脉，商陽、二間、三間、合谷、陽谿、偏歷、溫溜，七穴皆主齒痛。○齲，丘禹切。○邪客於五藏之間，其病也，脉引而痛，時來時止。視其病，繆刺之於手足爪甲上。邪客於五藏之間，必各引其經而痛，但視病處，各取其井而繆刺之。視其脉，出其血，間日一刺；一刺不已，五刺已。有血絡者，當刺去其血亦如數。○繆傳引上齒，齒脣寒痛。視其手背脉血者去之，繆傳者，病在下齒而引及上齒也。上齒屬足陽明，下齒屬手陽明。今上下引痛者，當視手陽明之絡，有血

邪客于足少阳之络，令人留于枢中痛，髀不可举。枢中，髀枢也，足少阳脉所由行者。刺枢中以毫针，寒则久留针，以月死生为数，立已。髀枢中，足少阳环跳穴也。若寒者，须久留针，则寒邪乃去，故以月死生为数。

治诸经刺之所过者不病，则缪刺之。诸经所过者不病，言病不在经而在络也，故缪刺之。若病刺在经，则谓之巨刺矣。

耳聋，刺手阳明；不已，刺其通脉出耳前者。此复言手阳明之耳聋，当刺商阳如前也。刺其通脉出耳前者，手阳明脉，正当足少阳听会之分也。

齿龋，刺手阳明；不已，刺其脉入齿中者，立已。龋，齿痛也。手阳明之脉贯颊入下齿中，故当刺大肠经之商阳也。如不已，则刺其痛脉之入齿中者。按：《甲乙经》注手阳明脉，商阳、二间、三间、合谷、阳溪、偏历、温溜，七穴皆主齿痛。龋，丘禹切。

邪客于五脏之间，其病也，脉引而痛，时来时止。视其病，缪刺之于手足爪甲上。邪客于五脏之间，必各引其经而痛，但视病处，各取其井而缪刺之。视其脉，出其血，间日一刺；一刺不已，五刺已。有血络者，当刺去其血亦如数。

缪传引上齿，齿唇寒痛。视其手背脉血者去之，缪传者，病在下齿而引及上齿也。上齿属足阳明，下齿属手阳明。今上下引痛者，当视手阳明之络，有血

者先去之足陽明中指爪甲上一痏手大指次指爪甲上各一痏立已左取右右取左足陽明中指爪甲上謂厲兊穴也手大指次指爪甲上手陽明商陽穴也○邪客於手足少陰太陰足陽明之絡此五絡皆會於耳中上絡左角手少陰心也足少陰腎也手太陰肺也足太陰脾也足陽明胃也五絡皆會於耳中上絡左額之角五絡俱竭令人身脉皆動而形無知也其狀若尸或曰尸厥五絡俱竭陰陽離散也身脉皆動筋惕肉瞤也上下離竭厥逆氣亂昏憒無知故名尸厥刺其足大指內側爪甲上去端如

韭葉足太陰之井隱白穴也後刺足心足少陰之井湧泉穴也後刺足中指爪甲上各一痏足陽明之井厲兊穴也後刺手大指內側去端如韭葉手太陰之井少商穴也後刺手心主手厥陰之井中衝穴也凡邪之在心者皆在於心之包絡故取之少陰銳骨之端各一痏立已謂神門穴手少陰之腧也不已以竹管吹其兩耳以小竹管納對耳孔用力吹之勿令氣泄所以溫助五絡氣可復通也○新校正云按陶隱居謂吹其左耳極三度復吹其右耳三度也鬄其左角之髮方一寸燔治飲以美酒一杯不能飲者灌之立已鬄剃

者先去之，足阳明中指爪甲上一痏，手大指次指爪甲上各一痏，立已，左取右，右取左足阳明中指爪甲上，谓厉兑穴也。手大指次指爪甲上，手阳明商阳穴也。

邪客于手足少阴、太阴、足阳明之络，此五络皆会于耳中，上络左角，手少阴，心也。足少阴，肾也。手太阴，肺也。足太阴，脾也。足阳明，胃也。五络皆会于耳中，上络左额之角。五络俱竭，令人身脉皆动而形无知也，其状若尸，或曰尸厥。五络俱竭，阴阳离散也。身脉皆动，筋惕肉瞤也。上下离竭，厥逆气乱，昏愦无知，故名尸厥。刺其足大指内侧爪甲上，去端如韭叶，足太阴之井，隐白穴也，后刺足心，足少阴之井，涌泉穴也，后刺足中指爪甲上各一痏，足阳明之井，厉兑穴也，后刺手大指内侧，去端如韭叶，手太阴之井，少商穴也，后刺手心主，手厥阴之井，中冲穴也。凡邪之在心者，皆在于心之包络，故取之，少阴锐骨之端各一痏，立已。谓神门穴，手少阴之腧也；不已，以竹管吹其两耳，以小竹管纳对耳孔，用力吹之，勿令气泄，所以温助五络，气可复通也。新校正云：按陶隐居谓吹其左耳极三度，复吹其右耳三度也，鬄其左角之发方一寸，燔治，饮以美酒一杯，不能饮者灌之，立已。鬄，剃同。左角之髮。五絡之血餘也。燔治。燒製爲末也。飲以美酒。助藥力行血氣也。補以其類。故可使尸厥立已。○凡刺之數。先視其經脉。切而從之。審其虛實而調之。不調者經刺之。病在經者。治從其經。但審其虛實而調之。調者。如湯液導引之類皆是也。調之而不調。然後刺其經脉。是謂經刺。亦曰巨刺。有痛而經不病者繆刺之。有痛而經不病者。病在大絡也。故當繆刺之。因視其皮部有血絡者盡取之。此繆刺之數也。皮部有血絡者。邪在皮膚孫絡也。故當盡取其血。凡此刺經者。刺大絡者。刺皮部血絡者。各有其治。所以辨繆刺之術數也。

類經二十卷終

同。左角之发，五络之血余也。燔治，烧制为末也。饮以美酒，助药力行血气也。补以其类，故可使尸厥立已。

凡刺之数，先视其经脉，切而从之，审其虚实而调之，不调者经刺之，病在经者，治从其经，但审其虚实而调之。调者，如汤液导引之类皆是也。调之而不调，然后刺其经脉，是谓经刺，亦曰巨刺，有痛而经不病者缪刺之有痛而经不病者，病在大络也，故当缪刺之，因视其皮部有血络者尽取之，此缪刺之数也。皮部有血络者，邪在皮肤孙络也，故当尽取其血。凡此刺经者，刺大络者，刺皮部血络者，各有其治，所以辨缪刺之术数也。

类经二十卷终

類經二十一卷

張介賓類註

鍼刺類

陰陽形氣外內易難靈樞壽夭剛柔篇〇三十一

黃帝問於少師曰：余聞人之生也，有剛有柔，有弱有強，有短有長，有陰有陽，願聞其方。少師荅曰：陰中有陰，陽中有陽，審知陰陽，刺之有方，剛柔強弱短長，無非陰陽之化。然曰陰曰陽，人皆知之，至若陰中復有陰，陽中復有陽，則人所不知也。故當詳審陰陽，則刺得其方矣。得病所始，刺之有理，謹度病端，與時相應，內合於五藏六府，外合於筋骨皮膚。得病所始者，謂知其或始於陰，或始於陽，故刺之有理也。謹度病端者，謂察其風因木化，熱因火化，濕因土化，燥因金化，寒因水化，故與時相應也。內而五藏六府，外而筋骨皮膚，莫非此理，合而求之，得其病之原矣。是故內有陰陽，外亦有陰陽。在內者五藏爲陰，六府爲陽；在外者筋骨爲陰，皮膚爲陽。內爲陰，外爲陽，理之常也。然內有陰陽，外亦有陰陽。故在內者五藏爲陰，藏屬裏也；六府爲陽，府屬表也。在外者筋骨深而爲陰，皮膚淺而爲陽。所以陰陽之中，復有陰陽。卽

类经二十一卷

张介宾类注

针刺类

三十一、阴阳形气外内易难《灵枢·寿夭刚柔》篇

黄帝问于少师曰：余闻人之生也，有刚有柔，有弱有强，有短有长，有阴有阳，愿闻其方。少师答曰：阴中有阴，阳中有阳，审知阴阳，刺之有方，刚柔强弱短长，无非阴阳之化，然曰阴曰阳，人皆知之，至若阴中复有阴，阳中复有阳，则人所不知也，故当详审阴阳，则刺得其方矣。得病所始，刺之有理，谨度病端，与时相应，内合于五脏六腑，外合于筋骨皮肤。得病所始者，谓知其或始于阴，或始于阳，故刺之有理也。谨度病端者，谓察其风因木化，热因火化，湿因土化，燥因金化，寒因水化，故与时相应也。内而五脏六腑，外而筋骨皮肤，莫非此理，合而求之，得其病之原矣。是故内有阴阳，外亦有阴阳。在内者五脏为阴，六腑为阳；在外者筋骨为阴，皮肤为阳。内为阴，外为阳，理之常也。然内有阴阳，外亦有阴阳。故在内者五脏为阴，脏属里也；六腑为阳，腑属表也。在外者筋骨深而为阴，皮肤浅而为阳。所以阴阳之中，复有阴阳。即

如五藏皆有血氣六府亦有血氣血在六府則陽中之陰氣則陽中之陽也氣在五藏則陰中之陽血則陰中之陰也皮膚筋骨無不皆然故天元紀大論曰天有陰陽地亦有陰陽其義即此由此觀之可見陰陽合一之道則無往不在故曰病在陰之陰者刺陰之榮輸陰之陰者陰病在陰分也當刺其榮輸以諸經榮輸氣微亦陰之類如手太陰經魚際爲榮太淵爲輸者是也病在陽之陽者刺陽之合陽之陽者陽病在陽分也當刺其合穴蓋所入爲合猶在陽分刺此以防深入如手陽明經曲池之類是也病在陽之陰者刺陰之經陽之陰者陽病在陰也當刺陰之經穴蓋所行爲經其氣正盛即陰中之陽如手太陰經渠之類是也病在陰之

陽者刺絡脉陰之陽者陰病在陽也當刺諸絡脉蓋絡脉浮淺皆在陽分如手陽明經偏歷之類是也故曰病在陽者命曰風病在陰者命曰痺病陰陽俱病命曰風痺陽受風氣故在陽者命曰風邪入於陰則痺故在陰者命曰痺病有形而不痛者陽之類也病淺在外也無形而痛者陰之類也病深在內也無形而痛者其陽完而陰傷之也急治其陰無攻其陽有形而不痛者其陰完而陽傷之也急治其陽無攻其陰完固也病在陰者勿攻其陽病在陽者勿攻其陰凡表裏虛實其治皆然陰陽

如五脏皆有血气，六腑亦有血气。血在六腑则阳中之阴，气则阳中之阳也；气在五脏则阴中之阳，血则阴中之阴也。皮肤筋骨，无不皆然。故《天元纪大论》曰：天有阴阳，地亦有阴阳。其义即此。由此观之，可见阴阳合一之道，则无往不在。故曰病在阴之阴者，刺阴之荥、输；阴之阴者，阴病在阴分也，当刺其荥、输。以诸经荥、输气微，亦阴之类，如手太阴经鱼际为荥、太渊为输者是也；病在阳之阳者，刺阳之合；阳之阳者，阳病在阳分也，当刺其合穴。盖所入为合，犹在阳分，刺此以防深入，如手阳明经曲池之类是也；病在阳之阴者，刺阴之经；阳之阴者，阳病在阴也，当刺阴之经穴。盖所行为经，其气正盛，即阴中之阳，如手太阴经渠之类是也；病在阴之阳者，刺络脉。阴之阳者，阴病在阳也，当刺诸络脉。盖络脉浮浅，皆在阳分，如手阳明经偏历之类是也。故曰病在阳者命曰风，病在阴者命曰痹病，阴阳俱病命曰风痹。阳受风气，故在阳者命曰风。邪入于阴则痹，故在阴者命曰痹。病有形而不痛者，阳之类也；病浅在外也。无形而痛者，阴之类也；病深在内也。无形而痛者，其阳完而阴伤之也，急治其阴，无攻其阳；有形而不痛者，其阴完而阳伤之也，急治其阳，无攻其阴。完，固也。病在阴者勿攻其阳，病在阳者勿攻其阴，凡表里虚实，其治皆然。阴阳俱動乍有形乍無形加以煩心命曰陰勝其陽此謂不表不裏其形不久陰陽俱動表裏皆病也乍有形乍無形往來不常也加以煩心陰病甚於陽也大凡治病必求於本若求其在表而裏亦病求其在裏而表亦病此以陰陽並傷故曰不表不裏治之為難形將不久矣○黃帝問於伯高曰余聞形氣病之先後外内之應奈何形見於外氣運於中病傷形氣則或先或後必各有所應伯高荅曰風寒傷形憂恐忿怒傷氣氣傷藏乃病藏寒傷形乃應形風傷筋脉筋脉乃應此形氣外内之相應也風寒外襲

故傷於形情慾内勞故傷於氣内傷則病在藏府外傷則應於皮毛若風傷筋脉則居於外内之間故應於筋脉此形氣表裏之有辨也黃帝曰刺之奈何伯高荅曰病九日者三刺而已病一月者十刺而已多少遠近以此衰之大約病三日者可一刺而已故九日者當三刺一月者當十刺凡病之多少遠近當推此以衰去之是刺之大法也久痺不去身者視其血絡盡出其血久痺不去身者其身不能往來以陰邪在於血脉故當視其血絡而盡去之黃帝曰外内之病難易之治奈何上文言久近之難易故此復問外内之難易伯高荅曰形先病而未入

俱动，乍有形，乍无形，加以烦心，命曰阴胜其阳，此谓不表不里，其形不久。阴阳俱动，表里皆病也。乍有形、乍无形，往来不常也。加以烦心，阴病甚于阳也。大凡治病必求于本，若求其在表而里亦病，求其在里而表亦病，此以阴阳并伤，故曰不表不里，治之为难，形将不久矣。

黄帝问于伯高曰：余闻形气病之先后，外内之应奈何？形见于外，气运于中。病伤形气，则或先或后，必各有所应。伯高答曰：风寒伤形，忧恐忿怒伤气。气伤脏，乃病脏；寒伤形，乃应形；风伤筋脉，筋脉乃应。此形气外内之相应也。风寒外袭，故伤于形。情欲内劳，故伤于气。内伤则病在脏腑，外伤则应于皮毛。若风伤筋脉，则居于外内之间，故应于筋脉。此形气表里之有辨也。黄帝曰：刺之奈何？伯高答曰：病九日者，三刺而已；病一月者，十刺而已。多少远近，以此衰之。大约病三日者，可一刺而已，故九日者当三刺，一月者当十刺。凡病之多少远近，当推此以衰去之，是刺之大法也。久痹不去身者，视其血络，尽出其血。久痹不去身者，其身不能往来，以阴邪在于血脉，故当视其血络而尽去之。黄帝曰：外内之病，难易之治奈何？上文言久近之难易，故此复问外内之难易。伯高答曰：形先病而未入藏者刺之半其日外病而內不病者其病淺故當半其日謂減於前法日數之半如病一月者可五刺而已也藏先病而形乃應者刺之倍其日此月內難易之應也內病而應於外者其病深故當倍其日如淺者一月五次重者一月十刺也病有淺深故治有難易耳

刺有三變營衛寒痺靈樞壽夭剛柔篇 三十二

黃帝曰余聞刺有三變何謂三變伯高荅曰有刺營者有刺衛者有刺寒痺之留經者刺營者刺其陰刺衛者刺其陽刺寒痺者溫其經三刺不同故曰三變黃帝曰刺三變者

類經二十一卷 鍼刺類 四

奈何伯高荅曰刺營者出血刺衛者出氣刺寒痺者內熱調經論亦曰取血於營取氣於衛內熱義如下文黃帝曰營衛寒痺之為病奈何伯高荅曰營之生病也寒熱少氣血上下行營主血陰氣也病在陰分則陽勝之故為寒熱往來陰病則陰虛陰虛則無氣故為少氣邪在血故為上下妄行所以刺營者當刺其血分衛之生病也氣痛時來時去怫愾賁響風寒客於腸胃之中衛屬陽為水穀之悍氣病在陽分故為氣痛氣無定形故時來時去怫鬱怒也愾大息也賁響腹鳴如奔也皆氣分之病風寒外襲而客於腸胃之間以六府屬表而陽邪歸

脏者，刺之半其日；外病而内不病者其病浅，故当半其日，谓减于前法日数之半，如病一月者，可五刺而已也；脏先病而形乃应者，刺之倍其日。此月内难易之应也。内病而应于外者其病深，故当倍其日，如浅者一月五刺①，重者一月十刺也。病有浅深，故治有难易耳。

三十二、刺有三变营卫寒痹《灵枢·寿夭刚柔》篇

黄帝曰：余闻刺有三变，何谓三变？伯高答曰：有刺营者，有刺卫者，有刺寒痹之留经者。刺营者刺其阴，刺卫者刺其阳，刺寒痹者温其经，三刺不同，故曰三变。黄帝曰：刺三变者奈何？伯高答曰：刺营者出血，刺卫者出气，刺寒痹者内热。《调经论》亦曰：取血于营，取气于卫。内热义如下文。黄帝曰：营卫寒痹之为病奈何？伯高答曰：营之生病也，寒热少气，血上下行。营主血，阴气也，病在阴分则阳胜之，故为寒热往来。阴病则阴虚，阴虚则无气，故为少气。邪在血，故为上下妄行，所以刺营者当刺其血分。卫之生病也，气痛时来时去，怫忾贲响，风寒客于肠胃之中。卫属阳，为水谷之悍气，病在阳分，故为气痛。气无定形，故时来时去。怫，郁怒也。忾，大息也。贲响，腹鸣如奔也。皆气分之病。风寒外袭而客于肠胃之间，以六腑属表而阳邪归

①刺：原作“次”，据下文“一月十刺”例改。

之故病亦生於衛氣。○怫音佛。愾音戲。寒痺之爲病也。留而不去。時痛而皮不仁。寒痺久留不去，則血脉不行，或凝滯而爲痛，或皮膚不知痛痒而爲不仁。黃帝曰：刺寒痺內熱奈何？伯高荅曰：刺布衣者以火焠之，刺大人者以藥熨之。內熱，謂溫其經也。布衣血氣濇濁，故當以火焠之，即近世所用雷火鍼及艾蒜蒸灸之類。○焠音翠，灼也。黃帝曰：藥熨奈何？伯高荅曰：用淳酒二十升，蜀椒一升，乾薑一斤，桂心一斤，凡四種，皆㕮咀，漬酒中。用綿絮一斤，細白布四丈，幷內酒中。置酒馬矢

類經二十一卷 鍼刺類 五

熅中，蓋封塗勿使泄。五日五夜，出布綿絮曝乾之，乾復漬以盡其汁。每漬必晬其日乃出乾，乾幷用滓與綿絮，複布爲複巾，長六七尺，爲六七巾。則用之生桑炭炙巾，以熨寒痺所刺之處，令熱入至於病所，寒復炙巾以熨之，三十遍而止。汗出以巾拭身，亦三十遍而止。㕮咀，古人以口嚼藥，碎如豆粒而用之。後世雖用刀切，而猶稱㕮咀者，其義本此。漬，浸也。馬矢熅中者，燃乾馬屎而煨之也，此西北方所常用者。塗，塩泥封固也。晬，周日也。複布爲複巾者，重布爲巾，如今之夾袋，所以盛貯

之，故病亦生于卫气。怫，音佛。忾，音戏。寒痹之为病也，留而不去，时痛而皮不仁。寒痹久留不去，则血脉不行，或凝滞而为痛，或皮肤不知痛痒而为不仁。黄帝曰：刺寒痹内热奈何？伯高答曰：刺布衣者以火焠之，刺大人者以药熨之。内热，谓温其经也。布衣血气涩浊，故当以火焠之，即近世所用雷火针及艾蒜蒸灸之类。焠，音翠，灼也。黄帝曰：药熨奈何？伯高答曰：用淳酒二十升，蜀椒一升，干姜一斤，桂心一斤，凡四种，皆㕮咀，渍酒中。用绵絮一斤，细白布四丈，并内酒中。置酒马矢煴中，盖封涂勿使泄。五日五夜，出布绵絮曝干之，干复渍以尽其汁。每渍必晬其日乃出干，干并用滓与绵絮，复布为复巾，长六七尺，为六七巾。则用之生桑炭炙巾，以熨寒痹所刺之处，令热入至于病所，寒复炙巾以熨之，三十遍而止。汗出以巾拭身，亦三十遍而止。㕮咀，古人以口嚼药，碎如豆粒而用之。后世虽用刀切，而犹称㕮咀者，其义本此。渍，浸也。马矢煴中者，燃干马屎而煨之也，此西北方所常用者。涂，盐泥封固也。晬，周日也。复布为复巾者，重布为巾，如今之夹袋，所以盛贮

綿絮藥滓也。滓，柤也。灸巾以生桑炭者，桑能利關節，除風寒濕痺諸痛也。大人血氣清滑，故當於未刺之先，及既刺之後，但以藥熨，則經通汗出而寒痺可除矣。○內，納同。矢，屎同。熅，音慍。晬，音醉。滓，音子。復，音福。**起步內中，無見風。每刺必熨，如此病已矣，此所謂內熱也。**刺後起步於密室內中，欲其血氣行而慎避風寒也。凡此者皆所謂內熱之法。

刺有五節《靈樞·刺節真邪》篇。○三十三

黃帝問於岐伯曰：余聞刺有五節奈何？岐伯曰：固有五節：一曰振埃，二曰發矇，三曰去爪，四曰

徹衣，五曰解惑。黃帝曰：夫子言五節，余未知其意。岐伯曰：振埃者，刺外經，去陽病也。發矇者，刺府輸，去府病也。去爪者，刺關節肢絡也。徹衣者，盡刺諸陽之奇輸也。解惑者，盡知調陰陽，補瀉有餘不足，相傾移也。振埃者，猶振落塵埃，故取其外經，可以去陽病也。發矇者，猶開發矇瞶，故刺其府輸，可以治府病也。去爪者，猶脫去餘爪，故取關節肢絡，可以治血道不通之病也。徹衣者，猶徹去衣服，故當盡刺諸陽之奇輸也。解惑者，猶解其迷惑，故在盡知陰陽，調其虛實，可以移易其病也。○**黃帝曰：刺節言振埃，夫子**

绵絮药滓也。滓，柤也。灸巾以生桑炭者，桑能利关节，除风寒湿痹诸痛也。大人血气清滑，故当于未刺之先，及既刺之后，但以药熨，则经通汗出而寒痹可除矣。内，纳同。矢，屎同。煴，音愠。晬，音醉。滓，音子。复，音福。

起步内中，无见风。每刺必熨，如此病已矣，此所谓内热也。刺后起步于密室内中，欲其血气行而慎避风寒也。凡此者皆所谓内热之法。

三十三、刺有五节《灵枢·刺节真邪》篇

黄帝问于岐伯曰：余闻刺有五节奈何？岐伯曰：固有五节：一曰振埃，二曰发蒙，三曰去爪，四曰彻衣，五曰解惑。黄帝曰：夫子言五节，余未知其意。岐伯曰：振埃者，刺外经，去阳病也。发蒙者，刺腑输，去腑病也。去爪者，刺关节肢络也。彻衣者，尽刺诸阳之奇输也。解惑者，尽知调阴阳，补泻有余不足，相倾移也。振埃者，犹振落尘埃，故取其外经，可以去阳病也。发蒙者，犹开发蒙瞶，故刺其腑输，可以治腑病也。去爪者，犹脱去余爪，故取关节肢络，可以治血道不通之病也。彻衣者，犹彻去衣服，故当尽刺诸阳之奇输也。解惑者，犹解其迷惑，故在尽知阴阳，调其虚实，可以移易其病也。

黄帝曰：刺节言振埃，夫子

乃言刺外經去陽病余不知其所謂也願卒聞之岐伯曰振埃者陽氣大逆上滿於胷中憒瞋肩息大氣逆上喘喝坐伏病惡埃煙餲不得息請言振埃尚疾於振埃陽邪在上故滿於胷中爲憒瞋肩息氣逆喘喝如埃如煙餲不得息等證治在上者尚疾於振埃謂其疾如拂塵也○瞋昌真切餲古噎字食不下也黃帝曰善取之何如岐伯曰取之天容天容手太陽經穴黃帝曰其欬上氣窮詘胷痛者取之奈何岐伯曰取之廉泉廉泉任脉穴○詘音屈不伸也黃帝曰取之有數乎岐伯曰取天容者無過一里取廉泉者血變而止帝曰善哉無過一里如人行一里許也血變血色變也

○黃帝曰刺節言發矇余不得其意夫發矇者耳無所聞目無所見夫子乃言刺府輸去府病何輸使然願聞其故耳無所聞目無所見者刺府輸可愈故曰發矇岐伯曰妙乎哉問也此刺之大約鍼之極也神明之類也口說書卷猶不能及也請言發矇耳尚疾於發矇也疾於發矇取效之速也黃帝曰善願卒聞之

乃言刺外经、去阳病，余不知其所谓也，愿卒闻之。岐伯曰：振埃者，阳气大逆，上满于胸中，愤瞋肩息，大气逆上，喘喝坐伏，病恶埃烟，饐不得息，请言振埃，尚疾于振埃。阳邪在上，故满于胸中，为愤瞋肩息、气逆喘喝、如埃如烟、饐不得息等证。治在上者，尚疾于振埃，谓其疾如拂尘也。瞋，昌真切。饐，古噎字，食不下也。黄帝曰：善。取之何如？岐伯曰：取之天容。天容，手太阳经穴。黄帝曰：其咳上气穷诎胸痛者，取之奈何？岐伯曰：取之廉泉。廉泉，任脉穴。诎，音屈，不伸也。黄帝曰：取之有数乎？岐伯曰：取天容者无过一里，取廉泉者血变而止。帝曰：善哉。无过一里，如人行一里许也。血变，血色变也。

黄帝曰：刺节言发蒙，余不得其意。夫发蒙者，耳无所闻，目无所见。夫子乃言刺腑输、去腑病，何输使然？愿闻其故。耳无所闻、目无所见者，刺腑输可愈，故曰发蒙。岐伯曰：妙乎哉问也！此刺之大约，针之极也，神明之类也，口说书卷，犹不能及也，请言发蒙耳，尚疾于发蒙也。疾于发蒙，取效之速也。黄帝曰：善。愿卒闻之。

岐伯曰刺此者必於日中刺其聽宮中其眸子聲聞於耳此其輸也日中陽王氣行之時也聽宮手太陽府輸也其脉與目相通故能中其眸子刺之而聲應於耳乃其穴也黃帝曰善何謂聲聞於耳岐伯曰刺邪以手堅按其兩鼻竅而疾偃其聲必應於鍼也此驗聲之法也刺其穴以手堅按鼻孔而疾爲偃卧其聲則應於鍼也黃帝曰善此所謂弗見爲之而無目視見而取之神明相得者也謂病無形見有不必相見而取者真有神明相得之妙也○黃帝曰刺節言去爪夫子乃言刺關

節肢絡願卒聞之岐伯曰腰脊者身之大關節也肢脛者人之管以趨翔也莖垂者身中之機陰精之候津液之道也腰脊所以立身故爲身之大關節肢脛所以趨翔故爲人之管管鍵也莖垂者前陰宗筋也命門元氣盛衰具見於此故爲身中之機精由此泄故可以候陰精而爲津液之道故飲食不節喜怒不時津液內溢乃下留於睾血道不通日大不休俛仰不便趨翔不能此病滎然有水不上不下鈹石所取形不可匿常不得蔽故命曰去爪帝曰善飲食

岐伯曰：刺此者，必于日中，刺其听宫，中其眸子，声闻于耳，此其输也。日中，阳王气行之时也。听宫，手太阳腑输也。其脉与目相通，故能中其眸子。刺之而声应于耳，乃其穴也。黄帝曰：善。何谓声闻于耳？岐伯曰：刺邪以手坚按其两鼻窍而疾偃，其声必应于针也。此验声之法也。刺其穴，以手坚按鼻孔而疾为偃卧，其声则应于针也。黄帝曰：善。此所谓弗见为之，而无目视，见而取之，神明相得者也。谓病无形见，有不必相见而取者，真有神明相得之妙也。

黄帝曰：刺节言去爪，夫子乃言刺关节肢络，愿卒闻之。岐伯曰：腰脊者，身之大关节也。肢胫者，人之管以趋翔也。茎垂者，身中之机，阴精之候，津液之道也。腰脊所以立身，故为身之大关节。肢胫所以趋翔，故为人之管。管，键也。茎垂者，前阴宗筋也。命门元气盛衰，具见于此，故为身中之机。精由此泄，故可以候阴精而为津液之道。故饮食不节，喜怒不时，津液内溢，乃下留于睾，血道不通，日大不休，俯仰不便，趋翔不能，此病荥然有水，不上不下，铍石所取，形不可匿，常不得蔽，故命曰去爪。帝曰：善。饮食不節病在太陰陽明喜怒不時病在少陰厥陰故其津液內溢則下留於睾為日大不休不可蔽匿等證蓋即癩疝之類治之者當察在何經以取其關節肢絡故命曰去爪者猶去其贅疣也○睾音高陰丸也鈹音披義見前○黃帝曰刺節言徹衣夫子乃言盡刺諸陽之奇輸未有常處也願卒聞之岐伯曰是陽氣有餘而陰氣不足陰氣不足則內熱陽氣有餘則外熱內熱相搏熱於懷炭外畏綿帛近不可近身又不可近席腠理閉塞則汗不出舌焦脣槁腊乾嗌燥飲食不讓美惡陽氣

有餘陰氣不足陽邪盛而真陰衰也熱於懷炭熱之甚也外畏綿帛近不欲衣也不可近身畏人氣也不可近席憎寒也腊乾肌肉乾燥也飲食不讓美惡滋味不能辨也○腊音昔○黃帝曰善取之奈何岐伯曰取之於其天府大杼三痏又刺中膂以去其熱補足手太陰以出其汗熱去汗稀疾於徹衣黃帝曰善天府手太陰經穴大杼中膂俞俱足太陽經穴刺此皆可以去熱又補足太陰脾經手太陰肺經以出其汗熱去汗止而病除其速有如徹衣此蓋傷寒邪熱之類也○黃帝曰刺節言解惑夫子乃言盡知調陰陽補寫有餘不足相傾移

不节，病在太阴、阳明。喜怒不时，病在少阴、厥阴。故其津液内溢则下留于睾，为日大不休、不可蔽匿等证，盖即癞疝之类，治之者当察在何经，以取其关节肢络，故命曰去爪者，犹去其赘疣也。睾，音高，阴丸也。铍，音披，义见前。

黄帝曰：刺节言彻衣，夫子乃言尽刺诸阳之奇输，未有常处也，愿卒闻之。岐伯曰：是阳气有余而阴气不足，阴气不足则内热，阳气有余则外热，内热相搏，热于怀炭，外畏绵帛近，不可近身，又不可近席，腠理闭塞则汗不出，舌焦唇槁，腊干嗌燥，饮食不让美恶。阳气有余，阴气不足，阳邪盛而真阴衰也。热于怀炭，热之甚也。外畏绵帛近，不欲衣也。不可近身，畏人气也。不可近席，憎寒也。腊干，肌肉干燥也。饮食不让美恶，滋味不能辨也。腊，音昔。黄帝曰：善。取之奈何？岐伯曰：取之于其天府、大杼三痏，又刺中膂以去其热，补足手太阴以出其汗，热去汗稀，疾于彻衣。黄帝曰：善。天府，手太阴经穴。大杼、中膂俞，俱足太阳经穴，刺此皆可以去热。又补足太阴脾经、手太阴肺经以出其汗，热去汗止而病除，其速有如彻衣，此盖伤寒邪热之类也。

黄帝曰：刺节言解惑，夫子乃言尽知调阴阳、补泻有余不足、相倾移也惑何以解之岐伯曰大風在身血脉偏虛虛者不足實者有餘輕重不得傾側宛伏不知東西不知南北乍上乍下乍反乍覆顛倒無常甚於迷惑（風邪在身血脉必虛正不勝邪故爲輕重傾側等病以其顛倒無常故曰甚於迷惑此即中風之類）黃帝曰善取之奈何岐伯曰寫其有餘補其不足陰陽平復用鍼若此疾於解惑黃帝曰善請藏之靈蘭之室不敢妄出也（盡知陰陽平其虛實用鍼若此疾無不瘳矣故曰疾於解惑）

五邪之刺（靈樞刺節真邪篇〇二十四）

黃帝曰余聞刺有五邪何謂五邪岐伯曰病有持癰者有容大者有狹小者有熱者有寒者是謂五邪黃帝曰刺五邪奈何岐伯曰凡刺五邪之方不過五章癉熱消滅腫聚散亡寒痺益溫小者益陽大者必去請道其方（五章五條也詳如下文）〇

凡刺癰邪無迎隴易俗移性（隴盛也營衛生會篇曰日中而陽隴生氣通天論作隆蓋隴隆通用也無迎隴者癰邪之來銳所當避也易俗移性謂宜從緩調和）

也，惑何以解之？岐伯曰：大风在身，血脉偏虚，虚者不足，实者有余，轻重不得，倾侧宛伏，不知东西，不知南北，乍上乍下，乍反乍复，颠倒无常，甚于迷惑。风邪在身，血脉必虚，正不胜邪，故为轻重倾侧等病。以其颠倒无常，故曰甚于迷惑，此即中风之类。黄帝曰：善。取之奈何？岐伯曰：泻其有余，补其不足，阴阳平复，用针若此，疾于解惑。黄帝曰：善。请藏之灵兰之室，不敢妄出也。尽知阴阳，平其虚实，用针若此，疾无不瘳矣，故曰疾于解惑。

三[①]十四、五邪之刺《灵枢·刺节真邪》篇

黄帝曰：余闻刺有五邪，何谓五邪？岐伯曰：病有持痈者，有容大者，有狭小者，有热者，有寒者，是谓五邪。黄帝曰：刺五邪奈何？岐伯曰：凡刺五邪之方，不过五章，瘅热消灭，肿聚散亡，寒痹益温，小者益阳，大者必去，请道其方。五章，五条也。详如下文。

凡刺痈邪无迎陇，易俗移性，陇，盛也。《营卫生会》篇曰：日中而阳陇。《生气通天论》作隆，盖陇、隆通用也。无迎陇者，痈邪之来锐，所当避也。易俗移性，谓宜从缓调和，

①三：原作“二”，字蚀，据次序改。

如移易俗性，不宜欲速。此释上文肿聚散亡也。陇，音笼，不得脓，脆道更行，脆，柔脆溃坚之谓。凡痈毒不化则不得脓，故或托其内，或温其外，或刺以针，或灸以艾，务化其毒，皆脆道更行也，去其乡，不安处所乃散亡，诸阴阳过痈者，取之其输泻之。乡，向也。安，留聚也。去其毒气所向，不使安留处所，乃自消散矣。故于诸阴经阳经，但察其过于壅滞者，皆当取输穴以泻其锐气，是即所谓去其乡也。

凡刺大邪日以小，泄夺其有余乃益虚，大邪，实邪也。邪气盛大，难以顿除，日促小之，自可渐去，去其有余，实者虚矣。此释上文大者必去也，剽其通，针其邪，剽，砭刺也。通，病气所由之道也。针无妄用，务中其邪。剽，音票，肌肉亲视之，毋有反其真言邪正脉色，必当亲切审视，若以小作大，则反其真矣，刺诸阳分肉间。盛大实邪，多在三阳，故宜刺诸阳分肉间。

凡刺小邪日以大，补其不足乃无害，小邪，虚邪也。虚邪补之，则正气日大而邪自退也。不足而补，乃可无害，若泻其虚，斯不免矣。此释上文小者益阳也，视其所在迎之界，远近尽至，其不得外侵而行之乃自费，刺分肉间。迎之界者，迎其气行之所也。先补不足之经，后泻有余之经，邪去正复，则远近之真气尽至，邪气不得外侵，则必费散无留矣。小邪随在可刺，故但取分肉间也。

凡刺热邪越而苍，出游不归乃无病

越，发扬也。苍，卒疾也。出游，行散也。归，还也。凡刺热邪者，贵于速散，散而不复，乃无病矣。此释上文痹热消灭也，为开通辟门户，使邪得出病乃已。开通壅滞，辟其门户，以热邪之宜泻也。

凡刺寒邪日以温，徐往徐来致其神。温者，温其正气也。徐往徐来，欲和缓也。致其神者，致其阳气，则寒邪自除。此释上文寒痹益温也。门户已闭气不分，虚实得调其气存也。补其虚，则门户闭而气不泄，故虚实可调，真气可存，此寒邪之宜温也。

黄帝曰：官针奈何？岐伯曰：刺痈者用铍针，刺大者用锋针，刺小者用圆利针，刺热者用镵针，刺寒者用毫针也。五邪之刺，官针各有所宜，不可不辨。九针详义，见本类前二。

三十五、解结推引《灵枢·刺节真邪》篇

请言解论，与天地相应，与四时相副，人参天地，故可为解。解论，解结之论也。人与天地相参应，必知其道，斯可与言解结矣。下有渐洳，上生苇蒲，此所以知形气之多少也。渐洳，伏泉也。下有渐洳，则上生苇蒲，内外之应，理所皆然，人之表里，可察盛衰，亦犹是也。渐，平声。洳，音如。阴阳者，寒暑也。热则滋雨而在上，根荄少汁，人气在外，皮肤缓，腠理开，血气减，汗大泄，皮

淖澤暑熱則地氣蒸爲滋雨而氣在上故草木之氣亦在枝葉而根荄少汁也其於人氣熱則陽浮在表故血氣減汗大泄然熱則易行故宜於用鍼○荄音該淖乃豹切寒則地凍水冰人氣在中皮膚緻腠理閉汗不出血氣強肉堅濇當是之時善行水者不能往冰善穿地者不能鑿凍善用鍼者亦不能取四厥血脉凝結堅搏不往來者亦未可即柔故行水者必待天溫冰釋凍解而水可行地可穿也人脉猶是也寒則地氣堅凝人氣結聚而經脈難行即善用鍼者亦不能取四肢之厥逆故必待天溫冰釋陽氣運行而後人氣流通乃可用鍼矣治厥者必先熨調

類經二十一卷 鍼刺類 十三

和其經掌與腋肘與脚項與脊以調之火氣已通血脉乃行然後視其病脉淖澤者刺而平之堅緊者破而散之氣下乃止此所謂以解結者也此治厥之法倘天時未溫而必欲用鍼則必藉火氣以熨調其經凡掌腋肘脚項脊之間皆谿谷大節之交會故當熨之溫之則火氣通而血脉行然後視其病脉淖澤者衛氣浮也故可刺而平之堅緊者邪氣實也故當破而散之厥逆除而宗氣下乃可止鍼矣結者邪之所聚刺去其邪即解結之謂也用鍼之類在於調氣氣積於胃以

淖泽。暑热则地气蒸为滋雨而气在上，故草木之气亦在枝叶，而根荄少汁也。其于人气，热则阳浮在表，故血气减、汗大泄，然热则易行，故宜于用针。荄，音该。淖，乃豹切。寒则地冻水冰，人气在中，皮肤致，腠理闭，汗不出，血气强，肉坚涩。当是之时，善行水者不能往冰，善穿地者不能凿冻，善用针者亦不能取四厥；血脉凝结，坚搏不往来者，亦未可即柔。故行水者，必待天温冰释冻解，而水可行、地可穿也，人脉犹是也。寒则地气坚凝，人气结聚而经脉难行，即善用针者，亦不能取四肢之厥逆，故必待天温冰释，阳气运行，而后人气流通，乃可用针矣。治厥者，必先熨调和其经，掌与腋、肘与脚、项与脊以调之，火气已通，血脉乃行，然后视其病脉淖泽者刺而平之，坚紧者破而散之，气下乃止，此所谓以解结者也。此治厥之法。倘天时未温而必欲用针，则必借火气以熨调其经，凡掌腋、肘脚、项脊之间，皆溪谷大节之交会，故当熨之温之，则火气通而血脉行。然后视其病脉淖泽者，卫气浮也，故可刺而平之。坚紧者，邪气实也，故当破而散之。厥逆除而宗气下，乃可止针矣。结者，邪之所聚，刺去其邪，即解结之谓也。用针之类，在于调气，气积于胃，以通營衛各行其道宗氣留於海其下者注於氣街其上者走於息道凡用鍼者必在調氣人受氣於穀故氣積於胃然氣義有三曰營氣曰衛氣曰宗氣清者為營營在脉中濁者為衛衛在脉外故各行其道也宗氣大氣也大氣者留止於上下之氣海其下者蓄於丹田注足陽明之氣街而下行於足其上者積於胸中出於息道而為呼吸凡此三者皆所謂氣當各求其屬而調之者也○按氣街義如衛氣篇曰知六府之氣街者能知解結契紹於門戶當與此參閱詳經絡類十二故厥在於足宗氣不下脉中之血凝而留止弗之火調弗能取之厥者逆也陰寒之氣也厥逆在足則陽道不行故宗氣不下而血脉

凝滯不以火溫不能取也用鍼者必先察其經絡之實虛切而循之按而彈之視其應動者乃後取之而下之凡察虛實所驗在氣故必循之彈之視其氣之應手而動者其微其甚則虛實可知然後用法取之而氣自下矣六經調者謂之不病雖病謂自已也經脉調者雖病亦微故必自已一經上實下虛而不通者此必有橫絡盛加於大經令之不通視而寫之此所謂解結也一經之脉本相流貫而橫絡盛加於大經則經有不通者矣視而寫之其經則調亦所謂解結也上寒下熱先刺其項太陽久留

通营卫，各行其道，宗气留于海，其下者注于气街，其上者走于息道。凡用针者，必在调气，人受气于谷，故气积于胃。然气义有三：曰营气，曰卫气，曰宗气。清者为营，营在脉中，浊者为卫，卫在脉外，故各行其道也。宗气，大气也。大气者，留止于上下之气海。其下者蓄于丹田，注足阳明之气街而下行于足；其上者积于胸中，出于息道而为呼吸。凡此三者，皆所谓气，当各求其属而调之者也。按：气街义，如《卫气》篇曰：知六腑之气街者，能知解结契绍于门户。当与此参阅，详“经络类”十二。故厥在于足，宗气不下，脉中之血，凝而留止，弗之火调，弗能取之。厥者，逆也，阴寒之气也。厥逆在足，则阳道不行，故宗气不下而血脉凝滞，不以火温，不能取也。用针者，必先察其经络之实虚，切而循之，按而弹之，视其应动者，乃后取之而下之。凡察虚实，所验在气，故必循之弹之，视其气之应手而动者，其微其甚，则虚实可知，然后用法取之，而气自下矣。六经调者，谓之不病，虽病，谓自已也。经脉调者，虽病亦微，故必自已。一经上实下虚而不通者，此必有横络盛加于大经，令之不通，视而泻之，此所谓解结也。一经之脉本相流贯，而横络盛加于大经，则经有不通者矣。视而泻之，其经则调，亦所谓解结也。上寒下热，先刺其项太阳，久留之已刺則熨項與肩胛令熱，下合乃止，此所謂推而上之者也。上寒下熱者，陽虛於上而實於下也。當先刺項間足太陽經大杼、天柱等穴，久留其鍼而補之，仍溫熨肩項之間，候其氣至，上熱與下相合，乃止其鍼，此所謂推其下者而使之上也。上熱下寒，視其虛脉而陷之於經絡者取之，氣下乃止，此所謂引而下之者也。上熱下寒者，陽實於上而虛於下也。故當視其在下虛陷之經，取而補之，必使其陽氣下行而後止，此引而下之之謂也。按：此二節言上下寒熱者，非若前節所謂一經上實下虛而不通者，必有橫絡加於大經之比，蓋彼言中有所隔，此言本末盛衰也，證自不同，不可混看。大熱

徧身，狂而妄見、妄聞、妄言，視足陽明及大絡取之，虛者補之，血而實者寫之。因其偃臥，居其頭前，以兩手四指挾按頸動脉，久持之，卷而切推，下至缺盆中而復止如前，熱去乃止，此所謂推而散之者也。上文言上下之寒熱，所治不同；此言徧身之大熱，當取足之陽明也。蓋陽明經多氣多血，為五藏六府之海，故但察其在經在絡或虛或實而取之，則徧身之熱可除也。然又當因病人之偃臥，醫者居其頭之前，以兩手大食四指挾其頸中動脉於人迎、大迎等處，自上而下按而久持之，卷而切推之，下至缺盆，止復如前，候其熱去乃已。蓋三陽在頭，故

之，已刺则熨项与肩胛令热，下合乃止，此所谓推而上之者也。上寒下热者，阳虚于上而实于下也。当先刺项间足太阳经大杼、天柱等穴，久留其针而补之，仍温熨肩项之间候其气至，上热与下相合，乃止其针，此所谓推其下者而使之上也。上热下寒，视其虚脉而陷之于经络者取之，气下乃止，此所谓引而下之者也。上热下寒者，阳实于上而虚于下也。故当视其在下虚陷之经，取而补之，必使其阳气下行而后止，此引而下之之谓也。按：此二节言上下寒热者，非若前节所谓一经上实下虚而不通者，必有横络加于大经之比，盖彼言中有所隔，此言本末盛衰也，证自不同，不可混看。大热遍身，狂而妄见、妄闻、妄言，视足阳明及大络取之，虚者补之，血而实者泻之。因其偃卧，居其头前，以两手四指挟按颈动脉，久持之，卷而切推，下至缺盆中而复止如前，热去乃止，此所谓推而散之者也。上文言上下之寒热，所治不同；此言遍身之大热，当取足之阳明也。盖阳明经多气多血，为五脏六腑之海，故但察其在经在络或虚或实而取之，则遍身之热可除也。然又当因病人之偃卧，医者居其头之前，以两手大食四指，挟其颈中动脉于人迎、大迎等处，自上而下按而久持之，卷而切推之，下至缺盆，止复如前，候其热去乃已。盖三阳在头，故

可獨取人迎而推散其熱也。○卷，捲同。

刺諸風 三十六

黃帝問曰：余聞風者，百病之始也，以鍼治之奈何？素問骨空論。○風之中人，必先皮毛而後及於經絡藏府，由淺入深，自微而甚，善行數變，所以爲百病之始。故聖人之避風，如避矢石者，正以防其微也。岐伯對曰：風從外入，令人振寒，汗出頭痛，身重惡寒，風邪外襲，陽氣內拒，邪正分爭，故振寒。風傷衛，故汗出。邪客三陽，故頭痛身重。衛傷則表怯，故惡寒。治在風府，調其陰陽，不足則補，有餘則寫。風府，督脉穴。察其正氣不

足則補之，邪氣有餘則寫之。大風頸項痛，刺風府，風府在上椎。上椎，謂項骨椎上，入髮際一寸也。大風汗出，灸譩譆，譩譆在背下俠脊傍三寸所，厭之令病者呼譩譆，譩譆應手。譩譆，足太陽經穴。厭之，以指按其穴也。乃令病人呼譩譆之聲則應手而動，故即以爲名。從風憎風，刺眉頭。病由於風則憎風。刺眉頭者，足太陽之攢竹穴也。○憎，早登切。

○病風且寒且熱，炅汗出，一日數過，先刺諸分理絡脉。素問長刺節論。○風論曰：風之傷人也，或爲寒熱，或爲熱中，或爲寒中，或爲癘

可独取人迎而推散其热也。卷，捲同。

三十六、刺诸风

黄帝问曰：余闻风者百病之始也，以针治之奈何？《素问·骨空论》。风之中人，必先皮毛而后及于经络脏腑，由浅入深，自微而甚，善行数变，所以为百病之始。故圣人之避风，如避矢石者，正以防其微也。岐伯对曰：风从外入，令人振寒，汗出头痛，身重恶寒，风邪外袭，阳气内拒，邪正分争，故振寒。风伤卫，故汗出。邪客三阳，故头痛身重。卫伤则表怯，故恶寒。治在风府，调其阴阳，不足则补，有余则泻风府，督脉穴。察其正气不足则补之，邪气有余则泻之。大风颈项痛，刺风府，风府在上椎上椎，谓项骨椎上，入发际一寸也。大风汗出，灸噫嘻，噫嘻在背下侠脊旁三寸所，厌之令病者呼噫嘻，噫嘻应手。噫嘻，足太阳经穴。厌之，以指按其穴也。乃令病人呼噫嘻之声则应手而动，故即以为名。从风憎风，刺眉头病由于风则憎风。刺眉头者，足太阳之攒竹穴也。憎，早登切。

病风且寒且热，炅汗出，一日数过，先刺诸分理络脉《素问·长刺节论》。《风论》曰：风之伤人也，或为寒热，或为热中，或为寒中，或为疠

風或爲偏枯，或爲風也，即此之謂。炅汗，熱汗也。刺諸分理絡脉者，貴乎多也。○炅，居永切。汗出且寒且熱，三日一刺，百日而已。既汗而復寒熱者，邪盛患深，非可以旦夕除也，故當三日一刺，百日始已。○病大風，骨節重，鬚眉墮，名曰大風，刺肌肉爲故，汗出百日，大風，即風論及四時氣篇之所謂癘也。其淺者徧腠理，故當刺肌肉爲故，所以泄陽分之毒，風從汗散也。刺骨髓，汗出百日，刺深者須取骨髓，所以泄陰分之風毒也。凡二百日，鬚眉生而止鍼。風毒去盡，然後營衛氣復，眉髮重生，是病已愈，方可止鍼矣。

○癘風者，素刺其腫上，已刺，以銳鍼鍼其處，按

出其惡氣，腫盡乃止。靈樞四時氣篇。○癘，大風也。風論曰：癘者，有營氣熱胕，其氣不清，故使鼻柱壞而色敗，皮膚瘍潰，風寒客於脉而不去，名曰癘風也。其治法，當於常素刺其腫上，已刺之後，又必數以銳鍼鍼其患處，仍用手按出其惡毒之氣，必待腫盡，乃可止鍼。蓋毒深氣甚，非多刺不可也。○癘，癩同，又音利。常食方食，無食他食。食得其法，謂之方食。無食他食，忌動風發毒等物也。

○偏枯，身偏不用而痛，言不變，志不亂，病在分腠之間，巨鍼取之，益其不足，損其有餘，乃可復也。靈樞熱病篇。○偏枯者，半身不隨，風之類也，其身偏不用而痛，若言不變，志不亂，則病不

风，或为偏枯，或为风也，即此之谓。炅汗，热汗也。刺诸分理络脉者，贵乎多也。炅，居永切；汗出且寒且热，三日一刺，百日而已。既汗而复寒热者，邪盛患深，非可以旦夕除也，故当三日一刺，百日始已。

病大风，骨节重，须眉堕，名曰大风，刺肌肉为故，汗出百日，大风，即《风论》及《四时气》篇之所谓疠也。其浅者遍腠理，故当刺肌肉为故，所以泄阳分之毒，风从汗散也。刺骨髓，汗出百日。刺深者须取骨髓，所以泄阴分之风毒也。凡二百日，须眉生而止针。风毒去尽，然后营卫气复，眉发重生，是病已愈，方可止针矣。

疠风者，素刺其肿上，已刺，以锐针针其处，按出其恶气，肿尽乃止《灵枢·四时气》篇。疠，大风也。《风论》曰：疠者，有营气热胕，其气不清，故使鼻柱坏而色败，皮肤疡溃，风寒客于脉而不去，名曰疠风也。其治法，当于常素刺其肿上，已刺之后，又必数以锐针针其患处，仍用手按出其恶毒之气，必待肿尽，乃可止针。盖毒深气甚，非多刺不可也。疠，癞同，又音利。常食方食，无食他食。食得其法，谓之方食。无食他食，忌动风发毒等物也。

偏枯，身偏不用而痛，言不变，志不乱，病在分腠之间，巨针取之，益其不足，损其有余，乃可复也《灵枢·热病》篇。偏枯者，半身不随，风之类也，其身偏不用而痛。若言不变、志不乱，则病不

在藏而在於分肉腠理之間，可用巨鍼取之，即第九鍼也。察其虛實以施補瀉，其元可復矣。

○痱之爲病也，身無痛者，四肢不收，痱亦風屬，猶言廢也。上節言身偏不用而痛，此言身不知痛而四肢不收，是偏枯痱病之辨也。○痱，肥、沸二音。智亂不甚，其言微知，可治，甚則不能言，不可治也。智亂不甚，其言微有知者，神氣未爲全去，猶可治也；神失則無能爲矣。病先起於陽，後入於陰者，先取其陽，後取其陰，浮而取之。此治必先其本也。病先起於陽分，故當先刺其表，浮而取之，而後取其陰。此下不言先起於陰者，蓋病始於陰，直中藏也，多不可治，故不復言之。

○風痙身反折，先取

足太陽及膕中及血絡出血；中有寒，取三里。痙，強直也。身反折，反張向後也。此風證之在膀胱經者，故當取足太陽經穴。膕中，委中穴也。血絡，浮淺之絡也。皆當刺出其血。若中氣有寒，仍當取足陽明之三里，溫補胃氣而風寒可除也。○痙，求影切，中原韻音敬。

刺灸癲狂 三十七

目眥外決於面者爲銳眥，在內近鼻者爲內眥；上爲外眥，下爲內眥。靈樞癲狂篇。○目眥，眼角也。目之外角曰銳眥，目之內角曰內眥，此以中外言也。若以上下言之，則目之上網亦曰外眥，目之下網亦曰內眥。○按

在脏而在于分肉腠理之间，可用巨针取之，即第九针也。察其虚实以施补泻，其元可复矣。

痱之为病也，身无痛者，四肢不收，痱亦风属，犹言废也。上节言身偏不用而痛，此言身不知痛而四肢不收，是偏枯痱病之辨也。痱，肥、沸二音。智乱不甚，其言微知，可治，甚则不能言，不可治也。智乱不甚，其言微有知者，神气未为全去，犹可治也；神失，则无能为矣。病先起于阳，后入于阴者，先取其阳，后取其阴，浮而取之。此治必先其本也。病先起于阳分，故当先刺其表，浮而取之，而后取其阴。此下不言先起于阴者，盖病始于阴，直中脏也，多不可治，故不复言之。

风痉，身反折，先取足太阳及腘中，及血络出血；中有寒，取三里。痉，强直也。身反折，反张向后也。此风证之在膀胱经者，故当取足太阳经穴。腘中，委中穴也。血络，浮浅之络也。皆当刺出其血。若中气有寒，仍当取足阳明之三里，温补胃气而风寒可除也。痉，求影切，中原韵音敬。

三十七、刺灸癫狂

目眦外决于面者为锐眦，在内近鼻者为内眦；上为外眦，下为内眦。《灵枢·癫狂》篇。目眦，眼角也。目之外角曰锐眦，目之内角曰内眦，此以中外言也。若以上下言之，则目之上网亦曰外眦，目之下网亦曰内眦。按：

本篇所論眥癲狂厥逆之病，而此節所言目眥若不相涉者何也？蓋以癲狂等疾，須察神氣，欲察其神，當從目始。且內眥外眥、上網下網，各有分屬，病在何經，於此可驗，故首及之，示人以知所先也。○眥，音漬。**癲疾始生，先不樂，頭重痛，視舉目赤，甚作極已而煩心，候之於顏，取手太陽、陽明、太陰，血變而止。**先不樂，神志將亂也。頭重痛、視舉目赤，厥氣上行也。甚作極已而煩心，躁急不寧也。此皆癲疾將作之兆。顏，天庭也。候之於顏，邪色必見於此也。當取手太陽支正、小海，手陽明偏歷、溫溜，手太陰太淵、列缺等穴，寫去邪血，必待其血色變而後止鍼也。**癲疾始作而引口啼呼喘悸者，候之手陽明、太陽，**

左強者攻其右，右強者攻其左，血變而止。引口者，牽引歪斜也。或為啼呼，或為喘悸，當候於手陽明太陽二經，察病所在而刺之，穴如前。強，堅強也。左右牽引，病多在絡，故左強者當攻右，右強者當攻左，必候其血變而止，此繆刺之法也。○悸，音匱，心動也。**癲疾始作，先反僵，因而脊痛，候之足太陽、陽明、太陰、手太陽，血變而止。**反僵，反張僵仆也。足太陽之委陽、飛陽、僕參、金門，足陽明三里、解谿，足太陰隱白、公孫等穴皆主之。手陽明經穴同前。○僵，音姜。**治癲疾者，常與之居，察其所當取之處。病至，視之有過者寫之，置其血於瓠壺之中，至其發**

本篇所论，眦癫狂厥逆之病，而此节所言目眦若不相涉者何也？盖以癫狂等疾，须察神气，欲察其神，当从目始。且内眦外眦、上网下网，各有分属，病在何经，于此可验，故首及之，示人以知所先也。眦，音渍。癫疾始生，先不乐，头重痛，视举目赤，甚作极已而烦心，候之于颜，取手太阳、阳明、太阴，血变而止。先不乐，神志将乱也。头重痛、视举目赤，厥气上行也。甚作极已而烦心，躁急不宁也。此皆癫疾将作之兆。颜，天庭也。候之于颜，邪色必见于此也。当取手太阳支正、小海，手阳明偏历、温溜，手太阴太渊、列缺等穴，泻去邪血，必待其血色变而后止针也。癫疾始作而引口啼呼喘悸者，候之手阳明、太阳，左强者攻其右，右强者攻其左，血变而止。引口者，牵引歪斜也。或为啼呼，或为喘悸，当候于手阳明太阳二经，察病所在而刺之，穴如前。强，坚强也。左右牵引，病多在络，故左强者当攻右，右强者当攻左，必候其血变而止，此缪刺之法也。悸，音匮，心动也。癫疾始作，先反僵，因而脊痛，候之足太阳、阳明、太阴、手太阳，血变而止。反僵，反张僵仆也。足太阳之委阳、飞阳、仆参、金门，足阳明三里、解溪，足太阴隐白、公孙等穴皆主之。手阳明经穴同前。僵，音姜。治癫疾者，常与之居，察其所当取之处。病至，视之有过者泻之，置其血于瓠壶之中，至其发时，血独动矣，不动，灸穷骨二十壮，穷骨者，骶骨也。凡治癫疾者，须常与之居，庶得察其病在何经，及当取之处，不致谬误也。故必于病至之时，视其有过之所，刺出其血以验其可灸与否。瓠壶，瓠卢也。若前病发而瓠中之血不动者，乃可灸之。骶骨，即督脉之长强穴。瓠，音户。骶，音氐。骨癫疾者，颇齿诸腧分肉皆满而骨居，汗出烦悗。呕多沃沫，气下泄，不治。骨癫疾者，病深在骨也。其颇齿诸穴分肉之间，皆邪气壅闭，故为胀满。形则尪羸，唯骨独居，汗出于外，烦闷于内，已为危证；若呕多沃沫，气泄于下者，尤为脾肾俱败，必不可治。颇，音坎，又海敢切，义详"经络类十三"。悗，美本切，又音瞒。筋癫疾者，身倦挛，急大，刺项大经之大杼脉。呕多沃沫，气下泄，不治。筋癫疾者，病在筋也。其身倦怠拘挛，其脉急大，当刺项下足太阳经之大杼穴。若上而呕沫，下而泄气，亦不治之证。脉癫疾者，暴仆，四肢之脉皆胀而纵。脉满，尽刺之出血；不满灸之，挟项太阳，灸带脉于腰相去三寸，诸分肉本输。呕多沃沫，气下泄，不治。脉癫疾者，病在血脉也。暴仆，猝倒也。纵，弛纵也。治此者，如脉胀满，则尽刺之以出其血。如脉不满，则灸足太阳经挟项之天柱、大杼穴，又灸足少阳经之带脉穴，此穴相去于腰计三寸许。诸分肉本输，谓诸经分肉之间及四肢之输，凡胀纵之所，皆当取也。若呕沫泄气者亦不必治。癲疾者疾發如狂者死不治。癲病發於陰，狂病發於陽，故二十難曰：重陽者狂，重陰者癲也。然陽多有餘，故狂發無時，其狀疾而暴；陰多不足，故癲發有期，其狀靜而徐。此癲狂之辨也。今以癲疾而如狂者，陽邪盛極而陰之竭也，故死不治。

○狂始生，先自悲也，喜忘、苦怒、善恐者得之憂饑，治之取手太陰陽明，血變而止，及取足太陰陽明。此下六節，皆言狂病也。神不足則悲，魂傷則狂忘不精，志傷則喜忘其前言，肝乘脾則苦怒，血不足則善恐，皆得之憂而且饑，致傷臟氣也。取手太陰之太淵、列缺，手陽明之偏歷、溫溜，足太陰之隱白、公孫，足陽明之三里、解谿等穴，並可治之，必俟其血色變而止鍼也。狂始發，少臥不饑，自高賢也，自辯智也，自尊貴也，善罵詈，日夜不休，治之取手陽明太陽太陰舌下少陰，視之盛者皆取之，不盛釋之也。上節言始生，病生之初也。此節言始發，病成而發也。其爲少臥不饑等候，狂病之發，大槩如此。手陽明太陽太陰經穴俱如前。舌下者，任脉之廉泉也。少陰者，心經之神門、少衝也。於此諸經，必視其盛者皆取之，若其不盛則當釋之無論也。諸治皆然。狂言驚善笑好歌樂妄行不休者，得之大恐，治之取手陽明太陽太陰。恐傷志，故爲驚爲笑爲歌樂妄行也。手陽明太陽太陰穴，俱見前第二節。狂，目妄見

者，亦不必治。癫疾者，疾发如狂者，死不治。癫病发于阴，狂病发于阳。故《二十难》曰：重阳者狂，重阴者癫也。然阳多有余，故狂发无时，其状疾而暴；阴多不足，故癫发有期，其状静而徐。此癫狂之辨也。今以癫疾而如狂者，阳邪盛极而阴之竭也，故死不治。

狂始生，先自悲也，喜忘、苦怒、善恐者得之忧饥，治之取手太阴、阳明，血变而止，及取足太阴、阳明。此下六节，皆言狂病也。神不足则悲，魂伤则狂忘不精，志伤则喜忘其前言，肝乘脾则苦怒，血不足则善恐，皆得之忧而且饥，致伤脏气也。取手太阴之太渊、列缺，手阳明之偏历、温溜，足太阴之隐白、公孙，足阳明之三里、解溪等穴，并可治之，必俟其血色变而止针也。狂始发，少卧不饥，自高贤也，自辩智也，自尊贵也，善骂詈，日夜不休，治之取手阳明、太阳、太阴、舌下、少阴，视之盛者皆取之，不盛释之也。上节言始生，病生之初也。此节言始发，病成而发也。其为少卧不饥等候，狂病之发，大概如此。手阳明、太阳、太阴经穴俱如前。舌下者，任脉之廉泉也。少阴者，心经之神门、少冲也。于此诸经，必视其盛者皆取之，若其不盛则当释之无论也。诸治皆然。狂言、惊、善笑、好歌乐、妄行不休者，得之大恐，治之取手阳明、太阳、太阴。恐伤志，故为惊、为笑、为歌乐妄行也。手阳明、太阳、太阴穴，俱见前第二节。狂，目妄见、

耳妄聞善呼者少氣之所生也治之取手太陽
太陰陽明足太陰頭兩顑氣衰則神怯所以妄見妄聞而驚呼也手太陽太陰陽明足太陰經穴俱見前二節四節頭兩顑義亦如前狂者多食善
見鬼神善笑而不發於外者得之有所大喜治
之取足太陰太陽陽明後取手太陰太陽陽明多食見鬼善暗笑者以大喜傷神所致難經曰脫陽者見鬼脫陰者目盲也足太陰太陽陽明穴如前四節手太陰太陽陽明穴如前二節狂而新發未應如此者
先取曲泉左右動脈及盛者見血有頃已不已

類經二十一卷　鍼刺類　二十二

以法取之灸骨骶二十壯未應如此者謂狂病新起未有如上文五節之見證也宜先取足厥陰肝經之曲泉穴左右皆刺之及諸經之脈有盛者皆出其血有頃病當自已如不已則當照前五節求法以取之仍灸督脈之長強穴二十壯
○病在諸陽脈且寒且熱諸分且寒且熱名曰
狂素問長刺節論○陽勝則為狂病凡病在諸陽分而經脈分肉之間且寒且熱者皆陽邪亂其血氣熱極則生寒也故病為狂刺之虛脈視分盡熱病已止刺之虛脈謂寫其盛者使之虛也然必視鍼下諸分盡熱則氣至邪退其病已而止鍼也病
初發歲一發不治月一發不治月四五發名曰

耳妄闻、善呼者，少气之所生也，治之取手太阳、太阴、阳明、足太阴、头两颇。气衰则神怯，所以妄见妄闻而惊呼也。手太阳、太阴、阳明、足太阴经穴，俱见前二节四节。头两颇，义亦如前。狂者多食，善见鬼神，善笑而不发于外者，得之有所大喜，治之取足太阴、太阳、阳明，后取手太阴、太阳、阳明。多食见鬼善暗笑者，以大喜伤神所致。《难经》曰：脱阳者见鬼，脱阴者目盲也。足太阴、太阳、阳明穴，如前四节。手太阴、太阳、阳明穴，如前二节。狂而新发，未应如此者，先取曲泉左右动脉，及盛者见血，有顷已，不已以法取之，灸骨骶二十壮。未应如此者，谓狂病新起，未有如上文五节之见证也。宜先取足厥阴肝经之曲泉穴，左右皆刺之，及诸经之脉有盛者皆出其血，有顷病当自已，如不已则当照前五节求法以取之，仍灸督脉之长强穴二十壮。

病在诸阳脉，且寒且热，诸分且寒且热，名曰狂《素问·长刺节论》。阳胜则为狂病，凡病在诸阳分，而经脉分肉之间且寒且热者，皆阳邪乱其血气，热极则生寒也，故病为狂。刺之虚脉，视分尽热病已止。刺之虚脉，谓泻其盛者使之虚也。然必视针下诸分尽热，则气至邪退，其病已而止针也。病初发，岁一发不治，月一发不治，月四五发，名曰癲病。陰勝則爲癲病。歲一發月一發者，氣深道遠，有宿本也，故不易治。月四五發者，暴疾耳，其來速其去亦速，此爲可治者也。刺諸分諸脉，其無寒者以鍼調之，病已止。諸分諸脉，刺法如前。若其無寒者，則癲疾亦有陽邪，或寫或補，當用鍼調之也。按：甲乙經曰：刺諸分其脉尤寒者，以鍼補之。是仍言爲陰證。

○刺癇驚脉五。素問通評虛實論。五脉如下文。癇音閑，癲病。鍼手太陰各五刺經。刺手太陰之經，經渠穴也。各五，以左右言各五痏也。下亦然。太陽五。亦以手太陽經穴言，當是陽谷穴。刺手少陰經絡傍者一。手少陰之經穴，靈臺也。在絡穴通里之傍，故曰絡傍者一。足陽明一。亦言經穴解谿也。上踝五寸刺三鍼。足少陽膽經之絡，光明穴也。三鍼，即三痏。

類經二十一卷　鍼刺類　二十三

腎主水水俞五十七穴三十八

黄帝問曰：少陰何以主腎？腎何以主水？岐伯對曰：腎者至陰也，至陰者盛水也，肺者太陰也，少陰者冬脉也，故其本在腎，其末在肺，皆積水也。素問水熱穴論。腎應北方之氣，其藏居下，故曰至陰也。水王於冬而腎主之，故曰盛水也。肺爲手太陰經，其藏屬金。腎爲足少陰經，其藏屬水。少陰脉從腎上貫肝膈入肺中，所以腎邪上逆，則水客於肺。故凡病水者，其本在腎，其末在肺，亦以金水相生，母子同氣，故皆能積水。帝

癫病。阴胜则为癫病。岁一发、月一发者，气深道远，有宿本也，故不易治。月四五发者，暴疾耳，其来速其去亦速，此为可治者也。刺诸分诸脉，其无寒者，以针调之，病已止。诸分诸脉，刺法如前。若其无寒者，则癫疾亦有阳邪，或泻或补，当用针调之也。按：《甲乙经》曰：刺诸分其脉尤寒者，以针补之。是仍言为阴证。

刺痫惊脉五《素问·通评虚实论》。五脉如下文。痫，音闲，癫病。针手太阴各五刺经刺手太阴之经，经渠穴也。各五，以左右手各五痏也。下亦然。太阳五，亦以手太阳经穴言，当是阳谷穴，刺手少阴经络旁者一，手少阴之经穴，灵台也，在络穴通里之旁，故曰络旁者一，足阳明一，亦言经穴解溪也，上踝五寸刺三针。足少阳胆经之络，光明穴也。三针，即三痏。

三十八、肾主水水俞五十七穴

黄帝问曰：少阴何以主肾？肾何以主水？岐伯对曰：肾者至阴也，至阴者盛水也，肺者太阴也，少阴者冬脉也。故其本在肾，其末在肺，皆积水也。《素问·水热穴论》。肾应北方之气，其脏居下，故曰至阴也。水王于冬而肾主之，故曰盛水也。肺为手太阴经，其脏属金。肾为足少阴经，其脏属水。少阴脉从肾上贯肝膈入肺中，所以肾邪上逆，则水客于肺。故凡病水者，其本在肾，其末在肺，亦以金水相生，母子同气，故皆能积水。帝

曰腎何以能聚水而生病岐伯曰腎者胃之關也關門不利故聚水而從其類也關者門戶要會之處所以司啓閉出入也腎主下焦開竅於二陰水穀入胃清者由前陰而出濁者由後陰而出腎氣化則二陰通腎氣不化則二陰閉腎氣壯則二陰調腎氣虛則二陰不禁故曰腎者胃之關也關閉則氣停氣停則水積水之不行氣從乎腎所謂從其類也愚按本節云關門不利則聚水而從其類者言關之不通也脉要精微論曰倉廩不藏是門戶不要也水泉不止是膀胱不藏也得守者生失守者死言關之不固也不通則癃閉而胕腫不固則滑泄而脫元職此之由總因腎敗夫胃為五藏六府之海而關則在腎關之為義操北門鎖鑰之柄凡一身元氣消長約

束攸賴故許知可云補脾不若補腎者謂救本之道莫先乎此也誠萬古不易之良法上下溢於皮膚故為胕腫胕腫者聚水而生病也肌膚浮腫曰胕腫脾主肌肉足太陰也寒水侮之故反聚水而生病帝曰諸水皆生於腎乎岐伯曰腎者牝藏也地氣上者屬於腎而生水液也故曰至陰牝陰也地氣上者陰氣升也以陰從陰而生水液故曰至陰勇而勞甚則腎汗出腎汗出逢於風內不得入於藏府外不得越於皮膚客於玄府行於皮裏傳為胕腫本之於腎名曰風水勇而勞甚

曰：肾何以能聚水而生病？岐伯曰：肾者胃之关也，关门不利，故聚水而从其类也。关者，门户要会之处，所以司启闭出入也。肾主下焦，开窍于二阴，水谷入胃，清者由前阴而出，浊者由后阴而出，肾气化则二阴通，肾气不化则二阴闭，肾气壮则二阴调，肾气虚则二阴不禁，故曰肾者胃之关也。关闭则气停，气停则水积，水之不行，气从乎肾，所谓从其类也。愚按：本节云关门不利则聚水而从其类者，言关之不通也。《脉要精微论》曰：仓廪不藏，是门户不要也。水泉不止，是膀胱不藏也。得守者生，失守者死。言关之不固也。不通则癃闭而胕肿，不固则滑泄而脱元，职此之由，总因肾败。夫胃为五脏六腑之海，而关则在肾，关之为义，操北门锁钥之柄，凡一身元气消长，约束攸赖。故许知可云：补脾不若补肾者，谓救本之道，莫先乎此也。诚万古不易之良法。上下溢于皮肤，故为胕肿。胕肿者，聚水而生病也肌肤浮肿曰胕肿。脾主肌肉，足太阴也，寒水侮之，故反聚水而生病。帝曰：诸水皆生于肾乎？岐伯曰：肾者牝脏也，地气上者，属于肾而生水液也，故曰至阴。牝，阴也。地气上者，阴气升也。以阴从阴而生水液，故曰至阴。勇而劳甚则肾汗出，肾汗出逢于风，内不得入于脏腑，外不得越于皮肤，客于玄府，行于皮里，传为胕肿，本之于肾，名曰风水。勇而劳甚者。汗自陰分深處而發，故曰腎汗。汗出逢風則腠理閉，内已離於藏府，外不得泄於皮膚，故客於玄府而爲胕腫。此則因水因風，故名風水。所謂玄府者，汗空也。汗屬水，水色玄，汗之所居，故曰玄府。從孔而出，故曰汗空。然汗由氣化，出乎玄微，是亦玄府之義。○空，孔同。帝曰：水俞五十七處者，是何主也？岐伯曰：腎俞五十七穴，積陰之所聚也，水所從出入也。凡此五十七穴者，皆積陰之所聚，水所從出入者也。腎主水，故皆曰腎俞。尻上五行、行五者，此腎俞。尻上五行者，中行督脉也。傍四行，足太陽膀胱經脉也。行五者，中行五穴：長強、腰俞、命門、懸樞、脊中也。次二行各五穴：白環俞、中膂内俞、膀胱俞、小腸俞、大腸俞也。又次二行各五穴：秩邊、胞肓、志室、肓門、胃倉也。五行共二十五穴，皆在下焦而主水，故皆曰腎俞。

故水病，下爲胕腫大腹，上爲喘呼不得臥者，標本俱病。水之本在腎，標在肺，標本俱病，故在下則爲胕腫大腹，在上則爲喘呼不得臥。故肺爲喘呼，腎爲水腫，肺爲逆不得臥。肺主氣，水在上則氣不化，故肺爲喘呼。腎主水，水在下則濕不分，故腎爲水腫。然病水者，必自下而升，上及於肺，其病劇矣，故肺爲逆不得臥也。分爲相輸俱受者，水氣之所留也。言水能分行諸氣，相爲輸應而俱受病者，正以水氣同類，水病則氣應，氣病則水應，留而不行，俱爲病也。伏菟上各二行、行五者，此腎之

者，汗自阴分深处而发，故曰肾汗。汗出逢风则腠理闭，内已离于脏腑，外不得泄于皮肤，故客于玄府而为胕肿。此则因水因风，故名风水。所谓玄府者，汗空也。汗属水，水色玄，汗之所居，故曰玄府。从孔而出，故曰汗空。然汗由气化，出乎玄微，是亦玄府之义。空，孔同。帝曰：水俞五十七处者，是何主也？岐伯曰：肾俞五十七穴，积阴之所聚也，水所从出入也。凡此五十七穴者，皆积阴之所聚，水所从出入者也。肾主水，故皆曰肾俞。尻上五行、行五者，此肾俞。尻上五行者，中行督脉也。旁四行，足太阳膀胱经脉也。行五者，中行五穴：长强、腰俞、命门、悬枢、脊中也。次二行各五穴：白环俞、中膂内俞、膀胱俞、小肠俞、大肠俞也。又次二行各五穴：秩边、胞育、志室、肓门、胃仓也。五行共二十五穴，皆在下焦而主水，故皆曰肾俞。故水病，下为胕肿大腹，上为喘呼不得卧者，标本俱病。水之本在肾，标在肺，标本俱病，故在下则为胕肿大腹，在上则为喘呼不得卧。故肺为喘呼，肾为水肿，肺为逆不得卧。肺主气，水在上则气不化，故肺为喘呼。肾主水，水在下则湿不分，故肾为水肿。然病水者，必自下而升，上及于肺，其病剧矣，故肺为逆不得卧也。分为相输俱受者，水气之所留也。言水能分行诸气，相为输应而俱受病者，正以水气同类，水病则气应，气病则水应，留而不行，俱为病也。伏兔上各二行、行五者，此肾之

街也。伏兔，足阳明经穴。伏兔之上，即腹部也。腹部之脉，任居中行，左右各二，夹脐旁两行者，足少阴并冲脉气所发，行各五穴，则横骨、大赫、气穴、四满、中注是也。次外二行者，足阳明经所行，行各五穴，则气冲、归来、水道、大巨、五陵是也。左右共二十穴，此皆水气往来之道路，故为肾之街也。三阴之所交，结于脚也，踝上各一行，行六穴，此肾脉之下行也，名曰太冲。三阴，肝脾肾三经也。三阴所交俱结于脚，故足太阴有三阴交穴。踝上各一行，独指足少阴肾经而言。行六穴，则大钟、照海、复溜、交信、筑宾、阴谷是也，左右共十二穴。肾之大络，并冲脉下行于足，合而盛大，故曰太冲。凡五十七穴者，皆脏之阴络，水之所客也。上共五十七穴。皆脏之阴络，为阴气之所行，故治水者当察而取之。

风痳肤胀，为五十七痏，取皮肤之血者，尽取之《灵枢·四时气》篇。痳，水同。风水肤胀、五十七痏，义俱如前。若皮肤之有血络者，亦当尽取去之。

徒痳，先取环谷下三寸，以铍针针之，已刺而筩之而内之，入而复之，以尽其痳，必坚，来缓则烦悗，来急则安静，间日一刺之，痳尽乃止。此泄水之法也。徒，但也。有水无风，故曰徒水。环谷，义无所考，或即足少阳之环跳穴。其下三寸许，垂手着股，中指尽处，惟奇穴中有风市一穴，或者即此，明者察之。铍针，第五针也。筩，箭室也。已刺而箭之而內之入而復之以盡其疢謂用鍼如箭之歸箭出入頻復開通其道以盡其疢也然疢在膚中其候必堅若鍼後水來遲緩則必煩悶若來急速則必安靜矣仍須間日一刺以水盡而止○按鍼要曰凡水氣惟得鍼水溝若鍼餘穴水盡即死是又不可不知也○鈹音披箭音勇**飲閉藥方刺之時徒飲之**凡患水病者小便多不利既已刺治如前仍須飲通閉之藥以拔其本即方刺之時亦但飲無碍也**方飲無食方食無飲**藥食不宜相混混則難於取効**無食他食百三十五日**水腫既消當忌傷脾發濕等物至一百三十五日之外方保其不復矣

熱病五十九俞素問水熱穴論○三十九

帝曰夫子言治熱病五十九俞余論其意未能領別其處願聞其處因聞其意治熱之法本有不同故欲并聞其意**岐伯曰頭上五行行五者以越諸陽之熱逆也**頭上五行者督脉在中傍四行足太陽經也中行五穴上星顖會前項百會後項也次兩傍二行各五穴五處承光通天絡却玉枕也又次兩傍二行各五穴臨泣目窗正營承靈腦空也五行共二十五穴俱在巔頂之上故可散越諸陽熱氣之逆於上者**大杼膺俞缺盆背俞此八者以寫胷中之熱也**大杼足太陽經穴膺俞中府也手太陰經穴缺盆足陽明經穴背俞風門也一名熱府此八穴皆在胷之前後故可

而箭之而内之，入而复之，以尽其疢，谓用针如箭之归箭，出入频复，开通其道，以尽其疢也。然疢在肤中，其候必坚。若针后水来迟缓，则必烦闷；若来急速，则必安静矣。仍须间日一刺，以水尽而止。按：《针要》曰：凡水气惟得针水沟，若针余穴，水尽即死。是又不可不知也。铍，音披。箭，音勇。饮闭药，方刺之时徒饮之，凡患水病者，小便多不利，既已刺治如前，仍须饮通闭之药以拔其本，即方刺之时，亦但饮无碍也，方饮无食，方食无饮，药食不宜相混，混则难于取效。无食他食，百三十五日。水肿既消，当忌伤脾发湿等物，至一百三十五日之外，方保其不复矣。

三十九、热病五十九俞《素问·水热穴论》

帝曰：夫子言治热病五十九俞，余论其意，未能领别其处，愿闻其处，因闻其意。治热之法，本有不同，故欲并闻其意。岐伯曰：头上五行，行五者，以越诸阳之热逆也。头上五行者，督脉在中，旁四行，足太阳经也。中行五穴：上星、囟会、前项、百会、后顶也。次两旁二行各五穴：五处、承光、通天、络却、玉枕也。又次两旁二行各五穴：临泣、目窗、正营、承灵、脑空也。五行共二十五穴，俱在巅顶之上，故可散越诸阳热气之逆于上者。大杼、膺俞、缺盆、背俞，此八者，以泻胸中之热也。大杼，足太阳经穴。膺俞，中府也，手太阴经穴。缺盆，足阳明经穴。背俞，风门也，一名热府。此八穴皆在胸之前后，故可寫胸中之熱。氣街三里巨虛上下廉此八者以寫胃中之熱也。氣衝三里巨虛上廉下廉此八者俱足陽明經穴故可寫胃中之熱。雲門髃骨委中髓空此八者以寫四支之熱也。雲門手太陰經穴髃骨即肩髃手陽明經穴委中足太陽經穴髓空即腰俞督脉穴雲門髃骨連手委中髓空連足故此八穴可寫四支之熱。○空孔同。五藏俞傍五此十者以寫五藏之熱也。五藏俞傍五穴肺俞之傍魄戶也心俞之傍神堂也肝俞之傍魂門也脾俞之傍意舍也腎俞之傍志室也皆足太陽經穴凡五藏之繫咸附於背故此十者可寫五藏之熱。凡此五十九穴者皆熱之左右也。又五十九穴詳後篇。

帝曰人傷於寒而傳爲熱何也岐伯曰夫寒盛則生熱也。寒邪外束則陽氣內鬱故傳而爲熱所以寒盛則生熱也然則外感發熱者因傷於寒也散其寒則陽氣泄而熱自除矣。今有不知標本者但見發熱輒用苦寒夫陰寒沉滯焉能解表表不解則熱愈甚所以輕者致重重者致危是不知熱無犯熱寒無犯寒之戒也詳義見運氣類二十並當詳究。

諸熱病死生刺法 靈樞熱病篇 ○四十

熱病三日而氣口靜人迎躁者取之諸陽五十九刺以寫其熱而出其汗實其陰以補其不足

泻胸中之热。气街、三里、巨虚上下廉，此八者，以泻胃中之热也。气冲、三里、巨虚上廉、下廉，此八者俱足阳明经穴，故可泻胃中之热。云门、髃骨、委中、髓空，此八者，以泻四肢之热也。云门，手太阴经穴。髃骨即肩髃，手阳明经穴。委中，足太阳经穴。髓空，即腰俞，督脉穴。云门、髃骨连手，委中、髓空连足，故此八穴可泻四肢之热。空，孔同。五脏俞旁五，此十者，以泻五脏之热也。五脏俞旁五穴：肺俞之旁，魄户也；心俞之旁，神堂也；肝俞之旁，魂门也；脾俞之旁，意舍也；肾俞之旁，志室也。皆足太阳经穴。凡五脏之系，咸附于背，故此十者，可泻五脏之热。凡此五十九穴者，皆热之左右也。又五十九穴，详后篇。帝曰：人伤于寒而传为热何也？岐伯曰：夫寒盛则生热也。寒邪外束，则阳气内郁，故传而为热，所以寒盛则生热也。然则外感发热者，因伤于寒也，散其寒则阳气泄而热自除矣。今有不知标本者，但见发热，辄用苦寒。夫阴寒沉滞，焉能解表？表不解则热愈甚，所以轻者致重，重者致危，是不知热无犯热，寒无犯寒之戒也。详义见“运气类二十”，并当详究。

四十、诸热病死生刺法《灵枢·热病》篇

热病三日而气口静、人迎躁者，取之诸阳五十九刺，以泻其热而出其汗，实其阴以补其不足

者此下所言熱病即傷寒時疫也熱病三日邪猶居表若氣口靜而人迎躁者正病在三陽而未入陰分故當取諸陽經爲五十九刺以寫陽邪之實仍補三陰之不足也五十九刺法如下文人迎脉口一盛二盛三盛當補當寫詳義出終始篇見本類前二十八身熱甚陰陽皆靜者勿刺也其可刺者急取之不汗出則泄所謂勿刺者有死徵也身熱甚而陰陽之脉皆靜者陽證得陰脉也故不宜刺若察其可刺者當急取之雖不汗出則邪亦從而泄矣此言勿刺者以其脉證相反有死徵也下文皆然熱病七日八日脉口動喘而弦者急刺之汗且自出淺刺手大指間熱病七八日邪必深

至陰分故脉口之脉當動疾如喘而且弦宜急刺手太陰肺經則汗自出而邪可散矣然刺此者宜淺手大指間即少商穴也○弦一本作短熱病七日八日脉微小病者溲血口中乾一日半而死脉代者一日死熱病七八日脉微小者正氣虛也溲血口中乾者傷其陰也皆爲死證若脉來變亂失常是爲代脉其死尤促熱病已得汗出而脉尚躁喘且復熱勿刺膚喘甚者死熱病已得汗邪當退矣若脉尚躁氣尚喘身復熱者是謂不爲汗衰乃反證也故勿刺其膚刺而重傷其氣若喘甚者則必死也熱病七日八日脉不躁躁不散數後三日中有汗三日不汗

者此下所言热病，即伤寒时疫也。热病三日，邪犹居表，若气口静而人迎躁者，正病在三阳而未入阴分，故当取诸阳经为五十九刺，以泻阳邪之实，仍补三阴之不足也。五十九刺法如下文。人迎脉口一盛二盛三盛，当补当泻详义，出《终始》篇，见本类前二十八。身热甚、阴阳皆静者，勿刺也；其可刺者急取之，不汗出则泄。所谓勿刺者，有死征也。身热甚而阴阳之脉皆静者，阳证得阴脉也，故不宜刺。若察其可刺者当急取之，虽不汗出，则邪亦从而泄矣。此言勿刺者，以其脉证相反，有死征也。下文皆然。热病七日八日，脉口动喘而弦者，急刺之，汗且自出，浅刺手大指间。热病七八日，邪必深至阴分，故脉口之脉当动疾如喘而且弦，宜急刺手太阴肺经，则汗自出而邪可散矣。然刺此者宜浅。手大指间，即少商穴也。弦，一本作短。热病七日八日，脉微小，病者溲血，口中干，一日半而死，脉代者一日死。热病七八日，脉微小者，正气虚也。溲血口中干者，伤其阴也。皆为死证。若脉来变乱失常，是为代脉，其死尤促。热病已得汗出，而脉尚躁，喘且复热，勿刺肤，喘甚者死。热病已得汗，邪当退矣；若脉尚躁，气尚喘，身复热者，是谓不为汗衰，乃反证也，故勿刺其肤，刺而重伤其气，若喘甚者，则必死也。热病七日八日，脉不躁，躁不散数，后三日中有汗；三日不汗，四日死。未曾汗者，勿腠刺之。凡热病七日之后，邪欲解散者，脉必躁盛，乃为将汗之兆。今热病七日八日而脉犹不躁，则阴之类也；即有躁意而力不散大，至不数疾，皆正气衰微，不能鼓动，亦阴之类也。必且未能解散，故当再俟三日，庶得有汗。若三日不汗，又逾四日，则病在旬日外矣，阴阳不应，期当死也。凡若此者，既不能汗，其气必虚，故勿为肤腠之刺。热病先肤痛窒鼻充面，取之皮，以第一针，五十九，苛轸鼻，索皮于肺，不得，索之火，火者心也。热病先肤痛、窒塞于鼻、充浮于面者，邪在肤腠，肺经病也。刺宜浅取皮分，故当用第一针曰镵针者，以刺五十九穴之皮部也。苛，深也。轸，车上前后两端横木也。言鼻窒之甚，内外不通，亦犹轸之横塞也。皆属于肺，肺属金，其合在皮，故但求之于皮，即所以求于肺也。如刺此而不得效，则当求之于火，火者心也，补心之脉，益阳气以制金邪，则肺热当自退耳。窒，音只。热病先身涩，倚而热，烦悗，干唇口嗌，取之脉，以第一针，五十九，肤胀，口干寒汗出，索脉于心，不得，索之水，水者肾也。涩，燥涩也。倚，身无力也。兼之热而烦闷，唇口与嗌俱干者，邪在血脉，心经病也。故当用针之第一曰镵针者，以取五十九穴之脉分也。肤胀口干寒汗出，亦皆脉之为病。心属火，其合在脉，故但求之于脉，即所以求于心也。若求于脉而不得效，则当求之于水，水者肾也，补肾气于骨，则水王足以制火，而心热自退矣。悗，母本切。热病嗌乾多飲善驚臥不能起取之膚肉以第六鍼五十九目眥青索肉於脾不得索之木木者肝也。熱病嗌乾多飲善驚悸支體倦怠臥不能起者，邪在膚肉，脾經病也。當用第六鍼曰員利鍼者，以取五十九穴之肉分也。若目眥青者，正以木氣乘土，亦爲脾病。脾屬土，其合在肉，故但求之於肉，即所以求於脾也。若求脾而不得效者，則當求之於木。木者肝也，補肝筋之氣，則木能勝土，而脾熱當自平矣。○嗌，音益。熱病面青腦痛手足躁取之筋間以第四鍼於四逆筋躄目浸索筋於肝不得索之金金者肺也。熱病面青，肝色見也。腦痛，厥陰肝經與督脈會於巔也。手足躁者，肝之榮在爪，木病在四末也。皆肝經之病，故當取之筋結之間，用第四鍼曰鋒鍼者，以寫其四逆等證。四逆者，肝邪盛而四支厥也。筋躄者，足不能行也。目浸者，淚出不收也。皆爲肝病，肝屬木，其合在筋，故但求之於筋，即所以求於肝也。若求肝不得其效，則當求之於金。金者肺也，補肺之氣，則金能勝木，而肝熱可平矣。○躄，音璧。熱病數驚瘛瘲而狂取之脉以第四鍼急寫有餘者癲疾毛髮去索血於心不得索之水水者腎也。熱病數驚，心邪盛也。瘛瘲者，熱極生風，陰血傷也。狂則熱之甚矣。皆心經病也，故當取之於脉，用第四鍼曰鋒鍼者，急寫其有餘之邪。若陽極陰虛而病癲疾，髮爲血餘，故毛髮亦去。病主乎心，心屬火，其合在血

嗌干多饮，善惊，卧不能起，取之肤肉，以第六针，五十九，目眦青，索肉于脾，不得，索之木，木者肝也。热病嗌干多饮、善惊悸、肢体倦怠、卧不能起者，邪在肤肉，脾经病也。当用第六针曰圆利针者，以取五十九穴之肉分也。若目眦青者，正以木气乘土，亦为脾病。脾属土，其合在肉，故但求之于肉，即所以求于脾也。若求脾而不得效者，则当求之于木，木者肝也，补肝筋之气，则木能胜土，而脾热当自平矣。嗌，音益。热病面青脑痛，手足躁，取之筋间，以第四针于四逆，筋躄目浸，索筋于肝，不得，索之金，金者肺也。热病面青，肝色见也。脑痛，厥阴肝经与督脉会于巅也。手足躁者，肝之荣在爪，木病在四末也。皆肝经之病，故当取之筋结之间，用第四针曰锋针者，以泻其四逆等证。四逆者，肝邪盛而四肢厥也。筋躄者，足不能行也。目浸者，泪出不收也。皆为肝病，肝属木，其合在筋，故但求之于筋，即所以求于肝也。若求肝不得其效，则当求之于金，金者肺也，补肺之气，则金能胜木，而肝热可平矣。躄，音壁。热病数惊，瘈疭而狂，取之脉，以第四针，急泻有余者，癫疾毛发去，索血于心，不得，索之水，水者肾也。热病数惊，心邪盛也。瘈疭者，热极生风，阴血伤也。狂则热之甚矣。皆心经病也，故当取之于脉，用第四针曰锋针者，急泻其有余之邪。若阳极阴虚而病癫疾，发为血余，故毛发亦去。病主乎心，心属火，其合在血

脉故但求之於血即所以求於心也若求心而不得其效則當求之於水水者腎也補腎之水可以制火眞陰自復矣○瘈熾寄係三音瘲音縱熱病身重骨痛耳聾而好瞑取之骨以第四鍼五十九刺骨病不食齧齒耳青索骨於腎不得索之土土者脾也身重骨痛耳聾好瞑皆腎經之病病在陰則目瞑故當取之於骨用第四鍼曰鋒鍼者以刺五十九穴之骨分也其不食者陰邪盛也齧齒者齒爲骨之餘也耳青者腎之竅也皆爲腎病腎屬水其合在骨故但求之於骨即所以求於腎也若求腎而不得效者則當求之於土土者脾也補脾氣之肉分則土能勝水而腎邪可平矣○齧音孽咬也熱病不知所痛耳

聾不能自收口乾陽熱甚陰頗有寒者熱在髓死不可治凡熱病有痛而不得其所耳聾寂無所聞體重不能收持口液乾涸值陽勝之時則熱甚陰勝之時頗有寒者此以邪居陰分熱深在髓乃死證也熱病頭痛顳顬目瘛脈痛善衄厥熱病也取之以第三鍼視有餘不足寒熱痔顳顬即足少陽腦空穴一曰鬢骨也目瘛脈痛目脈抽掣而痛也衄鼻血也厥熱病熱逆於上也取以第三鍼鍉鍼也視有餘不足察所病之經脈虛實而爲補寫也寒熱痔三字於上下文義不相續似爲衍文○顳柔涉切顬音如瘛音翅衄女六切。熱病體重腸中熱取之以第四鍼於其腧

脉，故但求之于血，即所以求于心也。若求心而不得其效，则当求之于水，水者肾也，补肾之水，可以制火，真阴自复矣。瘈，炽、寄、系三音。瘲，音纵。热病身重骨痛，耳聋而好瞑，取之骨，以第四针，五十九刺骨，病不食，啮齿，耳青，索骨于肾，不得，索之土，土者脾也。身重骨痛，耳聋好瞑，皆肾经之病，病在阴则目瞑，故当取之于骨，用第四针曰锋针者，以刺五十九穴之骨分也。其不食者，阴邪盛也。啮齿者，齿为骨之余也。耳青者，肾之窍也。皆为肾病，肾属水，其合在骨，故但求之于骨，即所以求于肾也。若求肾而不得效者，则当求之于土，土者脾也，补脾气之肉分，则土能胜水，而肾邪可平矣。啮，音孽，咬也。热病不知所痛，耳聋，不能自收，口干，阳热甚，阴颇有寒者，热在髓，死不可治。凡热病有痛而不得其所，耳聋寂无所闻，体重不能收持，口液干涸，值阳胜之时则热甚，阴胜之时颇有寒者，此以邪居阴分，热深在髓，乃死证也。热病头痛，颞颥目瘛脉痛，善衄，厥热病也，取之以第三针，视有余不足，寒热痔。颞颥，即足少阳脑空穴，一曰鬓骨也。目瘛脉痛，目脉抽掣而痛也。衄，鼻血也。厥热病，热逆于上也。取以第三针，鍉针也。视有余不足，察所病之经脉虚实而为补泻也。寒热痔三字，于上下文义不相续，似为衍文。颞，柔涉切。颥，音如。瘛，音翅。衄，女六切。热病体重肠中热，取之以第四针，于其腧

及下諸指閒索氣於胃胳得氣也脾主肌肉四支邪在脾故體重大腸小腸皆屬於胃邪在胃則腸中熱故當用第四鍼曰鋒鍼者取脾胃二經之腧曰太白曰陷谷也及下諸指閒者謂在足諸腧也下文曰五指閒各一凡八痏足亦如是者其義即此索氣於胃胳得氣者陽明之絡曰豐隆別走太陰故取此可以得脾氣胳當作絡熱病挾臍急痛胷脇滿取之湧泉與陰陵泉取以第四鍼鍼嗌裏挾臍急痛足少陰腎經所行也胷脇滿足太陰脾經所行也故在少陰則取湧泉在太陰則取陰陵泉用第四鍼曰鋒鍼者刺之鍼嗌裏者以少陰太陰之脈俱上絡咽嗌即下文所謂廉泉也熱病而汗且出及脈順可汗者

取之魚際太淵大都太白寫之則熱去補之則汗出汗出大甚取內踝上橫脈以止之熱病陽氣外達脈躁盛者汗且出也陽證得陽脈者脈之順也皆為可汗當取手太陰之魚際太淵足太陰之大都太白寫之則熱可去補之則汗可出也若汗出太甚則當取內踝上橫脈即脾經之三陰交也寫之則汗自止矣上三節所言胃胳湧泉陰陵泉魚際太淵大都內踝上橫脈凡十四穴皆不在下文五十九穴之數內者故特表見於此也○按寒熱病篇曰病始手臂者先取手陽明太陰而汗出病始頭首者先取項太陽而汗出病始足脛者先取足陽明而汗出臂太陰可汗出足陽明可汗出故取陰而汗出甚者止之於陽取陽而汗出甚者止之於陰其義尤精雖

及下诸指间，索气于胃胳得气也。脾主肌肉四肢，邪在脾故体重。大肠小肠皆属于胃，邪在胃则肠中热。故当用第四针曰锋针者，取脾胃二经之腧，曰太白、曰陷谷也。及下诸指间者，谓在足诸腧也。下文曰五指间各一、凡八痏、足亦如是者，其义即此。索气于胃胳得气者，阳明之络曰丰隆，别走太阴，故取此可以得脾气。胳，当作络。热病挟脐急痛，胸胁满，取之涌泉与阴陵泉，取以第四针，针嗌里。挟脐急痛，足少阴肾经所行也。胸胁满，足太阴脾经所行也。故在少阴则取涌泉，在太阴则取阴陵泉，用第四针曰锋针者刺之。针嗌里者，以少阴、太阴之脉俱上络咽嗌，即下文所谓廉泉也。热病而汗且出，及脉顺可汗者，取之鱼际、太渊、大都、太白，泻之则热去，补之则汗出，汗出太甚，取内踝上横脉以止之。热病阳气外达、脉躁盛者，汗且出也。阳证得阳脉者，脉之顺也。皆为可汗，当取手太阴之鱼际、太渊，足太阴之大都、太白，泻之则热可去，补之则汗可出也。若汗出太甚，则当取内踝上横脉，即脾经之三阴交也，泻之则汗自止矣。上三节所言胃胳、涌泉、阴陵泉、鱼际、太渊、大都、内踝上横脉，凡十四穴，皆不在下文五十九穴之数内者，故特表见于此也。按，《寒热病》篇曰：病始手臂者，先取手阳明、太阴而汗出；病始头首者，先取项太阳而汗出；病始足胫者，先取足阳明而汗出。臂太阴可汗出，足阳明可汗出，故取阴而汗出甚者，止之于阳；取阳而汗出甚者，止之于阴。其义尤精，虽彼為刺癰之法，然與此節有相須之用，所當參閱。詳本類後五十四。熱病已得汗而脉尚躁盛，此陰脉之極也，死；其得汗而脉静者生。熱病已得汗，則邪當退，脉當静矣。若汗後脉尚躁盛者，孤陽不歛也，此以陰脉之虚極，有陽無陰耳，乃為逆證。若汗後即脉静者，邪去正復也，乃為順證。得逆者死，得順者生。熱病者脉尚盛躁而不得汗者，此陽脉之極也，死；脉盛躁得汗静者生。熱病脉尚躁盛者，必當邪解汗出也。若脉雖盛而汗不得出，以陽脉之亢極，而陰虚不能外達也，故死。若得汗而静，則為順證，故生。○按：此二節，一曰陰極，一曰陽極，義若有二。然脉之躁盛者，皆陽勝之候也。汗者液之所化，其發在陽，其原在陰也。若既得汗而脉猶躁盛者，以陽無所歸，由陰虚也；脉躁盛而汗不得出者，以陰竭於中，亦陰虚也。故脉之盛與不盛，當責之陽；汗之出與不出，當責之陰。觀本神篇曰：陰虚則無氣，無氣則死矣。其所重者，正此陰字。陰為生氣之本，無根則氣脱，故必死也。○熱病不可刺者有九：一曰汗不出，大顴發赤，噦者死。不可刺者，以其有死徵也。汗不得出，陰無力也。大顴發赤，謂之戴陽，面戴陽者，陰不足也。噦者，邪犯陽明，胃虚甚也。本原虧極，難乎免矣。○噦，於决切，又音晦。二曰泄而腹滿甚者死。泄則不當脹滿，况其滿甚，以邪傷太陰，脾氣敗也，故死。三曰目不明，熱不已者死。五藏六府之精氣，皆上注於目而為之精，目不明者，藏府之精氣竭也。熱

彼为刺痈之法，然与此节有相须之用，所当参阅。详本类后五十四。热病已得汗而脉尚躁盛，此阴脉之极也，死；其得汗而脉静者，生。热病已得汗，则邪当退、脉当静矣。若汗后脉尚躁盛者，孤阳不敛也，此以阴脉之虚极，有阳无阴耳，乃为逆证。若汗后即脉静者，邪去正复也，乃为顺证。得逆者死，得顺者生。热病者脉尚盛躁而不得汗者，此阳脉之极也，死；脉盛躁得汗静者，生。热病脉尚躁盛者，必当邪解汗出也。若脉虽盛而汗不得出，以阳脉之亢极，而阴虚不能外达也，故死。若得汗而静，则为顺证，故生。按：此二节，一曰阴极，一曰阳极，义若有二。然脉之躁盛者，皆阳胜之候也。汗者液之所化，其发在阳，其原在阴也。若既得汗而脉犹躁盛者，以阳无所归，由阴虚也；脉躁盛而汗不得出者，以阴竭于中，亦阴虚也。故脉之盛与不盛，当责之阳；汗之出与不出，当责之阴。观《本神》篇曰：阴虚则无气，无气则死矣。其所重者，正此阴字。阴为生气之本，无根则气脱，故必死也。

热病不可刺者有九：一曰汗不出，大颧发赤，哕者死。不可刺者，以其有死征也。汗不得出，阴无力也。大颧发赤，谓之戴阳，面戴阳者，阴不足也。哕者，邪犯阳明，胃虚甚也。本原亏极，难乎免矣。哕，于决切，又音晦。二曰泄而腹满甚者死。泄则不当胀满，况其满甚，以邪伤太阴，脾气败也，故死。三曰目不明，热不已者死。五脏六腑之精气，皆上注于目而为之精，目不明者，脏腑之精气竭也。热

不已者，表里之阴气竭也，故死。四曰老人婴儿，热而腹满者死。热而腹满，邪伤脾脏也。老人婴儿，尤以脾气为本，故犯之者死。五曰汗不出，呕下血者死。汗不出者，阴之亏也。再或呕而下血，阴伤尤甚，故死。六曰舌本烂，热不已者死。心肝脾肾之脉皆系于舌本，舌本烂，加之热不已者，三阴俱损也，故不免于死。七曰咳而衄，汗不出，出不至足者死。咳而且衄，邪在肺经，动阴血也。汗不出或出不至足，尤为真阴溃竭，故死。八曰髓热者死。髓者，至阴之精，骨之充也。邪入最深，乃为髓热，肾气败竭，故死。九曰热而痉者死，腰折瘛疭，齿噤齘也。痉，风强病也。凡脊背反张曰腰折，肢体抽掣曰瘛疭，牙关不开曰噤，切齿曰齘，即皆痉之谓也。此以热极生风，大伤阴血而然。既热且痉，乃为死证。痉，音敬。瘛，翅、寄、系三音。疭，音纵。噤，求禁切。齘，音械。凡此九者，不可刺也。刺之无益，必反招嫌，故皆不可刺也。

所谓五十九刺者，两手外内侧各三，凡十二痏；此下详明五十九刺之穴也。两手外内侧，即太阳之少泽，少阳之关冲，阳明之商阳也。三阴俱在内侧，即太阴之少商，厥阴之中冲，少阴之少冲也。左右共十二穴。痏，刺疮也。有刺必有瘢，故即以痏为数。痏，委、伟二音；五指间各一，凡八痏；足亦如是；五指间者，总言手五指也。各一者，本节之后各一穴也。观上文第十五节云：取之于其腧及下诸指间。正谓此也。盖诸经腧穴，皆在指之本節後如手經則太陽之後谿少陽之中渚陽明之三間獨少陰之在本節後者則少府之滎也手之六經惟太陰厥陰則本節後俱無穴故左右四經凡八痏也其在足經之腧則太陽曰束骨少陽曰臨泣陽明曰陷谷太陰曰太白皆在本節之後其少陰之脉不行於指厥陰之脉則本節後亦無穴左右四經止共八穴故曰足亦如是頭入髮一寸傍三分各三凡六痏其傍穴分而爲三則足太陽之五處承光通天也左右各三故凡六痏更入髮三寸邊五凡十痏更入髮者自上星之次向後也三寸邊五者去中行三寸許兩邊各五也即足少陽之臨泣目窻正營承靈腦空左右二行凡十痏耳前後口下者各一項中一

類經二十一卷 鍼刺類 三十六

凡六痏耳前者聽會也耳後者完骨也俱足少陽經穴各二口下者任脉之承漿也一穴項中者督脉之瘂門也一穴共凡六痏巔上一百會也督脉穴顖會一督脉穴髮際一前髮際神庭也後髮際風府也俱督脉穴凡二痏廉泉一任脉穴風池二天柱二風池足少陽經穴天柱足太陽經穴按本篇所載者熱病五十九俞也前篇水熱穴論所載者亦熱病五十九俞也考二篇之異同則惟百會顖會五處承光通天臨泣目窻正營承靈腦空等十八穴相合其餘皆異然觀本篇所言者多在四肢蓋以寫熱之本也水熱穴論所言者多隨邪之所在蓋以寫熱之標也義自不同各有取用且本經靈樞在前素問在後後者所以補前之畧耳故皆謂之熱病五十九俞非謬異也今總計

本节后，如手经则太阳之后溪，少阳之中渚，阳明之三间；独少阴之在本节后者，则少府之荥也。手之六经，惟太阴、厥阴则本节后俱无穴，故左右四经凡八痏也。其在足经之腧，则太阳曰束骨，少阳曰临泣，阳明曰陷谷，太阴曰太白，皆在本节之后。其少阴之脉不行于指，厥阴之脉则本节后亦无穴。左右四经止共八穴，故曰足亦如是；头入发一寸旁三分各三，凡六痏；头入发一寸，即督脉上星之次。其旁穴分而为三，则足太阳之五处、承光、通天也。左右各三，故凡六痏；更入发三寸边五，凡十痏；更入发者，自上星之次向后也。三寸边五者，去中行三寸许，两边各五也，即足少阳之临泣、目窗、正营、承灵、脑空，左右二行凡十痏；耳前后口下者各一，项中一，凡六痏；耳前者，听会也，耳后者，完骨也，俱足少阳经穴，各二。口下者，任脉之承浆也，一穴。项中者，督脉之哑门也，一穴。共凡六痏。巅上一百会也，督脉穴，囟会一督脉穴，发际一前发际，神庭也；后发际，风府也。俱督脉穴。凡二痏。廉泉一任脉穴。风池二，天柱二。风池，足少阳经穴。天柱，足太阳经穴。按：本篇所载者，热病五十九俞也。前篇《水热穴论》所载者，亦热病五十九俞也。考二篇之异同，则惟百会、囟会、五处、承光、通天、临泣、目窗、正营、承灵、脑空等十八穴相合，其余皆异。然观本篇所言者，多在四肢，盖以泻热之本也。《水热穴论》所言者，多随邪之所在，盖以泻热之标也。义自不同，各有取用。且《本经》《灵枢》在前，《素问》在后，后者所以补前之略耳，故皆谓之热病五十九俞，非谬异也。今总计二篇之數，再加以上文所言胃胳、湧泉等穴，原不在五十九數之內者，凡十四穴，仍除去重複十八穴，則總得一百一十四穴，皆熱俞也，均不可廢。凡刺熱者，當總求二篇之義，各隨其宜而取用之，庶乎盡刺熱之善矣。

刺寒熱 四十一

皮寒熱者，不可附席，毛髮焦，鼻槁腊，不得汗，取三陽之絡，以補手太陰。靈樞寒熱病篇。○肺主皮毛，開竅於鼻，皮寒熱者邪在外，故畏於近席而毛髮焦、鼻槁腊也。如不得汗，當寫足太陽之絡穴飛陽，補手太陰之魚際、太淵。蓋太陽即三陽，主在表之熱，而臂之太陰可以取汗也。○腊音昔，乾也。肌寒

熱者，肌痛，毛髮焦而脣槁腊，不得汗，取三陽於下以去其血者，補足太陰以出其汗。脾主肌肉，其榮在脣。肌寒熱者邪在脾，故當肌痛、毛髮焦而脣槁腊也。取三陽法如上文。補足太陰之大都、太白，可以出汗。義見前章。骨寒熱者，病無所安，汗注不休。齒未槁，取其少陰於陰股之絡；齒已槁，死不治。骨厥亦然。腎主骨，骨寒熱者，邪在至陰也，陰虛者必躁，故無所安也。陰傷則液脫，故汗注不休也。齒者骨之餘，若齒未槁者，陰氣尚充，猶為可治，當取足少陰之絡穴大鍾以刺之。若齒有枯色，則陰氣竭矣，其死無疑。近以愚見，則不獨在齒，凡爪枯者亦危候也，骨寒而厥者皆然。

二篇之数，再加以上文所言胃胳、涌泉等穴，原不在五十九数之内者，凡十四穴，仍除去重复十八穴，则总得一百一十四穴，皆热俞也，均不可废。凡刺热者，当总求二篇之义，各随其宜而取用之，庶乎尽刺热之善矣。

四十一、刺寒热

皮寒热者，不可附席，毛发焦，鼻槁腊，不得汗，取三阳之络，以补手太阴《灵枢·寒热病篇》。肺主皮毛，开窍于鼻，皮寒热者邪在外，故畏于近席而毛发焦、鼻槁腊也。如不得汗，当泻足太阳之络穴飞阳，补手太阴之鱼际、太渊。盖太阳即三阳，主在表之热，而臂之太阴可以取汗也。腊，音昔，干也。肌寒热者，肌痛，毛发焦而唇槁腊，不得汗，取三阳于下以去其血者，补足太阴以出其汗。脾主肌肉，其荣在唇。肌寒热者邪在脾，故当肌痛、毛发焦而唇槁腊也。取三阳法如上文。补足太阴之大都、太白，可以出汗。义见前章。骨寒热者，病无所安，汗注不休。齿未槁，取其少阴于阴股之络；齿已槁，死不治。骨厥亦然。肾主骨，骨寒热者，邪在至阴也，阴虚者必躁，故无所安也。阴伤则液脱，故汗注不休也。齿者骨之余，若齿未槁者，阴气尚充，犹为可治，当取足少阴之络穴大钟以刺之。若齿有枯色，则阴气竭矣，其死无疑。近以愚见，则不独在齿，凡爪枯者亦危候也，骨寒而厥者皆然。

○陰刺入一傍四處治寒熱素問長刺節論○陰刺疑誤按官鍼篇云五曰揚刺揚刺者正內一傍內四以治寒氣之博大者也十曰陰刺陰刺者左右卒刺之以治寒厥此云陰刺者當是揚刺詳本類前五深專者刺大藏深專者邪氣深而專在一藏也治當求其大藏而直取之凡五藏皆爲大藏迫藏刺背背俞也欲迫取其大藏之氣當刺其背以五藏之俞在於背也刺之迫藏藏會刺背俞而能迫藏者爲藏氣之所會也腹中寒熱去而止刺背俞者無問其數必使腹中寒熱去而後止鍼與刺之要發鍼而淺出血言凡與刺藏俞者不宜出血太多其要在發鍼淺而少出其血也

灸寒熱○四十二素問骨空論

灸寒熱之法先灸項大椎以年爲壯數此下灸寒熱之法多以虛勞爲言然當因病隨經而取之也大椎督脉穴灸如患者之年數次灸橛骨以年爲壯數尾盡之穴曰橛骨任脉穴也○橛音厥視背俞陷者灸之背俞皆足太陽經穴陷下之處即經氣之不足者故當灸之舉臂肩上陷者灸之肩髃也手陽明經穴兩季脇之間灸之足少陽京門穴也外踝上絶骨之端灸之足少陽陽輔穴也○踝胡寡切足小指次指間灸之足少陽俠谿穴也腨下陷脉灸之足太

阴刺，入一，旁四处，治寒热《素问·长刺节论》。阴刺疑误。按，《官针》篇云：五曰扬刺，扬刺者，正内一，旁内四，以治寒气之博大者也。十曰阴刺，阴刺者，左右率刺之，以治寒厥。此云阴刺者当是扬刺。详本类前五，深专者，刺大脏深专者，邪气深而专在一脏也，治当求其大脏而直取之，凡五脏皆为大脏。迫脏刺背，背俞也，欲迫取其大脏之气，当刺其背，以五脏之俞在于背也，刺之迫脏，脏会，刺背俞而能迫脏者，为脏气之所会也，腹中寒热去而止刺背俞者，无问其数，必使腹中寒热去而后止针。与刺之要，发针而浅出血。言凡与刺脏俞者，不宜出血太多，其要在发针浅而少出其血也。

四十二、灸寒热《素问·骨空论》

灸寒热之法，先灸项大椎，以年为壮数，此下灸寒热之法，多以虚劳为言，然当因病随经而取之也。大椎，督脉穴，灸如患者之年数，次灸橛骨，以年为壮数。尾尽之穴曰橛骨，任脉穴也。橛，音厥。视背俞陷者灸之；背俞，皆足太阳经穴。陷下之处，即经气之不足者，故当灸之。举臂肩上陷者灸之；肩髃也，手阳明经穴。两季胁之间灸之；足少阳京门穴也。外踝上绝骨之端灸之；足少阳阳辅穴也。踝，胡寡切。足小指次指间灸之；足少阳侠溪穴也。腨下陷脉灸之；足太陽承山穴也。○腨音篆。外踝後灸之。足太陽崑崙穴也。缺盆骨上切之堅動如筋者灸之。此結聚也，但隨其所有而灸之，不必拘於俞穴。膺中陷骨間灸之。任脉之天突穴也。掌束骨下灸之。手少陽陽池穴也。臍下關元三寸灸之。任脉之關元穴在臍下三寸。毛際動脉灸之。足陽明氣衝穴也。膝下三寸分間灸之。足陽明三里穴也。足陽明跗上動脉灸之。衝陽穴也。巔上一灸之。督脉之百會穴也。犬所嚙之處灸之三壯，即以犬傷病法灸之。犬傷令人寒熱者，古有灸法如此，故云然也。○嚙，尼結切。凡當灸

二十九處。自犬嚙之上，共計二十九處。犬傷者無定所，故不在數內。傷食灸之。傷食而發寒熱者，如上法求陽明經穴灸之。不已者必視其經之過於陽者，數刺其俞而藥之。過於陽者，陽邪之盛者也。刺可寫其陽，藥可調其陰，灸之不已，當變其治法如此。

刺頭痛　○四十三　靈樞厥病篇

厥頭痛，面若腫起而煩心，取之足陽明、太陰。厥，逆也。邪逆於經，上干頭腦而爲痛者，曰厥頭痛也。下放此。足陽明之脉上行於面，其悍氣上衝頭者，循眼系入絡腦，足太陰支者注心中，故以頭痛而兼面腫煩心者，當取足之陽明、太陰也。

阳承山穴也。腨，音篆。外踝后灸之；足太阳昆仑穴也。缺盆骨上切之坚动如筋者灸之；此结聚也，但随其所有而灸之，不必拘于俞穴。膺中陷骨间灸之；任脉之天突穴也。掌束骨下灸之；手少阳阳池穴也。脐下关元三寸灸之；任脉之关元穴在脐下三寸。毛际动脉灸之；足阳明气冲穴也。膝下三寸分间灸之；足阳明三里穴也。足阳明跗上动脉灸之；冲阳穴也。巅上一灸之；督脉之百会穴也。犬所啮之处灸之三壮，即以犬伤病法灸之。犬伤令人寒热者，古有灸法如此，故云然也。啮，尼结切。凡当灸二十九处。自犬啮之上，共计二十九处。犬伤者无定所，故不在数内。伤食灸之。伤食而发寒热者，如上法求阳明经穴灸之。不已者，必视其经之过于阳者，数刺其俞而药之。过于阳者，阳邪之盛者也。刺可泻其阳，药可调其阴，灸之不已，当变其治法如此。

四十三、刺头痛《灵枢·厥病》篇

厥头痛，面若肿起而烦心，取之足阳明、太阴。厥，逆也。邪逆于经，上干头脑而为痛者，曰厥头痛也。下仿此。足阳明之脉上行于面，其悍气上冲头者，循眼系入络脑，足太阴支者注心中，故以头痛而兼面肿烦心者，当取足之阳明、太阴也。

厥頭痛，頭脉痛，心悲善泣，視頭動脉反盛者，刺盡去血，後調足厥陰。頭脉痛者，痛在皮肉血脉之間也。心悲善泣者，氣逆在肝也。故當先視頭脉之動而盛者，刺去其血以泄其邪，然後取足厥陰肝經而調補之，以肝脉會於巔也。厥頭痛，貞貞頭重而痛，寫頭上五行、行五，先取手少陰，後取足少陰。貞貞，堅固貌，其痛不移也。頭上五行、行五，即前篇熱病五十九俞之穴，所以散諸陽之熱逆也。先取手少陰心經，寫南方以去火也。後取足少陰腎經，補北方以壯水也。厥頭痛，意善忘，按之不得，取頭面左右動脉，後取足太陰。脾藏意，意傷則善忘。陽邪在頭而無定所，則按之不得。故當先取頭面左右動脉以泄其邪，後取足太陰經以補脾氣也。厥頭

痛，項先痛，腰脊爲應，先取天柱，後取足太陽。項先痛，腰脊爲應，皆足太陽經也。故當先取天柱，後及本經之下腧。厥頭痛，頭痛甚，耳前後脉涌有熱，寫出其血，後取足少陽。耳之前後，足少陽經也。其脉涌而熱者，當寫出熱血，仍取本經之穴。有熱，一本云有動脉。真頭痛，頭痛甚，腦盡痛，手足寒至節，死不治。頭痛有二：上文言厥頭痛者可治，此言真頭痛者不可治。盖頭爲諸陽之會，四支爲諸陽之本，若頭痛甚而徧盡於腦，手足寒至節者，以元陽敗竭，陰邪直中髓海，故最爲凶兆。頭痛不可取

厥头痛，头脉痛，心悲善泣，视头动脉反盛者，刺尽去血，后调足厥阴。头脉痛者，痛在皮肉血脉之间也。心悲善泣者，气逆在肝也。故当先视头脉之动而盛者，刺去其血以泄其邪，然后取足厥阴肝经而调补之，以肝脉会于巅也。厥头痛，贞贞头重而痛，泻头上五行、行五，先取手少阴，后取足少阴。贞贞，坚固貌，其痛不移也。头上五行、行五，即前篇热病五十九俞之穴，所以散诸阳之热逆也。先取手少阴心经，泻南方以去火也。后取足少阴肾经，补北方以壮水也。厥头痛，意善忘，按之不得，取头面左右动脉，后取足太阴。脾脏意，意伤则善忘。阳邪在头而无定所，则按之不得。故当先取头面左右动脉以泄其邪，后取足太阴经以补脾气也。厥头痛，项先痛，腰脊为应，先取天柱，后取足太阳。项先痛，腰脊为应，皆足太阳经也。故当先取天柱，后及本经之下腧。厥头痛，头痛甚，耳前后脉涌有热，泻出其血，后取足少阳。耳之前后，足少阳经也。其脉涌而热者，当泻出热血，仍取本经之穴。有热，一本云有动脉。真头痛，头痛甚，脑尽痛，手足寒至节，死不治。头痛有二：上文言厥头痛者可治，此言真头痛者不可治。盖头为诸阳之会，四肢为诸阳之本，若头痛甚而遍尽于脑，手足寒至节者，以元阳败竭，阴邪直中髓海，故最为凶兆。头痛不可取

於腧者有所擊墮惡血在於內若肉傷痛未已可則刺不可遠取也 頭痛因於擊墮者多以惡血在脉絡之內故傷痛未已若可刺者但當刺去其痛處之血不可遠取榮腧徒傷正氣蓋此非大經之病也 頭痛不可刺者大痺爲惡日作者可令少愈不可已 痺之甚者謂之大痺其證則風寒濕三氣雜至合成惡患令人頭痛不可刺也若日作者則猶有間止故刺之可令少愈終亦不能全已也 頭半寒痛先取手少陽陽明後取足少陽陽明 頭半寒痛者偏頭冷痛也手足少陽陽明之脉皆循耳上行頭角故當先取手經以去其標後取足經以去其本也

類經二十一卷 〈鍼刺類〉 四十一

刺頭項七竅病 四十四

刺家不診聽病者言 素問長刺節論 善刺者不必待診但聽病者之言則發無不中此以得鍼之神者爲言非謂刺家槩不必診也今後世之士鍼既不精又不能診則虛實補瀉焉得無悞故九鍼十二原篇又曰凡將用鍼必先診脉視氣之劇易乃可以治其義爲可知矣 在頭頭疾痛爲藏鍼之 藏鍼之藏言裏也即深入其鍼之謂 刺至骨病已上無傷骨肉及皮皮者道也 頭疾痛者其病深故當刺至骨分則病已然既刺至骨何得上無傷骨肉及皮乎蓋謂無得妄施補瀉謬傷骨肉皮分之氣也不過借皮肉爲入鍼之道耳

于腧者，有所击堕，恶血在于内，若肉伤痛未已，可则刺，不可远取也。头痛因于击堕者，多以恶血在脉络之内，故伤痛未已，若可刺者，但当刺去其痛处之血，不可远取荥腧，徒伤正气，盖此非大经之病也。头痛不可刺者，大痹为恶，日作者，可令少愈，不可已。痹之甚者，谓之大痹。其证则风寒湿三气杂至，合成恶患，令人头痛，不可刺也。若日作者，则犹有间止，故刺之可令少愈，终亦不能全已也。头半寒痛，先取手少阳、阳明，后取足少阳、阳明。头半寒痛者，偏头冷痛也。手足少阳、阳明之脉，皆循耳上行头角，故当先取手经以去其标，后取足经以去其本也。

四十四、刺头项七窍病

刺家不诊，听病者言《素问·长刺节论》。善刺者不必待诊，但听病者之言，则发无不中，此以得针之神者为言，非谓刺家概不必诊也。今后世之士，针既不精，又不能诊，则虚实补泻，焉得无误？故《九针十二原》篇又曰：凡将用针，必先诊脉，视气之剧易，乃可以治。其义为可知矣。在头头疾痛，为脏针之脏针之，脏言里也，即深入其针之谓，刺至骨病已，上无伤骨肉及皮，皮者道也。头疾痛者其病深，故当刺至骨分则病已。然既刺至骨，何得上无伤骨肉及皮乎？盖谓无得妄施补泻，谬伤骨肉皮分之气也，不过借皮肉为入针之道耳。

○頸側之動脈人迎。人迎，足陽明也，在嬰筋之前。靈樞寒熱病篇。○頸前中行，任脈也。二行動脈，即足陽明之人迎穴。說文曰：嬰，頸飾也。故頸側之筋曰嬰筋。嬰筋之後，手陽明也，名曰扶突。在頸之第三行。次脈，足少陽脈也，名曰天牖。在頸之第六行，手少陽脈也。足字疑誤。○牖音有。次脈，足太陽也，名曰天柱。在頸之第七行。腋下動脈，臂太陰也，名曰天府。臂太陰，即手太陰也。以上五穴，本輸篇言之尤詳，見經絡類第十，即所以治下文之病者也。陽迎頭痛，胷滿不得息，取之人迎。迎，逆也。陽邪逆於陽經而為頭痛胷滿者，當取之人迎也。暴

類經二十一卷　鍼刺類　四十二

瘖氣鞕，取扶突與舌本出血。瘖，聲瘂不能言也。氣鞕，喉舌強鞕也。當取手陽明之扶突穴，及出其舌本之血。凡言暴者，皆一時之氣逆，非宿病也，故宜取此諸穴以治其標。○瘖音音。鞕，硬同。暴聾氣蒙，耳目不明，取天牖。經氣蒙蔽而耳目暴有不明者，當取天牖如上文也。暴攣癇眩，足不任身，取天柱。攣，拘攣也。癇，癲癇也。眩，眩運也。合三證而足弱不能任身者，當取天柱如上文也。○癇音閑。暴癉內逆，肝肺相摶，血溢鼻口，取天府。癉，熱病也。暴熱內逆，則肝肺之氣相摶，而血溢口鼻，當取天府如上文也。○癉音丹，又上去二聲。此為天牖五部者，此總結上文五穴，為天牖五部，以天牖居中，統前後上下而

颈侧之动脉人迎。人迎，足阳明也，在婴筋之前。《灵枢·寒热病篇》。颈前中行，任脉也。二行动脉，即足阳明之人迎穴。《说文》曰：婴，颈饰也。故颈侧之筋曰婴筋。婴筋之后，手阳明也，名曰扶突在颈之第三行。次脉，足少阳脉也，名曰天牖。在颈之第六行，手少阳脉也。足字疑误。牖，音有。次脉，足太阳也，名曰天柱在颈之第七行。腋下动脉，臂太阴也，名曰天府。臂太阴，即手太阴也。以上五穴《本输》篇言之尤详，见“经络类第十”，即所以治下文之病者也。阳迎头痛，胸满不得息，取之人迎。迎，逆也。阳邪逆于阳经而为头痛胸满者，当取之人迎也。暴喑气鞕，取扶突与舌本出血。喑，声哑不能言也。气鞕，喉舌强鞕也。当取手阳明之扶突穴，及出其舌本之血。凡言暴者，皆一时之气逆，非宿病也，故宜取此诸穴以治其标。喑，音音。鞕，硬同。暴聋气蒙，耳目不明，取天牖。经气蒙蔽而耳目暴有不明者，当取天牖如上文也。暴挛痫眩，足不任身，取天柱。挛，拘挛也。痫，癫痫也。眩，眩运也。合三证而足弱不能任身者，当取天柱如上文也。痫，音闲。暴瘅内逆，肝肺相搏，血溢鼻口，取天府。瘅，热病也。暴热内逆，则肝肺之气相搏而血溢口鼻，当取天府如上文也。瘅，音丹，又上、去二声。此为天牖五部。此总结上文五穴，为天牖五部者，以天牖居中，统前后上下而

言也。

臂阳明有入頄遍齿者，名曰大迎，下齿龋取之，臂恶寒补之，不恶寒泻之。手阳明脉有入頄遍齿者，其道出于足阳明之大迎，凡下齿龋痛者当取之，如商阳、二间、三间皆主齿痛。但臂恶寒者多虚，故宜补；不恶寒者多实，故宜泻。頄，音求，颧也。龋，曲主切。

足太阳有入頄遍齿者，名曰角孙，上齿龋取之，在鼻与頄前，方病之时其脉盛，盛则泻之，虚则补之。足太阳脉亦有入頄遍齿者，其道出于手少阳之角孙，凡上齿龋痛者当取之。又如鼻与頄前者，乃足阳明地仓、巨髎等穴，亦主齿痛，以足阳明入上齿中也。但当于方病之时，察其盛衰而补泻之。一曰取之出鼻外。谓手阳明禾髎、迎香等穴。

足阳明有挟鼻入于面者，名曰悬颅，属口对入击目本，视有过者取之，损有余，益不足，反者益其。其当作甚。足阳明之脉有挟鼻入于面者，道出于足少阳之悬颅，其下行者属于口，其上行者对口入系目本。或目或口，凡有过者，皆可取之。然必察其有余不足以施补泻，若反用之，病必益甚。

足太阳有通项入于脑者，正属目本，名曰眼系，头目苦痛取之，在项中两筋间。足太阳之脉有通项入于脑者，即项中两筋间玉枕穴也，头目痛者当取之。入脑乃别，阴跷阳跷，阴阳相交，阳入陰，陰出陽，交於目鋭眥，陽氣盛則瞋目，陰氣盛則瞑目。太陽經自項入腦，乃別屬陰蹻陽蹻，而交合於目内眥之睛明穴，陽蹻氣盛，則陰氣不榮，故目張如瞋而不得合。陰蹻氣盛，則陽氣不榮，故目瞑而不能開也。按：脉度篇言蹻脉屬目内眥，合於太陽。下文熱病篇曰：目中赤痛，從内眥始，取之陰蹻。然則此云鋭眥者，當作内眥也。詳經絡類二十八。蹻有五音，蹻、皎、喬、脚，又極虐切。瞋，音嗔。瞑，音明，又上聲。

○其上氣有音者治其喉中央，在缺盆中者素問骨空論。○謂氣喘急而喉中有聲也。喉中央者，兩缺盆之中，任脉之天突穴也，其病上衝喉者治其漸，漸者上俠頤也。氣喘滿而上衝於喉者，當治足陽明經俠頤之大迎穴。陽明之脉，由此漸上頤面，故名俠頤爲漸也。

類經二十一卷　鍼刺類　四十四

○失枕在肩上橫骨間，失枕者，風入頸項，疼痛不利，不能就枕也。刺在肩上橫骨間，當是後肩骨上，手太陽之肩外俞也，或爲足少陽之肩井穴，亦主頸項之痛。若王氏云缺盆者，其脉皆行於前，恐不可以治失枕。折使榆臂齊肘，正灸脊中。折，痛如折也。榆，當作揄，引也。謂使病者引臂，下齊肘端以度脊中，乃其當灸之處，蓋即督脉之陽關穴也。

○喉痺舌卷，口中乾，煩心，心痛，臂内廉痛不可及頭，取手小指次指爪甲下去端如韭葉靈樞熱病篇。○小指次指端，手少陽之關衝也。○目中赤痛，從内眥始，取之

入阴，阴出阳，交于目锐眦，阳气盛则瞋目，阴气盛则瞑目。太阳经自项入脑，乃别属阴跷阳跷，而交合于目内眦之睛明穴，阳跷气盛，则阴气不荣，故目张如瞋而不得合。阴跷气盛，则阳气不荣，故目瞑而不能开也。按：《脉度》篇言跷脉属目内眦，合于太阳。下文《热病》篇曰：目中赤痛，从内眦始，取之阴跷。然则此云锐眦者，当作内眦也。详“经络类二十八”。跷有五音，跷、皎、乔、脚，又极虐切。瞋，音嗔。瞑，音明，又上声。

其上气有音者治其喉中央，在缺盆中者《素问·骨空论》。谓气喘急而喉中有声也。喉中央者，两缺盆之中，任脉之天突穴也，其病上冲喉者治其渐，渐者上侠颐也。气喘满而上冲于喉者，当治足阳明经侠颐之大迎穴。阳明之脉，由此渐上颐面，故名侠颐为渐也。

失枕在肩上横骨间，失枕者，风入颈项，疼痛不利，不能就枕也。刺在肩上横骨间，当是后肩骨上，手太阳之肩外俞也，或为足少阳之肩井穴，亦主颈项之痛。若王氏云缺盆者，其脉皆行于前，恐不可以治失枕。折使榆臂齐肘，正灸脊中折，痛如折也。榆，当作揄，引也。谓使病者引臂，下齐肘端以度脊中，乃其当灸之处，盖即督脉之阳关穴也。

喉痹舌卷，口中干，烦心，心痛，臂内廉痛不可及头，取手小指次指爪甲下去端如韭叶《灵枢·热病》篇。小指次指端，手少阳之关冲也。

目中赤痛，从内眦始，取之

陰蹻陰蹻之脉屬於目内眥，足少陰之照海，即陰蹻之所生也，故當刺之。

○耳聾無聞取耳中靈樞厥病篇。○耳中，手大陽之聽宮也。

○耳鳴，取耳前動脉。耳前動脉，手少陽之耳門也。

○耳痛不可刺者，耳中有膿，若有乾耵聹，耳無聞也。耵聹，耳垢也。若耳中有膿及有乾耵聹，而或痛或無聞者，皆不可刺之，膿垢去而耳自愈矣。○耵音項，聹音寧，又去聲。

○耳聾，取手小指次指爪甲上與肉交者，先取手，後取足。手小指次指爪甲上者，手少陽之關冲也。後取足者，亦言小指次指，足少陽之竅陰也。○耳鳴，取手中指爪甲上，左取右，右取左，先取手，後取足。手中指爪甲上，手厥陰之中衝也。左鳴者取其右，右鳴者取其左。

類經二十一卷 《鍼刺類》 四十五

○聾而不痛者，取足少陽；聾而痛者，取手陽明靈樞雜病篇。○足少陽之脉下耳後，支耳中，出耳前，手陽明之別者入耳，故當分痛與不痛而補寫之。

○嗌乾，口中熱如膠，取足少陰。足少陰之脉，循喉嚨繫舌本。嗌乾口熱如膠者，陰不足也，故當取而補之。○嗌音益。

○喉痺不能言，取足陽明；能言，取手陽明。手足陽明之脉，皆循喉嚨。能言者輕，但取之上；不能言者重，當寫其下也。

○齒痛不惡清飲，取足陽明；惡

阴跷。阴跷之脉属于目内眦，足少阴之照海，即阴跷之所生也，故当刺之。

耳聋无闻取耳中《灵枢·厥病》篇。耳中，手太阳之听宫也。

耳鸣，取耳前动脉。耳前动脉，手少阳之耳门也。

耳痛不可刺者，耳中有脓，若有干耵聍，耳无闻也。耵聍，耳垢也。若耳中有脓及有干耵聍，而或痛或无闻者，皆不可刺之，脓垢去而耳自愈矣。耵，音顶。聍，音宁，又去声。

耳聋，取手小指次指爪甲上与肉交者，先取手，后取足。手小指次指爪甲上者，手少阳之关冲也。后取足者，亦言小指次指，足少阳之窍阴也。耳鸣，取手中指爪甲上，左取右，右取左，先取手，后取足。手中指爪甲上，手厥阴之中冲也。左鸣者取其右，右鸣者取其左。

聋而不痛者，取足少阳；聋而痛者，取手阳明《灵枢·杂病》篇。足少阳之脉下耳后，支耳中，出耳前，手阳明之别者入耳，故当分痛与不痛而补泻之。

嗌干，口中热如胶，取足少阴。足少阴之脉，循喉咙系舌本。嗌干口热如胶者，阴不足也，故当取而补之。嗌，音益。

喉痹不能言，取足阳明；能言，取手阳明。手足阳明之脉，皆循喉咙。能言者轻，但取之上；不能言者重，当泻其下也。

齿痛不恶清饮，取足阳明；恶

清飲取手陽明手足陽明之脉皆入齒中然胃經多實熱故不畏寒飲者當寫足陽明大腸經多虛寒故畏寒飲者當補手陽明也此與上文臂陽明節義有所關當互求之○清音倩○衄而不止衃血流取足太陽衃血取手太陽不已刺宛骨下不已刺膕中出血鼻中出血曰衄敗血凝聚色紫黑者曰衃衃血成流其去多也下云衃血其聚而不流者也血去多者當取足太陽去少者當取手太陽宛骨下即手太陽之腕骨穴膕中出血即足太陽之委中穴也○衄女六切衃普杯切○顑痛刺手陽明與顑之盛脉出血顑鬢前兩太陽也手陽明之別者入耳合於宗脉正出兩顑之間故當刺之與顑之盛脉出血

即鬢前之血絡○顑音坎又海敢切○顑痛刺足陽明曲周動脉見血立已不已按人迎於經立已足陽明之脉循頰車上耳前過客主人循髮際至額顱故顑痛者當刺曲周即頰車也以其周繞曲頰故曰曲周見血立已如不已當按人迎於本經而淺刺之可立已也○項痛不可俛仰刺足太陽不可以顧刺手太陽也不可俛仰者痛在項後故當刺足太陽經不可以顧者痛在頸側故當刺手太陽經也○重舌刺舌柱以鈹鍼也靈樞終始篇○舌下生小舌謂之重舌舌柱即舌下之筋如柱者也當用第五鍼曰鈹鍼者刺之○鈹音披

清饮，取手阳明。手足阳明之脉皆入齿中，然胃经多实热，故不畏寒饮者，当泻足阳明；大肠经多虚寒，故畏寒饮者，当补手阳明也。此与上文臂阳明节义有所关，当互求之。清，音倩。

衄而不止，衃血流，取足太阳；衃血，取手太阳，不已，刺宛骨下，不已，刺腘中出血。鼻中出血曰衄，败血凝聚色紫黑者曰衃。衃血成流，其去多也。下云衃血，其聚而不流者也。血去多者，当取足太阳。去少者，当取手太阳。宛骨下，即手太阳之腕骨穴。腘中出血，即足太阳之委中穴也。衄，女六切。衃，普杯切。

顑痛，刺手阳明与顑之盛脉出血。顑，鬓前两太阳也。手阳明之别者入耳，合于宗脉，正出两顑之间，故当刺之。与顑之盛脉出血，即鬓前之血络。顑，音坎，又海敢切。顑痛，刺足阳明曲周动脉，见血立已，不已，按人迎于经立已。足阳明之脉，循颊车上耳前，过客主人，循发际至额颅，故顑痛者当刺曲周，即颊车也，以其周绕曲颊，故曰曲周。见血立已，如不已，当按人迎于本经而浅刺之，可立已也。

项痛不可俯仰，刺足太阳；不可以顾，刺手太阳也。不可俯仰者，痛在项后，故当刺足太阳经。不可以顾者，痛在颈侧，故当刺手太阳经也。

重舌，刺舌柱以铍针也《灵枢·终始》篇。舌下生小舌，谓之重舌。舌柱，即舌下之筋如柱者也，当用第五针曰铍针者刺之。铍，音披。

卒然失音之刺 靈樞憂恚無言篇全○四十五

黃帝問於少師曰：人之卒然憂恚而言無音者，何道之塞，何氣出行，使音不彰？願聞其方。恚，慧、畏二音，恨怒也。少師荅曰：咽喉者，水穀之道也。喉嚨者，氣之所以上下者也。人有二喉，一軟一鞕。軟者居後，是謂咽喉，乃水穀之道，通於六府者也。鞕者居前，是謂喉嚨，為宗氣出入之道，所以行呼吸，通於五藏者也。其在太陰陽明論，則單以軟者為咽，鞕者為喉，故曰喉主天氣，咽主地氣。○鞕，硬同。會厭者，音聲之戶也；會厭者，喉間之薄膜也，周圍會合，上連懸雍，咽喉食息之道得以不亂者，賴其遮厭，故謂之會厭。能開能闔，聲由以出，故謂之戶。

類經二十一卷 鍼刺類 四十七

口脣者，音聲之扇也；脣啓則聲揚，故謂之扇。舌者，音聲之機也；舌動則音生，故謂之機。懸雍垂者，音聲之關也；懸雍垂者，懸而下垂，俗謂之小舌，當氣道之衝，為喉間要會，故謂之關。頏顙者，分氣之所泄也；頏，頸也。頏顙，即頸中之喉顙，當咽喉之上，懸雍之後，張口可見者也。顙前有竅，息通於鼻，故為分氣之所泄。○頏，何朗切，又去聲。顙，思朗切。橫骨者，神氣所使，主發舌者也。橫骨，即喉上之軟骨也。下連心肺，故為神氣所使。上連舌本，故主舉發舌機。故人之鼻洞涕出不收者，頏顙不開，分氣失也。鼻洞者，涕液流泄於

四十五、卒然失音之刺《灵枢·忧恚无言》篇全

黄帝问于少师曰：人之卒然忧恚而言无音者，何道之塞，何气出行，使音不彰？愿闻其方。恚，慧、畏二音，恨怒也。少师答曰：咽喉者，水谷之道也。喉咙者，气之所以上下者也。人有二喉，一软一鞕。软者居后，是谓咽喉，乃水谷之道，通于六腑者也。鞕者居前，是谓喉咙，为宗气出入之道，所以行呼吸，通于五脏者也。其在太阴阳明论，则单以软者为咽，鞕者为喉，故曰喉主天气，咽主地气。鞕，硬同。会厌者，音声之户也；会厌者，喉间之薄膜也，周围会合，上连悬雍，咽喉食息之道得以不乱者，赖其遮厌，故谓之会厌。能开能阖，声由以出，故谓之户。口唇者，音声之扇也；唇启则声扬，故谓之扇。舌者，音声之机也；舌动则音生，故谓之机。悬雍垂者，音声之关也；悬雍垂者，悬而下垂，俗谓之小舌，当气道之冲，为喉间要会，故谓之关。颃颡者，分气之所泄也；颃，颈也。颃颡，即颈中之喉颡，当咽喉之上，悬雍之后，张口可见者也。颡前有窍，息通于鼻，故为分气之所泄。颃，何朗切，又去声。颡，思朗切。横骨者，神气所使，主发舌者也。横骨，即喉上之软骨也。下连心肺，故为神气所使。上连舌本，故主举发舌机。故人之鼻洞涕出不收者，颃颡不开，分气失也。鼻洞者，涕液流泄于

鼻也。頏顙之竅不開，則清氣不行，清氣不行，則濁液聚而下出，由於分氣之失職也。是故厭小而疾薄，則發氣疾，其開闔利，其出氣易；其厭大而厚，則開闔難，其氣出遲，故重言也。疾，速也。重言，言語蹇濇之謂。人卒然無音者，寒氣客於厭，則厭不能發，發不能下，至其開闔不致，故無音。不致，不能也。寒氣客於會厭，則氣道不利，既不能發揚而高，又不能低抑而下，開闔俱有不便，故卒然失音。黃帝曰：刺之奈何？岐伯曰：足之少陰，上繫於舌，絡於橫骨，終於會厭，兩寫其血脈，濁氣乃辟。兩寫者，兩足俱刺也。足少陰之血脈，當是所注之腧穴，即太谿也。然人有虛勞失音者，觀此節之義，則亦無非屬乎腎經；但其所致有漸，與此卒然者不同，其治當分補寫耳。辟，開也。會厭之脈，上絡任脈，取之天突，其厭乃發也。天突為陰維任脈之會，取之能治暴瘖。

刺心痛并蟲瘕蛟蛕 四十六

厥心痛與背相控，善瘛，如從後觸其心，傴僂者，腎心痛也，先取京骨、崑崙，發鍼不已，取然谷。靈樞厥病篇。○五藏逆氣，上干於心而為痛者，謂之厥心痛。下放此。控，引也。善瘛，拘急如風也。傴僂，

鼻也。颃颡之窍不开则清气不行，清气不行则浊液聚而下出，由于分气之失职也。是故厌小而疾薄，则发气疾，其开阖利，其出气易；其厌大而厚，则开阖难，其气出迟，故重言也。疾，速也。重言，言语蹇涩之谓。人卒然无音者，寒气客于厌，则厌不能发，发不能下，至其开阖不致，故无音。不致，不能也。寒气客于会厌，则气道不利，既不能发扬而高，又不能低抑而下，开阖俱有不便，故卒然失音。黄帝曰：刺之奈何？岐伯曰：足之少阴，上系于舌，络于横骨，终于会厌，两泻其血脉，浊气乃辟。两泻者，两足俱刺也。足少阴之血脉，当是所注之腧穴，即太溪也。然人有虚劳失音者，观此节之义，则亦无非属乎肾经；但其所致有渐，与此卒然者不同，其治当分补泻耳。辟，开也。会厌之脉，上络任脉，取之天突，其厌乃发也。天突为阴维任脉之会，取之能治暴喑。

四十六、刺心痛并虫瘕蛟蛔

厥心痛与背相控，善瘛，如从后触其心，伛偻者，肾心痛也，先取京骨、昆仑，发针不已，取然谷《灵枢·厥病》篇。五脏逆气，上干于心而为痛者，谓之厥心痛。下仿此。控，引也。善瘛，拘急如风也。伛偻，

背曲不伸也。足少陰之經，由股內後廉貫脊屬腎，其直者，從腎上貫肝膈入肺中。凡疼痛如從脊後觸其心而傴僂者，以腎邪干心，是爲腎心痛也。腎與膀胱爲表裏，故當先取足太陽之京骨、崑崙。如痛不已，仍當取腎經之然谷。○控，苦貢切。傴，雍主切。僂，呂、婁二音。厥心痛，腹脹胷滿，心尤痛甚，胃心痛也，取之大都、太白。足陽明之經，由缺盆下膈屬胃絡脾，其支者下循腹裏。凡腹脹胸滿而爲痛者，以胃邪干心，是爲胃心痛也。胃與脾爲表裏，故當取足太陰之大都、太白二穴。厥心痛，痛如以錐鍼刺其心，心痛甚者，脾心痛也，取之然谷、太谿。脾之支脉，注於心中。若脾不能運而逆氣攻心，其痛必甚，有如錐刺者，是爲脾心痛也。但

然谷、太谿，皆足少陰之穴，取此治脾，其義何居？蓋濕因寒滯，則相挾乘心，須泄腎邪，當刺此也。厥心痛，色蒼蒼如死狀，終日不得太息，肝心痛也，取之行間、太衝。蒼蒼，肝色也。如死狀，肝氣逆也。終日不得太息，肝系急，氣道約而不利也。是皆肝邪上逆，所謂肝心痛也。行間、太衝，皆足厥陰經穴，故當取以治之。厥心痛，臥若徒居，心痛間動作痛益甚，色不變，肺心痛也，取之魚際、太淵。徒，空也。臥若徒居，無倚傍也。間或動作則益甚者，氣逆不舒，畏於動也。色不變，不在血也。是皆病在氣分，故曰肺心痛也。魚際、太淵，皆手太陰經穴，故宜取之。真心痛，手足清至節，心痛甚，旦發夕死。

背曲不伸也。足少阴之经，由股内后廉贯脊属肾，其直者，从肾上贯肝膈入肺中。凡疼痛如从脊后触其心而伛偻者，以肾邪干心，是为肾心痛也。肾与膀胱为表里，故当先取足太阳之京骨、昆仑。如痛不已，仍当取肾经之然谷。控，苦贡切。伛，雍主切。偻，吕、娄二音。厥心痛，腹胀胸满，心尤痛甚，胃心痛也，取之大都、太白。足阳明之经，由缺盆下膈属胃络脾，其支者下循腹里。凡腹胀胸满而为痛者，以胃邪干心，是为胃心痛也。胃与脾为表里，故当取足太阴之大都、太白二穴。厥心痛，痛如以锥针刺其心，心痛甚者，脾心痛也，取之然谷、太溪。脾之支脉，注于心中。若脾不能运而逆气攻心，其痛必甚，有如锥刺者，是为脾心痛也。但然谷、太溪，皆足少阴之穴，取此治脾，其义何居？盖湿因寒滞，则相挟乘心，须泄肾邪，当刺此也。厥心痛，色苍苍如死状，终日不得太息，肝心痛也，取之行间、太冲。苍苍，肝色也。如死状，肝气逆也。终日不得太息，肝系急，气道约而不利也。是皆肝邪上逆，所谓肝心痛也。行间、太冲，皆足厥阴经穴，故当取以治之。厥心痛，卧若徒居，心痛间动作痛益甚，色不变，肺心痛也，取之鱼际、太渊。徒，空也。卧若徒居，无倚旁也。间或动作则益甚者，气逆不舒，畏于动也。色不变，不在血也。是皆病在气分，故曰肺心痛也。鱼际、太渊，皆手太阴经穴，故宜取之。真心痛，手足清至节，心痛甚，旦发夕死，

夕發旦死。真心痛者，邪氣直犯心主也。毒深陰甚，故手足之清至節，其死之速如此。○愚按本篇所言五藏之滯，皆為心痛，刺治分經，理甚明悉，至若舍鍼用藥，尤宜察此詳義。蓋腎心痛者，多由陰邪上衝，故善瘈如從後觸其心。胃心痛者，多由停滯，故胷腹脹滿。脾心痛者，多由寒逆中焦，故其病甚。肝心痛者，多由木火之欝，病在血分，故色蒼蒼如死狀。肺心痛者，多由上焦不清，病在氣分，故動作則病益甚。若知其在氣則順之，在血則行之，欝則開之，滯則逐之，火多實，則或散或清之，寒多虛，則或溫或補之，必真心痛者乃不可治，否則但得其本，則必隨手而應，其易如探囊也。○清，音倩，寒冷也。心痛不可刺者，中有盛聚，不可取於腧。中有盛聚，謂有形之癥，或積或血，停聚於中，病在藏而不在經，

故不可取於腧穴，當從內以調治之也。腸中有蟲瘕及蛟蛕，皆不可取以小鍼。心腸痛憹作痛，腫聚，往來上下行。痛有休止，腹熱喜渴，涎出者，是蛟蛕也。此言蟲瘕在腸胃中，亦為心腹痛也。瘕，結聚也。蛟，即蛕屬。蛕，蚘也。不可取以小鍼，謂其力小不能制也。蟲瘕之證，其痛則懊憹難忍，或肚腹腫起而結聚於內，或往來上下而行無定處，或蟲動則痛，靜則不痛而有時休止，或腹熱喜渴而口涎出者，是皆蛟蛕之為患也。○瘕，加、駕二音。蛕，音回。憹，乃包切。以手聚按而堅持之，無令得移，以大鍼刺之。久持之，蟲不動，乃出鍼也。此即治蟲瘕蛟蛕之法。大鍼，第九鍼也。久

夕发旦死。真心痛者，邪气直犯心主也。毒深阴甚，故手足之清至节，其死之速如此。愚按：本篇所言五脏之滞，皆为心痛，刺治分经，理甚明悉，至若舍针用药，尤宜察此详义。盖肾心痛者，多由阴邪上冲，故善瘈如从后触其心。胃心痛者，多由停滞，故胸腹胀满。脾心痛者，多由寒逆中焦，故其病甚。肝心痛者，多由木火之郁，病在血分，故色苍苍如死状。肺心痛者，多由上焦不清，病在气分，故动作则病益甚。若知其在气则顺之，在血则行之，郁则开之，滞则逐之，火多实，则或散或清之，寒多虚，则或温或补之，必真心痛者乃不可治，否则但得其本，则必随手而应，其易如探囊也。清，音倩，寒冷也。心痛不可刺者，中有盛聚，不可取于腧。中有盛聚，谓有形之癥，或积或血，停聚于中，病在脏而不在经，故不可取于腧穴，当从内以调治之也。肠中有虫瘕及蛟蛔，皆不可取以小针，心肠痛侬作痛，肿聚，往来上下行，痛有休止，腹热喜渴，涎出者，是蛟蛔也。此言虫瘕在肠胃中，亦为心腹痛也。瘕，结聚也。蛟，即蛔属。蛔，蚘也。不可取以小针，谓其力小不能制也。虫瘕之证，其痛则懊侬难忍，或肚腹肿起而结聚于内，或往来上下而行无定处，或虫动则痛，静则不痛而有时休止，或腹热喜渴而口涎出者，是皆蛟蛔之为患也。瘕，加、驾二音。蛔，音回。侬，乃包切。以手聚按而坚持之，无令得移，以大针刺之，久持之，虫不动，乃出针也。此即治虫瘕蛟蛔之法。大针，第九针也。久

持之而蟲不動，中其蟲矣，故可出鍼也。恚腹憹痛，形中上者。恚，滿也。此重言證之如此，其形自中自上而漸升者，即當以蟲治之也。恚，併同，音烹。○心痛引腰脊，欲嘔，取足少陰。《靈樞·雜病篇》。心痛而後引腰脊，前則欲嘔者，此腎邪上逆也，故當取足少陰經以刺之。心痛腹脹，嗇嗇然大便不利，取足太陰。嗇嗇，澀滯貌。此病在脾，故當取足太陰經以刺之。嗇音色。心痛引背不得息，刺足少陰；不已，取手少陽。足少陰之脈貫脊，故痛引於背。手少陽之脈布膻中，故不得息。宜刺此二經也。

心痛引小腹滿，上下無常處，便溲難，刺足厥陰。足厥陰之脈抵小腹，結於陰器，凡心痛而下引小腹者，當刺之也。心痛但短氣不足以息，刺手太陰。肺主氣，故短氣者當刺手太陰。心痛當九節刺之，按已刺，按之立已；不已，上下求之，得之立已。此總言刺心痛之法也。九節，即督脈之筋縮穴。宜先按之，按已而刺，刺後復按之，其痛當立已。如不已，則上而手經，下而足經，求得其故而刺之，則立已矣。

類經二十一卷終

持之而虫不动，中其虫矣，故可出针也。恚腹憹痛，形中上者。恚，满也。此重言证之如此，其形自中自上而渐升者，即当以虫治之也。恚，并同，音烹。

心痛引腰脊，欲呕，取足少阴《灵枢·杂病》篇。心痛而后引腰脊，前则欲呕者，此肾邪上逆也，故当取足少阴经以刺之。心痛腹胀，啬啬然大便不利，取足太阴；啬啬，涩滞貌。此病在脾，故当取足太阴经以刺之。啬，音色。心痛引背不得息，刺足少阴；不已，取手少阳；足少阴之脉贯脊，故痛引于背。手少阳之脉布膻中，故不得息。宜刺此二经也。心痛引小腹满，上下无常处，便溲难，刺足厥阴；足厥阴之脉抵小腹，结于阴器，凡心痛而下引小腹者，当刺之也。心痛但短气不足以息，刺手太阴；肺主气，故短气者当刺手太阴。心痛当九节刺之，按已刺，按之立已；不已，上下求之，得之立已。此总言刺心痛之法也。九节，即督脉之筋缩穴。宜先按之，按已而刺，刺后复按之，其痛当立已。如不已，则上而手经，下而足经，求得其故而刺之，则立已矣。

类经二十一卷终

類經二十二卷

張介賓類註

鍼刺類

刺胷背腹病四十七

背與心相控而痛所治天突與十椎及上紀。素問氣穴論○天突，任脉穴。十椎，督脉之中樞也。此穴諸書不載，惟氣府論督脉氣所發條下，王氏註曰：中樞在第十椎節下間。與此相合，可無疑也。上紀如下文。上紀者胃脘也。下紀者關元也。胃脘，即中脘，胃之募也，為手太陽少陽足陽明所生，任脉之會。關元，小腸募也，為足三陰任脉之會，故曰上紀下紀。

背胷邪繫陰陽左右如此其病前後痛濇胷脇痛而不得息不得臥上氣短氣偏痛脉滿起斜出尻脉絡胷脇支心貫鬲上肩加天突斜下肩交十椎下。此詳言上文背與心相控而痛者，悉由任督二脉之為病也。蓋任在前，督在後，背為陽，腹為陰，故為前後痛濇等病。其在下者斜出尻脉，在上者絡胷脇，支心貫鬲，上肩加天突，左右斜下肩，交十椎下，所以當刺天突、中樞、胃脘、關元等穴。

○病在少腹有積刺皮髓以下至少腹而止。素問

类经二十二卷

张介宾类注

针刺类

四十七、刺胸背腹病

背与心相控而痛，所治天突与十椎及上纪《素问·气穴论》。天突，任脉穴。十椎，督脉之中枢也。此穴诸书不载，惟《气府论》督脉气所发条下，王氏注曰：中枢在第十椎节下间。与此相合，可无疑也。上纪如下文。上纪者，胃脘也。下纪者，关元也胃脘，即中脘，胃之募也，为手太阳、少阳、足阳明所生，任脉之会；关元，小肠募也，为足三阴、任脉之会，故曰上纪下纪。背胸邪系阴阳左右如此，其病前后痛涩，胸胁痛而不得息、不得卧，上气短气偏痛，脉满起，斜出尻脉，络胸胁，支心贯膈，上肩加天突，斜下肩交十椎下。此详言上文背与心相控而痛者，悉由任督二脉之为病也。盖任在前，督在后，背为阳，腹为阴，故为前后痛涩等病。其在下者斜出尻脉，在上者络胸胁，支心贯膈，上肩加天突，左右斜下肩，交十椎下，所以当刺天突、中枢、胃脘、关元等穴。

病在少腹有积，刺皮髓以下，至少腹而止《素问·

長刺節論○髂字徧考前篇皆無全元起本作髓字於義亦未爲得新校正云當作皮髂髓字誤也其說近理釋義云髂骨端也此言皮髂以下者蓋謂足厥陰之章門期門二穴皆在横皮肋骨之端也及下至小腹而止者如足陽明之天樞歸來足太陰之府舍衝門足少陰之氣穴四滿皆主奔豚積聚等病○髂音括**刺俠脊兩傍四椎間**此足太陽之厥陰俞手心主脉氣所及也按脉要精微論曰心爲牡藏小腸爲之使故曰少腹當有形也然則厥陰俞能主少腹之疾無疑**刺兩髂髎季脇肋間導腹中氣熱下已**腰骨曰髂兩髂髎者謂腰骨兩旁之居髎也季脇肋間京門也皆足少陽經穴導引也導引腹中熱氣下入少腹則病已矣○髂音格又丘亞切○**病在少腹**

類經二十二卷　鍼刺類　二

腹痛不得大小便病名曰疝得之寒刺少腹兩股間刺腰髁骨間刺而多之盡炅病已小腹間痛而二便不行者爲疝病乃寒氣之所致當刺少腹者去肝腎之寒也刺兩股間者去陽明太陰之邪也刺腰髁間者凡腰中在後在側之成片大骨皆曰髁骨在後者足太陽之所行在側者足少陽之所行凡此諸經皆非寒疝但察邪之所在者多取其穴而刺之俟其少腹盡熱則病已矣○髁苦瓦切炅居永切熱也

○**氣滿胷中喘息取足太陰大指之端去爪甲如薤葉**靈樞熱病篇○足大指之端隱白穴也○薤音械似韭而無實**寒則留**

长刺节论》。髓字，遍考前篇皆无。全元起本作髓字，于义亦未为得。《新校正》云当作皮骺，髓字误也，其说近理，释义云：骺，骨端也。此言皮骺以下者，盖谓足厥阴之章门、期门二穴，皆在横皮肋骨之端也。及下至小腹而止者，如足阳明之天枢、归来，足太阴之府舍、冲门，足少阴之气穴、四满，皆主奔豚积聚等病。骺，音括，刺侠脊两旁四椎间此足太阳之厥阴俞，手心主脉气所及也。按：《脉要精微论》曰：心为牡脏，小肠为之使，故曰少腹当有形也。然则厥阴俞能主少腹之疾无疑，刺两髂髎、季胁肋间，导腹中气，热下已。腰骨曰髂。两髂髎者，谓腰骨两旁之居髎也。季胁肋间，京门也。皆足少阳经穴。导，引也。导引腹中热气，下入少腹，则病已矣。髂，音格，又丘亚切。

病在少腹，腹痛不得大小便，病名曰疝，得之寒，刺少腹、两股间，刺腰髁骨间，刺而多之，尽炅病已。小腹间痛而二便不行者为疝病，乃寒气之所致。当刺少腹者，去肝肾之寒也。刺两股间者，去阳明、太阴之邪也。刺腰髁间者，凡腰中在后在侧之成片大骨，皆曰髁骨。在后者，足太阳之所行。在侧者，足少阳之所行。凡此诸经，皆非寒疝，但察邪之所在者，多取其穴而刺之，俟其少腹尽热，则病已矣。髁，苦瓦切。炅，居永切，热也。

气满胸中喘息，取足太阴大指之端，去爪甲如薤叶《灵枢·热病》篇。足大指之端，隐白穴也。薤，音械，似韭而无实，寒则留之熱則疾之氣下乃止內寒者氣至遲故宜久留其鍼內熱者氣至速故宜疾去其鍼總候其氣下不喘乃可止鍼也。○心疝暴痛取足太陰厥陰盡刺去其血絡心疝者如脈要精微論曰診得心脈而急病名心疝少腹當有形也取足太陰厥陰盡刺去其血絡者以二經皆聚於少腹去其絡血即所以散其邪也

○中熱而喘取足少陰膕中血絡靈樞雜病篇○中熱而喘熱在中上二焦也取足少陰者壯水以制火也膕中血絡即足太陽委中穴取之可以寫火

○小腹滿大上走胃至心淅淅身時寒熱小便不利取足厥陰淅淅寒肅貌肝經之脉抵小腹挾胃其支者從肝別貫膈故為病如此當取足厥陰經以刺之○淅音昔○腹滿大便不利腹大亦上走胷嗌喘息喝喝然取足少陰腎開竅於二陰其經脉從腎上貫肝膈入肺中循喉嚨故其為病如此當取足少陰經以刺之喝喝喘急貌○嗌音益

○腹滿食不化腹響響然不能大便取足太陰脾失其職則食不能化腹滿而鳴氣滯於中大便不調當取足太陰經以刺之○氣逆上刺膺中陷者與下胷動脉膺中陷者足陽明之屋翳也下胷動脉手太陰之中府也蓋在中曰胷胷之旁即謂之下耳○腹痛刺臍左右

之，热则疾之，气下乃止。内寒者气至迟，故宜久留其针。内热者气至速，故宜疾去其针。总候其气下不喘，乃可止针也。

心疝暴痛，取足太阴、厥阴，尽刺去其血络。心疝者，如《脉要精微论》曰：诊得心脉而急，病名心疝，少腹当有形也。取足太阴、厥阴尽刺去其血络者，以二经皆聚于少腹，去其络血，即所以散其邪也。

中热而喘，取足少阴、腘中血络《灵枢·杂病》篇。中热而喘，热在中上二焦也。取足少阴者，壮水以制火也。腘中血络，即足太阳委中穴，取之可以泻火。

小腹满大，上走胃至心，淅淅身时寒热，小便不利，取足厥阴。淅淅，寒肃貌。肝经之脉抵小腹挟胃，其支者从肝别贯膈，故为病如此，当取足厥阴经以刺之。淅，音昔。

腹满，大便不利，腹大亦上走胸嗌，喘息喝喝然，取足少阴。肾开窍于二阴，其经脉从肾上贯肝膈入肺中，循喉咙，故其为病如此，当取足少阴经以刺之。喝喝，喘急貌。嗌，音益。

腹满，食不化，腹响响然，不能大便，取足太阴。脾失其职，则食不能化，腹满而鸣，气滞于中，大便不调，当取足太阴经以刺之。

气逆上，刺膺中陷者与下胸动脉。膺中陷者，足阳明之屋翳也。下胸动脉，手太阴之中府也。盖在中曰胸，胸之旁即谓之下耳。

腹痛刺脐左右

動脈已刺按之立已不已刺氣街已刺按之立已。臍之左右動脈，如足少陰之肓俞，足陽明之天樞，皆主腹痛。氣街，即足陽明之氣衝也。○腸中不便，取三里，盛寫之，虛補之。靈樞四時氣篇。○小腸不便者不能化物，大腸不便者不能傳道，大腸、小腸皆屬於胃，故當取足陽明之三里穴，邪氣盛則寫之，正氣虛則補之。○腹中常鳴，氣上衝胷，喘不能久立，邪在大腸，刺肓之原、巨虛上廉、三里。九鍼十二原篇曰：肓之原出於脖胦，即任脈之下氣海也。巨虛上廉、三里，皆足陽明經穴。按本輸篇曰：大腸屬上廉。此以邪在大腸，故當刺巨虛上廉；若下文之邪在小腸者，則當取巨虛下廉也。○

小腹控睪引腰脊，上衝心，邪在小腸者，連睪系，屬於脊，貫肝肺，絡心系。氣盛則厥逆，上衝腸胃，燻肝，散於肓，結於臍。控，引也。睪，陰丸也。小腸連於小腹，若其邪盛，則厥逆自下上衝心肺，燻於肝胃，引於腰脊，下及肓臍睪系之間也。肓義詳疾病類六十七。○睪，音高。故取之肓原以散之，刺太陰以予之，取厥陰以下之，取巨虛下廉以去之，按其所過之經以調之。取肓原以散之，散臍腹之結也。刺太陰以予之，補肺經之虛也。取厥陰以下之，寫肝經之實也。取巨虛下廉以去之，求小腸之所屬也。按其所過之經，謂察其邪之所在以調之也。○

动脉，已刺按之，立已；不已刺气街，已刺按之，立已。脐之左右动脉，如足少阴之肓俞，足阳明之天枢，皆主腹痛。气街，即足阳明之气冲也。

肠中不便，取三里，盛泻之，虚补之《灵枢·四时气》篇。小肠不便者不能化物，大肠不便者不能传道，大肠、小肠皆属于胃，故当取足阳明之三里穴，邪气盛则泻之，正气虚则补之。

腹中常鸣，气上冲胸，喘不能久立，邪在大肠，刺肓之原、巨虚上廉、三里。《九针十二原》篇曰：肓之原出于脖胦，即任脉之下气海也。巨虚上廉、三里，皆足阳明经穴。按，《本输》篇曰：大肠属上廉。此以邪在大肠，故当刺巨虚上廉；若下文之邪在小肠者，则当取巨虚下廉也。

小腹控睾、引腰脊，上冲心，邪在小肠者，连睾系，属于脊，贯肝肺，络心系。气盛则厥逆，上冲肠胃，熏肝，散于肓，结于脐。控，引也。睾，阴丸也。小肠连于小腹，若其邪盛，则厥逆自下上冲心肺，熏于肝胃、引于腰脊，下及肓脐睾系之间也。肓，义详"疾病类六十七"。睾，音高。故取之肓原以散之，刺太阴以予之，取厥阴以下之，取巨虚下廉以去之，按其所过之经以调之。取肓原以散之，散脐腹之结也。刺太阴以予之，补肺经之虚也。取厥阴以下之，泻肝经之实也。取巨虚下廉以去之，求小肠之所属也。按其所过之经，谓察其邪之所在以调之也。

善嘔嘔有苦長太息心中憺憺恐人將捕之邪在膽逆在胃膽液泄則口苦胃氣逆則嘔苦故曰嘔膽憺憺心虛貌邪在膽逆在胃木乘土也膽液泄則苦胃氣逆則嘔故嘔苦者謂之嘔膽取三里以下胃氣逆則刺少陽血絡以閉膽逆却調其虛實以去其邪三里足陽明經穴故可下胃氣之逆又刺足少陽血絡以平其木則膽液不泄故曰以閉膽逆然必調其虛實或補或寫皆可以去其邪也○飲食不下膈塞不通邪在胃脘在上脘則刺抑而下之在下脘則散而去之上脘下脘俱任脈穴即胃脘也刺抑而下之謂刺上脘以寫其至高之食氣散而去之謂溫下脘以散其停積之寒滯也鍼藥皆然○小腹痛腫不得小便邪在三焦約取之太陽大絡視其絡脉與厥陰小絡結而血者腫上及胃脘取三里邪在三焦約者三焦下輸出於委陽並足太陽之正入絡膀胱約下焦也太陽大絡飛陽穴也又必視其別絡及厥陰小絡結而血者盡取去之以足厥陰之經亦抵小腹也若小腹腫痛上及胃脘者又當取足陽明之三里穴○飧泄補三陰之上補陰陵泉皆久留之熱行乃止三陰之上謂三陰交穴脾肝腎之會也陰陵泉足太陰脾經穴補而久留之則陽氣至而熱行熱行

善呕，呕有苦，长太息，心中憺憺，恐人将捕之，邪在胆，逆在胃，胆液泄则口苦，胃气逆则呕苦，故曰呕胆。憺憺，心虚貌。邪在胆，逆在胃，木乘土也。胆液泄则苦，胃气逆则呕，故呕苦者谓之呕胆。取三里以下胃气逆，则刺少阳血络以闭胆逆，却调其虚实以去其邪。三里，足阳明经穴，故可下胃气之逆。又刺足少阳血络以平其木，则胆液不泄，故曰以闭胆逆。然必调其虚实，或补或泻，皆可以去其邪也。

饮食不下，膈塞不通，邪在胃脘，在上脘则刺抑而下之，在下脘则散而去之。上脘下脘，俱任脉穴，即胃脘也。刺抑而下之，谓刺上脘以泻其至高之食气。散而去之，谓温下脘以散其停积之寒滞也。针药皆然。

小腹痛肿，不得小便，邪在三焦约，取之太阳大络，视其络脉与厥阴小络结而血者；肿上及胃脘，取三里。邪在三焦约者，三焦下输出于委阳，并足太阳之正，入络膀胱，约下焦也。太阳大络，飞阳穴也。又必视其别络及厥阴小络结而血者，尽取去之，以足厥阴之经亦抵小腹也。若小腹肿痛，上及胃脘者，又当取足阳明之三里穴。

飧泄，补三阴之上，补阴陵泉，皆久留之，热行乃止。三阴之上，谓三阴交穴，脾肝肾之会也。阴陵泉，足太阴脾经穴，补而久留之，则阳气至而热行，热行則泄止矣。

○脹取三陽，飧泄取三陰。靈樞九鍼十二原篇。○脹，腹脹也。飧泄，完穀不化也。病脹者當取足之三陽，即胃膽膀胱三經也。飧泄者當取足之三陰，即脾肝腎三經也。○飧音孫。

○腹暴滿，按之不下，取太陽經絡者，胃之募也。素問通評虛實論。○太陽經絡，謂手太陽經之絡，即任脉之中脘，胃之募也。中脘爲手太陽少陽足陽明脉所生，故云太陽經絡者。○募音暮。少陰俞去脊椎三寸傍五，用員利鍼。少陰俞，即腎俞也。腎爲胃關，故亦當取之。係足太陽經穴，去脊兩旁

各一寸五分，共爲三寸，兩傍各五痏也。刺當用第六之員利鍼。○霍亂刺俞傍五。邪在中焦，則既吐且瀉，藏氣反覆，神志繚亂，故曰霍亂。俞傍，即上文少陰俞之傍，志室穴也。亦各刺五痏，足陽明及上傍三。足陽明，言胃俞也。再及其上之傍，乃脾俞之外，則意舍也。當各刺三痏。

上膈下膈蟲癰之刺 靈樞上膈篇全。○四十八 附膈證治按

黃帝曰：氣爲上膈者，食飲入而還出，余已知之矣。蟲爲下膈，下膈者，食晬時乃出，余未得其意，願卒聞之。此言膈證有上下之分，而復有因氣因蟲之異也。因於氣則病在上，故食

则泄止矣。

胀取三阳，飧泄取三阴《灵枢·九针十二原》篇。胀，腹胀也。飧泄，完谷不化也。病胀者当取足之三阳，即胃、胆、膀胱三经也。飧泄者当取足之三阴，即脾、肝、肾三经也。飧，音孙。

腹暴满，按之不下，取太阳经络者，胃之募也，《素问·通评虚实论》。太阳经络，谓手太阳经之络，即任脉之中脘，胃之募也。中脘为手太阳、少阳、足阳明脉所生，故云太阳经络者。募，音暮，少阴俞，去脊椎三寸旁五，用圆利针。少阴俞，即肾俞也。肾为胃关，故亦当取之。系足太阳经穴，去脊两旁各一寸五分，共为三寸，两旁各五痏也。刺当用第六之圆利针。

霍乱，刺俞旁五，邪在中焦，则既吐且泻，脏气反复，神志缭乱，故曰霍乱。俞旁，即上文少阴俞之旁，志室穴也。亦各刺五痏，足阳明及上旁三。足阳明，言胃俞也。再及其上之旁，乃脾俞之外，则意舍也。当各刺三痏。

四十八、上膈下膈虫痈之刺《灵枢·上膈》篇全　附：膈证治按

黄帝曰：气为上膈者，食饮入而还出，余已知之矣。虫为下膈，下膈者，食晬时乃出，余未得其意，愿卒闻之。此言膈证有上下之分，而复有因气因虫之异也。因于气则病在上，故食

飲一入，卽時還出，因於蟲則病在下，故食入晬時而復出。晬時，周時也。○愚按：上膈下膈，卽膈食證也，此在本經自有正條，奈何後世俱以脉之關格，認爲膈證，既不知有上下之辨，亦不知有蟲氣之分，其謬甚矣。○晬音醉。岐伯曰：喜怒不適，食飲不節，寒溫不時，則寒汁流於腸中，流於腸中則蟲寒，蟲寒則積聚，守於下管，則腸胃充郭，衛氣不營，邪氣居之。凡傷胃氣，則陽虛而寒汁流於腸中，蟲寒不行，則聚於下管而腸胃充滿也。衛氣，脾氣也。脾氣不能營運，故邪得聚而居之。○管，脘同。郭，廓同。人食則蟲上食，蟲上食則下管虛，下管虛則邪氣勝之，積聚

以留，留則癰成，癰成則下管約。蟲寒聞食，則喜而上求之，上則邪氣居之而乘虛留聚，以致癰於下脘，要約不行，故食入晬時復出也。癰，壅同。如論疾診尺篇曰目窠微癰者，義亦猶此。其癰在管內者，卽而痛深；其癰在外者，則癰外而痛浮，癰上皮熱。管之內外，卽言下脘也。邪伏於中，故熱見於皮肉之上。黃帝曰：刺之奈何？岐伯曰：微按其癰，視氣所行，察其氣所必由以刺之也。先淺刺其傍，稍內益深，還而刺之，毋過三行。先淺刺其傍氣所及之處，稍納其鍼而漸深之，以泄其流行之邪，然後還刺其所病之正穴，以拔其積聚之本，但宜至再至三而止，不可過也。

饮一入，即时还出；因于虫则病在下，故食入晬时而复出。晬时，周时也。愚按：上膈下膈，即膈食证也。此在本经，自有正条，奈何后世俱以脉之关格，认为膈证，既不知有上下之辨，亦不知有虫气之分，其谬甚矣。晬，音醉。岐伯曰：喜怒不适，食饮不节，寒温不时，则寒汁流于肠中，流于肠中则虫寒，虫寒则积聚，守于下管，则肠胃充郭，卫气不营，邪气居之。凡伤胃气，则阳虚而寒汁流于肠中，虫寒不行，则聚于下管而肠胃充满也。卫气，脾气也。脾气不能营运，故邪得聚而居之。管，脘同。郭，廓同。人食则虫上食，虫上食则下管虚，下管虚则邪气胜之，积聚以留，留则痈成，痈成则下管约。虫寒闻食，则喜而上求之，上则邪气居之而乘虚留聚，以致痈于下脘，要约不行，故食入晬时复出也。痈，壅同。如《论疾诊尺》篇曰目窠微痈者，义亦犹此。其痈在管内者，即而痛深；其痈在外者，则痈外而痛浮，痈上皮热。管之内外，即言下脘也。邪伏于中，故热见于皮肉之上。黄帝曰：刺之奈何？岐伯曰：微按其痈，视气所行，察其气所必由以刺之也，先浅刺其旁，稍内益深，还而刺之，毋过三行。先浅刺其旁气所及之处，稍纳其针而渐深之，以泄其流行之邪，然后还刺其所病之正穴，以拔其积聚之本；但宜至再至三而止，不可过也。

察其沉浮，以为深浅，已刺必熨，令热入中，日使热内，邪气益衰，大痈乃溃。邪沉者深刺之，邪浮者浅刺之，刺后必熨以火而日使之热，则气温于内而邪自溃散也。溃，音会。伍以参禁，以除其内，恬憺无为，乃能行气。三相参为参，五相伍为伍。凡食息起居，必参伍宜否，守其禁以除内之再伤。又必恬憺无为，以养其气，则正气乃行，而邪气庶乎可散。盖膈证最为难愈，故当切戒如此。恬，音甜。憺，音淡。后以咸苦化，谷乃下矣。咸从水化，可以润下软坚，苦从火化，可以温胃，故皆能下谷也。苦味详按，见“运气类十七”少阴司天条下。愚按：上文云气为上膈者，食饮入而还出。夫气有虚实，实而气壅，则食无所容，虚而气寒，则食不得化，皆令食入即出也。至若虫为下膈者，虫上食则下脘虚，其寒汁流于肠中，而后致痈滞不行，则亦因阳气之虚于下，故食入周时复出也。然余尝治一中年之妇患此证者，因怒因劳，皆能举发，发时必在黄昏，既痛且吐，先吐清涎，乃及午食，午食尽，乃及早食，循次而尽，方得稍息，日日如是，百药不效。及相延视，则脉弦而大。余曰：此下膈证也。夫弦为中虚，大为阴不足。盖其命门气衰，则食至下焦，不能传化，故直至日夕阳衰之时，则逆而还出耳。乃用八味参杞之属，大补阴中之阳，随手而应。自后随触随发，用辄随效，乃嘱其加意慎重，调至年余始愈。可见下膈一证，有食入周日复出而不止晬时者，有不因虫痈而下焦不通者矣。此篇特言虫痈者，盖亦下膈之一证耳，学者当因是而推广之。

刺腰痛 四十九

足太陽脉令人腰痛引項脊尻背如重狀素問刺腰痛篇全○足太陽之脉下項循肩髆內挾脊抵腰中故令人腰痛引項脊尻背如重狀也○尻開高切臀也刺其郄中太陽正經出血春無見血郄中委中也一名血郄太陽正經崑崙也太陽合腎水水王於冬而衰於春故刺太陽經者春無見血○郄隙同○少陽令人腰痛如以鍼刺其皮中循循然不可以俛仰不可以顧少陽之氣應風木陽分受之故如以鍼刺其皮中循循然遲滯貌謂其舉動不便也足少陽之脉起於目銳眥上抵頭角下耳後循

類經二十二卷 鍼刺類 九

頸下胸中循脇裏下行身足之側故身不可以俛仰頭不可以回顧○俛俯同刺少陽成骨之端出血成骨在膝外廉之骨獨起者夏無見血膝外側之高骨獨起者乃胻骨之上端所以成立其身故曰成骨其端則陽關穴也少陽合肝木木王於春而衰於夏故刺少陽經者夏無見血○陽明令人腰痛不可以顧顧如有見者善悲足陽明之筋上循脇屬脊足陽明之脉循頤後下廉出大迎其支別者下人迎循喉嚨入缺盆下循腹裏至氣街中而合以下髀關故令人腰痛不可以顧顧如有見者見鬼怪之謂也善悲者神不足則悲也陽明氣衰而陰邪侮之故證見若此刺陽明於胻前三痏上下和之

四十九、刺腰痛

足太阳脉令人腰痛，引项脊尻背如重状《素问·刺腰痛篇》全。足太阳之脉，下项循肩髆内，挟脊抵腰中，故令人腰痛引项脊尻背如重状也。尻，开高切，臀也，刺其郄中、太阳正经出血，春无见血郄中，委中也，一名血郄。太阳正经，昆仑也。太阳合肾水，水王于冬而衰于春，故刺太阳经者春无见血。郄，隙同。

少阳令人腰痛，如以针刺其皮中，循循然不可以俯仰，不可以顾，少阳之气应风木，阳分受之，故如以针刺其皮中。循循然，迟滞貌，谓其举动不便也。足少阳之脉起于目锐眦，上抵头角，下耳后，循颈下胸中，循胁里，下行身足之侧，故身不可以俯仰，头不可以回顾。刺少阳成骨之端出血，成骨在膝外廉之骨独起者，夏无见血。膝外侧之高骨独起者，乃胻骨之上端，所以成立其身，故曰成骨。其端则阳关穴也。少阳合肝木，木王于春而衰于夏，故刺少阳经者，夏无见血。

阳明令人腰痛不可以顾，顾如有见者，善悲。足阳明之筋，上循胁属脊；足阳明之脉，循颐后下廉，出大迎，其支别者下人迎，循喉咙入缺盆，下循腹里至气街中而合，以下髀关，故令人腰痛不可以顾。顾如有见者，见鬼怪之谓也。善悲者，神不足则悲也。阳明气衰而阴邪侮之，故证见若此。刺阳明于胻前三痏，上下和之出血秋無見血胻前三痏即三里也上下和之兼上下巨虛而言也秋時胃土退氣故刺陽明者秋無見血○胻音杭又形敬切痏音委○足少陰令人腰痛痛引脊內廉足少陰之脉貫脊內屬腎也○按此前少足太陰腰痛一證必古文之脫簡也刺少陰於內踝上二痏春無見血出血太多不可復也內踝上二痏足少陰之復溜也春時木旺水衰故刺足少陰者春無見血若出血太多則腎氣不可復也○厥陰之脉令人腰痛腰中如張弓弩弦王氏曰足厥陰之支者與太陰少陽之脉同結於腰踝下中髎下髎之間故令人腰痛肝主筋肝病則筋急故令腰中如張弓弩弦刺厥陰之脉

在腨踵魚腹之外循之累累然乃刺之腨腿肚也踵足跟也魚腹腨之形如魚腹也腨踵之間魚腹之外循之累累然者即足厥陰之絡蠡溝穴也○腨音篆其病令人善言默默然不慧刺之三痏善言默默然者善於言語默默也即不能發聲之謂肝病從風人多昏冒故不爽慧三痏三刺其處也○解脉令人腰痛痛而引肩目䀮䀮然時遺溲刺解脉在膝筋肉分間郄外廉之横脉出血血變而止解脉足太陽經之散行脉也其脉循肩髆故痛而引肩其起在目內眥故目䀮䀮然其屬膀胱故令遺溲當刺解脉之在膝後者即膕中横文兩筋間䠞肉高起之處則

出血，秋无见血。胻前三痏，即三里也。上下和之，兼上下巨虚而言也。秋时胃土退气，故刺阳明者秋无见血。胻，音杭，又形敬切。痏，音委。

足少阴令人腰痛，痛引脊内廉，足少阴之脉，贯脊内属肾也。按：此前少足太阴腰痛一证，必古文之脱简也，刺少阴于内踝上二痏，春无见血，出血太多，不可复也。内踝上二痏，足少阴之复溜也。春时木旺水衰，故刺足少阴者，春无见血。若出血太多，则肾气不可复也。

厥阴之脉令人腰痛，腰中如张弓弩弦。王氏曰：足厥阴之支者，与太阴、少阳之脉，同结于腰踝下中髎、下髎之间，故令人腰痛。肝主筋，肝病则筋急，故令腰中如张弓弩弦。刺厥阴之脉，在腨踵鱼腹之外，循之累累然乃刺之。腨，腿肚也。踵，足跟也。鱼腹，腨之形如鱼腹也。腨踵之间，鱼腹之外，循之累累然者，即足厥阴之络，蠡沟穴也。腨，音篆。其病令人善言默默然，不慧，刺之三痏。善言默默然者，善于言语默默也，即不能发声之谓。肝病从风，人多昏冒，故不爽慧。三痏，三刺其处也。

解脉令人腰痛，痛而引肩，目䀮䀮然，时遗溲，刺解脉，在膝筋肉分间郄外廉之横脉出血，血变而止。解脉，足太阳经之散行脉也。其脉循肩髆，故痛而引肩。其起在目内眦，故目䀮䀮然。其属膀胱，故令遗溲。当刺解脉之在膝后者，即腘中横纹两筋间，䠞肉高起之处，则郄中之分。此足太陽之血郄也。若郄之外廉，有血絡橫見，盛滿而紫黑者，刺之當見黑血。必候其血色變赤，乃止其鍼。此亦足太陽經之腰痛也。○䐠音荒。郄，隙同。解脈令人腰痛如引帶，常如折腰狀，善恐。刺解脈，在郄中結絡如黍米，刺之血射以黑，見赤血而已。復言解脈者，謂太陽支脈，從腰中下挾脊，貫臀入膕中者也，故其痛如引帶、如折腰也。太陽之脈絡腎，腎志恐，故善恐。郄中，即委中穴也。上文言郄外廉之橫脈，此言郄中結絡，治稍不同耳。已，止鍼也。○同陰之脈令人腰痛，痛如小鍾居其中，怫然腫。足少陽之別，絡於厥陰，並經下絡足跗，故曰同陰之脈。如小鍾居其中，痛而重也。怫然，怒意，言腫突如怒也。○鍾音槌。怫音佛。刺同陰之脈，在外踝上絕骨之端，為三痏。即足少陽陽輔穴也。○陽維之脈令人腰痛，痛上怫然腫。陽維，奇經之一也，陽脈相維交會之脈，故曰陽維。刺陽維之脈，脈與太陽合腨下間，去地一尺所。陽維脈氣所發，別於金門而上行，故與足太陽合於腨下間，去地一尺所，即承山穴也。○衡絡之脈令人腰痛，不可以俛仰，仰則恐仆，得之舉重傷腰，衡絡絕，惡血歸之。衡，橫也。足太陽之外絡，自腰中橫出髀外後廉，而下合於膕中，故曰衡絡。若舉重傷腰，則橫絡阻絕而惡血歸之，乃為腰痛。刺之在郄

類經二十二卷 《鍼刺類》 十一

郄中之分，此足太阳之血郄也。若郄之外廉，有血络横见，盛满而紫黑者，刺之当见黑血。必候其血色变赤，乃止其针，此亦足太阳经之腰痛也。䐠，音荒。郄，隙同。

解脉令人腰痛如引带，常如折腰状，善恐，刺解脉，在郄中结络如黍米，刺之血射以黑，见赤血而已。复言解脉者，谓太阳支脉，从腰中下挟脊，贯臀入腘中者也，故其痛如引带、如折腰也。太阳之脉络肾，肾志恐，故善恐。郄中，即委中穴也。上文言郄外廉之横脉，此言郄中结络，治稍不同耳。已，止针也。

同阴之脉令人腰痛，痛如小锤居其中，怫然肿。足少阳之别，络于厥阴，并经下络足跗，故曰同阴之脉。如小锤居其中，痛而重也。怫然，怒意，言肿突如怒也。锤，音槌。怫，音佛。刺同阴之脉，在外踝上绝骨之端，为三痏。即足少阳阳辅穴也。

阳维之脉令人腰痛，痛上怫然肿。阳维，奇经之一也，阳脉相维交会之脉，故曰阳维。刺阳维之脉，脉与太阳合腨下间，去地一尺所。阳维脉气所发，别于金门而上行，故与足太阳合于腨下间，去地一尺所，即承山穴也。

衡络之脉令人腰痛，不可以俯仰，仰则恐仆，得之举重伤腰，衡络绝，恶血归之。衡，横也。足太阳之外络，自腰中横出髀外后廉，而下合于腘中，故曰衡络。若举重伤腰，则横络阻绝而恶血归之，乃为腰痛。刺之在郄

陽筋之間上郄數寸衡居爲二痏出血。郄陽即足太陽之委陽穴，在血郄上外廉兩筋間，故云上郄數寸。衡居，并居也，即殷門穴。二穴皆當出血。◯會陰之脉令人腰痛，痛上漯漯然汗出，汗乾令人欲飲，飲已欲走。會陰，任脉穴也，在大便前，小便後，任衝督三脉所會，故曰會陰。任由此行腹，督由此行背，故令人腰痛。邪在陰分，故漯漯然汗出。汗乾而液亡，故令人欲飲，飲多則陰氣下溢，故欲走也。漯，音磊。刺直陽之脉上三痏，在蹻上郄下，五寸橫居，視其盛者出血。直陽，謂足太陽正經之脉，俠脊貫臀，下至膕中，循腨過外踝之後，徑直而行者，故曰直陽。蹻為陽蹻，即申脉也。郄，即委中

類經二十二卷　〈鍼刺類〉　十二

也。此脉上之穴，在蹻之上，郄之下，相去約五寸而橫居其中，則承筋穴也。或左或右，視其血絡之盛者，刺出其血。◯飛陽之脉令人腰痛，痛上怫怫然，甚則悲以恐。飛陽，足太陽之絡穴，別走少陰者也，故為腰痛。痛上怫怫然，言痛狀如嗔憤也。足太陽之脉絡腎，其別者當心入散，故甚則悲以恐，悲生於心，恐生於腎也。刺飛陽之脉，在內踝上五寸，少陰之前，與陰維之會。在內踝上五寸、少陰之前者，即陰維之會，築賓穴也。亦同治飛陽之腰痛者。◯昌陽之脉令人腰痛，痛引膺，目䀮䀮然，甚則反折，舌卷不能言。昌陽，即足少陰之復溜也。少陰屬腎，故為腰痛。腎脉注胸中，故痛引

阳，筋之间，上郄数寸，衡居，为二痏，出血。郄阳，即足太阳之委阳穴，在血郄上外廉两筋间，故云上郄数寸。衡居，并居也，即殷门穴。二穴皆当出血。

会阴之脉令人腰痛，痛上漯漯然汗出，汗干令人欲饮，饮已欲走。会阴，任脉穴也，在大便前，小便后，任、冲、督三脉所会，故曰会阴。任由此行腹，督由此行背，故令人腰痛。邪在阴分，故漯漯然汗出。汗干而液亡，故令人欲饮，饮多则阴气下溢，故欲走也。漯，音磊。刺直阳之脉上三痏，在跷上郄下，五寸横居，视其盛者出血。直阳，谓足太阳正经之脉，侠脊贯臀，下至腘中，循腨过外踝之后，径直而行者，故曰直阳。跷为阳跷，即申脉也。郄，即委中也。此脉上之穴，在跷之上，郄之下，相去约五寸而横居其中，则承筋穴也。或左或右，视其血络之盛者，刺出其血。

飞阳之脉令人腰痛，痛上怫怫然，甚则悲以恐。飞阳，足太阳之络穴，别走少阴者也，故为腰痛。痛上怫怫然，言痛状如嗔愤也。足太阳之脉络肾，其别者当心入散，故甚则悲以恐，悲生于心，恐生于肾也。刺飞阳之脉，在内踝上五寸，少阴之前，与阴维之会。在内踝上五寸、少阴之前者，即阴维之会，筑宾穴也。亦同治飞阳之腰痛者。

昌阳之脉令人腰痛，痛引膺，目䀮䀮然，甚则反折，舌卷不能言。昌阳，即足少阴之复溜也。少阴属肾，故为腰痛。肾脉注胸中，故痛引

於膺。腎之精爲瞳子，故目䀮䀮然。少陰合於太陽，故反折。腎脉循喉嚨，故舌卷不能言。刺內筋爲二痏，在內踝上大筋前，太陰後，上踝二寸所。內筋，筋之內也，即復溜穴，在足太陰經之後，內踝上二寸所，此陰蹻之郄也。○散脉令人腰痛而熱，熱甚生煩，腰下如有橫木居其中，甚則遺溲。散脉，足太陰之別也，散行而上，故以名焉。其脉循股入腹，結於腰髁下骨空中，故病則腰下如有橫木居其中，甚乃遺溲也。刺散脉在膝前骨肉分間，絡外廉，束脉爲三痏。膝前，膝內側之前也。骨肉分間，謂膝內輔骨下廉，腨肉之兩間也。絡外廉者，太陰之絡，色青而見者也。輔骨之下，後有大

筋結束膝胻之骨，令其連屬，取此繫束之脉，三刺以去其病，故曰束脉爲三痏，是即地機穴也。○按此節云膝前骨肉分間絡外廉束脉，似指陽明經爲散脉，而王氏釋爲太陰，若乎有疑；但本篇獨缺太陰刺法，而下文有云上熱刺足太陰者，若與此相照應，及考之地機穴，主治腰痛，故今從王氏之註。○肉里之脉令人腰痛，不可以欬，欬則筋縮急。肉里，謂分肉之里，足少陽脉之所行，陽輔穴也，又名分肉。少陽者筋其應，欬則相引而痛，故不可以欬，欬則筋縮急也。刺肉里之脉爲二痏，在太陽之外，少陽絕骨之後。太陽經之外，少陽絕骨穴之後，即陽輔穴也。○腰痛俠脊而痛至頭，几几然，目䀮䀮，欲僵

于膺。肾之精为瞳子，故目䀮䀮然。少阴合于太阳，故反折。肾脉循喉咙，故舌卷不能言。刺内筋为二痏，在内踝上，大筋前，太阴后，上踝二寸所。内筋，筋之内也，即复溜穴，在足太阴经之后，内踝上二寸所，此阴跷之郄也。

散脉令人腰痛而热，热甚生烦，腰下如有横木居其中，甚则遗溲。散脉，足太阴之别也，散行而上，故以名焉。其脉循股入腹，结于腰髁下骨空中，故病则腰下如有横木居其中，甚乃遗溲也。刺散脉在膝前骨肉分间，络外廉，束脉为三痏。膝前，膝内侧之前也。骨肉分间，谓膝内辅骨下廉，腨肉之两间也。络外廉者，太阴之络，色青而见者也。辅骨之下，后有大筋结束膝胻之骨，令其连属，取此系束之脉，三刺以去其病，故曰束脉为三痏，是即地机穴也。按：此节云膝前骨肉分间络外廉束脉，似指阳明经为散脉，而王氏释为太阴，若乎有疑；但本篇独缺太阴刺法，而下文有云上热刺足太阴者，若与此相照应，及考之地机穴，主治腰痛，故今从王氏之注。

肉里之脉令人腰痛，不可以咳，咳则筋缩急。肉里，谓分肉之里，足少阳脉之所行，阳辅穴也，又名分肉。少阳者筋其应，咳则相引而痛，故不可以咳，咳则筋缩急也。刺肉里之脉为二痏，在太阳之外，少阳绝骨之后。太阳经之外，少阳绝骨穴之后，即阳辅穴也。

腰痛侠脊而痛至头，几几然，目䀮䀮，欲僵

仆，刺足太阳郄中出血。几几，凭伏貌。睆睆，目乱不明也。此皆太阳证，故当刺郄中出血，即委中穴也。

腰痛上寒，刺足太阳、阳明；上热，刺足厥阴；上寒上热，皆以上体言也。寒刺阳经，去阳分之阴邪；热刺厥阴，去阴中之风热也；不可以俯仰，刺足少阳；少阳脉行身之两侧，故俯仰不利者当刺之；中热而喘，刺足少阴，刺郄中出血。少阴主水，水病无以制火，故中热。少阴之脉贯肝膈入肺中，故喘。当刺足之少阴，涌泉、大钟悉主之。郄中义如前。

腰痛上寒，不可顾，刺足阳明；上热，刺足太阴。足阳明之脉挟喉咙，上络头项，足太阴合于阳明，上行结于咽，故皆不可左右顾。王氏曰：上寒，阴市主之。不可顾，三里主之。上热，地机主之。中热而喘，刺足少阴重出。大便难，刺足少阴。肾开窍于二阴也。王氏曰：涌泉主之。少腹满，刺足厥阴。厥阴之脉抵少腹也。王氏曰：太冲主之。如折不可以俯仰，不可举，刺足太阳。足太阳之脉循腰背，故为此诸证。王氏曰：如折，束骨主之。不可以俯仰，京骨、昆仑悉主之。不可举，申脉、仆参悉主之。引脊内廉，刺足少阴。脊之内廉，肾脉之所行也，故当刺足少阴。王氏曰：复溜主之。

腰痛引少腹控眇，不可以仰，刺腰尻交者，两髁胂上，以月生死为痏数，发针立已。此邪客太阴之络为腰痛也。控，引也。胗，季胁下之空软处也。腰尻交者，按王氏云：即下髎穴，此足太阴、厥阴、少阳三脉，左右交结于中也。两髁胂，谓腰髁骨下坚肉也。盖腰髁下尻骨两旁有四骨空，左右凡八穴，为之八髎骨。此太阴腰痛者，当取第四空，即下髎也。以月死生为痏数，如《缪刺》篇曰：月生一日一痏，二日二痏，渐多之，十五日十五痏，十六日十四痏，渐少之也。按《缪刺论》曰：邪客于足太阴之络，令人腰痛引少腹控胗，不可以仰息。即此节之义，详本类前三十。胗，音秒。髁，苦瓦切。胂，音申，左取右，右取左因脉之左右交结，故宜缪刺如此也。

腰痛不可以转摇，急引阴卵，刺八髎与痛上，八髎在腰尻分间《素问·骨空论》。八髎者，上髎、次髎、中髎、下髎，左右共八髎，俱足太阳经穴，在腰之下，尻之上，筋肉分间陷下处。髎，音辽。

腰痛，痛上寒，取足太阳、阳明；痛上热，取足厥阴；不可以俯仰，取足少阳。《灵枢·杂病》篇。重出见上文。

五十、刺厥痹

刺热厥者，留针反为寒；刺寒厥者，留针反为热《灵枢·终始》篇。《厥论》曰：阳气衰于下，则为寒厥；阴气衰于下，则为热厥。凡刺热厥者，久留其针则热气去，故可反为寒。刺寒厥者，久留其针则寒气去，故可反为热。刺热厥者，二阴一阳；刺寒厥者，二阳一阴。所谓二阴者，二刺阴也；一阳者，一刺阳也。二刺阴、一刺阳者，谓补其阴经二次，泻其阳经一次，则阴气盛而阳邪退，故可以治热厥。其二阳一阴者，亦犹是也，故可以治寒厥。

风逆，暴四肢肿，身漯漯，唏然时寒，饥则烦，饱则善变，取手太阴表里，足少阴、阳明之经，肉清取荥，骨清取井、经也《灵枢·癫狂》篇。风感于外，厥气内逆，是为风逆。身漯漯，皮毛寒栗也。唏然时寒，气咽抽息而噤也。饥则烦，饱则变动不宁，风邪逆于内也。手太阴表里，肺与大肠也。足少阴，肾也。足阳明，胃也。清，寒冷也。取荥、取井、取经，即指四经诸穴为言。漯，音磊。唏，音希。清，音倩。厥逆为病也，足暴清，胸若将裂，肠若将以刀切之，烦而不能食，脉大小皆涩，暖取足少阴，清取足阳明，清则补之，温则泻之。足暴清，暴冷也。胸若将裂，肠若刀切，懊侬痛楚也。烦不能食，气逆于中也。脉大小皆涩，邪逆于经也。如身体温暖，则当取足少阴以泻之。身体清冷，则当取足阳明以补之。按：足少阴则涌泉、然谷，足阳明则厉兑、内庭、解溪、丰隆，皆主厥逆。厥逆，腹胀满，肠鸣，胸满不得息，取之下胸二胁咳而动手者，与背腧以手按之，立快者是也。下胸二胁，谓胸之下，左右二胁之间也。盖即足厥阴之章门、期门，令病人咳，其脉动而应手者，是其穴也。又当取之背腧，以手按之，其病立快者，乃其当刺之处，盖足太阳经肺腧、膈腧之间也。内闭不得溲，刺足少阴、太阳与骶上以长针。此下四节，皆言厥逆兼证也。内闭不得溲者，病在水脏，故当刺足少阴经之涌泉、筑宾，足太阳经之委阳、飞阳、仆参、金门等穴。骶上，即督脉尾骶骨之上，穴名长强。刺以长针，第八针也。溲，音搜。骶，音氐。气逆，则取其太阴、阳明、厥阴，甚取少阴、阳明动者之经也。太阴脾经，取隐白、公孙。阳明胃经，取三里、解溪。厥阴肝经，取章门、期门。甚则兼少阴、阳明而取之，动者之经，谓察其所病之经而刺之也。少气，身漯漯也，言吸吸也，骨酸体重，懈惰不能动，补足少阴。身漯漯，寒栗也。言吸吸，气怯也。此皆精虚不能化气，故当补足少阴肾经。短气，息短不属，动作气索，补足少阴，去血络也。此亦气虚也，故宜补肾。但察有血络，则当去之。按：此二节皆属气虚，不补手太阴而补足少阴者，阳根于阴，气化于精也。治必求本，于此可见，用针用药，其道皆然。

厥，挟脊而痛者，至顶，头沉沉然，目𥇦𥇦然，腰脊强，取足太阳腘中血络《灵枢·杂病》篇。厥在头顶腰脊者，膀胱经病也，故当取腘中血络，即足太阳之委中穴。𥇦，音荒。厥，胸满面肿，唇漯漯然，暴言难，甚则不能言，取足阳明。唇漯漯，肿起貌。病而在面在胸及不能言者，以胃脉行于颇頞，挟口环唇，循喉咙下胸膈也，故当取足阳明经穴以治之。厥氣走喉而不能言手足清大便不利取足少陰厥氣走喉而不能言者腎脉循喉嚨繫舌本也手足清者腎主水陰邪盛也大便不利者陰氣不化也故當取足少陰經穴。厥而腹嚮嚮然多寒氣腹中穀穀便溲難取足太陰腹嚮嚮然寒氣滯於脾也又穀穀然水穀不分之聲也便溲難脾脉聚於陰器也故當取足太陰經穴。○穀音斛。○痿厥爲四末束悗乃疾解之日二不仁者十日而知無休病已止同前篇○四末四支也束悗攣束悗亂也當刺四支之穴疾速解之每日取之必二次甚至有不仁而痛癢無覺者解之十日必漸有知此法行之無休待其病已而後可止鍼○悗美本切。

○熱厥取足太陰少陽皆留之寒厥取足陽明少陰於足皆留之靈樞寒熱病篇○熱厥者陽邪有餘陰氣不足也故當取足太陰而補之足少陽而寫之寒厥者陰邪有餘陽氣不足也故當取足陽明而補之足少陰而寫之補者補脾胃二經以實四支寫者寫水火二經以泄邪氣然必皆久留其鍼則寫者可去補者乃至矣此當與上文首節二節終始篇義相參爲用。舌縱涎下煩悗取足少陰此下三節皆兼寒熱二厥而言也舌縱不收及涎下煩悶者腎陰不足不能收攝也故當取足少陰經而補之振寒洒洒鼓頷不得汗出腹

治之。厥气走喉而不能言，手足清，大便不利，取足少阴。厥气走喉而不能言者，肾脉循喉咙系舌本也。手足清者，肾主水，阴邪盛也。大便不利者，阴气不化也。故当取足少阴经穴。厥而腹向向然，多寒气，腹中穀穀，便溲难，取足太阴。腹向向然，寒气滞于脾也。又穀穀然，水谷不分之声也。便溲难，脾脉聚于阴器也。故当取足太阴经穴。穀，音斛。

痿厥为四末束悗，乃疾解之，日二，不仁者十日而知，无休，病已止。同前篇。四末，四肢也。束悗，挛束悗乱也。当刺四肢之穴，疾速解之，每日取之必二次。甚至有不仁而痛痒无觉者，解之十日，必渐有知。此法行之无休，待其病已而后可止针。悗，美本切。

热厥，取足太阴、少阳，皆留之；寒厥，取足阳明、少阴于足，皆留之《灵枢·寒热病》篇。热厥者，阳邪有余，阴气不足也，故当取足太阴而补之，足少阳而泻之。寒厥者，阴邪有余，阳气不足也，故当取足阳明而补之，足少阴而泻之。补者，补脾胃二经以实四肢；泻者，泻水火二经以泄邪气。然必皆久留其针，则泻者可去，补者乃至矣。此当与上文首节二节《终始》篇义相参为用。舌纵涎下烦悗，取足少阴。此下三节，皆兼寒热二厥而言也。舌纵不收及涎下烦闷者，肾阴不足，不能收摄也，故当取足少阴经而补之。振寒洒洒，鼓颔不得汗出，腹

脹煩悗取手太陰鼓頷，振寒鼓顋也。凡此諸證，皆陽氣不足之候，故當取手太陰肺經而補之。○頷，何敢切。刺虛者刺其去也，刺實者刺其來也。刺其去，追而濟之也。刺其來，迎而奪之也。衛氣行篇亦有此二句，詳經絡類二十五。○厥痺者，厥氣上及腹，取陰陽之絡，視主病也，瀉陽補陰經也。同前篇。○厥必起於四支，厥而兼痺，其氣上及於腹者，當取足太陰之絡穴公孫，足陽明之絡穴豐隆，以腹與四支治在脾胃也。然必視其主病者，或陰或陽而取之。陽明多實故宜瀉，太陰多虛故宜補。○病在筋，筋攣節痛，不可以行，名曰筋痺，刺筋

類經二十二卷　鍼刺類　十九

上為故，刺分肉間，不可中骨也，病起筋炅病已止。素問長刺節論。○筋上為故，病在筋上之故也。刺分肉間，刺其痛處筋肉分理之間也，刺筋者不可中骨。筋熱則氣至，故病已而止鍼。○炅，居永切，熱氣也。病在肌膚，肌膚盡痛，名曰肌痺，傷於寒濕，刺大分小分，多發鍼而深之，以熱為故，無傷筋骨，傷筋骨癰發若變，諸分盡熱病已止。肌痺者，痺在肉也。大分小分，大肉小肉之間也，即氣穴論肉之大會為谷、小會為谿之義。病在肌肉，其氣散漫，故必多發鍼而深刺之也。無傷筋骨者，恐其太深致生他變。如終始篇曰：病淺鍼深，內傷良肉，皮膚為癰。正此之謂。諸分盡熱者，陽

胀烦悗，取手太阴。鼓领，振寒鼓腮也。凡此诸证，皆阳气不足之候，故当取手太阴肺经而补之。领，何敢切。刺虚者，刺其去也；刺实者，刺其来也。刺其去，追而济之也。刺其来，迎而夺之也。《卫气行》篇亦有此二句，详“经络类二十五”。

厥痹者，厥气上及腹，取阴阳之络，视主病也，泻阳补阴经也。同前篇。厥必起于四肢，厥而兼痹，其气上及于腹者，当取足太阴之络穴公孙，足阳明之络穴丰隆，以腹与四肢治在脾胃也。然必视其主病者，或阴或阳而取之。阳明多实故宜泻，太阴多虚故宜补。病在筋，筋挛节痛，不可以行，名曰筋痹，刺筋上为故，刺分肉间，不可中骨也，病起筋炅病已止《素问·长刺节论》。筋上为故，病在筋上之故也。刺分肉间，刺其痛处筋肉分理之间也，刺筋者不可中骨。筋热则气至，故病已而止针。炅，居永切，热气也。病在肌肤，肌肤尽痛，名曰肌痹，伤于寒湿，刺大分小分，多发针而深之，以热为故，无伤筋骨，伤筋骨痈发若变，诸分尽热病已止。肌痹者，痹在肉也。大分小分，大肉小肉之间也，即《气穴论》肉之大会为谷、小会为溪之义。病在肌肉，其气散漫，故必多发针而深刺之也。无伤筋骨者，恐其太深致生他变。如《终始》篇曰：病浅针深，内伤良肉，皮肤为痈。正此之谓。诸分尽热者，阳

氣至而陰邪退也，故可已病而止鍼。病在骨，骨重不可舉，骨髓酸痛，寒氣至，名曰骨痺，深者刺無傷脉肉爲故，其道大分小分，骨熱病已止。無傷脉肉爲故，其故在勿傷脉肉也。蓋骨痺之邪最深，當直取之，無於脉分肉分，妄泄其真氣。但鍼入之道，由大分小分之間耳，必使骨間氣熱，則止鍼也。

○骨痺舉節不用而痛，汗注煩心，取三陰之經補之。靈樞寒熱病篇。○骨痺者，病在陰分也。支節不用而痛、汗注煩心者，亦病在陰分也。真陰不足，則邪氣得留於其間，故當取三陰之經，察病所在而補之也。○按五邪篇曰：邪在腎則病骨痛陰痺，取之湧泉、崑崙，視有血者盡取之。與此互有發明，所當參閱，詳本類前二十五。

類經二十二卷 《鍼刺類》 二十

○著痺不去，久寒不已，卒取其三里。靈樞四時氣篇。○痺論曰：濕氣勝者爲著痺。謂其重著難動，故云不去。若寒濕相搏，久而不已，當猝取足陽明之三里穴，溫補胃氣，則寒濕散而痺可愈也。

刺四支病 五十一

膺腧中膺，背腧中背，肩髆虛者取之上。靈樞終始篇。○胷之兩旁高處曰膺。凡肩髆之虛軟而痛者，病有陰經陽經之異。陰經在膺，故治陰病者，當取膺腧，而必中其膺。陽經在背，故治陽病者，當取背腧，而必中其背。病在手經，故取之上，上者手

气至而阴邪退也，故可已病而止针。病在骨，骨重不可举，骨髓酸痛，寒气至，名曰骨痹，深者刺无伤脉肉为故，其道大分小分，骨热病已止。无伤脉肉为故，其故在勿伤脉肉也。盖骨痹之邪最深，当直取之，无于脉分肉分，妄泄其真气。但针入之道，由大分小分之间耳，必使骨间气热，则止针也。

骨痹，举节不用而痛，汗注烦心，取三阴之经补之《灵枢·寒热病》篇。骨痹者，病在阴分也。支节不用而痛、汗注烦心者，亦病在阴分也。真阴不足，则邪气得留于其间，故当取三阴之经，察病所在而补之也。按，《五邪》篇曰：邪在肾则病骨痛阴痹，取之涌泉、昆仑，视有血者尽取之。与此互有发明，所当参阅，详本类前二十五。

着痹不去，久寒不已，卒取其三里《灵枢·四时气》篇。《痹论》曰：湿气胜者为着痹。谓其重着难动，故云不去。若寒湿相搏，久而不已，当猝取足阳明之三里穴，温补胃气，则寒湿散而痹可愈也。

五十一、刺四肢病

膺腧中膺，背腧中背，肩髆虚者取之上《灵枢·终始》篇。胸之两旁高处曰膺。凡肩髆之虚软而痛者，病有阴经阳经之异。阴经在膺，故治阴病者，当取膺腧，而必中其膺。阳经在背，故治阳病者，当取背腧，而必中其背。病在手经，故取之上，上者手

也。如手太陰之中府、雲門，手厥陰之天池，皆膺腧也。手少陽之肩髎、天髎，手太陽之天宗、曲垣、肩外俞，皆背腧也。咸主肩膊虛痛等病。○手屈而不伸者，其病在筋；伸而不屈者，其病在骨。在骨守骨，在筋守筋。屈而不伸者，筋之拘攣也，故治當守筋，不可誤求於骨。伸而不屈者，骨之廢弛也，故治當守骨，不可誤求於筋也。

○蹇膝伸不屈，治其楗。素問骨空論。○蹇膝，膝痛而舉動艱難也。伸不屈，能伸不能屈也。股骨曰楗。治其楗者，謂治其膝輔骨之上，前陰横骨之下，蓋指股中足陽明髀關等穴也。此下楗、機、關、膕等義，見經絡類十九。○楗，音健。坐而膝痛，治其

機。俠臀兩傍骨縫之動處曰機，即足少陽之環跳穴也。立而暑解，治其骸關。因立暑中而支體散解不收者，當治其骸關，謂足少陽之陽關穴也。○骸，音鞋。膝痛，痛及拇指，治其膕。拇指，小拇指也，足太陽經所出，故當治其膕，即委中穴也。○拇，音母。膕，音國。坐而膝痛如物隱者，治其關。膕上為關，關者膝後之骨解也。膝痛不可屈伸，治其背內。背內，足太陽經之大杼穴也。連胻若折，治陽明中俞髎。胻，足脛骨也。膝痛不可屈伸，連胻若折者，治在陽明之中俞髎，王氏注為三里，愚謂指陽明俞穴，當是陷谷耳。○胻，音杭，又形敬切。髎，音遼。若別治，巨陽、少陰滎。若再別求治法，則足太陽之滎穴通谷，足

也。如手太阴之中府、云门，手厥阴之天池，皆膺腧也。手少阳之肩髎、天髎，手太阳之天宗、曲垣、肩外俞，皆背腧也。咸主肩膊虚痛等病。

手屈而不伸者，其病在筋；伸而不屈者，其病在骨。在骨守骨，在筋守筋。屈而不伸者，筋之拘挛也，故治当守筋，不可误求于骨。伸而不屈者，骨之废弛也，故治当守骨，不可误求于筋也。

蹇膝伸不屈，治其楗。《素问·骨空论》。蹇膝，膝痛而举动艰难也。伸不屈，能伸不能屈也。股骨曰楗。治其楗者，谓治其膝辅骨之上，前阴横骨之下，盖指股中足阳明髀关等穴也。此下楗、机、关、腘等义，见“经络类十九”。楗，音健。坐而膝痛，治其机。侠臀两旁骨缝之动处曰机，即足少阳之环跳穴也。立而暑解，治其骸关。因立暑中而肢体散解不收者，当治其骸关，谓足少阳之阳关穴也。骸，音鞋。膝痛，痛及拇指，治其腘。拇指，小拇指也，足太阳经所出，故当治其腘，即委中穴也。拇，音母。腘，音国。坐而膝痛如物隐者，治其关。腘上为关，关者膝后之骨解也。膝痛不可屈伸，治其背内。背内，足太阳经之大杼穴也。连胻若折，治阳明中俞髎。胻，足胫骨也。膝痛不可屈伸，连胻若折者，治在阳明之中俞髎，王氏注为三里，愚谓指阳明俞穴，当是陷谷耳。胻，音杭，又形敬切。髎，音辽。若别治，巨阳、少阴荥。若再别求治法，则足太阳之荥穴通谷，足

少陰之滎穴然谷，皆可以治前證。淫濼脛痠不能久立治少陽之維在外上五寸。淫濼，滑精遺瀝也。如本神篇曰：精傷則骨痠痿厥，精時自下。即此節之謂。維，絡也。足少陽之絡穴光明，在外踝上五寸。○濼，音祿。脛，形景切，又去聲。痠，蘇端切。

○足髀不可舉側而取之在樞合中以員利鍼大鍼不可刺靈樞厥病篇。○髀，足股也。側，側臥也。樞合中，髀樞中也，即足少陽經之環跳穴。宜治以員利鍼，第六鍼也，忌用大鍼。○髀，比、婢二音。

○膝中痛取犢鼻以員利鍼發而間之鍼大如氂刺膝無疑靈樞雜病篇。○犢鼻，足陽明經穴。發而間之，謂刺而又刺，非一次可已也。員利鍼義如前，刺膝用之無疑也。○氂，釐同，又音毛。

類經二十二卷　鍼刺類　二十二

○轉筋於陽治其陽轉筋於陰治其陰皆卒刺之靈樞四時氣篇。○凡四支外廉皆屬三陽，內廉皆屬三陰。轉筋者，卒病也，故不必拘於時日，但隨其病而卒刺之。

○轉筋者立而取之可令遂已痿厥者張而刺之可令立快也靈樞本輸篇。○轉筋者必拘攣，立而取之，故筋可舒也。痿厥者必體廢，張其四支而取之，故血氣可令立快也。

少阴之荥穴然谷，皆可以治前证。淫泺胫酸，不能久立，治少阳之维，在外上五寸。淫泺，滑精遗沥也。如《本神》篇曰：精伤则骨酸痿厥，精时自下。即此节之谓。维，络也。足少阳之络穴光明，在外踝上五寸。泺，音禄。胫，形景切，又去声。酸，苏端切。

足髀不可举，侧而取之，在枢合中，以圆利针，大针不可刺《灵枢·厥病》篇。髀，足股也。侧，侧卧也。枢合中，髀枢中也，即足少阳经之环跳穴。宜治以圆利针，第六针也，忌用大针。髀，比、婢二音。

膝中痛，取犊鼻，以圆利针，发而间之，针大如氂，刺膝无疑《灵枢·杂病》篇。犊鼻，足阳明经穴。发而间之，谓刺而又刺，非一次可已也。圆利针义如前，刺膝用之无疑也。氂，厘同，又音毛。

转筋于阳治其阳，转筋于阴治其阴，皆卒刺之《灵枢·四时气》篇。凡四肢外廉皆属三阳，内廉皆属三阴。转筋者，卒病也，故不必拘于时日，但随其病而卒刺之。

转筋者，立而取之，可令遂已。痿厥者，张而刺之，可令立快也《灵枢·本输》篇。转筋者必拘挛，立而取之，故筋可舒也。痿厥者必体废，张其四肢而取之，故血气可令立快也。

久病可刺五十二

今夫五藏之有疾也，譬猶刺也，猶汚也，猶結也，猶閉也靈樞九鍼十二原篇○閉閇同。刺雖久猶可拔也，汚雖久猶可雪也，結雖久猶可解也，閉雖久猶可決也。或言久疾之不可取者，非其說也。夫善用鍼者，取其疾也，猶拔刺也，猶雪汚也，猶解結也，猶決閉也。疾雖久猶可畢也。言不可治者，未得其術也此詳言疾雖久而血氣未敗者猶可以鍼治之故善用鍼者猶拔刺也去刺於膚貴

輕捷也猶雪汚也汚染營衛貴淨滌也猶解結也結留關節貴釋散也猶決閉也閉塞道路貴開通也四者之用各有精妙要在輕摘其邪而勿使略傷其正氣耳故特舉此爲諭若能效而用之則疾雖久未有不愈者矣

○久病者，邪氣入深，刺此病者，深內而久留之靈樞終始篇○久遠之疾其氣必深鍼不深則隱伏之病不能及留不久則固結之邪不得散也，間日而復刺之，必先調其左右，去其血脉，刺道畢矣一刺未盡故當間日復刺之再刺未盡故再間日而又刺之必至病除而後已然當先察其在經在絡在經者直刺其經在絡者繆刺其絡是謂調其左右去其血脉也義詳

五十二、久病可刺

今夫五脏之有疾也，譬犹刺也，犹污也，犹结也，犹闭也《灵枢·九针十二原》篇。刺虽久，犹可拔也；污虽久，犹可雪也；结虽久，犹可解也；闭虽久，犹可决也。或言久疾之不可取者，非其说也。夫善用针者，取其疾也，犹拔刺也，犹雪污也，犹解结也，犹决闭也。疾虽久，犹可毕也。言不可治者，未得其术也。此详言疾虽久而血气未败者，犹可以针治之。故善用针者，犹拔刺也，去刺于肤，贵轻捷也。犹雪污也，污染营卫，贵净涤也。犹解结也，结留关节，贵释散也。犹决闭也，闭塞道路，贵开通也。四者之用，各有精妙，要在轻摘其邪，而勿使略伤其正气耳，故特举此为谕。若能效而用之，则疾虽久，未有不愈者也。

久病者，邪气入深，刺此病者，深内而久留之《灵枢·终始》篇。久远之疾，其气必深，针不深则隐伏之病不能及，留不久则固结之邪不得散也，间日而复刺之，必先调其左右，去其血脉，刺道毕矣一刺未尽，故当间日复刺之。再刺未尽，故再间日而又刺之，必至病除而后已。然当先察其在经在络，在经者直刺其经，在络者缪刺其络，是谓调其左右，去其血脉也。义详

本類前三十。

刺諸病諸痛五十三

刺諸熱者如以手探湯靈樞九鍼十二原篇〇此以下皆言刺治諸病之法也如以手探湯者用在輕揚熱屬陽陽上於外故治宜如此刺寒清者如人不欲行如人不欲行者有留戀之意也陰寒凝滯得氣不易故宜留鍼若此陰有陽疾者取之下陵三里正往無殆氣下乃止不下復始也陰有陽疾者熱在陰分也下陵即三里足陽明經穴殆怠同氣下邪氣退也如不退當復刺之疾高而內者取之陰之陵泉疾高

類經二十二卷　鍼刺類　二十四

而外者取之陽之陵泉也疾高者在上者也當下取之然高而內者屬藏故當取足太陰之陰陵泉高而外者屬府故當取足少陽之陽陵泉也〇身有所傷血出多及中風寒若有所墮墜四支懈惰不收名曰體惰靈樞寒熱病篇〇身有所傷血出多而中風寒者破傷風之屬也或因墮墜不必血出而四支懈惰不收者皆名體惰也取其小腹臍下三結交三結交者陽明太陰也臍下三寸關元也關元任脉穴又足陽明太陰之脉皆結於此故爲三結交也〇癃取之陰蹻及三毛上及血絡出血靈樞熱病篇〇

本类前三十。

五十三、刺诸病诸痛

刺诸热者，如以手探汤《灵枢·九针十二原》篇。此以下皆言刺治诸病之法也。如以手探汤者，用在轻扬。热属阳，阳主于外，故治宜如此；刺寒清者，如人不欲行。如人不欲行者，有留恋之意也。阴寒凝滞，得气不易，故宜留针若此。阴有阳疾者，取之下陵三里，正往无殆，气下乃止，不下复始也。阴有阳疾者，热在阴分也。下陵即三里，足阳明经穴。殆，怠同。气下，邪气退也。如不退，当复刺之。疾高而内者，取之阴之陵泉；疾高而外者，取之阳之陵泉也。疾高者，在上者也，当下取之。然高而内者属脏，故当取足太阴之阴陵泉。高而外者属腑，故当取足少阳之阳陵泉也。

身有所伤，血出多，及中风寒，若有所堕坠，四肢懈惰不收，名曰体惰《灵枢·寒热病》篇。身有所伤，血出多而中风寒者，破伤风之属也。或因堕坠，不必血出，而四肢懈惰不收者，皆名体惰也。取其小腹脐下三结交。三结交者，阳明、太阴也，脐下三寸关元也。关元，任脉穴，又足阳明、太阴之脉皆结于此，故为三结交也。

癃，取之阴跷及三毛上，及血络出血《灵枢·热病》篇。

小便不通曰癃，當取足少陰之照海穴，乃陰蹻之所生也。及三毛上者，足厥陰之大敦也。蓋腎與膀胱爲表裏，肝經行於少腹，故當取此二經以治之。若其有血絡者，仍當刺之出血。○癃，良中切。蹻，音喬。○男子如蠱，女子如怚，身體腰脊如解，不欲飲食，先取湧泉見血，視跗上盛者，盡見血也。蠱，如犯蠱毒脹悶也。怚，當作胎。如蠱如胎，無是病而形相似也。身體腰膝如解，倦散不收也。湧泉，足少陰經穴。跗上，足面也，以陽明經爲言，凡其盛者，皆當刺出其血也。○怚，將預切。

○病注下血，取曲泉靈樞厥病篇。○病注下血，肝不能内也，故當取足厥陰經之曲泉穴。

類經二十二卷　鍼刺類　二十五

○瘧不渴，間日而作，取足陽明；渴而日作，取手陽明靈樞雜病篇。○刺瘧論曰：瘧不渴，間日而作，刺足太陽；渴而間日作，刺足少陽。詳疾病類五十。○喜怒而不欲食，言益小，刺足太陰；怒而多言，刺足少陽。善怒而不欲食，言益小者，傷其脾也，故當刺足太陰而補之。怒而多言者，肝膽邪實也，故當刺足少陽而寫之。○噦，以草刺鼻，嚔，嚔而巳；無息而疾迎引之，立巳；大驚之，亦可巳。噦，呃逆也。治之之法，用艸刺鼻則嚔，嚔則氣達而噦可巳，此一法也。或閉口鼻之氣，使之無息，乃迎其氣而引散之，勿令上逆，乃可立巳，此二法也。又或以他事驚之，則亦可巳，此治噦之三法也。○愚

小便不通曰癃，当取足少阴之照海穴，乃阴跷之所生也。及三毛上者，足厥阴之大敦也。盖肾与膀胱为表里，肝经行于少腹，故当取此二经以治之。若其有血络者，仍当刺之出血。癃，良中切。跷，音乔。

男子如蛊，女子如怚，身体腰脊如解，不欲饮食，先取涌泉见血，视跗上盛者，尽见血也。蛊，如犯蛊毒胀闷也。怚，当作胎。如蛊如胎，无是病而形相似也。身体腰膝如解，倦散不收也。涌泉，足少阴经穴。跗上，足面也，以阳明经为言，凡其盛者，皆当刺出其血也。怚，将预切。

病注下血，取曲泉《灵枢·厥病》篇。病注下血，肝不能内也，故当取足厥阴经之曲泉穴。

疟不渴，间日而作，取足阳明；渴而日作，取手阳明《灵枢·杂病》篇。《刺疟论》曰：疟不渴，间日而作，刺足太阳；渴而间日作，刺足少阳。详“疾病类五十”。

喜怒而不欲食，言益小，刺足太阴；怒而多言，刺足少阳。善怒而不欲食，言益小者，伤其脾也，故当刺足太阴而补之。怒而多言者，肝胆邪实也，故当刺足少阳而泻之。

哕，以草刺鼻，嚏，嚏而已；无息而疾迎引之，立已；大惊之，亦可已。哕，呃逆也。治之之法，用草刺鼻则嚏，嚏则气达而哕可已，此一法也。或闭口鼻之气，使之无息，乃迎其气而引散之，勿令上逆，乃可立已，此二法也。又或以他事惊之，则亦可已，此治哕之三法也。愚

按內經諸篇並無呃逆一證觀此節治噦三法皆所以治呃逆者是古之所謂噦者即呃逆無疑也如口問篇曰穀入於胃胃氣上注於肺今有故寒氣與新穀氣俱還入於胃新故相亂眞邪相攻氣并相逆復出於胃故爲噦又曰肺主爲噦仲景曰陽明病不能食攻其熱必噦所以然者胃中虛冷故也以其人本虛故攻其熱必噦又曰若胃中虛冷不能食者飲水則噦成無巳曰若噦則吃吃然有聲者是也此噦爲呃逆而由於陽明太陰之虛寒又可知也奈何自東垣以下謂噦屬少陽無物有聲乃氣病也丹溪曰有聲有物謂之嘔吐有聲無物謂之噦是皆以乾嘔爲噦也及陳無擇則又以噦爲欬逆夫乾嘔者嘔也欬逆者嗽也皆何涉於噦諸說不同皆未之深察耳○噦於決切又音誨○

○**眇絡季脇引少腹而痛脹刺譩譆** 素問骨空論○季脇下軟處曰眇中譩譆足太陽經穴○眇音秒譩譆音衣希

○**刺諸痛者其脉皆實** 靈樞終始篇○此言痛而可刺者脉必皆實者也然則脉虛者其不宜刺可知矣 **故曰從腰以上者手太陰陽明皆主之從腰以下者足太陰陽明皆主之** 此近取之法也腰以上者天之氣也故當取肺與大腸二經蓋肺經自胷行手大腸經自手上頭也腰以下者地之氣也故當取脾胃二經蓋脾經自足入腹胃經自頭下足也病之在陰在陽各察其所主而刺之○ **病在上者下取之病在下者高取之**

按：内经诸篇，并无呃逆一证，观此节治哕三法，皆所以治呃逆者，是古之所谓哕者，即呃逆无疑也。如《口问》篇曰：谷入于胃，胃气上注于肺，今有故寒气与新谷气俱还入于胃，新故相乱，真邪相攻，气并相逆，复出于胃，故为哕。又曰：肺主为哕。仲景曰：阳明病不能食，攻其热必哕。所以然者，胃中虚冷故也。以其人本虚，故攻其热必哕。又曰：若胃中虚冷不能食者，饮水则哕。成无己曰：若哕则吃吃然有声者是也。此哕为呃逆，而由于阳明、太阴之虚寒，又可知也。奈何自东垣以下，谓哕属少阳，无物有声，乃气病也。丹溪曰：有声有物谓之呕吐，有声无物谓之哕。是皆以干呕为哕也。及陈无择则又以哕为咳逆。夫干呕者呕也，咳逆者嗽也，皆何涉于哕？诸说不同，皆未之深察耳。哕，于决切，又音诲。

眇络季胁引少腹而痛胀，刺譩譆。《素问·骨空论》。季胁下软处曰眇中。譩譆，足太阳经穴。眇，音秒。譩譆，音衣希。

刺诸痛者，其脉皆实《灵枢·终始》篇。此言痛而可刺者，脉必皆实者也。然则脉虚者，其不宜刺可知矣。故曰：从腰以上者，手太阴、阳明皆主之；从腰以下者，足太阴、阳明皆主之。此近取之法也。腰以上者，天之气也，故当取肺与大肠二经，盖肺经自胸行手，大肠经自手上头也。腰以下者，地之气也，故当取脾胃二经，盖脾经自足入腹，胃经自头下足也。病之在阴在阳，各察其所主而刺之。病在上者下取之，病在下者高取之，病在頭者取之足病在腰者取之膕此遠取之法也有病在上而脉通於下者當取於下病在下而脉通於上者當取於上故在頭者取之足在腰者取之膕蓋疏其源而流自通故諸經皆有井滎俞原經合之辨。病生於頭者頭重生於手者臂重生於足者足重治病者先刺其病所從生者也先刺所從生必求其本也。○病痛者陰也同前篇○凡病痛者多由寒邪滯逆於經及深居筋骨之間凝聚不散故病痛者爲陰也。痛而以手按之不得者陰也深刺之按之不得者隱藏深處也是爲陰邪故刺亦宜深然則痛在浮淺者有屬陽邪可知也但諸痛屬陰者多耳。

病在上者陽也病在下者陰也癢者陽也淺刺之陽主升故在上者爲陽陰主降故在下者爲陰癢者散動於膚腠故爲陽凡病在陽者皆宜淺刺之其在下者自當深刺無疑也。病先起陰者先治其陰而後治其陽病先起陽者先治其陽而後治其陰此以經絡部位言陰陽也病之在陰在陽起有先後先者病之本後者病之標治必先其本即上文所謂先刺其病所從生之義。

刺癰疽 五十四

五藏身有五部靈樞寒熱病篇○五藏在內而要害係於外者有五部如下文

病在头者取之足，病在腰者取之腘。此远取之法也。有病在上而脉通于下者，当取于下。病在下而脉通于上者，当取于上。故在头者取之足，在腰者取之腘。盖疏其源而流自通，故诸经皆有井、荥、俞、原、经、合之辨。病生于头者头重，生于手者臂重，生于足者足重，治病者先刺其病所从生者也。先刺所从生，必求其本也。

病痛者，阴也。同前篇。凡病痛者，多由寒邪滞逆于经，及深居筋骨之间，凝聚不散，故病痛者为阴也，痛而以手按之不得者，阴也，深刺之。按之不得者，隐脏深处也，是为阴邪，故刺亦宜深。然则痛在浮浅者，有属阳邪可知也，但诸痛属阴者多耳。病在上者阳也，病在下者阴也。痒者阳也，浅刺之。阳主升，故在上者为阳。阴主降，故在下者为阴。痒者，散动于肤腠，故为阳。凡病在阳者，皆宜浅刺之。其在下者，自当深刺无疑也。病先起阴者，先治其阴而后治其阳；病先起阳者，先治其阳而后治其阴。此以经络部位言阴阳也。病之在阴在阳，起有先后。先者病之本，后者病之标。治必先其本，即上文所谓先刺其病所从生之义。

五十四、刺痈疽

五脏身有五部《灵枢·寒热病》篇。五脏在内而要害系于外者，有五部，如下文。

伏兔一。在膝上六寸起肉間，足陽明胃經之要害也。腓二，腓者腨也，即小腿肚也。足太陽少陰及三焦下腧之所係者。○腓音肥，腨音篆。背三，中行督脈，旁四行足太陽經，皆藏氣所繫之要害也。五藏之腧四，肺俞、心俞、肝俞、脾俞、腎俞，五藏之所係也。項五。此五部有癰疽者死。項中爲督脈陽維之會，統諸陽之綱領也。凡上五部，皆要會之所，忌生癰疽，生者多死。病始手臂者，先取手陽明太陰而汗出；病始頭首者，先取項太陽而汗出；病始足脛者，先取足陽明而汗出。刺癰疽者，法當取汗，則邪從汗散而癰自愈。然必察其始病之經，而刺有先後也。○此節義當與刺熱篇參看，詳疾病類四十四。

類經二十二卷　鍼刺類　二十八

臂太陰可汗出，足陽明可汗出。臂太陰，肺經也；足陽明，胃經也。按熱病篇曰：脈順可汗者，取之魚際、太淵、大都、太白，寫之則熱去，補之則汗出。按以上四穴，皆手足太陰經之滎腧也。此言臂太陰者，即魚際、太淵二穴。然則足陽明者，亦當取之滎腧，則內庭、陷谷是也。詳義見本類前四十。故取陰而汗出甚者，止之於陽；取陽而汗出甚者，止之於陰。補太陰而汗出甚者，陰之勝也，當補陽明可以止之；寫太陰而汗出甚者，陽之勝也，當寫陽明可以止之。蓋以陰陽平而汗自止也。取陽而汗出甚者，其止法亦然。凡刺之害，中而不去則精泄，不中而去則致氣；精泄則病甚而

伏兔一在膝上六寸起肉间，足阳明胃经之要害也。腓二，腓者腨也即小腿肚也。足太阳、少阴及三焦下腧之所系者。腓，音肥。腨，音篆。背三中行督脉，旁四行足太阳经，皆脏气所系之要害也。五脏之腧四肺俞、心俞、肝俞、脾俞、肾俞，五脏之所系也。项五。此五部有痈疽者死。项中为督脉阳维之会，统诸阳之纲领也。凡上五部，皆要会之所，忌生痈疽，生者多死。病始手臂者，先取手阳明、太阴而汗出；病始头首者，先取项太阳而汗出；病始足胫者，先取足阳明而汗出。刺痈疽者，法当取汗，则邪从汗散而痈自愈；然必察其始病之经，而刺有先后也。此节义当与《刺热》篇参看，详"疾病类四十四"。臂太阴可汗出，足阳明可汗出。臂太阴，肺经也。足阳明，胃经也。按《热病》篇曰：脉顺可汗者，取之鱼际、太渊、大都、太白，泻之则热去，补之则汗出。按：以上四穴，皆手足太阴经之荥、腧也。此言臂太阴者，即鱼际、太渊二穴。然则足阳明者，亦当取之荥、腧，则内庭、陷谷是也。详义见本类前四十。故取阴而汗出甚者，止之于阳；取阳而汗出甚者，止之于阴。补太阴而汗出甚者，阴之胜也，当补阳明可以止之。泻太阴而汗出甚者，阳之胜也，当泻阳明可以止之。盖以阴阳平而汗自止也。取阳而汗出甚者，其止法亦然。凡刺之害，中而不去则精泄，不中而去则致气；精泄则病甚而

恇致氣則生爲癰疽也鍼已中病即當去鍼若中而不去則精氣反泄故病必益甚而恇羸也鍼未中病自當留鍼若不中而去則病未除而氣已致故結聚而爲癰疽皆刺之害也此節與九鍼十二原篇同見後六十○恇音匡

○鼠瘻寒熱還刺寒府寒府在附膝外解營素問骨空論○鼠瘻瘰癧也寒府在附膝外解營謂在膝下外輔骨之骨解間也凡寒氣自下而上者必聚於膝是以膝臏最寒故名寒府營窟也當是足少陽經之陽關穴蓋鼠瘻在頸腋之間病由肝膽故當取此以治之○瘻音漏取膝上外者使之拜取足心者使之跪拜則骨節顯故可以取膝穴跪則深隙見故可以取足心穴

○治腐腫者刺腐上視癰小大深淺刺素問長刺節論○腐腫內腐外腫也大爲陽毒其患淺小爲陰毒其患深故當察其小大而刺分深淺也刺大者多血小者深之必端內鍼爲故止癰大患淺但多泄其血則毒可去癰小患深必端內其鍼而深取之也爲故止言以此爲則而刺癰之法盡矣

冬月少鍼非癰疽之謂素問通評虛實論○五十五

帝曰春亟治經絡夏亟治經俞秋亟治六府冬則閉塞閉塞者用藥而少鍼石也亟急也凡用鍼取病者春宜治各經之絡穴夏宜治各經之俞穴秋氣未深宜治六府陽經之穴冬寒陽氣閉塞脉不易

恇，致气则生为痈疽也。针已中病，即当去针；若中而不去，则精气反泄，故病必益甚而恇羸也。针未中病，自当留针；若不中而去，则病未除而气已致，故结聚而为痈疽。皆刺之害也。此节与《九针十二原》篇同，见后六十。恇，音匡。

鼠瘘寒热，还刺寒府，寒府在附膝外解营《素问·骨空论》。鼠瘘，瘰疬也。寒府在附膝外解营，谓在膝下外辅骨之骨解间也。凡寒气自下而上者，必聚于膝，是以膝膑最寒，故名寒府。营，窟也。当是足少阳经之阳关穴。盖鼠瘘在颈腋之间，病由肝胆，故当取此以治之。瘘，音漏。取膝上外者使之拜，取足心者使之跪。拜则骨节显，故可以取膝穴。跪则深隙见，故可以取足心穴。

治腐肿者刺腐上，视痈小大深浅刺《素问·长刺节论》。腐肿，内腐外肿也。大为阳毒其患浅，小为阴毒其患深，故当察其小大而刺分深浅也，刺大者多血，小者深之，必端内针为故止。痈大患浅，但多泄其血则毒可去。痈小患深，必端内其针而深取之也。为故止，言以此为则，而刺痈之法尽矣。

五十五、冬月少针非痈疽之谓《素问·通评虚实论》

帝曰：春亟治经络，夏亟治经俞，秋亟治六腑，冬则闭塞。闭塞者，用药而少针石也。亟，急也。凡用针取病者，春宜治各经之络穴；夏宜治各经之俞穴；秋气未深，宜治六腑阳经之穴；冬寒阳气闭塞，脉不易行故當用藥而少施鍼石此用鍼之大法也○亟音棘塞入聲所謂少鍼石者非癰疽之謂也癰疽不得頃時回冬月氣脉閉塞宜少鍼石者乃指他病而言非謂癰疽亦然也蓋癰疽毒盛不泄於外必攻於内故雖冬月亦急宜鍼石寫之不得頃時回者謂不可使頃刻内回也内回則毒氣攻藏害不小矣癰不知所按之不應手乍來乍已刺手太陰傍三痏與纓脉各二癰疽已生未知的所故按之不應手也乍來乍已痛無定處也刺手太陰旁者太陰之脉自腋下出中府中府之旁乃足陽明氣戶庫房之次刺瘢曰痏三痏三刺也纓脉結纓兩旁之脉亦足陽明頸中水突氣舍等穴掖癰大熱刺足少陽五

類經二十二卷　鍼刺類　三十

刺而熱不止刺手心主三刺手太陰經絡者大骨之會各三刺足少陽五者少陽近掖之穴則淵腋輙筋也刺手心主三者天池在腋下也刺手太陰經絡者列缺也大骨之會各三者謂肩後骨解中手太陽肩貞穴也暴癰筋緛隨分而痛魄汗不盡胞氣不足治在經俞緛縮也隨分而痛隨各經之分也魄汗陰汗也胞氣不足水道不利也治在經俞隨癰所在以治各經之俞穴如手太陰之俞太淵之類是也○緛音軟

貴賤逆順靈樞根結篇○五十六

黄帝曰逆順五體者言人骨節之小大肉之堅

行，故当用药而少施针石，此用针之大法也。亟，音棘。塞，入声。所谓少针石者，非痈疽之谓也，痈疽不得顷时回。冬月气脉闭塞，宜少针石者，乃指他病而言，非谓痈疽亦然也。盖痈疽毒盛，不泄于外，必攻于内，故虽冬月，亦急宜针石泻之。不得顷时回者，谓不可使顷刻内回也，内回则毒气攻脏，害不小矣。痈不知所，按之不应手，乍来乍已，刺手太阴旁三痏与缨脉各二。痈疽已生，未知的所，故按之不应手也。乍来乍已，痛无定处也。刺手太阴旁者，太阴之脉，自腋下出中府，中府之旁，乃足阳明气户、库房之次。刺瘢曰痏，三痏，三刺也。缨脉，结缨两旁之脉，亦足阳明颈中水突、气舍等穴。掖痈大热，刺足少阳五，刺而热不止，刺手心主三，刺手太阴经络者，大骨之会各三。刺足少阳五者，少阳近腋之穴，则渊腋、辄筋也。刺手心主三者，天池在腋下也。刺手太阴经络者，列缺也。大骨之会各三者，谓肩后骨解中，手太阳肩贞穴也。暴痈筋緛，随分而痛，魄汗不尽，胞气不足，治在经俞。緛，缩也。随分而痛，随各经之分也。魄汗，阴汗也。胞气不足，水道不利也。治在经俞，随痈所在，以治各经之俞穴，如手太阴之俞，太渊之类是也。緛，音软。

五十六、贵贱逆顺《灵枢·根结》篇

黄帝曰：逆顺五体者，言人骨节之小大，肉之坚

脆皮之厚薄血之清濁氣之滑濇脉之長短血之多少經絡之數余已知之矣此皆布衣匹夫之士也夫王公大人血食之君身體柔脆肌肉軟弱血氣慓悍滑利其刺之徐疾淺深多少可得同之乎五體者五形之人也故其骨節皮肉血氣經脉禀有不齊刺治亦異所以有逆順之變至於貴賤之間尤有不同故欲辨其詳也○脆音翠慓音飄急也悍音旱岐伯荅曰膏粱菽藿之味何可同也膏脂肥也粱粟類穀之良者也菽豆也藿豆葉也貴者之用膏粱賤者之用菽藿食味有厚薄禀質所以不同也氣

滑即出疾氣濇則出遲氣悍則鍼小而入淺氣濇則鍼大而入深深則欲留淺則欲疾氣滑者易行故出宜疾氣濇者難致故出宜遲氣悍者來必勇利故鍼宜小而入宜淺氣濇者至必艱遲故鍼宜大而入宜深所以宜深者則欲留宜淺者則欲疾也以此觀之刺布衣者深以留之刺大人者微以徐之此皆因氣慓悍滑利也布衣氣濇故宜深宜留大人氣滑故宜微宜徐蓋貴人之氣慓悍滑利有異於布衣之士耳黃帝曰形氣之逆順奈何岐伯曰形氣不足病氣有餘是邪勝也急寫之貌雖不足而神氣病

脆，皮之厚薄，血之清浊，气之滑涩，脉之长短，血之多少，经络之数，余已知之矣，此皆布衣匹夫之士也。夫王公大人，血食之君，身体柔脆，肌肉软弱，血气慓悍滑利，其刺之徐疾浅深多少，可得同之乎？五体者，五形之人也。故其骨节皮肉，血气经脉，禀有不齐，刺治亦异，所以有逆顺之变；至于贵贱之间，尤有不同，故欲辨其详也。脆，音翠。慓，音飘，急也。悍，音旱。岐伯答曰：膏粱菽藿之味，何可同也？膏，脂肥也。粱，粟类，谷之良者也。菽，豆也。藿，豆叶也。贵者之用膏粱，贱者之用菽藿，食味有厚薄，禀质所以不同也。气滑即出疾，气涩则出迟，气悍则针小而入浅，气涩则针大而入深，深则欲留，浅则欲疾。气滑者易行，故出宜疾。气涩者难致，故出宜迟。气悍者来必勇利，故针宜小而入宜浅。气涩者至必艰迟，故针宜大而入宜深。所以宜深者则欲留，宜浅者则欲疾也。以此观之，刺布衣者深以留之，刺大人者微以徐之，此皆因气慓悍滑利也。布衣气涩，故宜深宜留。大人气滑，故宜微宜徐。盖贵人之气，慓悍滑利，有异于布衣之士耳。黄帝曰：形气之逆顺奈何？岐伯曰：形气不足，病气有余，是邪胜也，急泻之。貌虽不足，而神气病氣皆有餘此外似虛而內則實邪氣勝也當急寫之**形氣有餘病氣不足急補之**形雖壯偉而病氣神氣則不足此外似實而內則虛正氣衰也當急補之**形氣不足病氣不足此陰陽氣俱不足也不可刺之刺之則重不足重不足則陰陽俱竭血氣皆盡五藏空虛筋骨髓枯老者絕滅壯者不復矣**陽主外陰主內若形氣病氣俱不足此表裏陰陽俱虛也最不可刺若再刺之是重虛其虛而血氣盡筋髓枯老者益竭故致絕滅壯者必衰故不能復其元矣**形氣有餘病氣有餘此謂陰陽俱有餘也急寫其邪調其虛實**形氣病氣俱有餘邪之實也故當急寫既當急寫其實無疑何以又云調其虛實蓋未刺之前防其假實既刺之後防其驟虛故宜調之也**故曰有餘者寫之不足者補之此之謂也**凡用鍼者虛則實之滿則泄之故曰虛實之要九鍼最妙補寫之時以鍼爲之又曰虛則實之者氣口虛而當補之也滿則泄之者氣口盛而當寫之也此用鍼之大法似乎諸虛可補矣何上文云形氣不足病氣不足此陰陽氣俱不足也不可刺之寶命全形論曰人有虛實五虛勿近五實勿遠五閱五使篇曰血氣有餘肌肉堅緻故可苦以鍼奇病論曰所謂無損不足者身羸瘦無用鑱石也本神篇曰是故用鍼者察觀病人之態以知精神魂魄之存亡得失之意五者以傷鍼不可以治之也小鍼解曰取五脉者死言

气皆有余，此外似虚而内则实，邪气胜也，当急泻之。形气有余，病气不足，急补之。形虽壮伟，而病气神气则不足，此外似实而内则虚，正气衰也，当急补之。形气不足，病气不足，此阴阳气俱不足也，不可刺之，刺之则重不足，重不足则阴阳俱竭，血气皆尽，五脏空虚，筋骨髓枯，老者绝灭，壮者不复矣。阳主外，阴主内，若形气病气俱不足，此表里阴阳俱虚也，最不可刺。若再刺之，是重虚其虚，而血气尽，筋髓枯。老者益竭，故致绝灭。壮者必衰，故不能复其元矣。形气有余，病气有余，此谓阴阳俱有余也，急泻其邪，调其虚实。形气病气俱有余，邪之实也，故当急泻。既当急泻，其实无疑，何以又云调其虚实？盖未刺之前，防其假实，既刺之后，防其骤虚，故宜调之也。故曰有余者泻之，不足者补之，此之谓也。凡用针者，虚则实之，满则泄之，故曰虚实之要，九针最妙，补泻之时，以针为之。又曰虚则实之者，气口虚而当补之也。满则泄之者，气口盛而当泻之也。此用针之大法，似乎诸虚可补矣，何上文云形气不足，病气不足，此阴阳气俱不足也，不可刺之？《宝命全形论》曰：人有虚实，五虚勿近，五实勿远。《五阅五使》篇曰：血气有余，肌肉坚致，故可苦以针。《奇病论》曰：所谓无损不足者，身羸瘦无用镵石也。《本神》篇曰：是故用针者，察观病人之态，以知精神魂魄之存亡得失之意，五者以伤，针不可以治之也。《小针解》曰：取五脉者死，言病在中，气不足，但用针尽大泻其诸阴之脉也。《脉度》篇曰：盛者泻之，虚者饮药以补之。《邪气脏腑病形》篇曰：诸小者阴阳形气俱不足，勿取以针而调以甘药也。诸如此者，又皆言虚不宜针也。及详考本经诸篇，凡所言应刺之疾，必皆邪留经络，或气逆脏腑，大抵皆治实证，此针之利于泻，不利于补也明矣；然则诸言不足者补之，又何为其然也？盖人身血气之往来，经络之流贯，或补阴可以配阳，或固此可以攻彼，不过欲和其阴阳，调其血气，使无偏胜，欲得其平，是即所谓补泻也。设有不明本末，未解补虚之意，而凡营卫之亏损，形容之羸瘦，一切精虚气竭等证，概欲用针调补，反伤真元，未有不立败者也。故曰针有泻而无补，于此诸篇之论可知矣。凡用针者，不可不明此针家大义。故曰刺不知逆顺，真邪相搏。补泻反施，乃为之逆，不知逆顺，则真气与邪气相搏，病必甚也。满而补之，则阴阳四溢，肠胃充郭，肝肺内胀，阴阳相错。益其有余，故病如此。虚而泻之，则经脉空虚，血气竭枯，肠胃僻辟，皮肤薄着，毛腠夭膲，予之死期。损其不足，故病如此。僻，畏怯也。辟，邪僻不正也。薄着，瘦而涩也。夭，短折也。予，与同。僻，丑涉切。辟，僻同。膲，焦同。故曰用针之要，在于知调阴与阳，调阴与阳，精气乃光，合形与气，使神内脏。故曰上工平气，中工乱脉，下工绝气危生。故曰下工不可不慎也。上工知阴阳虚实，故能平不平之氣中工無的確之見故每多淆亂經脉下工以假作眞以非作是故絶人之氣危人之生也必審五藏變化之病五脉之應經絡之實虛皮之柔麤而後取之也五脉五藏之脉應也

刺有大約須明逆順 全○五十七 靈樞逆順篇

黄帝問於伯高曰余聞氣有逆順脉有盛衰刺有大約可得聞乎伯高曰氣之逆順者所以應天地陰陽四時五行也人與天地相參與日月相應其陰陽升降盛衰之氣當其位而和者爲順不當其位而乖者爲逆脉之盛衰者所以候

血氣之虛實有餘不足也脉之盛衰者以有力無力言故可以候血氣之虛實刺之大約者必明知病之可刺與其未可刺與其已不可刺也三刺義具如下文又若明知病之可刺者以其實邪在經也如脉度篇所謂盛者寫之虛者飲藥以補之是也與其未可刺者謂有所避忌也如終始篇所謂新內新勞已飽已饑大驚大恐者勿刺及八正神明論所謂天忌五禁篇所謂五禁之類皆是也與其已不可刺者言敗壞無及也如本神篇所謂五者已傷鍼不可以治之也凡此三者皆本節切近之義黄帝曰候之奈何伯高曰兵法曰無迎逢逢之氣無擊堂堂之陣逢逢之氣盛堂堂之陣整無迎

能平不平之气。中工无的确之见，故每多淆乱经脉。下工以假作真，以非作是，故绝人之气，危人之生也。必审五脏变化之病，五脉之应，经络之实虚，皮之柔粗，而后取之也。五脉，五脏之脉应也。

五十七、刺有大约须明逆顺《灵枢·逆顺》篇全

黄帝问于伯高曰：余闻气有逆顺，脉有盛衰，刺有大约，可得闻乎？伯高曰：气之逆顺者，所以应天地阴阳、四时五行也。人与天地相参，与日月相应，其阴阳升降盛衰之气，当其位而和者为顺，不当其位而乖者为逆。脉之盛衰者，所以候血气之虚实有余不足也。脉之盛衰者，以有力无力言，故可以候血气之虚实。刺之大约者，必明知病之可刺，与其未可刺，与其已不可刺也。三刺义具如下文。又若明知病之可刺者，以其实邪在经也，如《脉度》篇所谓盛者泻之、虚者饮药以补之是也。与其未可刺者，谓有所避忌也，如《终始》篇所谓新内新劳、已饱已饥、大惊大恐者勿刺，及《八正神明论》所谓天忌，《五禁》篇所谓五禁之类皆是也。与其已不可刺者，言败坏无及也，如《本神》篇所谓五者已伤、针不可以治之也。凡此三者，皆本节切近之义。黄帝曰：候之奈何？伯高曰：兵法曰：无迎逢逢之气，无击堂堂之阵。逢逢之气盛，堂堂之阵整，无迎

無擊避其銳也○逢音蓬刺法曰無刺熇熇之熱無刺漉漉
之汗無刺渾渾之脉無刺病與脉相逆者熇熇熱之
甚也漉漉汗之多也渾渾虛實未辨也病與脉相逆形證陰陽不合也是皆未可刺者也○熇
郝囂二音漉音鹿黃帝曰候其可刺奈何伯高曰上工
刺其未生者也其次刺其未盛者也其次刺其
已衰者也未生者治其幾也未盛者治其萌也已衰者知其有隙可乘也是皆可刺
者也下工刺其方襲者也與其形之盛者也與其
病之與脉相逆者也刺其方襲者不避來銳也與其形之盛者見其外不

類經二十二卷　鍼刺類　三十五

知其內也病之與脉相逆者逆有微甚微逆者防有所傷未可刺也甚逆者陰陽相離形氣相
失已不可刺也醫不達此而強刺之未有不僨事者矣故曰下工故曰方其盛
也勿敢毀傷刺其已衰事必大昌盛邪當瀉何懼毀傷正恐
邪之所湊其氣必虛攻邪未去正氣先奪耳故曰方其盛也勿敢毀傷病既已衰可無刺矣不
知邪氣似平病本方固乘勢拔之易為力也故曰刺其已衰事必大昌故曰上工
治未病不治已病此之謂也此與四氣調神論同見攝生類七
五禁五奪五過五逆九宜靈樞五禁篇全○五十八
黃帝問於岐伯曰余聞刺有五禁何謂五禁岐

无击，避其锐也。逢，音蓬。《刺法》曰：无刺熇熇之热，无刺漉漉之汗，无刺浑浑之脉，无刺病与脉相逆者。熇熇，热之甚也。漉漉，汗之多也。浑浑，虚实未辨也。病与脉相逆，形证阴阳不合也。是皆未可刺者也。熇，郝、嚣二音。漉，音鹿。黄帝曰：候其可刺奈何？伯高曰：上工刺其未生者也，其次刺其未盛者也，其次刺其已衰者也。未生者，治其几也。未盛者，治其萌也。已衰者，知其有隙可乘也。是皆可刺者也。下工刺其方袭者也，与其形之盛者也，与其病之与脉相逆者也。刺其方袭者，不避来锐也。与其形之盛者，见其外不知其内也。病之与脉相逆者，逆有微甚，微逆者防有所伤，未可刺也；甚逆者，阴阳相离，形气相失，已不可刺也。医不达此而强刺之，未有不偾事者矣，故曰下工。故曰方其盛也，勿敢毁伤，刺其已衰，事必大昌。盛邪当泻，何惧毁伤？正恐邪之所凑，其气必虚，攻邪未去，正气先夺耳，故曰方其盛也，勿敢毁伤。病既已衰，可无刺矣，不知邪气似平，病本方固，乘势拔之，易为力也，故曰刺其已衰，事必大昌。故曰上工治未病，不治已病，此之谓也。此与《四气调神论》同，见"摄生类七"。

五十八、五禁五夺五过五逆九宜《灵枢·五禁》篇全

黄帝问于岐伯曰：余闻刺有五禁，何谓五禁？岐

伯曰禁其不可刺也黄帝曰余聞刺有五奪岐伯曰無寫其不可奪者也黄帝曰余聞刺有五過岐伯曰補寫無過其度黄帝曰余聞刺有五逆岐伯曰病與脉相逆命曰五逆黄帝曰余聞刺有九宜岐伯曰明知九鍼之論是謂九宜補之過度資其邪氣寫之過度竭其正氣是五過也九宜義見本類前第四餘如下文黄帝曰何謂五禁願聞其不可刺之時岐伯曰甲乙日自乘無刺頭無發矇於耳內丙丁日自乘無

振埃於肩喉廉泉戊己日自乘四季無刺腹去爪寫水庚辛日自乘無刺關節於股膝壬癸日自乘無刺足脛是謂五禁天干之合人身者甲乙應頭丙丁應肩喉戊己及四季應腹與四支庚辛應關節股膝壬癸應足脛日自乘者言其日之所直也皆不可刺是謂五禁發矇振埃義見本類前三十二黄帝曰何謂五奪岐伯曰形肉已奪是一奪也大奪血之後是二奪也大汗出之後是三奪也大泄之後是四奪也新産及大血之後是五奪也此皆不可寫此五奪者皆元

伯曰：禁其不可刺也。黄帝曰：余闻刺有五夺。岐伯曰：无泻其不可夺者也。黄帝曰：余闻刺有五过。岐伯曰：补泻无过其度。黄帝曰：余闻刺有五逆。岐伯曰：病与脉相逆，命曰五逆。黄帝曰：余闻刺有九宜。岐伯曰：明知九针之论，是谓九宜。补之过度，资其邪气，泻之过度，竭其正气，是五过也。九宜义见本类前第四，余如下文。黄帝曰：何谓五禁？愿闻其不可刺之时。岐伯曰：甲乙日自乘，无刺头，无发蒙于耳内。丙丁日自乘，无振埃于肩喉廉泉。戊己日自乘四季，无刺腹去爪泻水。庚辛日自乘，无刺关节于股膝。壬癸日自乘，无刺足胫。是谓五禁。天干之合人身者，甲乙应头，丙丁应肩喉，戊己及四季应腹与四肢，庚辛应关节股膝，壬癸应足胫。日自乘者，言其日之所直也。皆不可刺，是谓五禁。发蒙、振埃义见本类前三十二。黄帝曰：何谓五夺？岐伯曰：形肉已夺，是一夺也；大夺血之后，是二夺也；大汗出之后，是三夺也；大泄之后，是四夺也；新产及大血之后，是五夺也。此皆不可泻。此五夺者，皆元氣之大虛者也若再寫之必置於殆不惟用鍼用藥亦然黃帝曰何謂五逆岐伯曰熱病脉靜汗已出脉盛躁是一逆也病泄脉洪大是二逆也著痺不移䐃肉破身熱脉偏絶是三逆也淫而奪形身熱色夭然白及後下血衃血衃篤重是謂四逆也寒熱奪形脉堅摶是謂五逆也熱病脉靜陽證得陰脉也汗已出脉躁盛眞陰敗竭也病泄脉宜靜而反洪大者孤陽邪勝也著痺破䐃身熱而脉偏絶者元有所脫也淫而奪形身熱下血衃者精血去而亡陰發熱也寒熱奪形而脉堅摶者脾陰大傷而眞藏見也凡此五逆者皆陰虛之病故本神篇曰陰虛則無氣無氣則死矣是皆不可刺者也○䐃渠允切衃普杯切

鍼分三氣失宜爲害 五十九

夫氣之在脉也邪氣在上濁氣在中清氣在下故鍼陷脉則邪氣出鍼中脉則濁氣出鍼大深則邪氣反沉病益靈樞九鍼十二原篇○邪氣在上者賊風邪氣也濁氣在中者水穀之氣也清氣在下者寒濕之氣也陷脉諸義其如下文但缺取清氣在下之義或有所失故曰皮肉筋脉各有所處病各有所宜各不同形各以任其所宜經絡疾病各有所處九鍼各不同形故其任用亦各

气之大虚者也，若再泻之，必置于殆，不惟用针，用药亦然。黄帝曰：何谓五逆？岐伯曰：热病脉静，汗已出，脉盛躁，是一逆也；病泄，脉洪大，是二逆也；着痹不移，䐃肉破，身热，脉偏绝，是三逆也；淫而夺形，身热，色夭然白，及后下血衃，血衃笃重，是谓四逆也；寒热夺形，脉坚抟，是谓五逆也。热病脉静，阳证得阴脉也。汗已出、脉躁盛，真阴败竭也。病泄脉宜静，而反洪大者，孤阳邪胜也。着痹破䐃身热而脉偏绝者，元有所脱也。淫而夺形身热下血衃者，精血去而亡阴发热也。寒热夺形而脉坚抟者，脾阴大伤而真脏见也。凡此五逆者，皆阴虚之病。故《本神》篇曰：阴虚则无气，无气则死矣。是皆不可刺者也。䐃，渠允切。衃，普杯切。

五十九、针分三气失宜为害

夫气之在脉也，邪气在上，浊气在中，清气在下。故针陷脉则邪气出，针中脉则浊气出，针大深则邪气反沉，病益《灵枢·九针十二原》篇。邪气在上者，贼风邪气也。浊气在中者，水谷之气也。清气在下者，寒湿之气也。陷脉诸义，具如下文；但缺取清气在下之义，或有所失。故曰：皮肉筋脉各有所处，病各有所宜，各不同形，各以任其所宜。经络疾病，各有所处，九针各不同形，故其任用亦各有所宜也無實無虛損不足而益有餘是謂甚病病益甚無實者無實實也無虛者無虛虛也反而爲之不惟不治病適所以增病取五脉者死取三脉者恇奪陰者死奪陽者狂鍼害畢矣○五脉三脉義如下文○恇音匡衰殘也○小鍼解曰夫氣之在脉也邪氣在上者言邪氣之中人也高故邪氣在上也此釋上文之義也傷於風者上先受之故凡八風寒邪之中人其氣必高而在上濁氣在中者言水穀皆入於胃其精氣上注於肺濁溜於腸胃言寒溫不適飲食不節而

病生於腸胃故命曰濁氣在中也水穀入胃其清者化氣上歸於肺是爲精氣若寒溫失宜飲食過度不能運化則必留滯腸胃之間而爲病此濁氣在中也清氣在下者言清濕地氣之中人也必從足始故曰清氣在下也傷於濕者下先受之故凡清濕地氣之中人必在下而從足始鍼陷脉則邪氣出者取之上諸經孔穴多在陷者之中如刺禁論所謂刺缺盆中內陷之類是也故凡欲去寒邪須刺各經陷脉則經氣行而邪氣出乃所以取陽邪之在上者鍼中脉則濁氣出者取之陽明合也陽明合穴足三里也刺之可以清腸胃故能取濁氣之在中者鍼大深則邪

有所宜也。无实无虚，损不足而益有余，是谓甚病，病益甚。无实者，无实实也。无虚者，无虚虚也。反而为之，不惟不治病，适所以增病。取五脉者死，取三脉者恇，夺阴者死，夺阳者狂，针害毕矣。五脉三脉，义如下文。恇，音匡，衰残也。

《小针解》曰：夫气之在脉也，邪气在上者，言邪气之中人也高，故邪气在上也。此释上文之义也。伤于风者，上先受之，故凡八风寒邪之中人，其气必高而在上。浊气在中者，言水谷皆入于胃，其精气上注于肺，浊溜于肠胃，言寒温不适，饮食不节，而病生于肠胃，故命曰浊气在中也。水谷入胃，其清者化气，上归于肺，是为精气。若寒温失宜，饮食过度，不能运化，则必留滞肠胃之间而为病，此浊气在中也。清气在下者，言清湿地气之中人也，必从足始，故曰清气在下也。伤于湿者，下先受之，故凡清湿地气之中人，必在下而从足始。针陷脉则邪气出者，取之上。诸经孔穴，多在陷者之中，如刺禁论所谓刺缺盆中内陷之类是也。故凡欲去寒邪，须刺各经陷脉，则经气行而邪气出，乃所以取阳邪之在上者。针中脉则浊气出者，取之阳明合也，阳明合穴，足三里也。刺之可以清肠胃，故能取浊气之在中者。针大深则邪氣反沉者言淺浮之病不欲深刺也深則邪氣從之入故曰反沉也反沉病益深也皮肉筋脉各有所處者言經絡各有所主也皮肉筋脉各有淺深各有所主以應四時之氣也取五脉者死言病在中氣不足但用鍼盡大寫其諸陰之脉也五脉者五藏五輸也病在中氣不足而復盡寫其諸陰之脉故必死取三陽之脉者唯言盡寫三陽之氣令病人恇然不復也手足各有三陽六府脉也六府有六輸若不知虛實而盡寫之令人恇然羸敗形氣不可復也奪陰者死言取尺之五里五往者也奪陰者死奪藏氣也尺之五里尺澤後之五里也手陽明經穴禁刺者也詳見後六十一奪陽者狂正言也正言即如上文取三陽之謂

類經二十二卷　鍼刺類　三十九

用鍼先診反治爲害 六十

凡將用鍼必先診脉視氣之劇易乃可以治也靈樞九鍼十二原篇○病之虛實不易識也必察於脉乃可知之故凡將用鍼必先診脉察知重輕方可施治否則未有不悞而殺人者矣五藏之氣已絕於內而用鍼者反實其外是謂重竭重竭必死其死也靜藏氣已絕於內陰虛也反實其外誤益陽也益陽則愈損其陰是重竭也陰竭必死死則

气反沉者，言浅浮之病，不欲深刺也，深则邪气从之入，故曰反沉也反沉，病益深也。皮肉筋脉各有所处者，言经络各有所主也。皮肉筋脉，各有浅深，各有所主，以应四时之气也。取五脉者死，言病在中，气不足，但用针尽大泻其诸阴之脉也。五脉者，五脏五输也。病在中，气不足，而复尽泻其诸阴之脉，故必死。取三阳之脉者，唯言尽泻三阳之气，令病人恇然不复也。手足各有三阳，六腑脉也，六腑有六输。若不知虚实而尽泻之，令人恇然羸败，形气不可复也。夺阴者死，言取尺之五里，五往者也。夺阴者死，夺脏气也。尺之五里，尺泽后之五里也，手阳明经穴，禁刺者也。详见后六十一。夺阳者狂，正言也。正言，即如上文取三阳之谓。

六十、用针先诊反治为害

凡将用针，必先诊脉，视气之剧易，乃可以治也《灵枢·九针十二原》篇。病之虚实，不易识也，必察于脉，乃可知之。故凡将用针，必先诊脉，察知重轻，方可施治，否则未有不误而杀人者矣。五脏之气已绝于内，而用针者反实其外，是谓重竭，重竭必死，其死也静。脏气已绝于内，阴虚也。反实其外，误益阳也。益阳则愈损其阴，是重竭也。阴竭必死，死则靜也。治之者輙反其氣，取腋與膺。腋與膺皆藏脉所出，氣絕於內而復取之，則致氣於外而陰愈竭矣。五藏之氣已絕於外，而用鍼者反實其內，是謂逆厥，逆厥則必死，其死也躁。藏氣已絕於外，陽虛也。反實其內，誤補陰也。助陰則陽氣愈竭，故致四逆而厥。逆厥必死，死必躁也。治之者反取四末。四末爲諸陽之本，氣絕於外而取其本，則陰氣至而陽愈陷矣。刺之害中而不去則精泄，害中而去則致氣，精泄則病益甚而恇，致氣則生爲癰瘍。害中而不去，去鍼太遲也。不中而去，去鍼太蚤也。均足爲害。此節與寒熱病篇文同，但彼云不中而去則致氣者是，此云害中者誤也。詳見前五十四。

○小鍼解曰：所謂五藏之氣已絕於內者，脉口氣內絕不至，此釋上文之義也。脉口浮虛，按之則無，是謂內絕不至，藏氣之虛也。反取其外之病處與陽經之合，有留鍼以致陽氣，陽氣至則內重竭，重竭則死矣，其死也無氣以動，故靜。外者陽之分，陰氣既虛，復留鍼於外以致陽氣，則陰愈虛而氣竭於內，無氣以動，故其死也靜。所謂五藏之氣已絕於外者，脉口氣外絕不至，脉口沉微，輕取則無，是謂外絕不至，陽之虛也。反取其四末之輸，有留鍼以致其陰

静也，治之者辄反其气，取腋与膺。腋与膺皆脏脉所出，气绝于内而复取之，则致气于外而阴愈竭矣。五脏之气已绝于外，而用针者反实其内，是谓逆厥，逆厥则必死，其死也躁。脏气已绝于外，阳虚也。反实其内，误补阴也。助阴则阳气愈竭，故致四逆而厥。逆厥必死，死必躁也，治之者反取四末。四末为诸阳之本，气绝于外而取其本，则阴气至而阳愈陷矣。刺之害中而不去则精泄，害中而去则致气，精泄则病益甚而恇，致气则生为痈疡。害中而不去，去针太迟也。不中而去，去针太早也。均足为害。此节与《寒热病》篇文同，但彼云不中而去则致气者是，此云害中者误也。详见前五十四。

《小针解》曰：所谓五脏之气已绝于内者，脉口气内绝不至，此释上文之义也。脉口浮虚，按之则无，是谓内绝不至，脏气之虚也，反取其外之病处与阳经之合，有留针以致阳气，阳气至则内重竭，重竭则死矣，其死也无气以动，故静。外者阳之分，阴气既虚，复留针于外以致阳气，则阴愈虚而气竭于内，无气以动，故其死也静。所谓五脏之气已绝于外者，脉口气外绝不至，脉口沉微，轻取则无，是谓外绝不至，阳之虚也，反取其四末之输，有留针以致其阴

氣陰氣至則陽氣反入入則逆逆則死矣其死也陰氣有餘故躁陽氣旣虛復留鍼四末以致陰氣則陽氣愈竭必病逆厥而死陽并於陰則陰氣有餘故其死也躁

勿迎五里能殺生人 六十一

黃帝曰余以小鍼爲細物也夫子乃言上合之於天下合之於地中合之於人余以爲過鍼之意矣願聞其故靈樞玉版篇○過鍼之意謂其言之若過也岐伯曰何物大於天乎夫大於鍼者惟五兵者焉五兵

類經二十二卷 鍼刺類 四十一

者死之備也非生之具且夫人者天地之鎭也其不可不參乎夫治民者亦唯鍼焉夫鍼之與五兵其孰小乎五兵即五刃刀劍矛戟矢也五兵雖大但備殺戮之用置之死者也小鍼雖小能療萬民之病保其生者也夫天地之間唯人最重故爲天地之鎭而治人之生則又唯鍼最先蓋鍼之爲用從陽則上合乎天從陰則下合乎地從中則變化其間而動合乎人此鍼道之所以合乎三才功非小補較之五兵其孰大孰小爲可知矣○黃帝曰夫子之言鍼甚駿以配天地上數天文下度地紀內別五藏外次六府經脉二十八會盡有

气，阴气至则阳气反入，入则逆，逆则死矣，其死也阴气有余，故躁。阳气既虚，复留针四末以致阴气，则阳气愈竭，必病逆厥而死。阳并于阴，则阴气有余，故其死也躁。

六十一、勿迎五里能杀生人

黄帝曰：余以小针为细物也，夫子乃言上合之于天，下合之于地，中合之于人，余以为过针之意矣，愿闻其故《灵枢·玉版》篇。过针之意，谓其言之若过也。岐伯曰：何物大于天乎？夫大于针者，惟五兵者焉。五兵者，死之备也，非生之具。且夫人者，天地之镇也，其不可不参乎？夫治民者，亦唯针焉。夫针之与五兵，其孰小乎？五兵即五刃，刀剑矛戟矢也。五兵虽大，但备杀戮之用，置之死者也。小针虽小，能疗万民之病，保其生者也。夫天地之间，唯人最重，故为天地之镇，而治人之生，则又唯针最先。盖针之为用，从阳则上合乎天，从阴则下合乎地，从中则变化其间而动合乎人，此针道之所以合乎三才，功非小补，较之五兵，其孰大孰小为可知矣。

黄帝曰：夫子之言针甚骏，以配天地，上数天文，下度地纪，内别五脏，外次六腑，经脉二十八会，尽有周紀能殺生人不能起死者子能反之乎同前篇○駿大也二十八會者手足十二經左右共二十四脉加以任督兩蹻共二十八也岐伯曰能殺生人不能起死者也黃帝曰余聞之則爲不仁然願聞其道弗行於人岐伯曰是明道也其必然也其如刀劍之可以殺人如飲酒使人醉也雖勿診猶可知矣言不善用鍼者徒能殺生人不能起死者正如以刀劍加人則死以酒飲人則醉此理之必然自不待診而可知者也黃帝曰願卒聞之岐伯曰人之所受氣者穀也穀之所

注者胃也胃者水穀氣血之海也海之所行雲氣者天下也胃之所出氣血者經隧也經隧者五藏六府之大絡也迎而奪之而已矣人受氣於穀穀氣自外而入所以養胃氣也胃氣由中而發所以行穀氣也二者相依所歸則一故水穀入胃化氣化血以行於經隧之中是經隧爲五藏六府之大絡也若迎而奪之則血氣盡而胃氣竭矣○隧音遂黃帝曰上下有數乎岐伯曰迎之五里中道而止五至而已五往而藏之氣盡矣故五五二十五而竭其輸矣此所謂奪其天氣者也

周纪，能杀生人不能起死者，子能反之乎？同前篇。骏，大也。二十八会者，手足十二经左右共二十四脉，加以任督两跷，共二十八也。岐伯曰：能杀生人，不能起死者也。黄帝曰：余闻之则为不仁，然愿闻其道，弗行于人。岐伯曰：是明道也，其必然也，其如刀剑之可以杀人，如饮酒使人醉也，虽勿诊，犹可知也。言不善用针者，徒能杀生人，不能起死者，正如以刀剑加人则死，以酒饮人则醉，此理之必然，自不待诊而可知者也。黄帝曰：愿卒闻之。岐伯曰：人之所受气者谷也，谷之所注者胃也，胃者水谷气血之海也，海之所行云气者天下也，胃之所出气血者经隧也。经隧者，五脏六腑之大络也，迎而夺之而已矣。人受气于谷，谷气自外而入，所以养胃气也。胃气由中而发，所以行谷气也。二者相依，所归则一。故水谷入胃，化气化血以行于经隧之中，是经隧为五脏六腑之大络也，若迎而夺之，则血气尽而胃气竭矣。隧，音遂。黄帝曰：上下有数乎？岐伯曰：迎之五里，中道而止，五至而已，五往而脏之气尽矣，故五五二十五而竭其输矣，此所谓夺其天气者也上下，問手足經也。五里，手陽明經穴。此節指手之五里，即經隧之要害，若迎而奪之，則藏氣敗絕，必致中道而止。且一藏之氣，大約五至而已，鍼凡五往以迎之，則一藏之氣已盡；若奪至二十五至，則五藏之輸氣皆竭，乃殺生人，此所謂奪其天眞之氣也。氣穴論曰：大禁二十五，在天府下五寸。即此之謂。**非能絕其命而傾其壽者也。**不知刺禁，所以殺人，鍼非絕人之命，傾人之壽者也。**黃帝曰：願卒聞之。岐伯曰：闚門而刺之者，死於家中；入門而刺之者，死於堂上。**門，即生氣通天等論所謂氣門之門也。闚門而刺，言猶淺也，淺者害遲，故死於家中。入門而刺，言其深也，深則害速，故死於堂上。**黃帝曰：善乎方，明哉道，請著之玉版，以為重寶，傳之後世，以為刺禁，令民勿敢犯也。**玉版義詳脈色類十。

類經二十二卷　鍼刺類　四十三

○**陰尺動脈在五里，五輸之禁也。**靈樞本輸篇。○陰尺動脈，言陰氣之所在也。小鍼解曰：奪陰者死，言取尺之五里。其義即此。五里五輸之禁，詳如上文。

得氣失氣在十二禁○六十二　靈樞終始篇

凡刺之法，必察其形氣，形肉未脫，少氣而脈又躁，躁厥者，必為繆刺之，散氣可收，聚氣可布。病少氣而形肉未脫，其脈躁急，其病躁而厥逆者，氣虛於內，邪實於經也，當繆刺之，左病取右，右病

上下，问手足经也。五里，手阳明经穴。此节指手之五里，即经隧之要害，若迎而夺之，则脏气败绝，必致中道而止。且一脏之气，大约五至而已，针凡五往以迎之，则一脏之气已尽；若夺至二十五至，则五脏之输气皆竭，乃杀生人，此所谓夺其天真之气也。《气穴论》曰：大禁二十五，在天府下五寸。即此之谓，非能绝其命而倾其寿者也。不知刺禁，所以杀人，针非绝人之命，倾人之寿者也。黄帝曰：愿卒闻之。岐伯曰：窥门而刺之者，死于家中；入门而刺之者，死于堂上。门，即《生气通天》等论所谓气门之门也。窥门而刺，言犹浅也，浅者害迟，故死于家中。入门而刺，言其深也，深则害速，故死于堂上。黄帝曰：善乎方，明哉道，请著之玉版，以为重宝，传之后世，以为刺禁，令民勿敢犯也。玉版义详"脉色类十"。

阴尺动脉在五里，五输之禁也《灵枢·本输》篇。阴尺动脉，言阴气之所在也。《小针解》曰：夺阴者死，言取尺之五里。其义即此。五里五输之禁，详如上文。

六十二、得气失气在十二禁《灵枢·终始》篇

凡刺之法，必察其形气，形肉未脱，少气而脉又躁，躁厥者，必为缪刺之，散气可收，聚气可布。病少气而形肉未脱，其脉躁急，其病躁而厥逆者，气虚于内，邪实于经也，当缪刺之，左病取右，右病

取左，所刺在絡，其用輕淺，則精氣之散者可收，邪氣之聚者可散也。深居靜處，占神往來，閉戶塞牖，魂魄不散，專意一神，精氣之分，毋聞人聲，以收其精，必一其神，令志在鍼。言刺此者，須必清必靜，聚精會神，詳察秋毫，令志在鍼，庶於虛實疑似之間，方保無誤也。淺而留之，微而浮之，以移其神，氣至乃休。用鍼之道，所重在氣。上文言少氣者，氣之虛也。以氣虛邪實之病而欲用鍼，故宜淺而留之，貴從緩也。微而浮之，懼傷內也。但欲從容以移其神耳。候其眞氣已至，乃止鍼也。男內女外，堅拒勿出，謹守勿內，是謂得氣。既刺之後，尤當戒慎，男子忌內，女子忌外。

忌外者，堅拒勿出。忌內者，謹守勿內。則其邪氣必去，正氣必復，是謂得氣。凡刺之禁：新內勿刺，新刺勿內。已醉勿刺，已刺勿醉。新怒勿刺，已刺勿怒。新勞勿刺，已刺勿勞。已飽勿刺，已刺勿飽。已饑勿刺，已刺勿饑。已渴勿刺，已刺勿渴。大驚大恐，必定其氣，乃刺之。乘車來者，臥而休之，如食頃乃刺之。出行來者，坐而休之，如行十里頃乃刺之。以上連男內女外共爲十二禁。凡此十二禁者，其脉亂氣散，逆其

取左。所刺在络，其用轻浅，则精气之散者可收，邪气之聚者可散也。深居静处，占神往来，闭户塞牖，魂魄不散，专意一神，精气之分，毋闻人声，以收其精，必一其神，令志在针。言刺此者，须必清必静，聚精会神，详察秋毫，令志在针，庶于虚实疑似之间，方保无误也。浅而留之，微而浮之，以移其神，气至乃休。用针之道，所重在气。上文言少气者，气之虚也。以气虚邪实之病而欲用针，故宜浅而留之，贵从缓也。微而浮之，惧伤内也。但欲从容以移其神耳。候其真气已至，乃止针也。

男内女外，坚拒勿出，谨守勿内，是谓得气。既刺之后，尤当戒慎，男子忌内，女子忌外。忌外者，坚拒勿出。忌内者，谨守勿内。则其邪气必去，正气必复，是谓得气。凡刺之禁：新内勿刺，新刺勿内。已醉勿刺，已刺勿醉。新怒勿刺，已刺勿怒。新劳勿刺，已刺勿劳。已饱勿刺，已刺勿饱。已饥勿刺，已刺勿饥。已渴勿刺，已刺勿渴。大惊大恐，必定其气，乃刺之。乘车来者，卧而休之，如食顷乃刺之。出行来者，坐而休之，如行十里顷乃刺之。以上连男内女外共为十二禁。凡此十二禁者，其脉乱气散，逆其

营卫，经气不次，因而刺之，则阳病入于阴，阴病出为阳，则邪气复生，粗工勿察，是谓伐身，形体淫泆，乃消脑髓，津液不化，脱其五味，是谓失气也。淫泆，荡散也。不知所禁，妄为刺之，则阴阳错乱，真气消亡，是谓失气也。泆，音逸。

六十三、刺禁

黄帝问曰：愿闻刺要《素问·刺要论》全。岐伯对曰：病有浮沉，刺有浅深，各至其理，无过其道。应浅不浅，应深不深，皆过其道也。过之则内伤，不及则生外壅，壅则邪从之。过于深则伤气于内，失于浅则致气于外，故为壅肿而邪反从之。浅深不得，反为大贼，内动五脏，后生大病。贼，害也。动，伤动也。后生大病，详如下文。故曰：病有在毫毛腠理者，有在皮肤者，有在肌肉者，有在脉者，有在筋者，有在骨者，有在髓者。此详言内外之浅深，以见用针者当各有所取也。是故刺毫毛腠理无伤皮，皮伤则内动肺，肺动则秋病温疟，泝泝然寒栗。刺毫毛腠理者，最浅者也。皮则稍深矣，皮为肺之合，皮伤则内动于肺。肺应秋，故秋病温疟，泝泝然寒栗也。泝，音素。刺皮无伤肉，肉伤则内动脾。脾動則七十二日四季之月，病腹脹煩不嗜食。皮在外，肉在內。肉為脾之合，肉傷則內動於脾。脾土寄王於四季之末各一十八日，共為七十二日。脾氣既傷，不能運化，故於辰戌丑未之月，當病脹煩不嗜食也。刺肉無傷脉，脉傷則內動心，心動則夏病心痛。脉在肉中，為心之合。脉傷則內動於心。心王於夏，外氣傷，故夏為心痛。刺脉無傷筋，筋傷則內動肝，肝動則春病熱而筋弛。脉非筋也，筋合肝而王於春。筋傷則肝氣動，故於春陽發生之時，當病熱證。熱則筋緩，故為弛縱。○弛，弛同。刺筋無傷骨，骨傷則內動腎，腎動則冬病脹腰痛。筋在外，骨在內。骨合腎而王於冬。骨傷則內動於腎，故至冬時為病脹，為腰痛，以化元受傷，而腰為腎之府也。刺骨無傷髓，髓傷則銷鑠胻酸，體解㑊然不去矣。髓為骨之充，精之屬，最深者也。精髓受傷，故為乾枯銷鑠胻酸等病。解㑊者，懈怠困弱之名，陰之虛也。陰虛則氣虛，氣虛則不能舉動，是謂不去也。按：海論所言髓海不足者，病多類此，詳經絡類三十二。○鑠，式灼切。胻，音杭。㑊，音跡。

○黃帝問曰：願聞刺淺深之分。素問刺齊論全。岐伯對曰：刺骨者無傷筋，刺筋者無傷肉，刺肉者無傷脉，刺脉者無傷皮，刺皮者無傷肉，刺肉者無傷

脾，脾动则七十二日四季之月，病腹胀烦不嗜食。皮在外，肉在内。肉为脾之合，肉伤则内动于脾。脾土寄王于四季之末各一十八日，共为七十二日，脾气既伤，不能运化，故于辰戌丑未之月，当病胀烦不嗜食也。刺肉无伤脉，脉伤则内动心，心动则夏病心痛。脉在肉中，为心之合，脉伤则内动于心。心王于夏，外气伤，故夏为心痛。刺脉无伤筋，筋伤则内动肝，肝动则春病热而筋弛。脉非筋也，筋合肝而王于春，筋伤则肝气动，故于春阳发生之时，当病热证。热则筋缓，故为弛纵。刺筋无伤骨，骨伤则内动肾，肾动则冬病胀腰痛。筋在外，骨在内。骨合肾而王于冬，骨伤则内动于肾，故至冬时为病胀，为腰痛，以化元受伤，而腰为肾之府也。刺骨无伤髓，髓伤则销铄胻酸，体解㑊然不去矣。髓为骨之充，精之属，最深者也。精髓受伤，故为干枯销铄胻酸等病。解㑊者，懈怠困弱之名，阴之虚也。阴虚则气虚，气虚则不能举动，是谓不去也。按：海论所言髓海不足者，病多类此，详“经络类三十二”。铄，式灼切。胻，音杭。㑊，音迹。

黄帝问曰：愿闻刺浅深之分《素问·刺齐论》全。岐伯对曰：刺骨者无伤筋，刺筋者无伤肉，刺肉者无伤脉，刺脉者无伤皮；刺皮者无伤肉，刺肉者无伤

筋刺筋者無傷骨。前四句言宜深者勿淺後三句言宜淺者勿深也義如下文。帝曰余未知其所謂願聞其解岐伯曰刺骨無傷筋者鍼至筋而去不及骨也病在骨者直當刺骨勿傷其筋若鍼至筋分索氣而去不及於骨則病不在肝攻非其過是傷筋也刺筋無傷肉者至肉而去不及筋也病在筋者直當刺筋若鍼至肉分而去不及於筋則病不在脾是傷肉也刺肉無傷脉者至脉而去不及肉也病在肉者直宜刺肉若刺至脉分而去不及於肉則病不在心是傷脉也刺脉無傷皮者至皮而去不及脉也病在脉者直當刺脉若鍼至皮

分而去不及於脉則病不在肺是傷皮也以上四節言當深不深之爲害也所謂刺皮無傷肉者病在皮中鍼入皮中無傷肉也刺皮過深而中肉者傷其脾氣刺肉無傷筋者過肉中筋也刺肉過深而中筋者伐其肝氣刺筋無傷骨者過筋中骨也此謂之反也刺筋過深而中骨者傷其腎氣此上三節言不當深而深者之害是皆所謂反也

刺害　素問刺禁論　全〇六十四

黄帝問曰願聞禁數岐伯對曰藏有要害不可不察要害言各有所要亦各有所害當詳察也肝生於左肝木王於東方而主

筋，刺筋者无伤骨。前四句言宜深者勿浅，后三句言宜浅者勿深也。义如下文。帝曰：余未知其所谓，愿闻其解。岐伯曰：刺骨无伤筋者，针至筋而去，不及骨也。病在骨者，直当刺骨，勿伤其筋；若针至筋分，索气而去，不及于骨，则病不在肝，攻非其过，是伤筋也。刺筋无伤肉者，至肉而去，不及筋也。病在筋者，直当刺筋；若针至肉分而去，不及于筋，则病不在脾，是伤肉也。刺肉无伤脉者，至脉而去，不及肉也。病在肉者，直宜刺肉；若刺至脉分而去，不及于肉，则病不在心，是伤脉也。刺脉无伤皮者，至皮而去，不及脉也。病在脉者，直当刺脉；若针至皮分而去，不及于脉，则病不在肺，是伤皮也。以上四节，言当深不深之为害也。所谓刺皮无伤肉者，病在皮中，针入皮中，无伤肉也。刺皮过深而中肉者，伤其脾气。刺肉无伤筋者，过肉中筋也。刺肉过深而中筋者，伐其肝气。刺筋无伤骨者，过筋中骨也。此谓之反也。刺筋过深而中骨者，伤其肾气。此上三节，言不当深而深者之害，是皆所谓反也。

六十四、刺害《素问·刺禁论》全

黄帝问曰：愿闻禁数。岐伯对曰：脏有要害，不可不察。要害，言各有所要，亦各有所害，当详察也，肝生于左，肝木王于东方而主

發生，故其氣生於左。肺藏於右，肺金王於西方而主收歛，故其氣藏於右。心部於表，心火主陽在上，故其氣部於表。腎治於裏，腎水主陰在下，故其氣治於裏。脾為之使，脾土王於四季，主運行水穀以溉五藏，故為之使。胃為之市，胃納水穀，無物不容，故為之市。鬲肓之上，中有父母，鬲，鬲膜也。肓，心之下，鬲之上也。鬲肓之上，心肺所居。心為陽中之陽，肺為陽中之陰，心主血，肺主氣，營衛於身，故稱父母。七節之傍，中有小心。人之脊骨共二十一節，自上而下當十四節之間，自下而上是為第七節。其兩傍者，乃腎俞穴。其中則命門外俞也。人生以陽氣為本，陽在上者謂之君火，君火在心，陽在下者謂之相火，相火在命門，皆真陽之所在也，故曰七節之傍，中

有小心。從之有福，逆之有咎。從謂順其氣，逆謂喪其真也。上文八者，皆人生神氣之所在，順之則福延，逆之則咎至，乃所謂藏之要害也。刺中心，一日死，其動為噫。此下言刺害也。心為五藏六府之主，故中之者不出一日，其死最速。動，變動也。心在氣為噫，噫見則心氣絕矣。噫，音伊。刺中肝，五日死，其動為語。語，謂無故妄言也。肝在氣為語，語見則肝絕矣。刺中腎，六日死，其動為嚏。診要經終論曰：中腎七日死。四時刺逆從論曰：其動為嚏為欠。見則腎氣絕矣。刺中肺，三日死，其動為欬。肺在氣為欬，欬見則肺氣絕矣。診要經終論曰：中肺者五日死。刺中脾，十日死，其動為呑。脾在氣為呑，呑見則

发生，故其气生于左。肺脏于右，肺金王于西方而主收敛，故其气脏于右。心部于表，心火主阳在上，故其气部于表。肾治于里，肾水主阴在下，故其气治于里。脾为之使，脾土王于四季，主运行水谷以溉五脏，故为之使。胃为之市，胃纳水谷，无物不容，故为之市。膈肓之上，中有父母；膈，膈膜也。肓，心之下，膈之上也。膈肓之上，心肺所居。心为阳中之阳，肺为阳中之阴，心主血，肺主气，营卫于身，故称父母。七节之旁，中有小心。人之脊骨共二十一节，自上而下当十四节之间，自下而上是为第七节。其两旁者，乃肾俞穴。其中，则命门外俞也。人生以阳气为本，阳在上者谓之君火，君火在心，阳在下者谓之相火，相火在命门，皆真阳之所在也，故曰七节之旁，中有小心。从之有福，逆之有咎。从谓顺其气，逆谓丧其真也。上文八者，皆人生神气之所在，顺之则福延，逆之则咎至，乃所谓脏之要害也。刺中心，一日死，其动为噫。此下言刺害也。心为五脏六腑之主，故中之者不出一日，其死最速。动，变动也。心在气为噫，噫见则心气绝矣。噫，音伊。刺中肝，五日死，其动为语。语，谓无故妄言也。肝在气为语，语见则肝绝矣。刺中肾，六日死，其动为嚏。《诊要经终论》曰：中肾七日死。《四时刺逆从论》曰：其动为嚏为欠。见则肾气绝矣。刺中肺，三日死，其动为咳。肺在气为咳，咳见则肺气绝矣。《诊要经终论》曰：中肺者五日死。刺中脾，十日死，其动为吞。脾在气为吞，吞见则

脾絶矣診要經終論曰中脾者五日死○愚按上文刺傷五藏死期各有遠近者以陰陽要害之有緩急也蓋死生之道惟陽爲主故傷於陽者爲急傷於陰者稍遲心肺居於鬲上二陽藏也心爲陽中之陽肺爲陽中之陰故心爲最急而一日肺次之而三日肝脾腎居於鬲下三陰藏也肝爲陰中之陽腎爲陰中之陰脾爲陰中之至陰故肝稍急而五日腎次之而六日脾又次之而十日此緩急之義也按診要經終論王氏以五行之數爲註脾言生數肺言生數之餘腎言成數之餘心則不及言數此其説若乎近理然或此或彼或言或不言難以盡合恐不能無勉強耳四時刺逆從論之文與本篇同見前十九**刺中膽一日半死其動爲嘔**膽屬少陽乃生氣所在爲六府之一然藏而不寫又類乎藏凡十一藏者皆取決於膽是謂中正之官奇恒之府傷之者其危極速故本篇不及六府獨言膽也嘔出於胃而膽證忌之木邪犯土見則死矣**刺跗上中大脉血出不止死**跗上足面也大脉足陽明衝陽穴胃經之原也胃爲五藏六府水穀氣血之海若刺之過傷以致血出不止則海竭氣亡必致死也**刺面中溜脉不幸爲盲**溜流也凡血脉之通於目者皆爲溜脉按大惑論曰五藏六府之精氣皆上注於目而爲之精論疾診尺篇曰赤脉從上下者太陽病從下上者陽明病從外走内者少陽病此皆溜脉之義刺面者不知溜脉而悞中之傷其精氣故令人盲**刺頭中腦戶入腦立死**腦戶督脉穴在枕骨上通於腦中腦爲髓海乃元陽精氣之所聚鍼入腦則眞氣泄故立死**刺舌**

脾绝矣。《诊要经终论》曰：中脾者五日死。愚按：上文刺伤五脏，死期各有远近者，以阴阳要害之有缓急也。盖死生之道，惟阳为主，故伤于阳者为急，伤于阴者稍迟。心肺居于膈上，二阳脏也，心为阳中之阳，肺为阳中之阴，故心为最急而一日，肺次之而三日。肝脾肾居于膈下，三阴脏也，肝为阴中之阳，肾为阴中之阴，脾为阴中之至阴，故肝稍急而五日，肾次之而六日，脾又次之而十日。此缓急之义也。按：《诊要经终论》王氏以五行之数为注，脾言生数，肺言生数之余，肾言成数之余，心则不及言数，此其说若乎近理；然或此或彼，或言或不言，难以尽合，恐不能无勉强耳。《四时刺逆从论》之文，与本篇同，见前十九。**刺中胆，一日半死，其动为呕。**胆属少阳，乃生气所在，为六腑之一，然藏而不泻，又类乎脏，凡十一脏者，皆取决于胆，是谓中正之官，奇恒之腑，伤之者其危极速，故本篇不及六腑，独言胆也。呕出于胃，而胆证忌之，木邪犯土，见则死矣。**刺跗上，中大脉，血出不止死。**跗上，足面也。大脉，足阳明冲阳穴，胃经之原也。胃为五脏六腑水谷气血之海，若刺之过伤，以致血出不止，则海竭气亡，必致死也。**刺面，中溜脉，不幸为盲。**溜，流也。凡血脉之通于目者，皆为溜脉。按：《大惑论》曰：五脏六腑之精气，皆上注于目而为之精。《论疾诊尺》篇曰：赤脉从上下者，太阳病；从下上者，阳明病；从外走内者，少阳病。此皆溜脉之义。刺面者不知溜脉而误中之，伤其精气，故令人盲。**刺头，中脑户，入脑立死。**脑户，督脉穴，在枕骨上，通于脑中。脑为髓海，乃元阳精气之所聚，针入脑则真气泄，故立死。**刺舌**

下中脉太過血出不止為瘖舌下脉者任脉之廉泉穴足少陰之標也中脉太過血出不止則傷腎腎虛則無氣故令人瘖按憂恚無言論曰足之少陰上繫於舌絡於橫骨終於會厭脉解篇曰内奪而厥則為瘖俳此腎虛也然則瘖本於腎無所疑矣刺足下布絡中脉血不出為腫足下布絡足跗下浮淺散見之絡也邪在布絡而刺中其脉過於深矣若血不出氣必隨鍼而壅故為腫也刺郄中大脉令人仆脫色郄足太陽委中穴也刺委中而中其大脉傷陰氣於陽經故令人仆倒且脫色也○郄隙同仆音付刺氣街中脉血不出為腫鼠僕氣街即氣衝足陽明經穴僕當作鼷刺氣街者不中穴而旁中其脉若血不出當為

類經二十二卷　鍼刺類　五十

腫於鼠鼷也刺脊間中髓為傴傴傴僂也刺脊太深誤中髓者傷腰背骨中之精氣故令人踡曲不能伸也○傴雍主切刺乳上中乳房為腫根蝕乳之上下皆足陽明脉也乳房乃胷中氣血交湊之室故刺乳上之穴而誤中乳房則氣結不散留而為腫腫則必潰且并乳根皆蝕而難於愈也○蝕食同刺缺盆中内陷氣泄令人喘欬逆缺盆在肩前橫骨上陷者中為五藏六府之道凡刺缺盆過深中其内陷之脉致傷藏氣者令人為喘為欬逆蓋五藏皆能動喘及為欬逆也刺手魚腹内陷為腫魚腹手太陰經之脉刺之太深内陷必反致邪而為腫也無刺大醉令人氣亂大醉亂人氣血因而刺之是益其亂無刺大

下，中脉太过，血出不止为喑。舌下脉者，任脉之廉泉穴，足少阴之标也。中脉太过，血出不止则伤肾，肾虚则无气，故令人喑。按，《忧恚无言论》曰：足之少阴，上系于舌，络于横骨，终于会厌。《脉解》篇曰：内夺而厥，则为喑俳，此肾虚也。然则喑本于肾，无所疑矣。刺足下布络，中脉，血不出为肿。足下布络，足跗下浮浅散见之络也。邪在布络而刺中其脉，过于深矣。若血不出，气必随针而壅，故为肿也。刺郄中大脉，令人仆，脱色。郄，足太阳委中穴也。刺委中而中其大脉，伤阴气于阳经，故令人仆倒且脱色也。郄，隙同。仆，音付。刺气街，中脉，血不出为肿鼠仆。气街即气冲，足阳明经穴。仆当作鼷。刺气街者，不中穴而旁中其脉，若血不出，当为肿于鼠鼷也。刺脊间，中髓，为伛。伛，伛偻也。刺脊太深误中髓者，伤腰背骨中之精气，故令人蜷曲不能伸也。伛，雍主切。刺乳上，中乳房，为肿，根蚀。乳之上下，皆足阳明脉也。乳房乃胸中气血交凑之室，故刺乳上之穴而误中乳房，则气结不散，留而为肿，肿则必溃，且并乳根皆蚀而难于愈也。蚀，食同。刺缺盆，中内陷，气泄，令人喘、咳逆。缺盆，在肩前横骨上陷者中，为五脏六腑之道。凡刺缺盆过深，中其内陷之脉，致伤脏气者，令人为喘为咳逆，盖五脏皆能动喘及为咳逆也。刺手鱼腹，内陷，为肿。鱼腹，手太阴经之脉。刺之太深内陷，必反致邪而为肿也。无刺大醉，令人气乱；大醉，乱人气血，因而刺之，是益其乱。无刺大怒令人氣逆。怒本逆氣，乘怒刺之，其逆益甚。無刺大勞人，大勞者氣乏，刺之則氣愈耗。無刺新飽人，新飽者穀氣盛滿，經氣未定，刺之恐其易泄。無刺大饑人，饑人氣虛，刺則愈傷其氣。無刺大渴人，渴者液少，刺則愈亡其陰。無刺大驚人，驚者氣怯，刺則氣愈散矣。刺陰股中大脈，血出不止死。陰股大脈，足太陰箕門、血海之間。血出不止則脾氣脫，故至於死。刺客主人內陷中脈，為內漏，為聾。客主人，足少陽經穴。刺之太深，則內陷中脈。膿生耳底，是為內漏。傷其經氣，故致聾也。刺膝髕出液，為跛。髕，膝蓋骨也。膝者筋之府，刺膝髕之下而出其液，則液泄筋枯，故令人跛。髕，頻、牝二音。

類經二十二卷　鍼刺類　五十一

跛，補火切。刺臂太陰脈，出血多立死。臂太陰，肺脈也。肺主氣以行營衛，血出多而營衛絕，氣散則死也。刺足少陰脈，重虛出血，為舌難以言。足少陰，腎脈也。少陰之脈循喉嚨系舌本，腎既虛而復刺出血，是重虛也，故令舌難以言。刺膺中陷中肺，為喘逆仰息。肺近膺中而誤中之，則肺氣上泄，故為喘為逆，仰首而息也。刺肘中內陷，氣歸之，為不屈伸。肘中者，手太陰之尺澤、厥陰之曲澤皆是也。深刺內陷，必損其氣，氣泄於此，則氣歸之，故為不能屈伸。刺陰股下三寸內陷，令人遺溺。陰股之脈，足三陰也，皆上聚於陰器；惟少陰之在股間者，有經無穴。其在氣衝下三寸者，足厥陰之五里也，主

怒，令人气逆。怒本逆气，乘怒刺之，其逆益甚。无刺大劳人，大劳者气乏，刺之则气愈耗。无刺新饱人，新饱者谷气盛满，经气未定，刺之恐其易泄。无刺大饥人，饥人气虚，刺则愈伤其气。无刺大渴人，渴者液少，刺则愈亡其阴。无刺大惊人，惊者气怯，刺则气愈散矣。刺阴股，中大脉，血出不止死。阴股大脉，足太阴箕门、血海之间。血出不止则脾气脱，故至于死。刺客主人，内陷中脉，为内漏，为聋。客主人，足少阳经穴。刺之太深，则内陷中脉。脓生耳底，是为内漏。伤其经气，故致聋也。刺膝髌，出液，为跛。髌，膝盖骨也。膝者筋之府，刺膝髌之下而出其液，则液泄筋枯，故令人跛。髌，频、牝二音。跛，补火切。刺臂太阴脉，出血多，立死。臂太阴，肺脉也。肺主气以行营卫，血出多而营卫绝，气散则死也。刺足少阴脉，重虚出血，为舌难以言足少阴，肾脉也。少阴之脉循喉咙系舌本，肾既虚而复刺出血，是重虚也，故令舌难以言。刺膺中，陷中肺，为喘逆仰息。肺近膺中而误中之，则肺气上泄，故为喘为逆，仰首而息也。刺肘中，内陷，气归之，为不屈伸。肘中者，手太阴之尺泽、厥阴之曲泽皆是也。深刺内陷，必损其气，气泄于此，则气归之，故为不能屈伸。刺阴股下三寸，内陷，令人遗溺。阴股之脉，足三阴也，皆上聚于阴器；惟少阴之在股间者，有经无穴。其在气冲下三寸者，足厥阴之五里也，主

治肠中热满不得溺。若刺深内陷，令人遗溺不禁，当是此穴。然厥阴之阴包，阳明之箕门，皆治遗溺；若刺之太深，则溺反不止矣。刺腋下胁间，内陷，令人咳。腋下胁间，肺所居也。若刺深内陷，中其肺脏，故令人咳。刺少腹，中膀胱溺出，令人少腹满。刺中膀胱则胞气泄，故溺出于外而为小腹满。刺腨肠，内陷，为肿。腨肠，足肚也。肉厚气深，不易行散，故刺而内陷则为肿。刺匡上，陷骨中脉，为漏为盲。匡，眼匡也。目者宗脉之所聚，刺匡上而深陷骨间，中其目系之脉，则流泪不止而为漏，视无所见而为盲也。刺关节中，液出，不得屈伸。腰脊者，身之大关节也。手肘足膝者，四肢之关节也。诸筋者皆属于节，液出则筋枯，故为不得屈伸。

类经二十二卷终

针灸溯洄集

[日·江户] 高津敬节 纂　王旭东 校订

日本元禄八年刊本

《针灸溯洄集》三卷，日本江户前期医家高津敬节编撰。高津敬节，又名松悦斋，生平不详。高津氏三代行医，精方药与针灸。其时日本针灸趋于通俗化倾向，各类著作“流于俗说”，为此，高津氏力倡复古，回归经典，从《素问》《灵枢》以及中国历代针灸名著中辑录精华，追根溯源，于元禄七年（1694）撰成《针灸溯洄集》。卷上介绍五脏腹诊、刺法，具体内容有行针总论、温针法、见虚实法、针补泻法、手法补泻、呼吸补泻、寒热补泻、经脉迎随、补泻迎随、子母迎随、缪刺法、八法论、人身左右补泻不同论、止刺痛法、拔折针法、刺晕苏法、针灸补泻论等。卷中上半部记述禁针穴、禁灸穴和临床治疗要穴，卷中下半部和卷下记载了51类病证的理论和针灸治法。该书是日本针灸界古典复兴的代表性著作，刊行于日本元禄八年（1695），其后有人将此书托名冈本一抱撰，且改书名为《针灸初心抄》。现以日本元禄八年本屋清兵卫刊本影印校勘出版。

鍼灸遡洄集序
蓋聞醫術來久矣異域有神農黄
帝
本朝有大巳貴少彦名命一察藥
草性味原病証治因肇爲之湯液
爲之鍼灸以救蒼生夭札大哉流
其功於無窮矣爾來倭漢以術鳴

针灸溯洄集序

盖闻医术来久矣，异域有神农、黄帝，本朝有大己贵、少彦名命[1]，一察药草性味，原病证治，因肇为之汤液，为之针灸，以赦苍生夭札。大哉，流其功于无穷矣。尔来倭汉，以术鸣

① 大己贵、少彦名命：大己贵，古代日本民间供奉的地主神，后成为大国主神；少彦名，日本的医药之神，精通咒术、农业、酿酒知识，被认为是帮助大国主神建国的博学之神。佛教传入日本后，给日本本土的神祇加以佛教尊号，大己贵、少彦名被奉为“药师菩萨明神”。命，神灵名称的后缀，表赞美、尊称之意。

世者鍼灸湯液並施不偏廢然今
世譚醫多事湯液者不察鍼灸業
鍼灸者不知湯液嗚呼如是居司
命職若蹈虎尾渉干春氷吾友松
悦齋有憂焉遂晝惟夕思博獵群
書摘方藥之餘考鍼灸要處且纂
刺法確論使覽者補瀉迎隨粲然

在于目誠可謂勞而有功者乎將
命工刻梓齋抱帙來曰欲得一序
引卷首汝其圖之伯未有以復也
茲又手怙見需必欲得之不能固
辭以一語應焉夫齋之惓惓于是
書非屠龍者之如無益于世雅親
灸此刺法而至鍼灸之奧豈不言

世者，针灸、汤液并施，不偏废。然今世谭医，多事汤液者，不察针灸；业针灸者，不知汤液。呜呼！如是居司命职，若蹈虎尾，涉于春冰[1]。吾友松悦斋有忧焉，遂昼惟夕思，博猎群书，摘方药之余，考针灸要处，且纂刺法确论，使览者补泻迎随粲然在于目，诚可谓劳而有功者乎！将命工刻梓，斋抱帙来，曰欲得一序引卷首，汝其图之伯未，有以复也；兹又手帖见需，必欲得之，不能固辞，以一语应焉。夫斋之惓惓于是书，非屠龙者之如，无益于世，雅亲炙此刺法，而至针灸之奥，岂不言

① 涉于春冰：于，原作“干”，形误，据《尚书·周书·君牙》改。春冰，春日即将融化之冰，危险之喻。

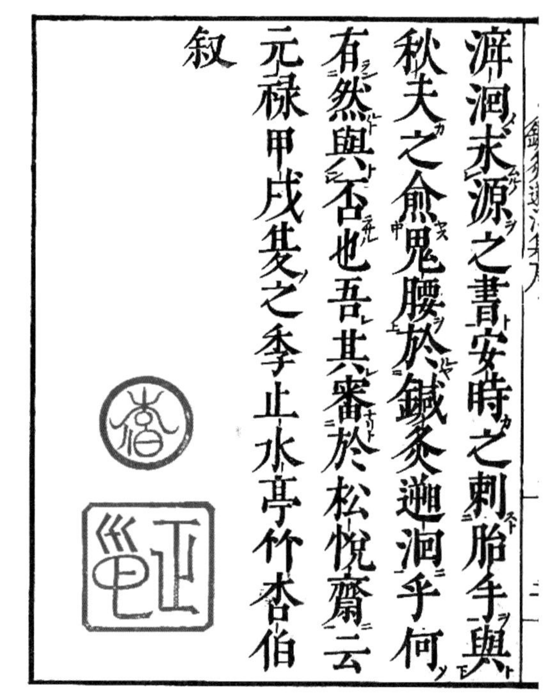

泝洄求源之書安時之刺胎手與秋夫之愈鬼腰於鍼灸遡洄乎何有然與否也吾其審於松悦齋云

元禄甲戌雙之季止水亭竹杏伯叙

鍼灸遡洄集叙

夫人之有身須血氣沛流而常安舒者也爲六氣外偏七情内動則血氣壅滞有時而作病藥餌以蕩之鍼灸以决之共所以却病而保元遂命之道不可欠矣醫方之於人身可謂大而鍼灸之於醫方可

溯洄求源之书，安时之刺胎手，与秋夫之愈鬼腰于针灸，溯洄乎何有？然与否也。吾其审于松悦斋云。

元禄甲戌双之季[1]　　止水亭竹杏伯叙

针灸溯洄集叙

夫人之有身，须血气沛流，而常安舒者也。为六气外偏，七情内动，则血气壅滞，有时而作病。药饵以荡之，针灸以决之，共所以却病而保元。遂命之道不可欠矣。医方之于人身可谓大，而针灸之于医方可

① 双之季：即“双季”，两个季度结束，半年之谓。

不致乎哉高津松悦齋者浪速之
産而相好舊也以繼三代之家傳
勤勵精力而醫範大通施劑起痾
不可枚舉焉移居於東武在市井
間而傳行治療亦幾年不佞偶觀
光於東武相與來往尋在浪速之
舊交矣一日甫褱書來示之且曰

此書也所自編著者意欲使小子
好用鍼灸者究病原逆流從之因
名曰鍼灸遡洄集取而讀之祖述
經文憲章傳說而經絡之據徑鍼
灸之撮要開卷瞭然豈可不謂醫
術家之珍耶然則論者不以文詞
之巧拙青萍毫曹操之存其人題

不致乎哉。高津松悦斋者，浪速之产，而相好旧也；以继三代之家传，勤励精力，而医范大通。施剂起痾，不可枚举焉。移居于东武，在市井间，而专行治疗亦几年。不佞偶观光于东武，相与来往，寻在浪速之旧交矣。一日，甫怀书来，示之，且曰：此书也，所自编著者，意欲使小子好用针灸者，究病原，逆流从之，因名曰《针灸溯洄集》。取而读之，祖述经文宪章传说，而经络之据径，针灸之撮要，开卷了然，岂可不谓医术家之珍耶？然则论者不可以文词之巧拙，青萍毫曹操之存，其人题

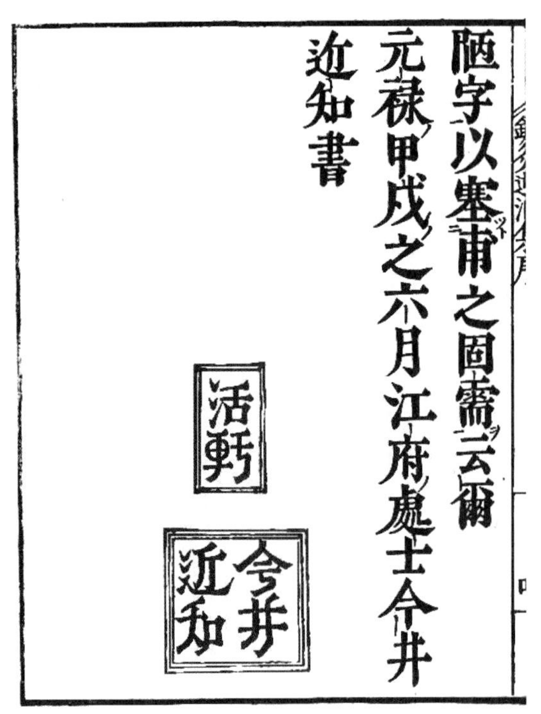
陋宇以塞甫之固需云爾
元禄甲戌之六月江府處士今井
近知書

鍼灸遡洄集書題
夫醫道者至廣而助化育其爲術
者雖屬方技實通三才之理也所
以人有經脈十二者猶地有河海
川流由此而觀之學醫者不可有
不明乎經絡焉外感寒熱溫凉内
傷喜怒憂思非決凝開滯豈謂醫

陋宇以塞，甫之固需云尔。

元禄甲戌之六月江府处士今井近知书

针灸溯洄集书题

夫医道者，至广而助化育。其为术者，虽属方技，实通三才之理也。所以人有经脉十二者，犹地有河海川流。由此而观之，学医者不可有不明乎经络焉。外感寒热温凉，内伤喜怒忧思，非决凝开滞，岂谓医也且鍼之爲術也其要易陳而難入粗者守形良者守神神乎空中之機清靜以微其來也不可迎其往也不可追知機者不可掛以髮矣然近代鍼行之者忽之不求其源猶從俗流滔滔皆是也我固湯液者流而世以方藥爲業刻意素

靈其暇涉獵歷代鍼灸之書亦有年聖賢至論布在方策矣雖然初學之士望洋而向若患在不約哉嗚呼於鍼道也補瀉迎随之因不一治亦然是以忘固陋遡洄其原嘗集節要之畧爲一書題以鍼灸遡洄集其論之中如夫本經十二

也。且针之为术也，其要易陈而难入，粗者守形，良者守神。神乎空中之机，清静以微，其来也不可迎，其往也不可追。知机者不可挂以发矣。然近代针行之者，忽之不求其源，犹从俗流，滔滔皆是也。我固汤液者流，而世以方药为业，刻意《素》《灵》其暇，涉猎历代针灸之书亦有年。圣贤至论，布在方策矣。虽然，初学之士，望洋而向，若患在不约哉，呜呼于针道也！补泻迎随之因不一，治亦然，是以忘固陋，溯洄其原，尝集节要之，略为一书，题以《针灸溯洄集》。其论之中，如夫本经十二、

十五絡時日之人神艾葉之制法
者先輩之言分明焉故不贅也此
書之編也非敢好言者欲施之於
一二之子弟是以不顧文辭之卑
蕪不惜豫得之私說以雜著於其
中間且夫如不可傳以言之條者
書口傳或口授二字於其下以識

別焉爲恐其傳寫之役故命剞劂
氏而裨之刻梓如四方之士者我
豈敢乎哉君子謂不復古禮不變
今樂而欲至治者遠矣予亦曰不
復古醫不變今醫而欲十全者難
矣云爾　旹
元祿七甲戌季夏既望浪華散人

十五络、时日之人神、艾叶之制法者，先辈之言分明焉，故不赘也。此书之编也，非敢好言者，欲施之于一二之子弟，是以不顾文辞之卑芜，不惜豫得之私说，以杂著于其中间，且夫如不可传以言之条者，书口传或口授二字于其下，以识别焉。为恐其传写之役，故命剞劂氏而裨之刻梓，如四方之士者，我岂敢乎哉！君子谓不复古礼，不变今乐，而欲至治者远矣！予亦曰：不复古医，不变今医，而欲十全者，难矣！云尔。

时　元禄七甲戌季夏既望浪华散人

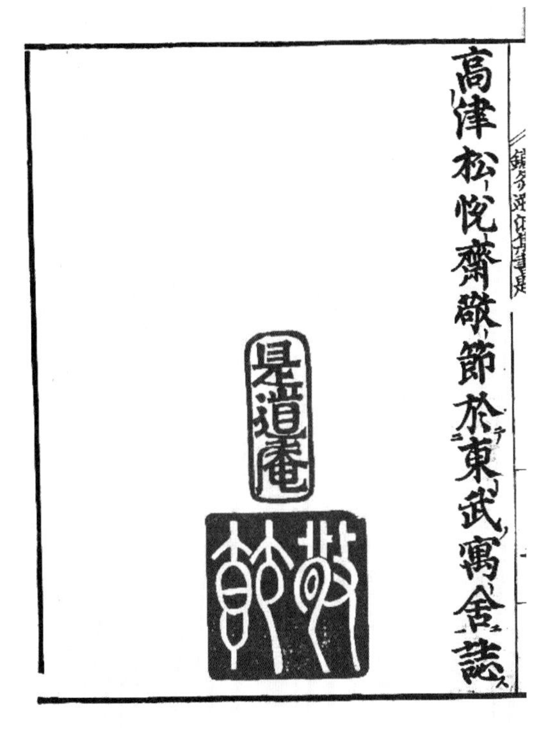
高津松悦齋敬節於東武寓舍誌

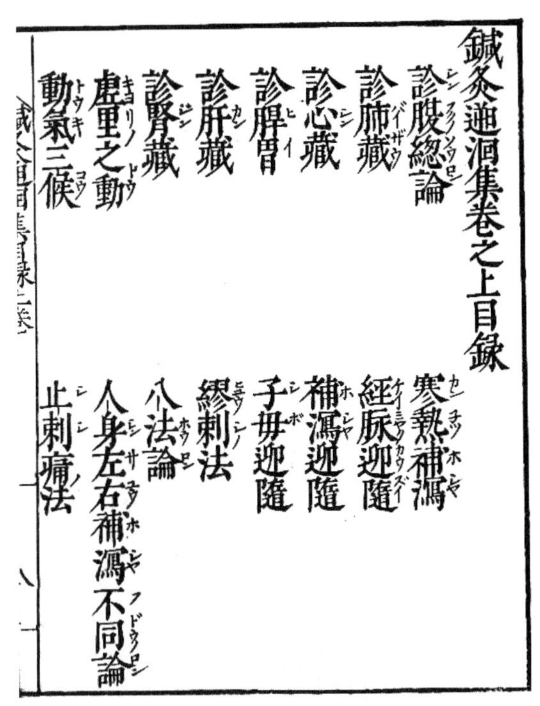
鍼灸遡洄集卷之上目錄

高津松悦斋敬节　于东武寓舍志

针灸溯洄集卷之上目录

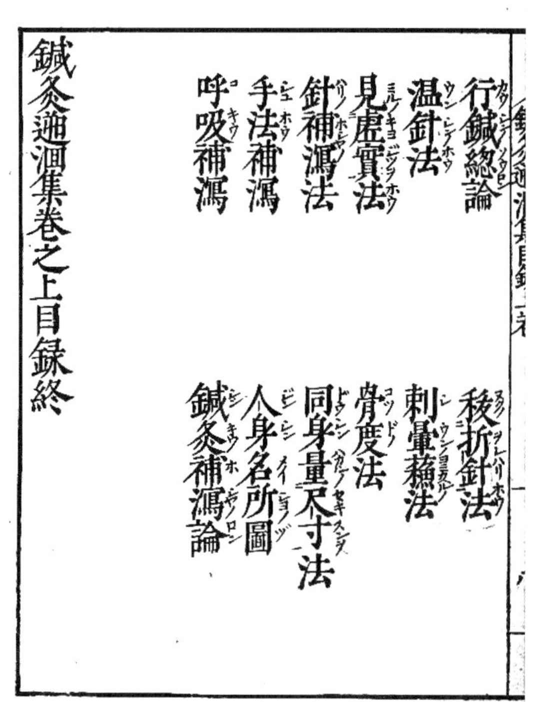
行鍼總論
温針法
見虚實法
針補瀉法
手法補瀉
呼吸補瀉
拔折針法
刺暈蘇法
骨度法
同身量尺寸法
人身名所圖
鍼灸補瀉論
鍼灸通洄集卷之上目録終

针灸溯洄集卷之上目录终

针灸溯洄集卷上

东武高津松悦斋 敬节纂辑

诊腹总论

诊腹之法：正心端整，容貌舒缓，手貌安静，尤忌粗厉[1]，时气寒凉，请炉火或腹之先试自己之肤。而后令患人仰卧，安手伸足，解带，暂候其呼吸，而后先摩搁胸上，以至腹脐，诊其周围及高下平直，至胸上，察腠理之润枯，皮肤之坚脆，虚里之动，以知心肺之病，宗气之虚实。三脘，脾胃之部；两胁下，肝之候；及至脐间，元气之所系。十二经之根本，有余者为胂为痛，曰实。不足

① 厉："砺"之本字。

者为痒为麻，曰虚。气速效速，气迟效迟，死生贵贱，针下皆知。贱者硬，贵者脆；生者涩，死者虚。候之不至，必死无疑。医之可专第一也。然近代利口士者，谓意心传授之法，而深脏此义；朦昧之士，不知有此义。《素》《灵》《难经》，散在之文，详录于后，备参考而已。虽然以手于可知考，犹大切之有口传，妄不可记。

诊肺

《刺禁论》曰：鬲肓之上，内有父母者，心肺之谓也。故胸者肺之候。〇左右膈下，肤润，举按有力者，肺气充实之候。〇轻摩胸上，腠理枯竭而不密者，肺虚之候。〇左右之膈下柔虚，随手陷者，胃气下陷，肺气之大虚之候，大率其人短息。

诊心

《本脏》篇曰：无髑骬者心高云云。《九针十二原》篇曰：膏之原出于鸠尾，肓之原出于脖胦云云。故诊者必候鸠尾。〇轻按有力而无动气者，心坚之候。〇轻按有动气者，心坚之候。〇轻按有动气，重按其动有根者，心虚之候。〇手下跳动，重手却无根者，触物惊心之候，是不待药而心镇则自复。〇心下动气牵脐间者，心肾兼虚。〇心下有动气，身自如摇者，心神衰乏之候。〇心下有积聚，不动者属痰，连其右胁，无形者，属气；有形者，属食；其动者，虫积、瘕聚之类。〇一切久病，周腹柔虚，痞块卒冲心下者，不治之候。〇一切痛在下部者，乍见心下或心痛如刺，吃逆呕哕者，难治之候，如脚气攻心之类。

诊脾胃

《四十四难》曰：太仓下口为幽门，大肠小肠会为阑门云云，是皆传送幽阴，分阑化物输，当脐上二寸之分，名曰下脘，水分胃气之所行也，故此间诊脾胃之盛衰。〇脐上充实，按之有力者，脾胃健实之候其人多溏泄。〇脐上虚满，如按囊水者，胃气下陷其人小水不澄。〇中脘积，连右胁下，或连脐上，按之有痛者，为食积。〇三脘强胀，按之无痛者，脾胃之虚用补脾之药渐消者，是其应也。

诊肝

《脏气法时论》曰：肝病两胁下痛引小腹云云。《经脉》篇曰：其经布胁肋云云，故肝病其诊在两胁。〇轻按摩，胁下皮肉满实而有力者，肝之平。〇两胁下空虚无力者，肝虚及中风，一切筋之病之候因其左右，以知偏枯。虽病未发，而无所备。男子积在左胁者，多属疝气；女子块有左胁者，多属瘀血。〇动气在左胁者，肝火亢也。

诊肾

《八难》曰：生气之原者，谓十二经之根本也。谓肾间动气也，此五脏六腑之本，十二经之根，呼吸之门，三焦之原。一名守邪之神云云。《六难》曰：脐下肾间动气者，人生命也，十二经之根本也，故名曰原气之别使也云云。原者，三焦之尊号也。《三十一之难》曰：下焦者云云，其治在脐下一寸云云。《刺禁论》曰：七节之傍，中有小心云云。〇肾间动气者，密挑右之三指，袭覆左之三指，以按脐间。〇和缓有力，一息二至，绕脐充实者，肾气之足也。〇一息五六至，属热。〇手下虚冷，其动沉微者，命门之大虚也。〇手下热燥不润，其动细数，上支中脘者，阴虚火动。有积聚之人，或有寸口不细数，而诊决于此，宜详有口授。〇脐至小腹，轻手陷下，重手如按龟板者，肾气虚脱。〇脐下至曲骨，按之陷者、痛者，真水不足。〇按之分散者、一止者，肾积也。〇女子脐间坚实者，娠有也；否者，无病之候。〇临产脐间冷者，多知死胎。〇带下之病，小腹囊如盛蛇者，不治。〇一切卒证，诸脉虽绝而脐温，其动未绝者，有苏大切之贻口授。

虚里之动

《平人气象论》曰：胃气之大络，名曰虚里。贯鬲络肺，出于乳下，其动应衣。《甲乙经》衣当作手。〇脉宗气也。盛喘数绝者，则病在中；结而横，有积矣；绝不至，曰死。乳之下，其动应衣，宗气泄也。是本经之外一之大络，而元气之表，旌死生之分关也。若其绝而不至者，其动而甚者，皆曰死矣。然间又有及于此者，能错诸九候形色之中，而可以与之短期，否则不免疏率之悔，犹有口传。〇动甚而肩息短气者，难治。〇动已绝，九候俱[1]败者，死不治。〇动盛而却寿者，质瘦，气实而有胃火之人。〇动虽盛而不死者，惊惕忿怒过酒欲火人。〇动虽绝而不死者，痰饮食积疝

[1] 俱：原作"但"，据《诊病奇侅》卷上改。

瘕之人○卒病九候既雖絶而與臍間未絶者亦不死

動氣三候

淺按便得深按却不得者氣虚之候○輕按洪大重按虚細者血虚之候○有形而動者積聚之候沉遲之中或帶一止者寒積也實數之中或帶一止者熱積也猶有口授

行鍼總論

行鍼之士要辨浮沉脉明虚實鍼別淺深經脉絡脉之別巨刺繆刺之分經絡閉塞須用砭鍼疎導藏府寒温必明淺深補瀉經氣之正自有常數漏水百刻五十度周經絡流注各應其時先脉訣病次穴蠲痾左手掐穴右手置鍼刺榮無傷衛刺衛無傷榮氣悍則鍼小而入淺氣濇則鍼大入深氣滑出疾氣澁出遲深則欲留淺則欲疾候其氣至必辨於鍼徐而疾者實實而遲者虚虚則實之滿則泄之鬱久則除之邪勝則虚之刺虚者須其實刺實者須其虚經氣已至謹守其法勿失根結論曰刺布衣者深以欲留刺大人者淺以徐之此皆

瘕之人。○卒病九候，既虽绝而与脐间未绝者，亦不死。

动气三候

浅按便得，深按却不得者，气虚之候。○轻按洪大，重按虚细者，血虚之候。○有形而动者，积聚之候。沉迟之中或带一止者，寒积也；实数之中或带一止者，热积也。犹有口授。

行针总论

行针之士，要辨浮沉，脉明虚实，针别浅深；经脉络脉之别，巨刺缪刺之分；经络闭塞，须用砭针疏导；脏腑寒温，必明浅深补泻。经气之正，自有常数；漏水百刻，五十度周。经络流注，各应其时。先脉诀病，次穴蠲痾；左手掐穴，右手置针；刺荣无伤卫，刺卫无伤荣。气悍则针小而入浅，气涩则针大入深。气滑出疾，气涩出迟；深则欲留，浅则欲疾。候其气至，必辨于针，徐而疾者实，实而迟者虚。虚则实之，满则泄之。郁久则除之，邪胜则虚之。刺虚者，须其实；刺实者，须其虚。经气已至，谨守其法，勿失根结。论曰：刺布衣者，深以欲留；刺大人者，浅以徐之。此皆因气慓悍滑利也。愚按：贫贱者气血涩，故深而留待气来；富贵气血滑利，故浅而疾之。夫人有天、人、地三才，上焦、中焦、下焦是也，亦刺在三才。下针刺入皮肉，撤手停针十息，号曰天才。少时再进针，刺入肉内，停针十息，号曰人才。少时再进针至筋骨之间，停针十息，号曰地才。此为极处，天轻浅，地重深。天针深则杀人，最有口授。手法妄难，施可慎。今吾试者，象毫长一寸六分，大如氂[①]，且圆且锐，以金作之故，曰毫针最微，而七星可应，众穴主持，本形金也。有蠲邪扶正之道。短长水也，有决疑开滞之机。定刺象木，或邪或正，口藏比火，进阳补羸，循机扪而可塞，以象土实，应五行而可知。然是一寸六分，包含妙理，虽细拟于毫发，同贯多歧，可平五脏之寒热，能调六腑之虚实。拘挛闭塞，遗八邪而去矣。今亦长一寸六分，为三棱，名砭针，除痼疾，刺取血也。○或问曰：吾子言于理，然今世间违道之士，或应病其效晚而及，庸医之效速，何乎？我疑在此，如何对曰？然汝不见于《官能篇》乎？帝曰：爪苦手

①氂：原作“犛”，据《灵枢·九针十二原》改。

毒，为事善伤者，可使按积抑痹，各得其[1]能，方乃可行。手毒者可使试按龟，置龟于器下，而按其上，五十日而死矣。手甘者，复生如故也。如此则得其人，能令行之，其效速矣。吾子何疑乎？

温针法

凡下针，须口内温针令暖，不惟滑利而少痛。亦借己之和气，与患人荣卫无寒温之争，使得相从。若不先温针，血气相逆，寒温交争，而成疮者多矣。

见虚实法

经云：实与虚者，牢濡之意。气来实牢者为得，虚濡者为失。凡欲行其补泻，即详五脏之脉及所刺之穴中，如气来实牢者，可泻之；虚濡者，可补之也。

针补泻法

补法，先以左手端按摩得穴，以右手置针于穴上，令病人咳嗽一声，捻针入，透于腠理；得穴后，令病人呼气一口，随呼纳针至八分，待针沉紧，复退一分许，如更觉沉紧时，转针头向病所，以手循扪其病所，气至病已，随吸而走，速按其穴，命之曰补。春

① 其：原无，据《灵枢·官能》补。

夏二十四息秋冬三十六息徐出徐入氣來如動脉之狀瀉法先以左手揣按得穴以右手置針於穴上令病人咳嗽一聲撚針入腠理得穴令病人吸氣一口針至六分覺針沉澁復退至三四分再覺沉澁更退針一豆許仰手轉針頭向病所以手循經絡至病所以合手迴針引氣隨呼徐徐出針勿閉其穴命之曰瀉

手法補瀉

經曰凡補瀉非必呼吸出入而在乎手指也○動者如氣不行將針伸提而已○退者為補瀉欲出針時先針少退然後留針方可出之○進者凡不得氣男外女内者及春夏秋冬各有進退之理○盤者凡如針腹部於穴内輕盤搖而已○搖者凡瀉時欲出針必須動搖而後出○彈者凡補時用大指甲輕彈針使氣疾行也瀉不可用○撚者以手指撚針也務要記夫左右左為外右為内○循者凡下針於部分經絡之處用手上下循之使氣血往來○捫者凡補者出鍼

夏二十四息，秋冬三十六息，徐出徐人，气来如动脉之状。泻法，先以左手揣按得穴，以右手置针于穴上令病人咳嗽一声，捻针入腠理，得穴，令病人吸气一口，针至六分，觉针沉涩，复退至三四分，再觉沉涩，更退针一豆许，仰手转针头向病所，以手循经络至病所，以合手回针引气，随呼徐徐出针，勿闭其穴，命之曰泻。

手法补泻

经曰：凡补泻，非必呼吸出人，而在乎手指也。〇动者，如气不行，将针伸提而已。〇退者，为补泻，欲出针时，先针少退，然后留针，方可出之。〇进者，凡不得气，男外女内者，及春夏秋冬，各有进退之理。〇盘者，凡如针腹部，于穴内轻盘摇而已。〇摇者，凡泻时，欲出针，必须动摇而后出。〇弹者，凡补时，用大指甲轻弹针，便气疾行也，泻不可用。〇捻者，以手指捻针也。务要记夫左右，左为外，右为内。〇循者，凡下针于部分经络之处，用手上下循之，使气血往来。〇扪者，凡补者，出针时，用手扪闭其穴。○摄者，下针时得气涩滞，随经络上用大指甲上下切其气血，自得通行也。

○按者，以手按针，无得进退，如按切之状。○爪者，凡下针，用手指作力，置针有准也。○切者，凡欲下针，必先用大指甲左右于穴切之，令气血宣散，然后下针，是不使不伤于荣卫也。○补者，随经脉推而内之，左手闭针口，徐出针而疾按之，虚羸气弱痒麻者补之。○泻者，经脉动而伸之，左手开针口，疾出针而徐按之，丰肥坚硬疼痛泻之。○《调经论》曰：泻实者，气盛乃内针，针与气俱内，以开其门，如利其户[①]，针与气俱出，精气不伤，邪气乃下。针口不闭，以出其邪[②]；摇大其道，如利其路[③]，是谓大泻。补虚者，持针勿舍置，以定其意，候呼内针，气出针入，针空四塞，精无从去，方实而疾出针；气入针出，热不得还。闭塞其门，邪气散精，气乃得存，曰补。

呼吸补泻

补泻者，言呼吸出入，以为其法。然补之时，从卫取气也。取者，言其有素也。呼尽内针，静以久留，以气

① 如利其户：原作“如其户利”，据《素问·调经论》乙正。

② 针口不闭，以出其邪：《素问·调经论》作：“外门不闭，以出其疾”。又，“出”字原脱，据《素问·调经论》补。

③ 其路：原脱，据《素问·调经论》补。

至為故如待貴賓不知日暮其氣以來適而自護
候吸引鍼氣不得出各在其處推闔其門令神氣
存大氣留止故命曰補是取其氣而不令氣大出
也當瀉之時從榮置氣也置其氣而不用也故素
問曰吸則內鍼無令氣忤靜以久留無令邪布吸
則轉鍼以得氣為故候呼引鍼呼盡乃大氣皆出
故命曰瀉瀉者是置其氣而不用也若陽氣不足
而陰血有餘者當先瀉其陰而後補其陽以此則
陰陽調和榮衛自然通于此為鍼之要也有口傳

寒熱補瀉

補冷先令病人咳嗽一聲得入腠理復令呼氣一
口隨呼下鍼至六七分漸進腎肝之部止鍼徐徐
良久復鍼一豆許乃撚鍼問病人覺熱否然後鍼
至三四分及心肺之部又令病人吸氣撚鍼內鍼
使氣下行至病所却外撚鍼使氣上行直過所鍼
穴一二寸乃吸而出鍼以手速閉其穴此為補瀉
熱用其寒者先刺入陽之分後得氣推內至陰之
分後令病人地氣入而天氣出謹按生成之息數

至为故，如待贵宾，不知日暮；其[1]气以来，适而自护。候吸引针，气不得出，各在其处，推闭其门，令神气存，大气留止，故命曰补。是取其气而不令气大出也。当泻之时，从荣置气也，置其气而不用也。故《素问》曰：吸则内针，无令气忤，静以久留，无令邪有[2]，吸则转针，以得气为故；候呼引针，呼尽乃去[3]，大气皆出，故命曰泻。泻者，是置其气而不用也。若阳气不足，而阴血有余者，当先泻其阴，而后补其阳，以此则阴阳调和，荣卫自然通行[4]，此为针之要也。有口传。

寒热补泻

补冷，先令病人咳嗽一声，得入腠理。复令呼气一口，随呼下针，至六七分，渐进肾肝之部，止针；徐徐良久，复退[5]针一豆许，乃捻针，问病人觉热否？然后针至三四分，及心肺之部，又令病人吸气捻针内针，使气下行至病所。却外捻针，使气上行，直过所针穴一二寸，乃吸而出针，以手速闭其穴，此为补。泻热，用其寒者，先刺入阳之分，后得气，推内至阴之分，后令病人地气入而天气出，谨按生成之息数

①其：原作“共”，据《素问·离合真邪论》改。
②有：《素问·离合真邪论》作“布”。
③去：原无，据《素问·离合真邪论》补。
④行：原作“于”，据《针经指南》改。
⑤退：原无，据《针经指南》补。

足，病人自觉清冷矣。此为泻。《针解篇》曰：刺虚则实之者，针下热也，气满则乃热；实则泻之者，针下寒也，气虚乃寒也。

经脉迎随

经云：十二经病，盛则泻之，虚则补之，热则疾之，寒则留之；不盛不虚，以经取之。迎而夺之，随而济之。迎者，迎其气之盛而夺之，为泻；随者，随其气之方虚而济之，为补。经曰：泻必用方，补必用圆。方者，以气方盛也，候其方，呼而徐引出针，故曰泻；圆者，行也[1]；行者，移也。行谓行不宣之气，移谓移[2]未复之脉。候吸而推针至血，故圆与方非针形也。盖手三阳从手至头，故针芒从外向上为随，针芒从内向下为迎。足三阳从头而至足，故针芒从内向下为随，针芒从外向上为迎。足三阴从足至腹，故针芒从外向上为随，从内向下为迎。手三阴从胸至手，故针芒从内向下为随，针芒从外向上为迎。

补泻迎随

迎者，逆也；随者，顺也。逆则为泻，顺则为补。迎者逢

① 也：原无，据《针经指南》补。
② 移：原无，据《针经指南》补。

其气之方来，如寅时气来注于肺，卯时气来注大肠，此时肺、大肠气方盛，而夺泻之也。随者，随其气之方去，如卯时肺气去注大肠，辰时大肠气去注胃，肺与大肠此时正虚，而补之也。余仿此。

子母迎随

虚则补其母，实则泻其子。假令肝者主木，肝脏实者，泻肝经之荥行间穴，属火，是子也。肝脏虚则补肝之合曲泉穴，属水，是母也。凡刺，只取木经井、荥、俞、经、合者，木、火、土、金、水也。子母补泻，此乃大要也。《七十五难》曰：东方实而泻南方，西方虚而补北方，此补母泻子之法。非只刺一经而已。假令肝木之病，实者，泻心火之子，补肾水之母，其肝经自得其平矣。五脏皆仿此而可行之也。

缪刺法

邪客于各经之络，则左痛取右，右痛取左，与经病异处，故曰缪刺。经曰：邪客于皮毛，入舍于孙络，留不去，闭塞不通，不得入于经，流溢于大络而生奇病也。夫邪客大络者，左注右，右注左，上下左右与經相干而布於四末其氣無常處不入於經俞命曰繆刺是故頭病取足而應之以手足病取手而應之取足應之以左病取右而應之右病取左應之以左右病取左右而應之上下左右病必互針者引邪復正也

八法論

一曰燒山火治頑麻痺冷痺先淺後深用九陽而三進三退浸提謹按熱至緊閉插針除寒之有準

二曰透天涼治肌熱骨蒸先淺後深用六陰而三出三入緊提漫按寒至徐徐舉針退之可憑皆細之搓退熱準繩

三曰陽中引陰先寒後熱自淺而深以九六之法補後瀉也

四曰陰中引陽先熱後寒自深自淺以九六之方則先瀉後補也補者直須熱至瀉者務待寒侵猶搓線漫漫轉針法在淺則用淺在深則用深二者不可兼而紊之也

五曰子午擣臼水蠱鬲氣落穴之後調氣均均針

经相干，而布于四末，其气无常处，不入于经俞，命曰缪刺。是故头病取足，而应之以手；足病取手，而应之以①足应之，以左病取右，而应之右病，取左应之以左，右病取左，右而应之。上下左右，病必互针者，引邪复正也。

八法论

一曰烧山火，治顽麻痹冷痹，先浅后深，用九阳而三进三退，浸提。谨按：热至紧闭，插针除寒之有准。

二曰透天凉，治肌热骨蒸，先浅后深，用六阴而三出三入，紧提漫按。寒至，徐徐举针，退之可凭，皆细之搓，退热准绳。

三曰阳中引阴，先寒后热，自浅而深，以九六之法，补后泻也。

四曰阴中引阳，先热后寒，自深自浅，以九六之方，则先泻后补也。补者直须热至，泻者务待寒侵。犹搓线，漫漫转针，法在浅则用浅，在深则用深，二者不可兼而紊之也。

五曰子午捣臼，水蛊鬲气，落穴之后，调气均均，针

① 以：原作“取”，据《医学入门·内集》卷一改。

行上下，九入六出，左右转之，十遭自平也。

六曰进退之诀，腰背肘膝痛，浑身走注疼，刺九分，行九补，卧针五七吸，待气上下。亦可龙虎交战，左捻九而右捻六，是亦住痛之针。

七曰留气之诀，痃癖癥瘕，刺七分，用纯阳，然后乃直插针，气来深刺，提针再停。

八曰抽添[1]之诀，瘫痪疮癞，取其要穴，使九阳得气，提按搜寻，大要运气周遍。扶针直插，复向下纳，回阳倒阴，指下玄微，胸中活法，一有未应，反复再施。

人身左右补泻不同法

《神应经》曰：人身左边，右手以大指进前捻针为补，大指退后捻为泻；右边，以右手大指退后捻针为补，进前捻针为泻。

止刺痛法

针而痛者，只是手粗，宜以左手扶住针腰，右手从容补泻。如又痛者，不可起针，须令病人吸气一口，随吸将针捻活，伸起一系[2]，即不痛。如伸起又痛，再伸起；又痛，须索入针，便止痛。凡施针时，目无外视，

① 添：原作“漆”，据《徐氏针灸大全》卷三改。

② 系：《针灸大成》卷四作“豆”。

手如握虎心無内慕左手重而多按欲令氣散右
手軽而徐入不痛之因也
拔折鍼法
折針者再將原針穴邊復下一針補之即出
刺暈蘇之法
針暈者一者不知刺禁如刺中心一日死之類也
二者不知脉候如下利其脉忽大者死類凡針灸
先須審詳脉候觀察病症然後知其刺禁其經絡
穴道遠近氣候息數淺深分寸或神氣虚也不可

起針以所内之針施補急用袖掩病人口鼻勿令
氣泄掩其面毋令迎風回氣與熱湯飲之即甦良
久再針甚者針手膊上側筋骨陷中即蝦蟇肉上
或三里瀉氣海補即甦
骨度法
仰人尺寸
髮以下至頤長一尺結喉至天突四寸天突下至
鳩尾九寸鳩尾至神闕八寸神闕至横骨六寸半
横骨至内輔上廉長一尺六寸内輔上廉至下廉
長三寸半内輔下廉至内踝一尺三寸内踝下至

手如握虎，心无内慕，左手重而多按，欲令气散；右手轻而徐入，不痛之因也。

拔折针法

折针者，再将原针穴边复下一针补之，即出。

刺晕苏之法

针晕者，一者不知刺禁，如刺中心一日死之类也；二者不知脉候，如下利，其脉忽大者死之[1]类。凡针灸，先须审详脉候，观察病症，然后知其刺禁，其经络穴道，远近气候，息数浅深分寸，或神气虚也，不可起针。以所内之针施补，急用袖掩病人口鼻，勿令气泄。掩其面，毋令迎风回气，与热汤饮之即苏。良久再针。甚者针手膊上侧筋骨陷中，即虾蟆肉上，或三里泻，气海补即苏。

骨度法

仰人尺寸

发以下至颐长一尺，结喉至天突四寸，天突下至鸠尾九寸，鸠尾至神阙八寸，神阙至横骨六寸半，横骨至内辅上廉长一尺六寸，内辅上廉至下廉长三寸半，内辅下廉至内踝一尺三寸，内踝下至

① 之：原无，据《针灸摘英集》补。

地长三寸。都合七尺五寸。

侧人尺寸

角以下至柱骨长一尺，此间口传腋中行不见者四寸，腋以下至季胁长一尺二寸，季胁下至髀枢长六寸，髀枢以下至膝中长一尺九寸，膝以下至外踝长一尺六寸，外踝下至京骨三寸，京骨下至地一寸。都合七尺一寸。四寸不足

伏人尺寸

颅至顶一尺二寸，顶至背骨二寸半，膂以下至尾骶二十一节，共长三尺。此间《骨度篇》脱简乎？膝腘下至跗属长一尺六寸，跗属下至地三寸。

肩臂尺寸

肩以下至肘长一尺七寸，肘以下至腕长一尺二寸半，腕至中指本节长四寸，中指本节至末四寸半，有口授。左右都合七尺六寸。一寸有余

同身量尺寸法

头部竖寸法

前发际至后发际折作十二节，共为一尺二寸，前

发不明者，取眉心上行为一尺五寸；后发际不明者，取大椎三寸，共折作一尺八寸。

横寸者，以眼内眦角至外眦角为一寸。又说神庭至头维四寸半。头横寸用此二法。

腹部横寸法

两乳间横取，折作八寸。膺腹共用此法。

手足部寸法

以男左女右手中指第二节内度，以稗心比两头横纹尖为一寸取之，曰中指寸。

背部横寸法

背二行三行，横寸所取，古今不一。或去中行各一寸半，其误在侠字。《背腧篇》曰：挟脊相去三寸，欲得而验之，按其处，应在中而痛解云云。侠字，间隔一物之义也。《血气形志篇》曰：欲知背腧，先度其两乳间，中折之，更以他草度去半，即以两隅相柱也。△如此，《图翼》曰：脊骨内阔为一寸，两乳间折之为八寸。此义适《古今医统》细注曰：第二行挟脊各一寸半，除脊骨一寸，共折四寸；第三行侠脊各三寸，除脊

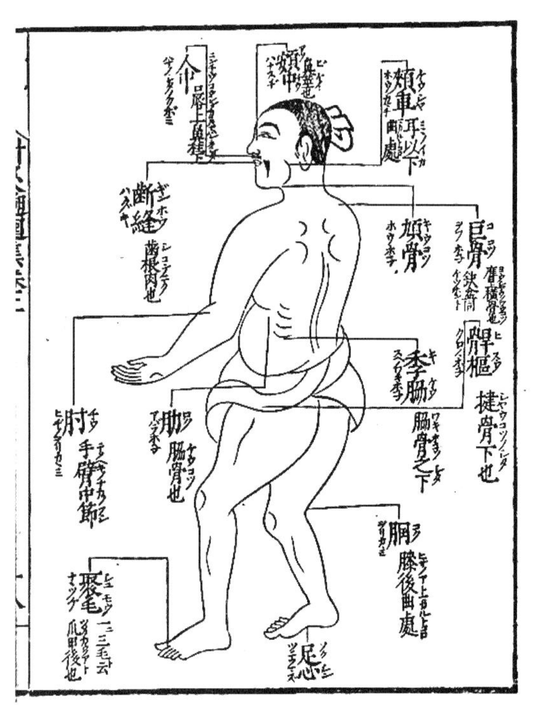

骨一寸共折作七寸故予今論二行三行其寸為各二寸或三寸半者依之初學欲令曉易也近代以中指寸取其俞人在肥瘦長短人肥則背廣而指短瘦則背狹而指長然用中指寸者有長短過不及之弊如何為適中乎吾恐傷良肉猶此諸穴不拘寸法求經得之分明也有口傳如女子乳房垂難兩乳量代之自腕橫文至中指末折作八寸用之可也

骨一寸，共折作七寸。故予今论二行、三行，其寸为各二寸，或三寸半者，依之初学欲令晓易也。近代以中指寸取其俞，人在肥瘦长短，人肥则背广而指短，瘦则背狭而指长，然用中指寸者，有长短过不及之弊。如何为适中乎？吾恐伤良肉，犹此诸穴，不拘寸法，求经得之分明也。有口传，如女子乳房垂难两乳量，代之自腕横纹至中指末折作八寸，用之可也。

骨度图 1（图见上）

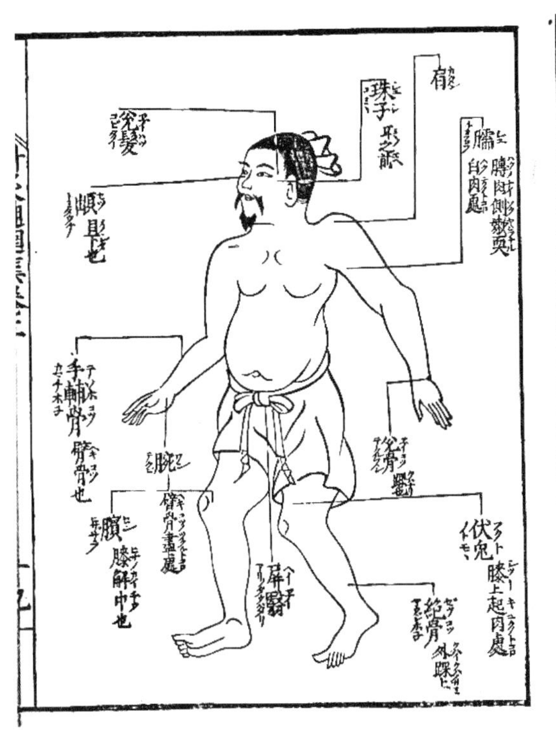

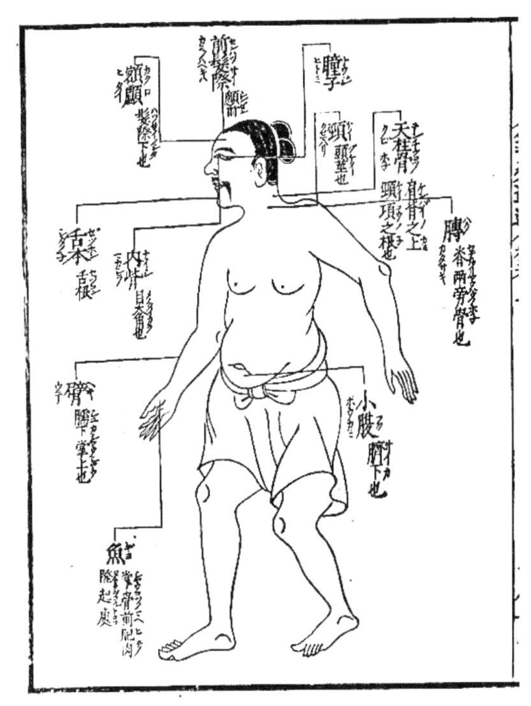

骨度图2（图见上右）

骨度图3（图见上左）

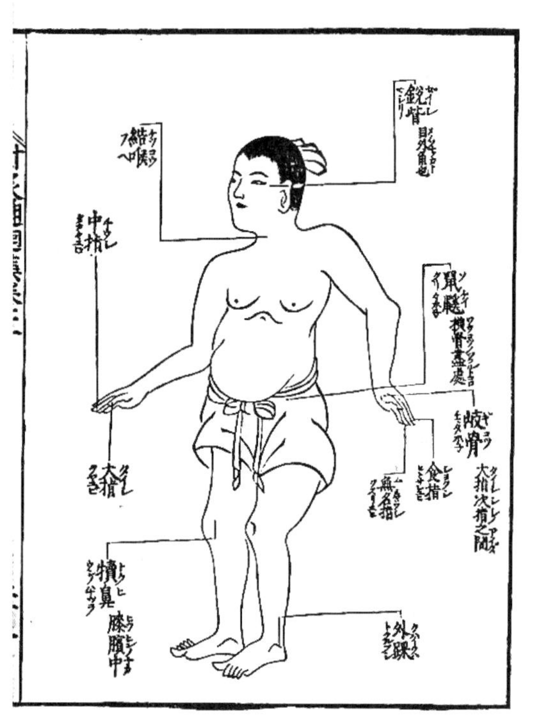

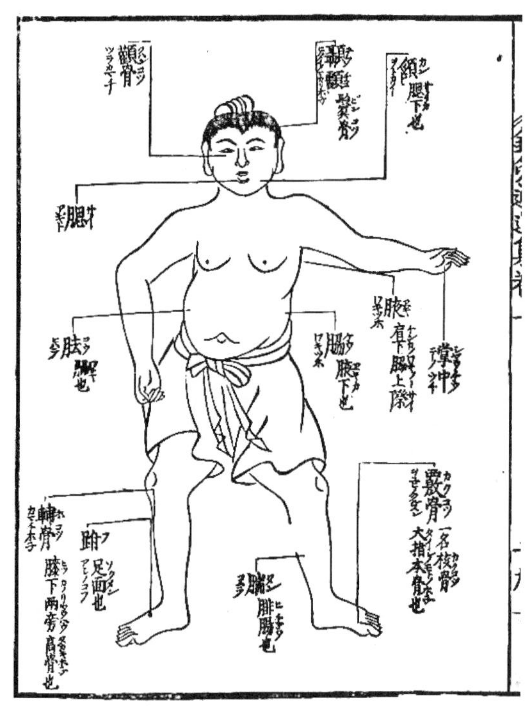

骨度图4（图见上右）

骨度图5（图见上左）

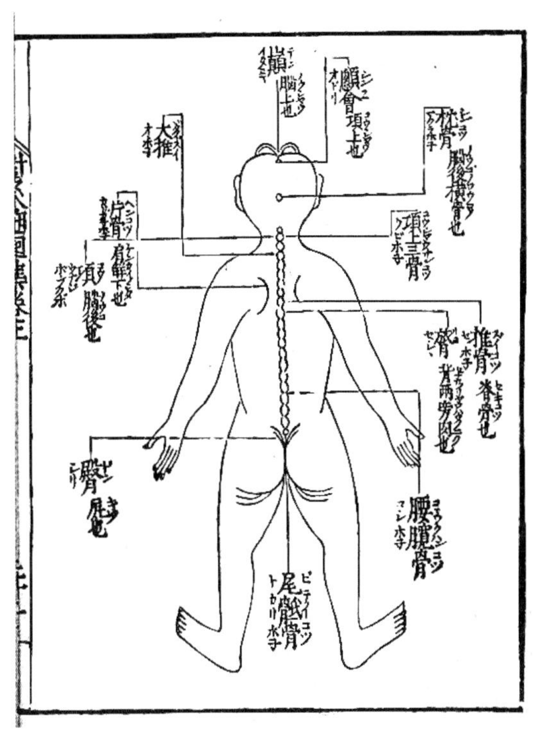

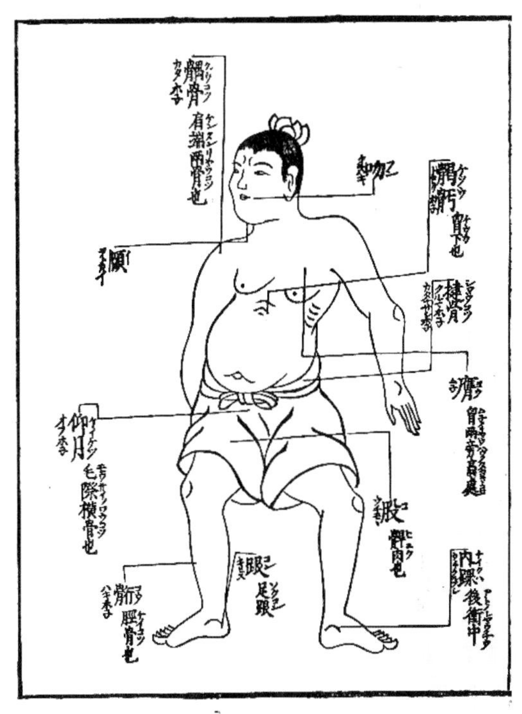

骨度图6（图见上右）

骨度图7（图见上左）

鍼灸補瀉論

灸法不問虛實寒熱悉令灸之其亦有補瀉之功虛者灸之使火氣以助元陽也實者灸之使實邪隨火氣而發散也寒者灸之使其氣復溫也熱者灸之引鬱熱之氣外發火就燥之義也其鍼刺雖有補瀉法恐但有瀉而無補焉經謂瀉者迎而奪之以鍼迎其經脈之來氣而出之固可以瀉實也謂補者隨而濟之以鍼隨其經脈之去氣而留之未必能補虛也不然內經何以曰無刺熇熇熱無刺渾渾脈無刺漉漉汗無刺大勞人無刺大飢人無刺大渴人無刺新飽人無刺大驚人又曰形氣不足病氣不足此陰陽皆不足也不可刺凡虛損危病久病俱不可刺鍼刺之重竭其氣老者絕滅壯者不復矣若此等語皆有瀉無補之謂也學者玩之或問曰吾子前論者語於補瀉詳也今有瀉無補其言似矛盾鍼有實補然吾子何曰無補乎經曰邪之所湊其氣必虛是即開決凝滯而以扶正氣爲補也對曰然汝內經慇懃之論未曉乎予

针灸补泻论

灸法不问虚实寒热，悉令灸之。其亦有补泻之功，虚者灸之，使火气以助元阳也；实者灸之，使实邪随火气而发散也；寒者灸之，使其气复温也；热者灸之，引郁热之气外发，火就燥之义也。其针刺虽有补泻法，恐但有泻而无补焉。经谓泻者迎而夺之以针，迎其经脉之来气而出之，固可以泻实也。谓补者，随而济之，以针随其经脉之去气而留之，未必能补虚也。不然《内经》何以曰无刺熇熇热，无刺浑浑脉，无刺漉漉汗，无刺大劳人，无刺大饥人，无刺大渴人，无刺新饱人，无刺大惊人。又曰：形气不足，病气不足，此阴阳皆不足也，不可刺。凡虚损、危病、久病，俱不可刺。针刺之重竭其气，老者绝灭，壮者不复矣。若此等语，皆有泻无补之谓也。学者玩之，或问曰：吾子前论者，语于补泻详也，今有泻无补，其言似矛盾，针有实补，然吾子何曰无补乎？经曰：邪之所凑，其气必虚。是即开决凝滞，而以扶正气为补也。对曰：然，汝《内经》殷勤之论未晓乎？予

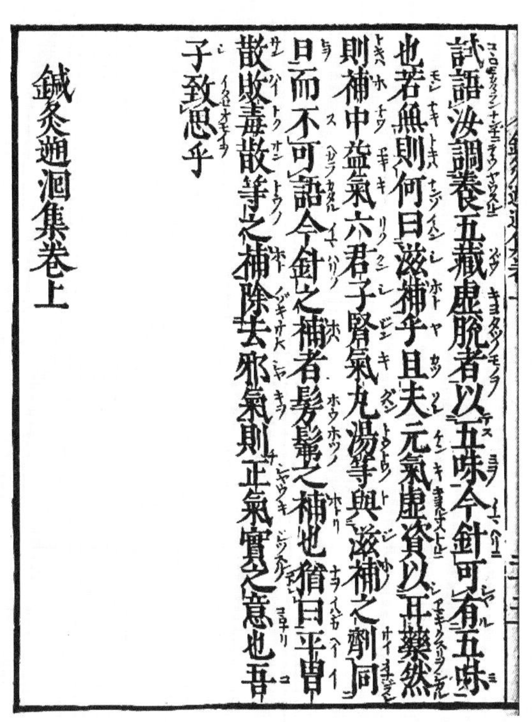

试语汝：调养五脏虚脱者以五味，今针可有五味也？若无，则何曰滋补乎？且夫元气虚，资以甘药，然则补中益气、六君子、肾气丸汤等，与滋补之剂同日而不可语。今针之补者，仿佛之补也，犹曰平胃散、败毒散等之补，除去邪气则正气实之意也。吾子致思乎！

针灸溯洄集卷上

鍼灸遡洄集卷中目録

禁針穴法　禁灸穴法
井滎俞經合穴　中風　附類中
痺症　附痛風　痿症
傷寒　瘧疾
痢病　泄瀉
霍亂　嘔吐　附翻胃膈噎
痰飲　欬嗽
喘急　欝症　附諸氣

针灸溯洄集卷中目录

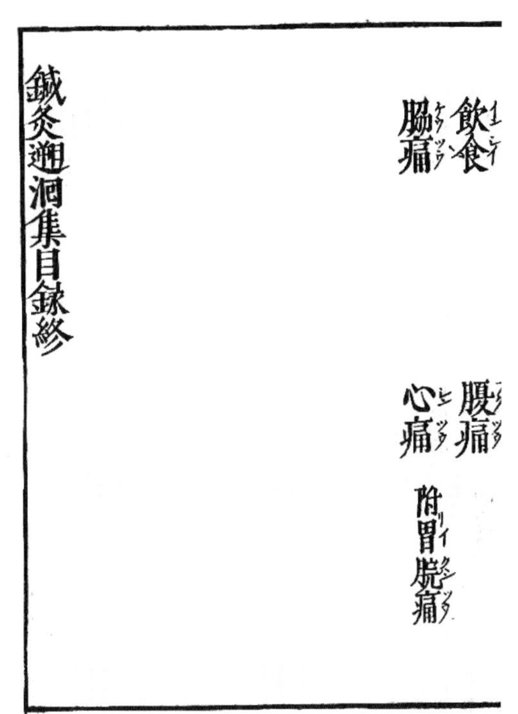
飲食　脇痛
腹痛　心痛　附胃脘痛
鍼灸遡洄集目録終

饮食	腹痛
胁痛	心痛　附胃脘痛

针灸溯洄集目录终

针灸溯洄集卷中

禁针法

脑户枕骨上强间后一寸五分　囟会上星后一寸陷者中　神庭直鼻上入发际五分　神道五椎节下　灵台六椎节下　承灵正营后一寸五分　络却通天后一寸五分　玉枕枕骨上入发际二寸　颅囟耳后间青络脉中　角孙耳郭中间上发际下开口有穴　承泣目下七分直瞳子陷者中　膻中两乳间陷者中　鸠尾蔽骨之端在臆前蔽骨下五分　水分下脘下一寸脐上一寸　神阙当脐中　会阴两阴之间　横骨阴上横骨中，宛曲如仰月，中央去腹中行各一寸半　气冲鼠鼷上一寸动脉应手陷　箕门鱼腹上越筋间，阴股内动脉应手　承筋腨肠中央陷中　三阳络臂上大交

脉支沟上一寸　五里肘上三寸行向里大脉中央　青灵肘上三寸，伸肘举臂取之　云门去胸中行各六寸　缺盆肩下横骨陷中　肩井肩上陷中　孕妇合谷手大指次指岐骨间陷中　三阴交踝上三寸　石门脐下二寸　针灸深可忌，五脏俞深刺则晕倒，邪盛则非可忌。然禁刺妄常不可验，于施治可有心得矣。

禁灸穴

哑门入发际五分，项中央宛宛中　风府项后入发际一寸　睛明内眦头外一分陷中　攒竹两眉头少陷中　承光五处后一寸五分　天柱挟项后发际大节外廉陷中者　素髎鼻柱上端准头　心俞五椎下相去脊中各二寸　白环二十一椎下相去脊中各二寸　承扶尻臀下陷纹中　殷门承扶下六寸　委中腘中央约纹动脉陷中　申脉外踝下五分陷中白肉际　下关耳前动脉下廉，合口有空，开口则闭　头维额角入发际，神庭旁四寸五分　人迎颈大脉动应手夹结喉两旁一寸五分　乳中当乳中是　伏兔膝上六寸起肉取之　髀关膝上伏兔后交分中　阴市膝上三寸　犊鼻膝膑下，骱骨上　条口下廉上一寸，举足取之　隐白足太指端内侧去爪甲角　漏谷内踝上六寸骱骨下陷中　阴陵泉膝下内侧辅骨下陷，曲膝取之　周荣中府下一寸六分陷中者　天府腋下三寸臂臑内廉　鱼际大指本节后内侧陷　少商大指端内侧去爪甲角　迎香鼻下孔旁五分　经渠寸口陷中　腹哀日月下一寸半去腹中行四寸五分　脊中十一椎节下间　地五会足小指次指本节后陷中　阳关阳陵泉上三寸犊鼻

外陷中　　丝竹空眉后陷中　　阳池手表腕上陷中至腕中心　　临泣目上直入发际五分陷中　　渊液腋下三寸陷中　　天牖颈大筋外缺盆上完骨下发际之上　　中冲手中指端去爪甲角　　鸠尾在臆前蔽骨下五分　　肩贞曲胛下两骨解间，肩髃后陷中　　颧髎面頄骨下廉锐骨端陷中

井、荥、俞、经、合穴

井所出　　荥所流　　俞所注　　原所过　　经所行　　合所入

手太阴肺：少商井木大指端内侧去爪甲角　　鱼际荥火大指本节后陷　　太渊俞土掌后陷中　　经渠经金寸口陷中　　尺泽合水肘中约纹上动脉中

手少阴心：少冲井木手少指内廉端去爪甲角　　少府荥火小指本节后骨缝陷中　　神门俞土掌后锐骨端之陷中　　灵道经金掌后一寸五分　　少海合水肘内廉节后大骨外，去肘端五分，屈肘向头得之

手厥阴心主：中冲井木手中指端去爪甲角　　劳宫荥火掌中央动脉　　大陵俞土掌后骨下两筋骨间陷　　间使经金掌后三寸两筋间陷　　曲泽合水肘内廉下陷，屈肘得之

足太阴脾[①]：隐白井木足大指端内侧去爪甲角　　大都荥火足大指本节后内侧陷中　　太白俞土足大指内侧，内踝前核骨下之陷中　　商丘经金足内踝骨下微前陷　　阴陵泉合水膝下内侧辅骨下陷，伸足取之

足少阴肾：涌泉井木足心陷中　　然谷荥火[②]足内踝前起大骨下陷中　　太溪俞土足内踝后跟骨上动脉陷　　复溜经金足内踝上二寸筋骨陷中　　阴谷合水膝下内辅骨后大筋下小筋上，

① 脾：原无，据体例补。
②火：原作“金”，据上下文例改。下同。

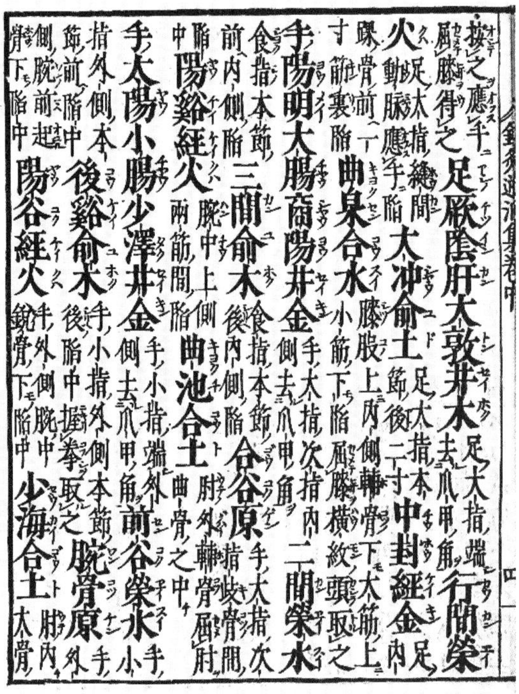

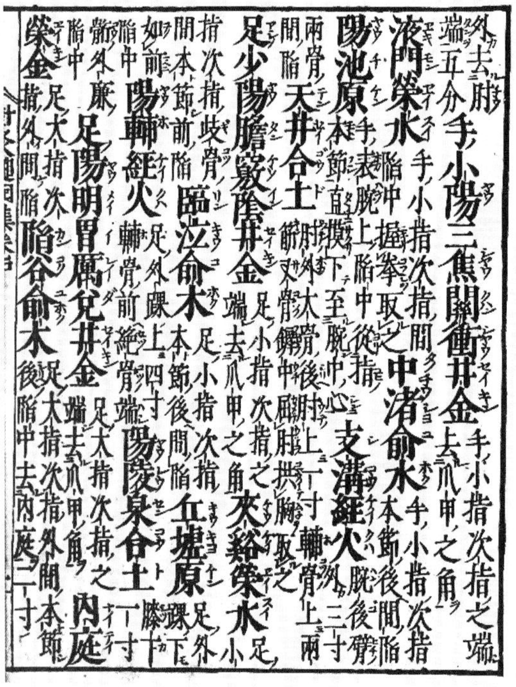

按之应手，屈膝得之。

足厥阴肝：大敦井木足大指端去爪甲角　行间荥火足大指缝间动脉应手陷　太冲俞土足大指本节后二寸　中封经金足内踝骨前一寸筋里陷　曲泉合水膝股上内侧辅骨下，大筋上，小筋下陷，屈膝横纹头取之

手阳明大肠：商阳井金手大指次指内侧去爪甲角　二间荥水食指本节前内侧陷　三间俞木食指本节后内侧陷　合谷原手大指次指歧骨间陷中　阳溪经火腕中上侧两筋间陷　曲池合土肘外辅骨，屈肘曲骨之中

手太阳小肠：少泽井金手小指端外侧去爪甲角　前谷荥水手小指外侧本节前陷中　后溪俞木手小指外侧本节后陷中，握拳取之　腕骨原手外侧腕前起骨下陷中　阳谷经火手外侧腕中锐骨下陷中　少海合土肘内大骨外，去肘端五分

手少阳三焦：关冲井金手小指次指之端去爪甲之角　液门荥水手小指次指间陷中，握拳取之　中渚俞水手小指次指本节后间陷　阳池原手表腕上陷中，从指本节直摸，下至腕中心　支沟经火腕后臂外三寸两骨间陷　天井合土肘外大骨后肘上一寸辅骨上两筋叉骨罅中，屈肘拱胸取之

足少阳胆：窍阴井金足小指次之端去爪甲之角　侠溪荥水足小指次指歧骨间本节前陷　临泣俞木足小指次指本节后间陷　丘墟原足外踝下如前陷中　阳辅经火足外踝上四寸辅骨前绝骨端　阳陵泉合土膝下一寸骱外廉陷中

足阳明胃：厉兑井金足大指次指之端去爪甲角　内庭荥水[1]足大指次指外间陷　陷谷俞木足大指次指外间本节后陷中，去内庭二寸

---

①水：原作“金”，据上下文体例及《针灸问对》卷上改。

冲阳原足跗上五寸去陷谷三寸骨间动脉　解溪经火冲阳后一寸五分腕上陷　三里合土膝下三寸骺骨外廉大筋内陷

足太阳膀胱：至阴井金足小指外侧去爪甲角　通谷荥水足小指外侧本节前陷中　束骨俞木足小指外侧本节后赤白肉际陷中　京骨原足外侧大骨下赤白骨际陷中，按而得之　昆仑经火足外踝后跟骨上陷中，动脉应手　委中合土腘中央约纹动脉陷中

治法

中风

中风者，有真中，有类中之分。真中，外来风邪乘虚而入，凡口开手撒，眼合遗尿，吐沫直视，喉鼾睡而面赤如妆，汗缀如珠，痰喘作声，必死也。○类中者，七情因风湿痰火也。○初麻木疼痛，风湿也。○右半身不遂，手足瘫痪者，属气虚与痰也。○手足瘫痪，口㖞语涩，属血虚而火盛也。○手足瘫痪，舌强蹇言，属虚热也。○手足瘫痪，半身痿弱不能动，属虚寒也。○半身不遂，患偏风，肩髃肩端上两骨之间，举臂取之、曲池肘横纹头、列缺去腕上侧一寸五分、三里曲下二寸、合谷手大指次指歧骨间陷中、阳陵泉膝下一寸外廉两骨浅刺。○右痪左，合谷、三里、阳谷手腕外侧兑骨下陷、阳辅外踝上四寸、昆仑外踝后跟骨上。目戴上，

刺丝竹空眉骨后陷；脊反折，风府脑户下一寸半、哑门顶入发际五分陷中深刺。按：经曰：春夏刺浅，秋冬刺深；肥人刺深，瘦人刺浅；肌肉浅薄，髎穴刺浅，艾少；肌肉深厚，髎穴刺深，艾多。又，春与夏不同，秋与冬不同，肥瘦有适中者，有太肥而壅肿者，有太瘦而骨立者，以意消息，不可执一论也。今爰曰浅，五分以下；曰深，五分以上也。后仿之。〇口眼㖞斜，太渊掌后陷中、列缺、申脉外踝下五分陷、二间食指本节前内侧陷、内庭足大指次指外间陷、行间足大指缝间动脉应手陷、浅刺。〇口噤不可开，失音，牙关颔颊肿，颊车耳下曲颔端近前陷，开口有空、承浆唇棱下陷，开口取之、合谷浅刺。〇手足不举，痛麻，拘挛，连眼肿赤痛，头旋，临泣足小指次指本节后间陷浅刺，久留功。〇主血虚、气虚，火与湿痰，风市膝上外廉两筋中、风池耳后发际陷中，按之引于耳中、环跳髀枢后宛宛中深刺；神阙脐中、百会顶中央旋毛中可容豆，直两耳尖、曲池、肩髃，可灸刺。〇偏风，口㖞，目不得闭，失音不语，饮食不收，水浆漏，地仓夹口吻旁四分、大迎曲颔前一寸三分骨陷中、翳风耳后尖角陷中，按之引耳中痛浅刺。〇肘不能屈，中渚手小指次指本节后间陷、腕骨手外侧腕前起骨下浅刺。〇偏肿，内关掌后去腕二寸两筋间、冲阳足跗上五寸深刺。○中风，喑哑，支沟腕后臂外三寸两骨间陷、间使掌后三寸两筋间陷、灵道掌后一寸五分、阴谷膝下内辅骨后。口噤不开，颊车耳下曲颔端近前陷中，开口有空、承浆唇棱下陷中、合谷深刺。

痹症附痛风

《痹论》岐伯曰：风寒湿之三气杂至，合而为痹。○骨痹者，足挛不能伸步，身偻不能直居。○筋痹者，夜卧则惊，多饮，小便数。○脉痹者，脉不通，烦则心下鼓，暴上气而喘，嗌干善噫。○肌痹者，四肢解堕，发咳呕汁，上为大塞。○皮痹者，烦满，喘而呕。桉：后世医正不考《内经》为一哀哉！○痛风者，血气、风湿、痰火皆令作痛，或当风取凉，卧湿地，雨汗湿衣，遂体而成痛风。○遍身壮热，骨节疼痛者，风寒也。○遍身疼痛，属湿痰。○遍身走痛，日轻夜重者，血虚也。○肢节肿痛者，湿痛者，皆火邪也。○两手疼痛麻痹者，风痰也。○风痹，臑肘挛，手臂不得举，尺泽肘中约纹上动脉中、阳辅足外踝上四寸绝骨端三分深刺。○痰痹，灸膈俞七椎下相去脊中各二寸。○寒痹，腰膝痛蹇，膝不得转侧伸缩，委中腘中央约纹动脉陷、曲池、列缺、环跳、风市穴处出中风深刺

○脚膝酸痛，曲泉膝股上内侧辅骨下陷中，屈膝横纹头取之、三里膝下三寸胻骨外廉，举足取之、阳陵泉膝下一寸胻骨外廉陷中，蹲踞取之、委中穴处出上深刺，宜久留。膝胻股肿，解溪冲阳后一寸五分腕上陷、委中、三里、阳辅穴处出之浅刺。○脚胻麻木者，环跳、风市穴处出上深刺。○周痹，吐食，肝俞九椎下相去脊中各二寸、胆俞十椎下去脊中各二寸、肾俞十四椎下去脊中各二寸灸之。

痿症

岐伯曰：色欲过度，宗筋弛纵，筋膜干则筋急而挛，为筋痿。○脾气热则胃干而渴，肌肉不仁，为肉痿。肾气热，则腰脊不举，骨枯而髓减，为骨痿。○按：痹、痿症近代合为中风，施治方故于世，中风多予实治，真中风见希，大抵痹、痿二症也。然医者以心不考，岂使免人夭殃。○痿而身不仁，手足偏小者，先京骨足外侧大骨下赤白骨际陷中，按而得之、中封足内踝骨前一寸筋里陷、绝骨穴处出中风浅刺。○胸中烦满，臂腨疼痛，筋缓，捉物不得，内关、肩髃、曲池内关掌后去腕二寸两筋间。浅刺补之余穴处出中风；风市、三里、阳陵泉穴处出上深刺泻之。

伤寒

冬时人起居失节，饮食失时，感邪而即病，曰伤寒。寒邪脏藏肉之间，至春发者，曰温病；至夏发，曰热病。其理一也。有传经者，有越经；有直人，有并病，有合病，其症不一也，六经者。〇头项痛，腰脊强，病在太阳。〇身热鼻干，目疼不得卧，病在阳明。〇胸胁痛，耳聋，往来寒热，病在少阳。〇咽干腹满，自利，病在太阴。〇口燥舌干而渴，病在少阴。〇烦满囊缩，病在厥阴。〇身热头疼，不出汗，攒竹两眉头少陷中、神门掌后锐骨端陷中、少泽手小指端外侧去爪甲角下一分陷、大陵掌后骨下两筋间陷中浅刺。〇汗不出，胸满膨膨，洒淅寒热，风池耳后发际陷中，按之引于耳中、经渠寸口陷中、鱼际大指本节后内侧陷、商阳手大指次指内侧去爪甲角浅刺。〇余热不尽，曲池、三里、合谷穴处出中风浅刺。〇呕哕，百会、曲池穴处出中风、商丘足内踝骨下微前陷中浅刺。〇胸中澹澹，发狂，间使掌后三寸两筋间陷中、劳宫掌中央动脉，屈中指、无名指间取之、复溜足内踝上二寸筋骨陷中、合谷穴处出中风浅刺。〇不省人事，中渚手小指次指本节后间陷、大敦足大指端去爪甲三毛中、三里膝下三寸浅刺。〇秘塞，照海足内踝下浅刺；章门大横外直季胁肋端深刺。〇烦满，汗不出，风池耳后发际陷中，按之引于耳中深刺；命门十四椎节下间浅刺。〇汗出寒热，五处上星旁一寸半、攒竹两眉头少陷中浅刺；中脘脐上四寸，居心蔽骨与脐之中深刺。〇身热头痛，汗不出，曲泉膝股内侧辅骨下，屈膝，横纹头取之深刺。〇少阴发热，灸太溪足内踝后跟骨上动脉陷中。〇胸胁满，谵，期门直乳二肋端陷浅刺。〇六七日，脉微，手足厥冷，烦躁，灸厥阴俞四椎下去脊中各二寸。〇四肢厥冷，身冷，四逆也，灸肝俞九椎下相去脊中各二寸、肾俞十四椎下去脊中各二寸、气海脐之下一寸半。〇太阳、少阳并病，头痛，或冒闷如结胸状，大椎一椎上陷者中、肺俞三椎下相去脊中各二寸浅刺。〇洁古曰：烦满囊缩，灸阳陵泉膝下一寸骱外廉陷中，蹲坐取之。〇《医学发明》曰：陷下则灸之已，阳在外上，阴在内下。今言陷下者，阳气下陷而入阴血之中；阴反居其上而覆其阳，脉俱见寒，外者灸之。〇仲景曰：微数之脉，慎不可灸，因火为邪，则为烦逆，血散脉中，血难复，实实虚虚也。

疟

疟者，因外感风寒暑湿，内伤饮食劳倦，或饥饱色欲过度，以致脾胃不和，痰留中脘，来时呵欠怕寒，手足冷，发寒战，大热，口渴，头痛，腰胯骨节酸疼，或寒后热，或热后寒，或乍热乍寒，或寒多，或热多，待热退身凉，方可饮食。切不可带热饮食，恐不消成痞，名疟母，痞散或鼓者间有之。〇痎疟，寒热，经渠寸口陷中、前谷手小指外侧本节前陷中、百会顶中央旋毛中有容豆浅刺。〇温疟，中脘脐上四寸、大椎一椎上陷者中深刺。〇痰疟，寒热，合谷手大指次指歧骨间陷中、后溪手少指外侧本节后陷中，握拳取之浅刺。〇寒疟，不食，内庭足大指次指外间陷中、厉兑足大指次指之端有去爪甲之角、公孙足大指本节后一寸内踝前。〇热多寒少，间使掌后三寸两筋之间陷中、商阳手大指次指内侧有去爪甲角浅刺。〇五脏五腑疟，合谷、公孙穴处出前、曲池肘外辅屈肘两骨中纹头尽处，以手拱胸取之浅刺。〇痰疟，振寒，疟母，承满不容下一寸去中各三寸、梁门承满下一寸去中行各三寸浅刺。〇疟寒热，天府腋下三寸臂臑内廉动脉陷中，以鼻取之。〇截疟妙手者，鸠尾蔽骨之端在臆前蔽骨下五分浅刺，神效。然禁针之穴，下手者可，有心得口传。

痢

痢疾不分赤白，俱肠胃作湿热也。〇赤白兼脓血，杂痢皆因脾胃失调，饮食停滞，积于肠胃之间，多是暑湿伤脾，故作痢。起于肚腹疼痛，大便里急后

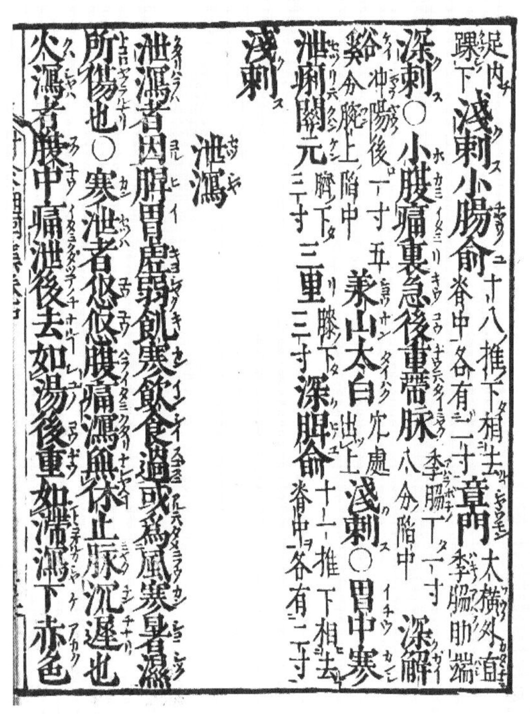

重，小水短赤不长。〇初下痢，不分赤白，湿热也。〇下痢，发热不退者，脾胃有风邪也。〇下痢，发热，便闭者，表里有实热。〇下痢，噤口不食者，脾虚胃热盛也。〇下痢，腹痛，里急后重者，热积气滞也。〇痢疾，曲泉膝股上内侧辅骨陷中，屈膝横纹头取之、太溪足内踝后跟骨上动脉之陷中浅刺；丹田脐下二寸深。太冲足大指本节后二寸内间动脉陷中、脾俞十一椎下相去脊中有各二寸。〇腹中切痛，里急脓血，太白足大指内侧内踝前核骨下陷中、复溜足内踝上二寸筋骨陷中、太冲穴处出上浅，承山兑腨肠下分肉间陷中深刺。〇赤痢，下重，肿痛，承山穴处出上、照海足内踝下浅刺，小肠俞十八椎下相去脊中各有二寸、章门大横外直季胁肋端深刺。〇小腹痛，里急后重，带脉季胁下一寸八分陷中深，解溪冲阳后一寸五分腕上陷中、承山、太白穴处出上浅刺。〇胃中寒，泄痢，关元脐下三寸、三里膝下三寸深，脾俞十一椎下相去脊中各有二寸浅刺。

泄泻

泄泻者，因脾胃虚弱，饥寒，饮食过，或为风寒暑湿所伤也。〇寒泄者，悠悠腹痛，泻无休止，脉沉迟也。〇火泻者，腹中痛，泄后去如汤，后重如滞，泻下赤色，小水短赤，烦渴，脉数也。〇暑泻者，夏月暴泻如水，面垢，脉虚也。〇湿泻者，泻水多而腹不痛，腹雷鸣，脉细。〇风泄者，泻而便带清血，脉浮弦。〇食积泄者，腹痛甚而泻，泻后痛减，脉弦。〇痰泻者，或多或少，或泻或不泻，脉沉滑。〇虚泻者，饮食入胃即泻，水谷不化，脉微弱。〇脾泻者，食后到饱，泻去即宽，脉细。治法不同，随可用。〇泄泻，腹痛，肠中雷鸣，食不化，中脘脐上四寸、天枢夹脐旁各二寸陷中、三里膝下三寸深刺。〇肠鸣卒痛，泄利，不欲食，饮食不下，不容巨阙旁各三寸直四肋间、承满不容下一寸深刺，梁门承满下一寸、关门梁门下一寸浅刺。〇泄利，腹寒脐痛，幽门巨阙旁各五分、腹结大横下一寸三分去腹中行四寸半深，腹哀日月下一寸五分浅刺。

霍乱

霍乱者，有湿、干之二症。内伤饮食生冷，外感风寒暑湿，而成湿霍乱；忽心腹疼痛，或上吐，或下泻，或吐泻，四肢厥冷，六脉沉而为绝。〇干霍乱最难治，死有须臾，忽然心腹绞痛，手足厥冷，脉沉伏，欲吐不得吐，欲泻不得泻，阴阳乖隔，升降不通，急委中腘中央约纹动脉陷中深刺出血。○霍乱，阴陵泉膝下内侧辅骨下陷中，伸足取之、承山兑腨肠下分肉间陷中深刺。○胸中满闷欲吐，幽门巨阙旁一寸半深刺。○霍乱吐泻，尺泽肘中约纹动脉之中、三里曲池下二寸按之肉起锐肉之端、关冲手小指次指之端去爪甲之角浅刺。○霍乱转筋，承筋腨肠中胫后从脚跟上七寸陷、附阳外踝骨之上七寸。

呕吐附翻胃、膈噎

呕吐，有声有物也。○呕哕清水冷涎，寒吐也。○烦渴呕哕者，热吐也。○呕哕痰涎者，痰火也。○水寒停胃，呕吐者，湿吐也。○饱闷作酸，呕吐者，食吐也。膈噎翻胃之症，皆由七情太过而动五脏之火，熏蒸津液而痰益盛，脾胃渐衰，饮食不得流行，为此三症。○年老人阴血枯槁，痰火气结，升而不降，饮食不下者，乃成膈噎。○年少之人有患膈噎者，胃脘血燥不润，便闭塞，而食不下也。○咽喉以下至于脐、胃脘之中，百病危，心气痛，胸结硬，伤寒呕哕闷涎，中冲手中指端去爪甲角陷中、列缺去腕侧上一寸五分、三间食指本节后内侧之陷中、三里曲池之下二寸浅，风池耳后发际陷中，按之引于耳中深刺。○呕哕，太渊掌后陷中浅刺。○喘嗽膈食，灸膈俞七椎下相

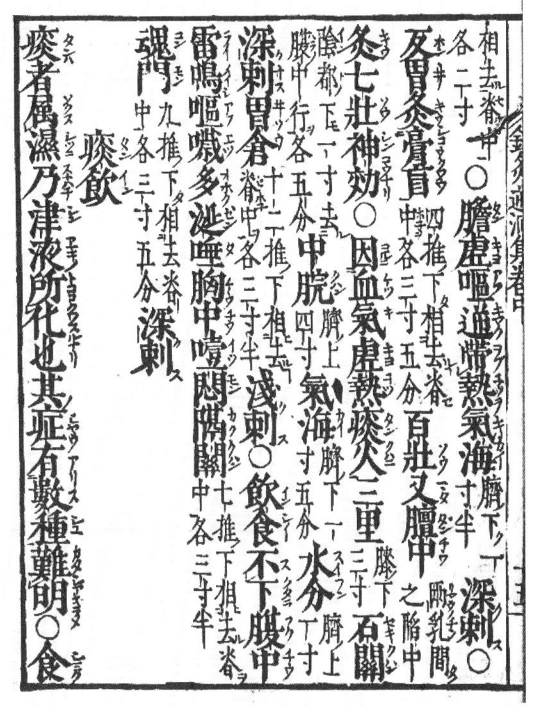
鍼灸溯洄集卷

相去脊中各二寸○膽虛嘔逆帶熱氣海臍下一寸半深刺○反胃灸膏肓四推下相去脊中各三寸五分百壯又膻中兩乳間之陷中灸七壯神効○因血氣虛熱痰火三里膝下三寸石關陰都下一寸去腹中行各五分中脘臍上四寸氣海臍下一寸五分水分臍上一寸深刺胃倉十二推下相去脊中各三寸半淺刺○飲食不下腹中雷鳴嘔噦多涎唾胸中噎悶膈關七推下相去脊中各三寸半魂門九推下相去脊中各三寸五分深刺

痰飲

痰者屬濕乃津液所化也其症有數種難明○食

積痰者多食飲食鬱久而成痰○胸膈有痰氣脹痛在咽喉間有如綿絮有如梅核吐之不出嚥之不下○痰飲者痰在胸膈間痛而有聲也○痰涎者渾身胸背脇痛不可忍也○濕痰流注者渾身有腫塊也○痰核者渾身上下結不散也○脇下有痰作寒熱咳嗽氣急作痛者痰結也○痰涎前谷手小指外側本節前陷中復溜足內踝上二寸筋骨陷中陰谷膝下內輔骨後按之應手屈膝乃得之淺刺○結積留飲灸膈俞七推下相去脊中各二寸通谷幽門下一寸夾上脘相去五分有痰氣陰虛灸中府乳上三肋間動

相去脊中各二寸。○胆虚，呕逆带热，气海脐下一寸半深刺。○反胃，灸膏肓四椎下相去脊中各三寸五分百壮。又，膻中两乳间之陷中灸七壮，神效。○因血气、虚热、痰火，三里膝下三寸、石关阴都下一寸，去腹中行各五分、中脘脐上四寸、气海脐下一寸五分、水分脐上一寸深刺；胃仓十二椎下相去脊中各三寸半浅刺。○饮食不下，腹中雷鸣，呕哕，多涎唾，胸中噎闷，隔关七椎下相去脊中各三寸半、魂门九椎下相去脊中各三寸五分深刺。

痰饮

痰者属湿，乃津液所化也。其症有数种难明。○食积痰者，多食，饮食郁久而成痰。○胸膈有痰，气胀，痛在咽喉间，有如绵絮，有如梅核，吐之不出，咽之不下。○痰饮者，痰在胸膈间，痛而有声也。○痰涎者，浑身胸背胁痛不可忍也。○湿痰流注者，浑身有肿块也。○痰核者，浑身上下结不散也。○胁下有痰，作寒热咳嗽，气急作痛者，痰结也。○痰涎，前谷手小指外侧本节前陷中、复溜足内踝上二寸筋骨陷中、阴谷膝下内辅骨后按之应手。屈膝乃得之浅刺。○结积留饮，灸膈俞七椎下相去脊中各二寸、通谷幽门下一寸，夹上脘相去五分。有痰气，阴虚，灸中府乳上三肋间动脉应手陷中，去中行六寸、肺俞三椎下相去脊中各二寸、华盖璇玑之下一寸之陷中。〇肩胁痛，口干心痛，与背相引不可咳，为痰癖，不容巨阙旁各三寸、肝俞九椎下相去脊中各二寸灸刺。〇上气喘逆，食饮不下，承满不容下一寸去中行各三寸、风门二椎下相去脊中各二寸浅刺。〇痰，喘息，令患人并立两足，以稗自左大指端至右大拇指周回而裁端，以其稗中指一寸切舍，分发端自鼻起，垂项，稗尽处灸穴。男左女右，脊骨之际取之。予常试得刺补也。三里曲池下二寸。

咳嗽

冷风嗽者，遇风冷即发，痰多喘嗽。〇痰嗽者，嗽动便有痰声，痰出嗽止。〇肺胀者，嗽则喘满气急也。〇咳嗽，胸膈结痛者，痰结也。〇早晨嗽者，胃中有食积也。〇上半日嗽多者，胃中伏火也。〇《千金》曰：寒嗽，太冲足大指本节后二寸浅刺。心咳，神门掌后锐骨端陷中浅刺。脾咳，太白足大指内侧内踝前核骨下之陷中浅刺。肺咳，太渊掌后陷中浅刺。肾咳，太溪足内踝后跟骨上动脉陷中浅刺。胆咳，阳陵泉膝下一寸骱外廉陷中深刺。〇上气咳逆，短气风劳，灸肩井肩上陷中以三指按之，中指下陷中浅刺，灸百壮。〇上气咳逆，短气

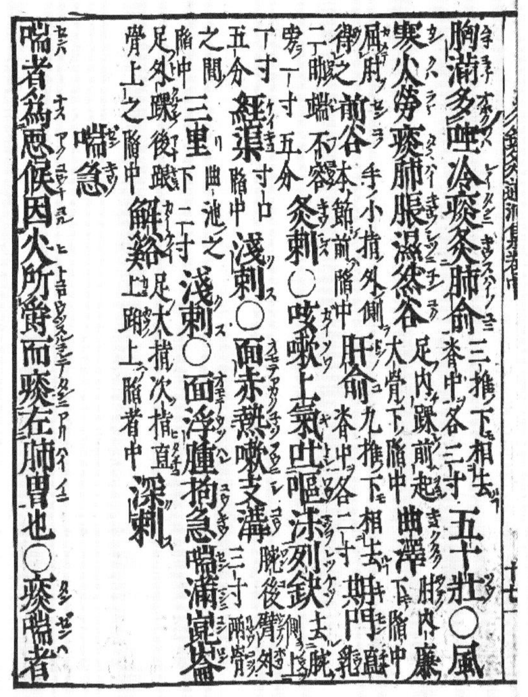

胸满，多唾冷痰，灸肺俞三椎下相去脊中各二寸五十壮。○风寒火劳痰，肺胀湿，然谷足内踝前起大骨下陷中、曲泽肘内廉下陷中，屈肘得之、前谷手小指外侧本节前陷中、肝俞九椎下相去脊中各二寸、期门直乳二肋端，不容旁一寸五分灸刺。○咳嗽上气，吐呕沫，列缺去腕侧上一寸五分、经渠寸口陷中浅刺。○面赤热嗽，支沟腕后臂外三寸两骨之间陷中、三里曲池之下二寸浅刺。○面浮肿，拘急，喘满，昆仑足外踝后跟骨上之陷中、解溪足大指次指直上跗上陷者中深刺。

喘急

喘者为恶候，因火所郁，而痰在肺胃也。○痰喘者，喘动便有痰声。○火喘者，乍进乍退，得食则减，止食则喘也。○气短而喘者，呼吸短促而无痰声也。○上喘者，曲泽肘内廉下陷中，屈肘得之、神门掌后锐骨端之陷中浅，解溪足大指次指直上跗上陷者中、昆仑足外踝后骨上陷中、大陵掌后骨下两筋间陷者中深刺。○喘咳，隔食，灸膈俞七椎下相去脊中各二寸。○喘满气喘，商阳在[1]大指次指内侧去爪甲角、三间食指本节后内侧陷者中浅刺。○上冲胸，喘息不能行，不得安卧，上廉三里下三寸，举足取之、期门直乳二肋端，不容旁一寸五分、中脘脐上四寸深刺。○肺胀气满，胁下痛，太渊掌后陷中、大都足大指本节后内侧陷中、肺俞三椎

①在：底本版蚀，据《素问·刺热论》补。

下相去脊中各二寸浅刺。○喘息咳逆，烦满，魄户三椎下相去脊骨各三寸五分浅刺。○胸胁痛，支满喘息，章门大横外直季胁肋端，脐上二寸、幽门巨阙旁各五分、不容巨阙旁相去中行各三寸深刺。

郁证附诸气

六郁之证，多沉伏。○气郁则腹胁刺痛不舒，脉沉而涩。○湿郁则周身骨节走注疼痛，遇阴雨即发，脉沉而缓。○热郁则小便赤涩，五心烦热，口苦舌干，脉沉而数。○痰郁则喘满气急，痰嗽不出，胸胁痛，沉而滑。○血郁则能食，便红，或卒吐紫血，痛不移处，脉芤而结。○食郁则嗳气作酸，胸腹饱闷作痛，恶食不思，脉滑而紧。○《举痛论》有九气，曰喜、怒、忧、思、悲、恐、惊、寒、热。喜则气散，怒则气逆，忧则气陷，悲则气消，恐则怯[①]，惊则气耗，寒则气收，热则气泄也。有实气，有虚气，虽云无气补法，正气虚而不补，气何由而行？丹溪曰：气实不宜补，气虚宜补之。○食郁，肠鸣腹胀，食饮不下，承满不容下一寸去中行三寸、外陵天枢下一寸去中行各二寸深刺，膈俞七椎下相去各二寸浅刺。○热郁，大肠中热，身热腹痛，气冲去中行四寸鼠鼷上一寸动脉陷中、肝俞

①恐则怯：《素问·举痛论》作"恐则气下"，又作"恐则精却"，此处论"九气"，故以"恐则气下"为洽。

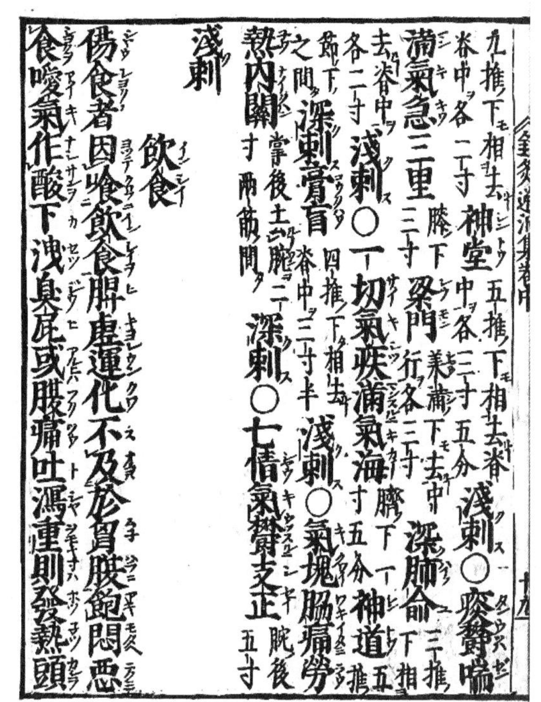
九推下相去脊中各二寸神堂五推下相去脊中各三寸五分浅刺○痰鬱喘滿氣急三里膝下三寸梁門承滿下去中行各三寸深刺肺俞三推下相去脊中各二寸浅刺○一切氣疾滿氣海臍下一寸五分神道五推節下之間深刺膏肓四推下相去脊中三寸半浅刺○氣塊脇痛勞熱內關掌後去腕二寸兩筋間深刺○七情氣鬱支正腕後五寸浅刺

飲食

傷食者因飡飲食脾虚運化不及於胸腹飽悶悪食噯氣作酸下洩臭屁或腹痛吐瀉重則發熱頭

九椎下相去脊中各二寸、神堂五椎下相去脊中各三寸五分浅刺。○痰郁，喘满气急，三里膝下三寸、梁门承满下去中行各三寸深，肺俞三椎下相去脊中各二寸浅刺。○一切气疾满，气海脐下一寸五分、神道五椎节下之间深刺，膏肓四椎下相去脊中三寸半浅刺。○气块，胁痛劳热，内关掌后去腕二寸两筋间深刺。○七情气郁，支正腕后五寸浅刺。

饮食

伤食者，因餐饮食，脾虚运化不及，于胸腹饱闷，恶食，嗳气作酸，下泄臭屁，或腹痛吐泻，重则发热头疼。○饮食停积，痞胀作痛者，宜消导。○饮食不思，痞闷者，胃寒也。○饮食不化到饱者，脾虚也。○饮食自倍者，脾胃乃伤也。○支满不食，肺俞三椎下相去脊中各三寸浅刺。○振寒不食，冲阳足跗上五寸去陷谷三寸骨之间动脉深刺。○胃热不食，下廉上廉下三寸，举足取之深刺。○胃胀不食，水分脐上一寸深刺，胸胁满，不得俛仰，食不下，喜饮，周荣中府下一寸六分，仰取之、中府乳上三肋间去中行六寸浅刺。○饮食不消，腹坚急，肠鸣，胞肓十九椎下相去脊中各三寸半深刺。○伤酒呕吐，率谷耳上入发际一寸半陷中。○多食，身瘦疲，吐咸汁，关元脐下三寸、脾俞十一椎下去脊中各二寸灸刺。〇饮食喜完谷不化，通谷上脘旁各五分、梁门承满下一寸去中行二寸浅刺。〇脾胃疼，食不进，天枢脐旁二寸、中脘脐上四寸、三里膝下三寸深刺。

腹痛

腹痛者，寒、热、食、血、湿、痰、虫、虚、实九种也。〇绵绵痛，无增减，寒痛也。〇乍痛乍止，热痛也。〇腹痛而泻，泻后痛减，食积也。〇痛不移处者，死血也。〇腹痛引拘胁下有声，痰饮也。〇以手按之，腹软痛止者，虚痛也。〇腹满硬，手不敢按，实痛也。〇时痛时止，面白唇红者，虫痛也。〇小腹胀痛，气海脐下一寸五分灸。〇绕脐痛，水分脐上一寸、曲泉屈膝横纹头取之、中封足内廉前一寸深刺。〇燥屎旧积，按之不痛，为虚；痛，为实，可灸。不灸令病人冷结，久而因气冲心死，刺委中膝腘中央陷者深。〇腹满，心与背相引痛，不容巨阙旁各三寸、天枢脐旁二寸、三阴交内踝上三寸中。〇胃胀腹痛，下脘脐上二寸、气海脐下一寸半中、昆仑外踝后跟骨上陷中深刺。〇腹中雷鸣，小腹急痛，复溜足内踝上二寸筋骨陷中、阴市膝上三寸浅刺，下廉上廉下三寸深刺。

胁痛

左胁痛者，肝经受邪也。〇右胁痛者，肝邪入肺也。〇左右胁俱痛者，肝火盛而木气实。〇两胁走注，痛而有声者，痰饮也。〇左胁下有块作痛不移者，死血也。〇右胁下有块作痛饱闷，食积也。〇肝火盛实，有死血，肝急，丘墟足外踝下如前陷中、中都内踝上七寸䯒骨中深刺。〇胁下痛，不得息，腕骨手外侧腕前起骨下陷者中、阳谷手外侧腕中锐骨下陷中浅刺。〇胸胁痛支满，章门季胁肋端深，支沟出前浅刺。〇胁下痛，不得息，申脉外踝下五分之陷中白肉之间、腕骨手外侧腕起骨下陷中、阳谷手外侧腕中锐骨下陷中浅刺。〇胁痛结胸，风市膝上外廉两筋之中、期门直乳二肋之端深刺。〇胸腹小肠痛，京门监骨下腰中季胁本夹脊、悬钟足外踝上三寸动脉之中深刺。

心痛附胃脘痛

心痛初起者，胃中有寒也。〇心痛稍久者，胃中有郁热也。〇心痛，素食热物者，死血留胃口也。〇卒心疼不可忍，灸足大指次指内纹中各一壮。〇心痛，有风、寒、气血、食积、热，太溪足内踝后跟骨上动脉陷者中、尺泽肘中约纹上动脉中、太白足大指内侧内踝前核骨下陷者中浅，建里脐之上三寸浅刺。〇心痛，色苍苍如死状，终日不得息，如锥，然

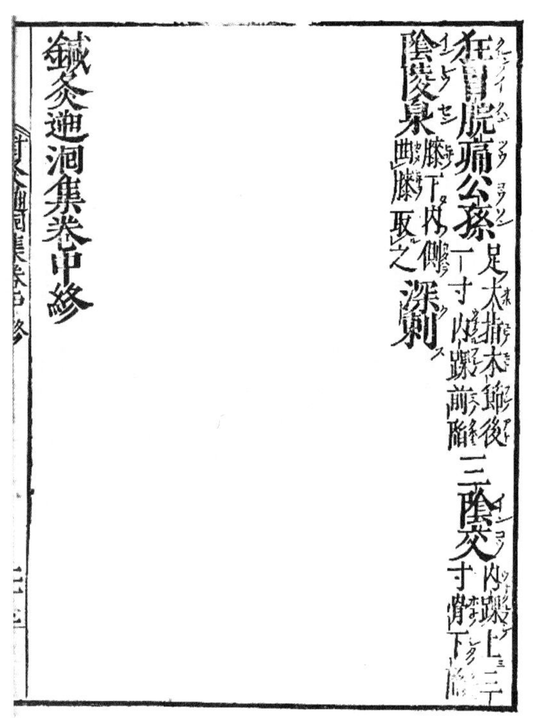
狂胃脘痛公孫足大指本節後一寸内踝前陥三陰交内踝上三寸骨下陥陰陵泉膝下内側曲膝取之深刺

鍼灸遡洄集巻中終

谷足内踝前起大骨下陷中、大都足大指本节后内侧陷中浅，行间足大指缝间动脉应手陷者中、中脘脐上四寸深刺。〇心痛胸满，厥阴俞四椎下相去脊骨各二寸、膈俞七椎下相去脊骨各二寸浅，京骨足之外侧大骨下赤白间陷中深刺。〇卒心痛，涌泉足心陷中浅刺。〇心痛善惊，身热烦渴，口干，逆气，心下澹澹，曲泽肘内廉下陷中，屈肘得之、郄门掌后去腕五寸浅刺。〇心痛，伏梁、奔豚，上脘脐上五寸深刺。〇心腹胀满，胃脘痛，太渊掌后陷中、鱼际大指本节后内侧陷者中浅，三里膝下三寸深刺。〇心烦，胃脘痛，解溪足大指次指直上跗上陷者宛宛中、完骨耳后入发际四分、胃俞十二椎下去脊中二寸浅刺。〇心狂，胃脘痛，公孙足大指本节后一寸内踝前陷、三阴交内踝上三寸骨下陷、阴陵泉膝下内侧，曲膝取之深刺。

针灸溯洄集卷中终

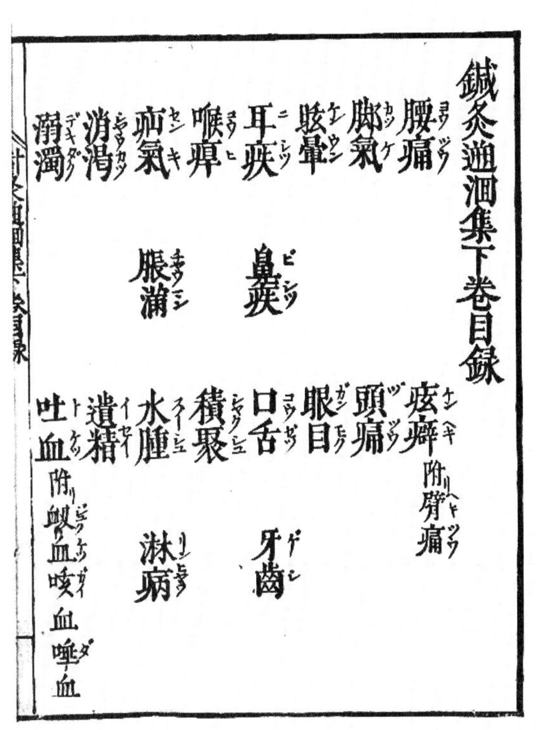

鍼灸遡洄集下卷目録

腰痛 痃癖附臂痛
脚氣 頭痛
眩暈 眼目
耳疾 鼻疾 口舌 牙齒
喉痺 積聚
疝氣 脹滿 水腫 淋病
消渇 遺精
溺濁 吐血附衄血 咳血 唾血

针灸溯洄集下卷目录

下血附溺血
脱肛
健忘附怔忡
汗
调经附带下
产后
疳癖
痔漏
秘结
癫痫附狂症
瘿瘤附结核瘰疬
妊娠附临产
急惊附慢惊、痫症
疮疡

针灸溯洄集下卷目录终

针灸溯洄集卷之下

腰痛

大抵腰痛新久，总属肾虚。○常常腰痛者，肾虚也。○日轻夜重者，瘀血也。○遇阴雨、久坐而发者，湿也。○腰背重注，走串痛者，痰也。○挫闪腰疼，胁肋疼，尺泽肘中约纹上动脉中、曲池肘外辅骨屈肘曲中、三阴交踝上三寸浅刺。○腰疼难动，风市膝上七寸、委中膝腘中央、行间足大指缝间动脉应手中深刺。○腰脊强痛，腰俞二十一之节下间中、膀胱俞十九椎下去脊中各二寸、委中深刺。○腰脚疼者，环跳髀枢之中侧卧取之深刺。〇自背引腰疼，太冲足大指本节后二寸、太白足大指内侧内踝前浅刺。〇腰尾引痛，昆仑足外踝后跟骨上陷者中、承山兑腨肠下分肉间陷者中、阳辅足外踝之上四寸辅骨前。〇髀枢膝骨冷痛，阳陵泉膝下一寸胻外廉陷、丘墟足外踝下如前陷中深刺。〇志室十四椎下相去脊中各三寸半、曲泉膝股内侧屈膝横纹头取之深刺。

痃癖附臂痛

心气劳役而气郁，或为辛劳，气血凝滞而肩胛肿痛，轻易难施，针刺最可，谨口受在此处。欲行针，先以手按摩，而使气血流行，可用针必深，不可刺。妙手者，针伏而入皮肉间，或以砭针出血，气血流通为得。岐伯曰：以砭石取痛痹是也。犹有口授。〇肩背并和肩膊疼，曲池肘之外横纹头、合谷手大指之次指歧骨之间陷中浅刺；未愈，尺泽肘中约纹上动脉中、三间食指本节后内侧陷深刺。〇臂痛者，因风痰寒湿横行经络，肩髃肩端，举手取之也、曲池穴处出前浅刺。〇臂痛难举，曲池、尺泽肘中约纹中央、三里曲下二寸、少海肘大骨去肘端五分陷中浅刺。〇臂内廉痛，神门掌后锐骨端陷者中、太渊寸口之中浅刺。〇手腕无力，列缺去腕侧上一寸五分浅刺。〇肘臂臑痛，通里腕后一寸陷者中、

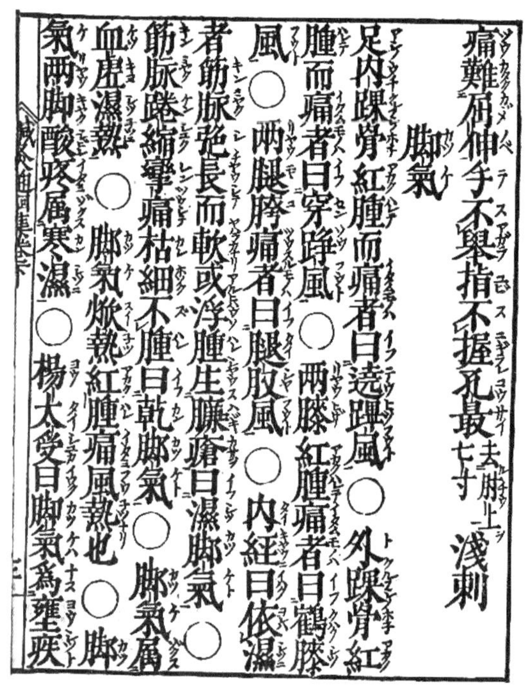
曲池手三里穴處出上淺刺○肘臂手指難屈曲池三里穴處出上外關腕後二寸兩筋間陽池上一寸深刺○手臂麻木天井肘外大骨後肘一寸輔骨上兩筋叉骨罅中屈肘拱胸取支溝腕後臂外三寸兩骨間陷者中外關穴處出上深刺○風痹手攣不舉尺澤曲池合谷穴處出上深刺○手指拘攣并筋緊曲池陽谷手外側腕中銳骨下陷中深刺○肩膊煩疼肩井肩上陷中肩髃曲池淺刺○手熱肘臂攣痛脇腋腫曲澤肘內廉下陷中屈肘得之間使掌後三寸兩筋間陷者中太陵掌後骨下兩筋間陷者中小海肘內廉節後大骨內去肘端五分屈肘向頭得之深刺○肘臂厥痛難屈伸手不舉指不握孔最去肘上七寸淺刺

脚氣

足內踝骨紅腫而痛者曰遶踝風○外踝骨紅腫而痛者曰穿踭風○兩膝紅腫痛者曰鶴膝風○兩腿膀痛者曰腿股風○內經曰依濕者筋脉弛長而軟或浮腫生臁瘡曰濕脚氣○筋脉踡縮攣痛枯細不腫曰乾脚氣○脚氣屬血虛濕熱○脚氣焮熱紅腫痛風熱也○脚氣兩脚酸疼屬寒濕○楊太受曰脚氣為壅疾

曲池、手三里穴处出上浅刺。○肘臂手指难屈，曲池、三里穴处出上、外关腕后二寸两筋间阳池上一寸深刺。○手臂麻木，天井肘外大骨后肘一寸辅骨上两筋叉骨罅中，屈肘拱胸取、支沟腕后臂外三寸两骨间陷者中、外关穴处出上深刺。○风痹，手挛不举，尺泽、曲池、合谷穴处出上深刺。○手指拘挛并筋紧，曲池、阳谷手外侧腕中锐骨下陷中深刺。○肩膊烦疼，肩井肩上陷中、肩髃、曲池浅刺。○手热，肘臂挛痛，胁腋肿，曲泽肘内廉下陷中，屈肘得之、间使掌后三寸两筋间陷者中、大陵掌后骨下两筋间陷者中、小海肘内廉节后大骨内去肘端五分，屈肘向头得之深刺。○肘臂厥痛，难屈伸，手不举，指不握，孔最去肘上七寸浅刺。

脚气

足内踝骨红肿而痛者，曰绕踝风。○外踝骨红肿而痛者，曰穿踭风。○两膝红肿痛者，曰鹤膝风。○两腿胯痛者，曰腿股风。○《内经》曰：依湿者，筋脉弛长而软，或浮肿，生臁疮，曰湿脚气。○筋脉蜷缩挛痛，枯细不肿，曰干脚气。○脚气属血虚湿热。○脚气焮热，红肿痛，风热也。○脚气，两脚酸疼，属寒湿。○杨太受曰：脚气为壅疾，治以宣通，使开壅盛者，以砭出恶血，而去重势。经曰：畜则肿，砭射之也。○有风寒湿者，冲阳足跗上五寸去陷谷三寸骨间动脉、公孙足大指本节后一寸内踝之前、三里膝下三寸深刺。○脚气脚胫湿痹，浑身搔痒，五指疼，悬钟足外踝上三寸动脉、飞扬外踝骨上七寸深刺。○脚气，膝关痛筋挛，不可屈伸，曲泉膝股上内侧屈膝横纹头取之、阳陵泉膝下一寸骱之外廉之陷中、风市膝上七寸深刺。○脚气膝肿，胫酸，脚跟筋急痛，承山兑腨肠下分肉间陷中、委中腘中央约纹动脉陷、阳辅足外踝上四寸辅骨前绝骨端三分深刺。○脚胫酸痛，不能久立，风水膝肿，骨髓冷疼，上廉三里下三寸取、然谷足内踝前大骨下陷者中深刺。○两膝红肿疼，髀关膝上伏兔后交分中、阴市膝上三寸、委中、三里穴处出上深刺。○穿跟草鞋风，丘墟足外踝下前陷中骨从中去临泣三寸、商丘足内踝骨下微前陷者中、照海足内踝下浅刺。○脚气，足腨肿，脚腕足心疼，昆仑足外踝后跟骨上陷者中、委中穴处出上深刺。

头痛

气虚头痛者，耳鸣，九窍不利。○湿热头痛者，头重如石。○风寒头痛者，身重恶寒，寒邪从外入，

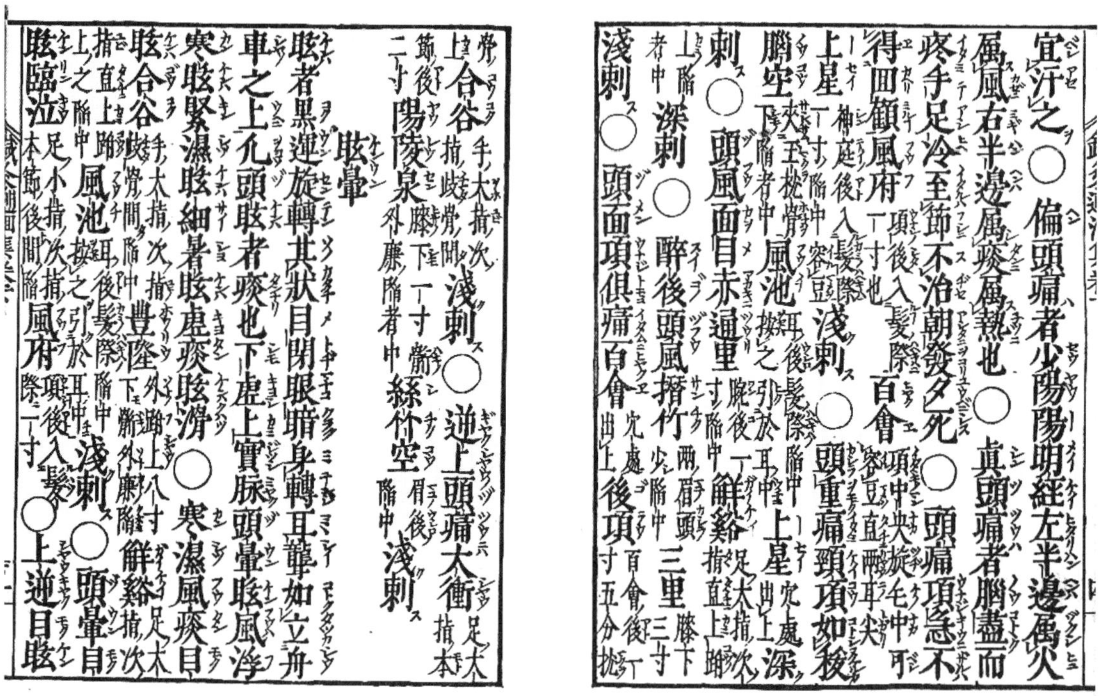

宜汗之。〇偏头痛者，少阳阳明经，左半边属火、属风，右半边属痰、属热也。〇真头痛者，脑尽而疼，手足冷至节，不治，朝发夕死。〇头痛项急不得回顾，风府项后入发际一寸也、百会项中央旋毛中可容豆直两耳尖、上星神庭后入发际一寸陷中容豆浅刺。〇头重痛，颈项如拔，脑空夹玉枕骨下陷者中、风池耳后发际陷中，按之引于耳中、上星穴处出上深刺。〇头风面目赤，通里腕后一寸陷中、解溪足大指次指直上跗上陷者中深刺。〇醉后头风，攒竹两眉头少陷中、三里膝下三寸浅刺。〇头面项俱痛，百会穴处出上、后项百会后一寸五分枕骨上、合谷手大指次指歧骨间浅刺。〇逆上头痛，太冲足大指本节后二寸、阳陵泉膝下一寸骱外廉陷者中、丝竹空眉后陷中浅刺。

眩晕

眩者，黑运旋转，其状：目闭眼暗，身转耳聋，如立舟车之上。凡头眩者，痰也。下虚上实脉，头晕眩。风，浮；寒，弦紧；湿，弦细；暑，弦虚；痰，弦滑。〇寒湿风痰，目眩，合谷手大指次指歧骨间陷中、丰隆外踝上八寸下骱外廉陷、解溪足大指次指直上跗上之陷中、风池耳后发际陷中，按之引于耳中浅刺。〇头晕目眩，临泣足小指次指本节后间陷、风府项后入发际一寸。〇上逆目眩，中渚手小指次指本节后间陷、梁门承满下一寸去中行三寸、阳谷手外侧腕中锐骨下陷中浅刺。

眼目

目之失明者，四气七情之所害也。眼目为五脏之精华，一身之至要。肝为乌睛，心为二眦，脾为上下胞，肺为白睛，肾为眸子。其症七十有二，治之须究其所因。大眦赤红肉起者，心经实热也；小眦赤红丝血胀者，心经虚热也；乌眼红，白翳障者，肝病也；白珠红，筋翳膜者，肺病也；上下眼胞如桃者，脾病也；迎风出泪，坐起生花者，肾病也。〇肝气实热，血目赤，丝竹空眉后陷中、百会项中央旋毛中、上星入前发际一寸陷中浅刺。〇目内眦痛，泪出，不明，风池耳后发际陷中、合谷手大指次指歧骨间陷中深刺。〇头痛如破，目疼如脱，目瞤，目风出泪，偏风，视物不明，头维入发际神庭旁四寸五分、后溪手小指外侧本节后陷中，握拳取之浅刺。〇雀目，远视不明，出泪，内眦赤痛，䀮䀮无见，眦痒白翳，胬肉侵睛，睛明内眦头外一分陷中、攒竹眉头陷中、曲差神庭旁一寸半入发际浅刺，且久留；玉枕脑户旁一寸半、风门二椎下相去脊中各二寸浅刺。〇目风

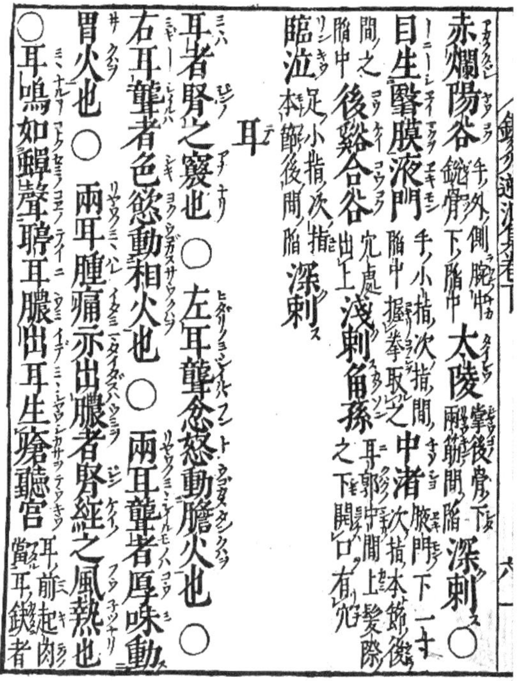

赤烂，阳谷手外侧腕中锐骨下陷中、大陵掌后骨下两筋间陷深刺。○目生翳膜，液门手小指次指间陷中，握拳取之、中渚腋门下一寸次指本节后间之陷中、后溪、合谷穴处出上浅刺，角孙耳郭中间上发际之下，开口有穴、临泣足小指次指本节后间陷深刺。

耳

耳者肾之窍也。○左耳聋，忿怒动胆火也。○右耳聋者，色欲动相火也。○两耳聋者，厚味动胃火也。○两耳肿痛，亦出脓者，肾经之风热也。○耳鸣如蝉声，聤耳脓出，耳生疮，听宫耳前起肉当耳缺者陷中、百会项中央旋毛中、阳谷手外侧腕中锐骨下陷中浅刺。○耳鸣耳聋，合谷手大指次指歧骨间、腕骨手外侧腕前起骨下陷中、少海肘内大骨外去肘端五分陷中、肩负曲胛下两骨间肩髃后陷中浅刺。○耳不聪，耳鸣，痛，天牖颈大筋外完骨下发际上、颅囟耳后间青络脉中、络却通天后一寸半浅刺。

鼻

鼻塞声重，流涕者，肺感风寒也。○不闻香臭者，肺经有风热也。○鼻渊者，胆移热于脑也。○鼻赤，肺之血热也。○鼻臭涕出，曲差神庭旁一寸半入发

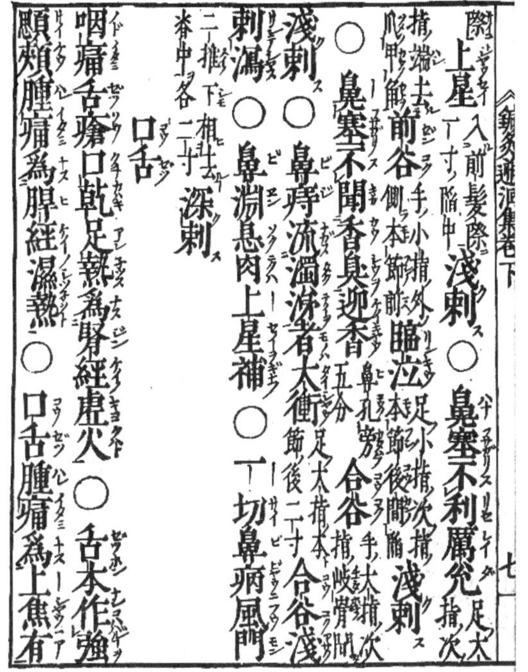

際上星入前髮際一寸陷中淺刺○鼻塞不利厲兌足大指次指端去爪甲角前谷手小指外側本節前臨泣足小指次指本節後間陷淺刺○鼻塞不聞香臭迎香鼻孔旁五分合谷手大指次指岐骨間淺刺○鼻痔流濁涕者太衝足大指本節後二寸合谷淺刺瀉○鼻淵息肉上星補○一切鼻病風門二椎下相去脊中各二寸深刺

口舌

咽痛舌瘡口乾足熱爲腎經虛火○舌本作強腮頰腫痛爲脾經濕熱○口舌腫痛爲上焦有

熱○口舌生瘡咽喉不利爲脾經血傷火動病因多端腎虛多當臨時制宜凡舌脹甚以砭針舌尖或舌上或傍出血泄毒以可救急唇腫痛迎香鼻孔旁五分淺刺○口禁牙關不開面腫唇動如虫行水溝鼻柱下人中近鼻孔陷者中淺刺得氣瀉○張口不合舌緩三陰交踝上三寸崑崙足外踝後跟骨上陷衝陽跗上五寸深刺○失驚吐舌不能入經旬不食羸瘦日甚爲針舌之底抽針之際其人若委瑣狀頃刻舌縮如故

际、上星入前发际一寸陷中浅刺。○鼻塞不利，厉兑足大指次指端去爪甲角、前谷手小指外侧本节前、临泣足小指次指本节后间陷浅刺。○鼻塞不闻香臭，迎香鼻孔旁五分、合谷手大指次指歧骨间浅刺。○鼻痔流浊涕者，太冲足大指本节后二寸、合谷浅刺，泻。○鼻渊，息肉，上星，补。○一切鼻病，风门二椎下相去脊中各二寸深刺。

口舌

咽痛舌疮，口干足热，为肾经虚火。○舌本作强，腮颊肿痛，为脾经湿热。○口舌肿痛，为上焦有热。○口舌生疮，咽喉不利，为脾经血伤火动，病因多端，肾虚多，当临时制宜。凡舌胀甚，以砭针舌尖，或舌上，或傍出血，泄毒以可救急。唇肿痛，迎香鼻孔旁五分浅刺。○口禁，牙关不开，面肿，唇动如虫行，水沟鼻柱下人中近鼻孔陷者中浅刺，得气，泻。○张口不合，舌缓，三阴交踝上三寸、昆仑足外踝后跟骨上陷、冲阳跗上五寸深刺。○失惊，吐舌不能入，经旬不食，羸瘦日甚，为针舌之底，抽针之际，其人若委琐状，顷刻舌缩如故。

牙齿

牙痛者，胃火盛也。○虫食而痛者，肠胃中有湿热。○牙龈宣露者，胃中客热也。○走马牙疳者，上焦湿热也。牙疳者，龈溃侵蚀唇鼻。○牙床肿痛动摇，黑烂脱落，皆属手足阳明经之火。○血热，有胃口咽引齿痛，浮白耳后入发际一寸、内庭足大指次指外间陷、合谷手大指次指歧骨间陷中浅刺。○寒热，上齿龋，小海肘内廉节前大骨内、厉兑足大指次指端去爪甲角浅刺。○下齿龋痛，下关耳前动脉下廉，合口有空、三间食指本节后内侧陷中、合谷穴处出上深刺，泻。○牙关痛，颊肿，牙不可嚼物，颊车耳下曲颔端近前陷中，开口有空、曲池肘中约纹头浅刺。○齿龈痛，唇吻强，牙龈疼，角孙耳郭中间上发际下，开口有空、三里曲下二寸、二间食指本节前内侧陷。○牙疳，蚀烂生疮，灸承浆唇棱下陷中，开口取之七壮。

喉痹

喉痛生疮者，红肿结核胀痛者，喉闭塞不能言者，俱是风热痰火也。因为呼吸气郁，肩背间贮血热，为喉痹。○喉闭，急症也，疾刺少商大指去爪甲角，用砭针出毒血，并豁吐痰涎为要。〇尺泽肘横纹中、哑门后发际五分中，用砭针出血。〇从喉肿以针刺取血有口受。若迟缓者不救，急关冲手小指次指端去爪甲角、合谷手大指次指歧骨间陷中、丰隆外踝上八寸下骱外外廉、涌泉足心陷中浅刺。〇喉痹哽肿，气舍颈直人迎下夹天突陷中、缺盆肩下横骨陷中、阳溪腕中上侧两节之间陷中、经渠寸中陷中、大陵掌后骨下两筋间陷、前谷手小指外侧本节前陷中，随症浅刺、深刺。

积聚

痞块者，一名癥瘕。不能移者，癥块。〇能移动，或左或右者，瘕块。〇五积六聚者，积在本位，聚者无定处，气不能作块而成聚。〇块乃有形之物，痰与食积成死血。〇胁下积气，期门直乳二肋之端、章门大横外直季胁端、中脘脐上四寸深刺。〇贲豚，气海脐下一寸五分灸。〇积聚、癥瘕、肠澼，大肠有水，脐下切痛，四满中注下一寸去腹中行一寸半、商曲石关下一寸去腹中行各五分深刺。〇伏梁，心下如覆杯，中脘，深；百会项中央旋毛中浅刺。〇血块如杯，关元脐下三寸浅刺。〇积聚，坚大如盘，上脘脐上五寸、三里膝下三寸、解溪冲阳后一寸五分腕上陷、通谷交上脘相去五

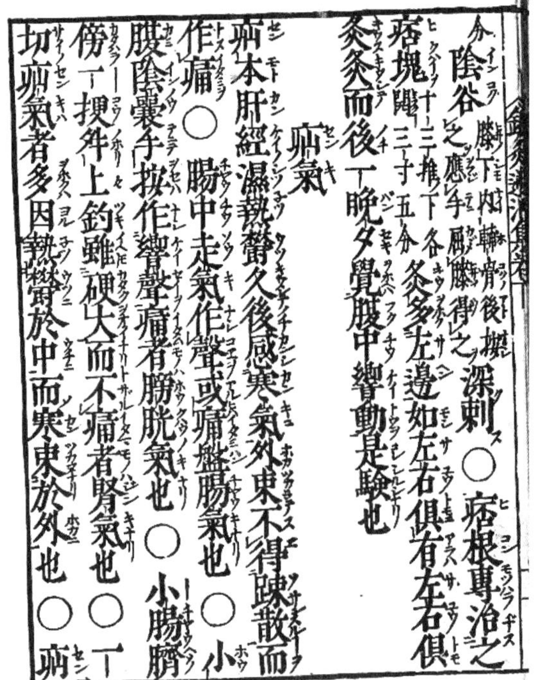

分陰谷膝下內輔骨後按之應手屈膝得之深刺○痞根專治之痞塊十三椎下各開三寸五分灸多左邊如左右倶有左右倶灸灸而後一晚夕覺腹中響動是驗也

疝氣

疝本肝經濕熱鬱久後感寒氣外束不得疎散而作痛○腸中走氣作聲或痛盤腸氣也○小腹陰囊手按作響聲痛者膀胱氣也○小腸臍傍一梗升上釣雖硬大而不痛者腎氣也○一切疝氣者多因熱鬱於中而寒束於外也○疝

分、阴谷膝下内辅骨后按之应手，屈膝得之深刺。〇痞根，专治之痞块十三椎下各开三寸五分，灸多左边。如左右俱有，左右俱灸。灸而后一晚夕，觉腹中响动，是验也。

疝气

疝本肝经湿热，郁久后感寒，气外束不得疏散而作痛。〇肠中走气作声，或痛，盘肠气也。〇小腹、阴囊，手按作响声，痛者，膀胱气也。〇小肠脐旁一梗外上钓，虽硬大而不痛者，肾气也。〇一切疝气者，多因热郁于中，而寒束于外也。〇疝气发于寒月者，多寒邪入膀胱。〇疝气发于暑月者，多暑入膀胱也。〇寒疝腹痛，阴市膝上三寸、太溪足内踝后跟骨上动脉陷、肝俞九椎下相去脊中各二寸浅刺。〇癫疝，腰引小腹痛，两丸缩，太冲足大指本节后二寸、中封足内踝骨前一寸、曲泉膝股上内侧辅骨下、商丘足内踝骨下微前浅刺。〇小腹下痛，目痃癖，三里膝下三寸、脾俞十一椎下去脊中各二寸、三阴交踝上三寸浅刺。〇阴茎肿痛，阴谷膝下内辅骨后、阴陵泉膝下内侧辅骨下陷中、中极脐下四寸、曲泉深刺。〇病疝，自脐下至心背胀满，呕吐不进饮食，伯仁曰：此寒在下焦章门、气海灸。〇卒疝，小腹坚，寒热，丘墟足外踝下如前陷中、大敦足大指端去爪甲角、照海足内踝下浅刺。〇疝气偏坠，用小绳，患者口角量一形，分作三摺，成三角如△字样，为权衡，一角安在脐心上，两角安在脐下，两角尽处是穴也。予度度试得，效神也。

胀满

胀者，由脾胃之气虚弱，不能运化精而致水谷聚而不散，故成胀。〇饮食失节，不能调养，则清下降浊，气满，胸腹湿热相蒸，成胀满。〇经曰：鼓胀，中空无物，有似于鼓，小便短涩不利也。〇热胀，腹有积聚者，宜分消。〇血气凝结积聚而成腹胀者，宜攻也。〇腹胀因于气者，宜顺气。〇心腹胀满，肠鸣，脏气虚惫，三里膝下三寸、上廉三里下三寸，举足取、阳陵泉膝下一寸骱外廉陷深刺。〇心腹胀满，胃中热，绝骨足外踝上三寸深刺，内庭足大指次指外间陷浅刺。〇小腹胀满痛，中封足内踝骨前一寸、然谷足内踝前起大骨下陷中浅刺。〇腹暴胀，中恶，脾疼，中脘脐上四寸、阴市膝上三寸、三里、曲泉膝股上内辅骨下深刺。〇腹坚肿如鼓，水分脐上一寸、复溜足内踝上二寸筋骨陷中、三阴交踝上三寸深刺。〇坚牢胸腹，膨胀气鸣者，合谷手大指次指歧骨间、三里曲下二寸浅刺，期门直乳二肋端深刺。〇气胀寒胀，脾虚中满，上脘脐之上五寸、章门大横外直季胁肋端、关元脐下三寸、承满不容下一寸去中行三寸、期门深刺。

水肿

水肿者，通身浮肿，皮薄而光，手按成窟，举手即满者也。初起眼胞上下微肿，如裹水，上则喘咳气急，下则足浮肿，大小便短涩不利也。〇血肿，气满而四肢寒。〇朝宽暮急，血虚；暮宽朝急，气虚也。〇《内经》曰：经脉满则脉络溢，络脉溢则缪刺之，谓不分俞穴而刺之也。〇浑身浮肿，曲池肘横纹之头、三里膝下三寸、内庭足大指次指外间陷浅之。〇四肢浮肿，通里腕后一寸陷中、液门手小指次指间陷中，握举取之、合谷手大指次指歧骨间取之、三阴交踝上三寸浅刺。〇风，面浮肿，解溪足大指次指直上跗上陷深刺。〇水肿，气胀满，复溜足内踝上之二寸筋骨陷、神阙浅刺有口受。〇水胀胁满，阴陵泉膝下内侧辅骨下陷深刺。〇水肿，腹坚喘逆，不得卧，小便不利，阴谷膝下内辅骨后、

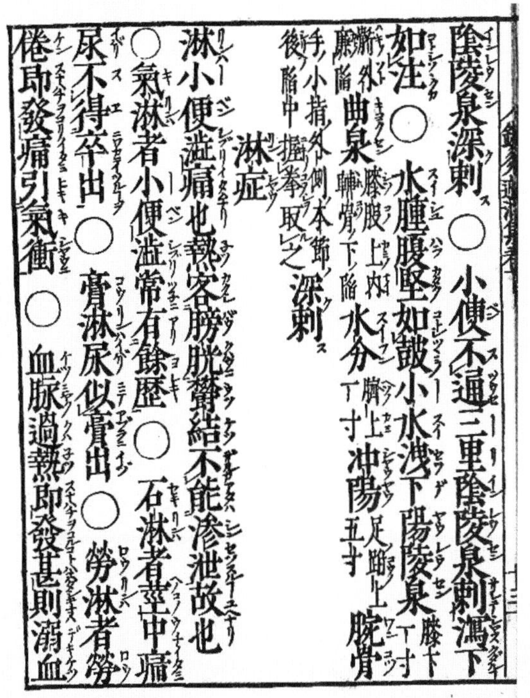

阴陵泉深刺。〇小便不通，三里、阴陵泉刺，泻下如注。〇水肿，腹坚如鼓，小水泄下，阳陵泉膝下一寸胻外廉陷、曲泉膝股上内辅骨下陷、水分脐上一寸、冲阳足跗上五寸、腕骨手小指外侧本节后陷中，握拳取之深刺。

淋症

淋，小便涩痛也。热客膀胱，郁结不能渗泄故也。〇气淋者，小便涩，常有余沥。〇石淋者，茎中痛，尿不得卒出。〇膏淋，尿似膏出。〇劳淋者，劳倦即发，痛引气冲。〇血脉过热即发，甚则溺血，是膀胱郁热而成，灸三阴交踝上三寸、肾俞十四椎相去脊中各二寸。〇小便赤，不通，淋沥，小肠俞十八椎下相去脊中各二寸、膀胱俞十九椎下去脊中各二寸灸刺。〇小便赤，淋沥，次髎十八椎下交脊陷者中、中髎十九椎下交脊陷中灸刺。〇淋沥，不得大小便，癃闭下肿，志室十四椎下去脊中各三寸五分、胞肓十九椎下去脊中各三寸五分灸，浅刺。〇气淋、血淋，小便如散，复溜足内踝上二寸筋骨陷中、交信内踝骨上二寸少阴前太阴后廉筋骨陷浅刺，久留。〇小便不利，阴器下引痛，小腹满，横骨大赫下一寸去中一寸半深刺。〇转胞不溺而淋沥，关元脐下三寸、水分脐上

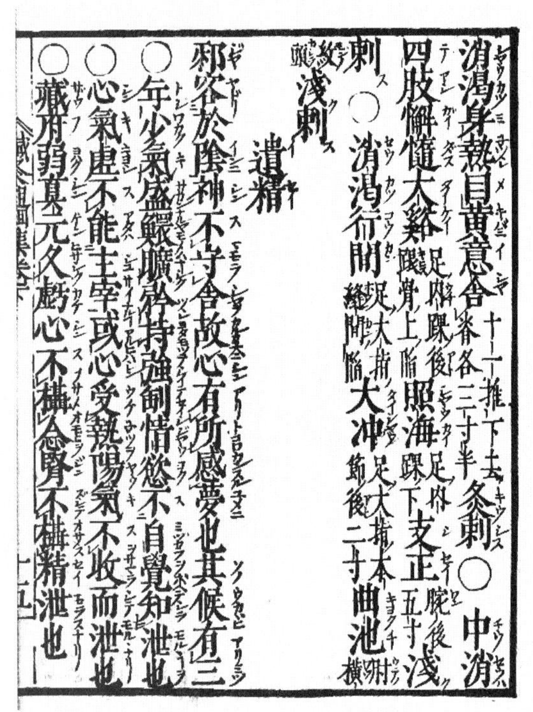
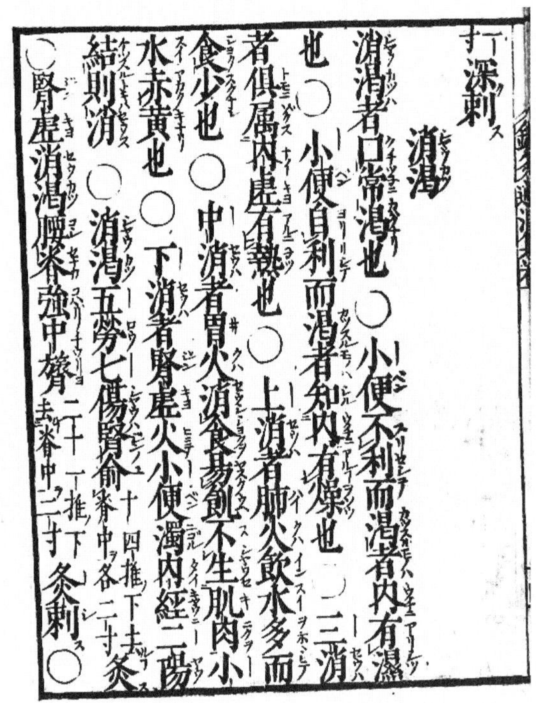

一寸深刺。

消渴

消渴者，口常渴也。〇小便不利而渴者，内有湿也。〇小便自利而渴者，知内有燥也。〇三消者，俱属内虚有热也。〇上消者，肺火，饮水多而食少也。〇中消者，胃火，消食易饥，不生肌肉，小水赤黄也。〇下消者，肾虚火，小便浊，《内经》二阳结则消。〇消渴，五劳七伤，肾俞十四椎下去脊中各二寸灸。〇肾虚消渴，腰脊强，中膂二十一椎下去脊中二寸灸刺。〇消渴，身热目黄，意舍十一椎下去脊各三寸半灸刺。〇中消，四肢懈惰，太溪足内踝后跟骨上陷、照海足内踝下、支正腕后五寸浅刺。〇消渴，行间足大指缝间陷、太冲足大指本节后一寸、曲池肘横纹头浅刺。

遗精

邪客于阴，神不守舍，故心有所感梦也。其候有三：年少气盛，鳏旷矜持，强制情欲，不自觉知泄也。心气虚，不能主宰，或心受热，阳气不收而泄也。脏腑弱，真元久亏，心不摄念，肾不摄精泄也。

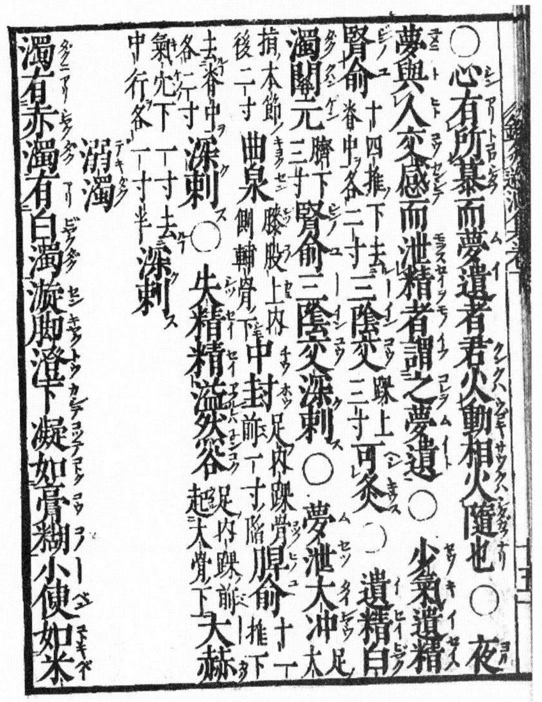

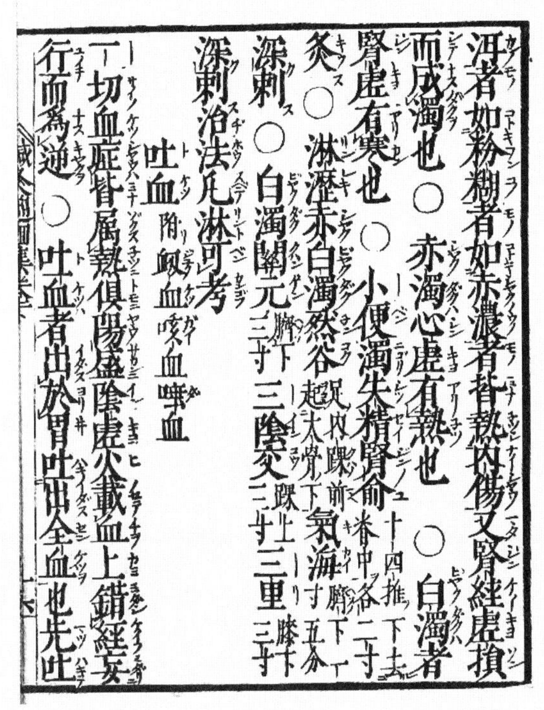

〇心有所慕而梦遗者，君火动，相火随也。〇夜梦与人交感而泄精者，谓之梦遗。〇少气遗精，肾俞十四椎下去脊中各二寸、三阴交踝上三寸可灸。〇遗精白浊，关元脐下三寸、肾俞、三阴交，深刺。〇梦泄，太冲足大趾本节后二寸、曲泉膝股上内侧辅骨下、中封足内踝骨前一寸陷、脾俞十一椎下去脊中各二寸深刺。〇失精，精溢，然谷足内踝前起大骨下、大赫气穴下一寸去中行各一寸半深刺。

溺浊

浊，有赤浊，有白浊，漩脚澄下，凝如膏糊，小便如米泔者，如粉糊者，如赤浓者，皆热内伤。又肾经虚损而成浊也。〇赤浊，心虚有热也。〇白浊者，肾虚有寒也。〇小便浊，失精，肾俞十四椎下去脊中各二寸灸。〇淋沥，赤白浊，然谷足内踝前起大骨下、气海脐下一寸五分深刺。〇白浊，关元脐下三寸、三阴交踝上三寸、三里膝下三寸深刺。治法凡淋可考。

吐血附衄血、咳血、唾血

一切血症，皆属热，俱阳盛阴虚，火载血上，错经妄行而为逆。〇吐血者，出于胃，吐出全血也。先吐

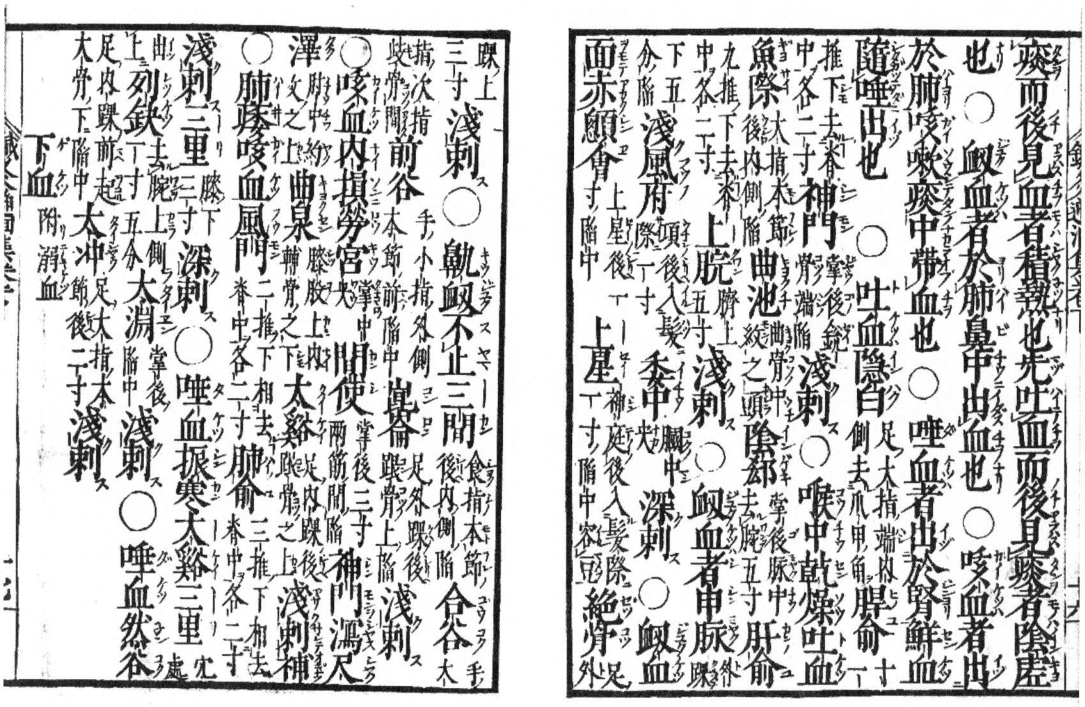

痰而后见血者，积热也；先吐血而后见痰者，阴虚也。○衄血者，于肺鼻中出血也。○咳血者，出于肺，咳嗽痰中带血也。○唾血者，出于肾，鲜血随唾出也。○吐血，隐白足大指内侧去爪甲角、脾俞十一椎下去脊中各二寸、神门掌后锐骨端陷浅刺。○喉中干燥，吐血，鱼际大指本节后内侧陷、曲池曲骨中纹之头、阴郄掌后脉中去腕五寸、肝俞九椎下去脊中各二寸、上脘脐上五寸浅刺。○衄血者，申脉外踝下五分陷浅，风府项后入发际一寸、委中腘中央深刺。○衄血，面赤，囟会上星后一寸陷中、上星神庭后入发际一寸陷中容豆、绝骨足外踝上三寸浅刺。○衄衄不止，三间食指本节后内侧陷、合谷手大指次指歧骨间、前谷手小指外侧本节前陷中、昆仑足外踝后跟骨上陷浅刺。○咳血内损，劳宫掌中央、间使掌后三寸两筋间陷、神门，泻；尺泽肘中约纹之上、曲泉膝股上内辅骨之下、太溪足内踝后跟骨之上浅刺，补。○肺痿咳血，风门二椎下相去脊中各二寸、肺俞三椎下相去脊中各二寸浅刺；三里膝下三寸深刺。○唾血，振寒，太溪、三里穴处出上、列缺去腕上侧一寸五分、太渊掌后陷中浅刺。○唾血，然谷足内踝前起大骨下陷中、太冲足大指本节后二寸浅刺。

下血附溺血

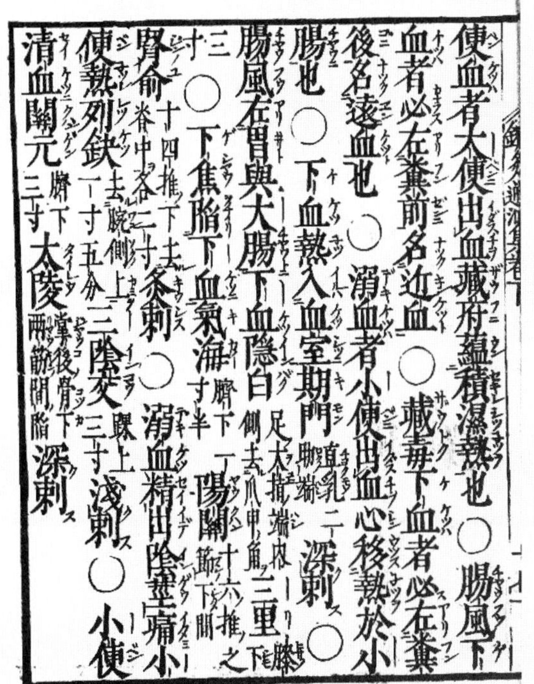

便血者大便出血藏府蘊積濕熱也○腸風下血者必在糞前名近血○藏毒下血者必在糞後名遠血也○溺血者小便出血心移熱於小腸也○下血熱入血室期門直乳二肋端深刺○腸風在胃與大腸下血隱白足大指端內側去爪甲角三里膝下三寸○下焦陷下血氣海臍下一寸半陽關十六推之節下間腎俞十四推下去脊中各二寸灸刺○溺血精出陰莖痛小便熱列缺去腕側上一寸五分三陰交踝上三寸淺刺○小便清血關元臍下三寸大陵掌後骨下兩筋間陷深刺

便血者，大便出血，脏腑蕴积湿热也。○肠风下血者，必在粪前，名近血。○脏毒下血者，必在粪后，名远血也。○溺血者，小便出血，心移热于小肠也。○下血，热入血室，期门直乳二肋端深刺。○肠风在胃与大肠，下血，隐白足大指端内侧去爪甲角、三里膝下三寸。○下焦陷，下血，气海脐下一寸半、阳关十六椎之节下间、肾俞十四椎下去脊中各二寸灸刺。○溺血精出，阴茎痛，小便热，列缺去腕侧上一寸五分、三阴交踝上三寸浅刺。○小便清血，关元脐下三寸、大陵掌后骨下两筋间陷深刺。

痔漏

人于九窍中，但有小肉突出，皆曰痔，不特于肛门边生者名之。亦有鼻、眼、牙痔等，其状不一，分五种。○牝痔者，肛门边生疮肿突出，一日数枚，脓溃散。○牡痔，肛门边露肉珠，状如鼠奶，时时溃脓血也。○脉痔者，肠口颗颗发瘰，且痛且痒，血出淋。○肠痔者，肛门内结核，有血，寒热往来，登溷脱肛也。○气痔者，遇恐怒则发肛门肿痛，气散则愈。○酒痔者，每遇酒饮发动，疮即肿而流血，此等久而

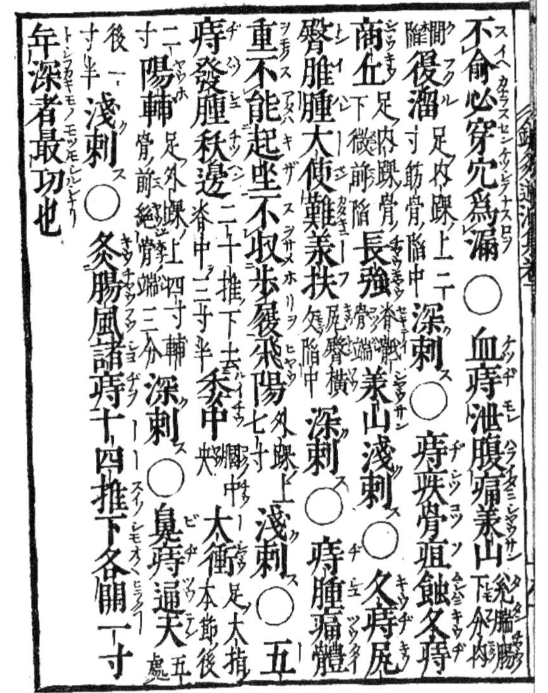

不愈，必穿穴为漏。〇血痔，泄，腹痛，承山兑腨肠下分肉间陷、复溜足内踝上二寸筋骨陷中深刺。〇痔疾，骨疽蚀久，痔，商丘足内踝骨下微前陷、长强脊骶骨端、承山浅刺。〇久痔，尻臀脽肿，大便难，承扶尻臀横纹陷中深刺。〇痔肿痛，体重不能起坐，不收步履，飞阳外踝七寸浅刺。〇五痔发肿，秩边二十椎下去脊中三寸半、委中腘中央、太冲足大指本节后二寸、阳辅足外踝上四寸辅骨前绝骨端三分深刺。〇鼻痔，通大五处后一寸半浅刺。〇灸肠风诸痔，十四椎下各开一寸，年深者最功也。

脱肛

肺脏蕴热，肛门闭结，肺脏虚寒，肛门脱出也。〇小儿脱肛泻血，灸龟尾。〇久不愈，百会项中央旋毛中可容豆、肾俞十四椎下相去脊中各二寸灸刺。〇肛门脱出，命门十四椎节下陷灸刺。

秘结

身热烦渴，大便不通者，热结也。〇痛而不通者，虚闭也。〇因汗多，大便不通者，津液枯竭而闭也。〇风证而不通者，风闭也。〇老人不通者

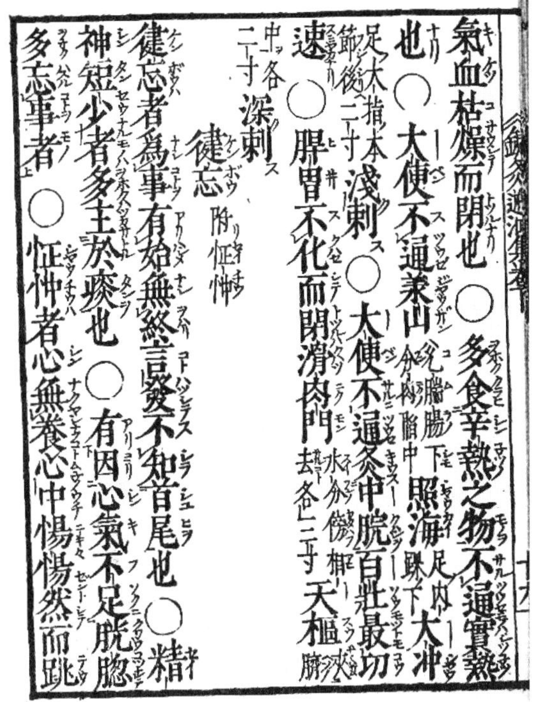

气血枯燥而闭也。○多食辛热之物不通，实热也。○大便不通，承山兑腨肠下分肉陷中、照海足内踝下、太冲足大指本节后二寸浅刺。○大便不通，灸中脘百壮最功速。○脾胃不化而闭，滑肉门水分旁相去各三寸、天枢夹脐中各二寸深刺。

健忘附怔忡

健忘者，为事有始无终，言发不知首尾也。○精神短少者，多主于痰也。○有因心气不足，恍惚多忘事者。○怔忡者，心无养，心中惕惕然而跳动也。○有因思虑即心跳者，血虚也。○心若时跳时止者，是痰因火动也。○心慌神乱者，血虚火动也。○心性痴呆，健忘，神门掌后锐骨之端陷者中、小海肘内廉节后大骨外去肘端五分，屈肘向头得之浅刺。○心虚胆寒怔忡，少冲手小指内廉端去爪甲角。○烦心，心悬，怔忡，三里膝下三寸、大陵掌后骨下两筋间陷深，膈俞七椎下相去脊中各二寸浅刺。

癫痫附狂症

经曰：阴附阳则狂，阳附阴则癫。脱阳者见鬼，脱阴者目盲。○狂者，大开目，与人语所未尝见之事，为狂也。〇癫者，心血不足也。喜笑不常，颠倒错乱之谓也。〇狂者，痰火实盛也；喜笑不休者，心火之盛也。〇妇人癫疾，歌唱无时，逾墙上屋者，营血迷心包所致也，皆痰郁心窍故也。〇痫病，卒时晕倒，身软，咬牙，吐涎沫，不省人事，随后醒。醒者，痫也。有五痫：羊、猪、马、牛、犬也。〇诸痫，痰涎壅并也，属风痰，或属风热发也。〇心邪癫狂，攒竹两眉头陷、阳溪腕中上侧两筋间陷、尺泽肘中约纹上、间使掌后三寸两筋间陷深刺。〇癫痫，神门掌后锐骨端陷、天井肘外大骨之后肘之上一寸、小海肘内廉节后大骨内去肘端五分陷者中、金门外踝下申脉下一寸、商丘足内踝骨微前、行间足大指缝间浅刺。〇狂言，数回顾，阳谷手外侧腕中锐骨下、液门手小指次指间陷中，握拳取之浅刺。〇妄言喜笑，大陵掌后骨下两筋之间、支沟腕后臂外三寸两骨间陷、列缺去腕侧上一寸五分、阳溪腕中上侧两筋间陷浅刺。〇喜哭，百会项中央旋毛之中、水沟鼻柱下浅刺。〇癫痫，狂走不择言语，心中气闷，属痰火，鸠尾蔽骨之端、中脘脐上四寸、百会、神门，深刺。

汗

盗汗者，属阴虚，睡中而出，醒则止也。〇自汗者，

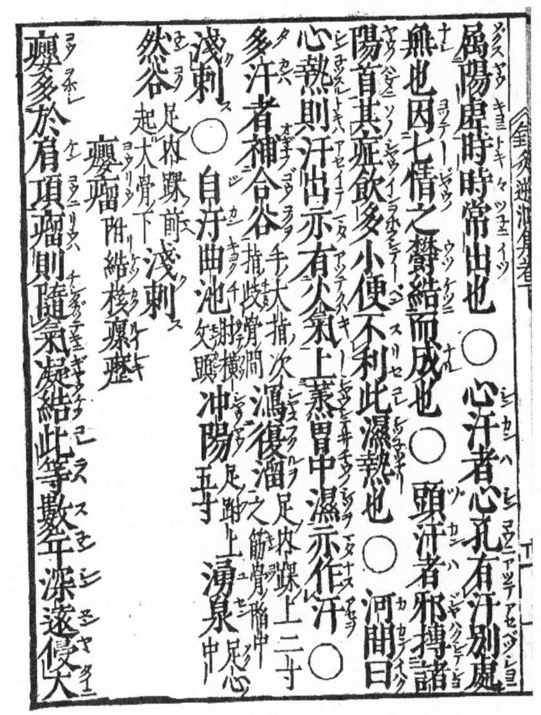

属阳虚，时时常出也。〇心汗者，心孔有汗，别处无也。因七情之郁结而成也。〇头汗者，邪搏诸阳，首其症，饮多，小便不利，此湿热也。〇河间曰：心热则汗出，亦有火气上蒸，胃中湿亦作汗。〇多汗者，补合谷手大指次指歧骨间，泻复溜足内踝上二寸之筋骨陷中浅刺。〇自汗，曲池肘横纹头、冲阳足跗上五寸、涌泉足心中、然谷足内踝前起大骨下浅刺。

瘿瘤附结核、瘰疬

瘿多于肩项，瘤则随气凝结。此等数年深远，侵大侵长，坚硬不可移。瘿瘤，气血凝滞也。〇结核，或在项侧，在颈，在臂，在身；如肿痛者，在皮里膜外，火气热甚，则郁结坚硬，如果中核也。多风痰郁结也。〇结核连续者，为瘰疬也。〇结核瘰疬，肩井肩上陷中、曲池肘横纹头、大迎曲颌前一寸三分骨陷中浅刺。〇瘰疬，少海肘内大骨外去肘端五分陷中、天池腋下三寸乳后一寸、章门大横外直季胁肋端、临泣足小指次指本节后间陷浅刺。〇瘰疬，人迎颈大脉结喉旁一寸五分、缺盆肩下横骨陷中浅刺。〇瘿颈瘰疬，天容耳后曲颊后陷、翳风耳后尖角陷中，按之引耳中痛、间使掌后三寸两筋间陷浅刺。

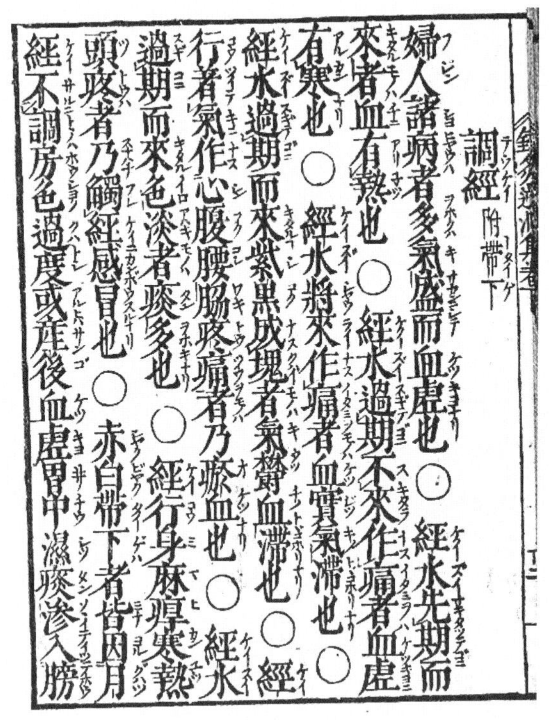
調經 附帶下

婦人諸病者多氣盛而血虛也○經水先期而來者血有熱也○經水過期不來作痛者血虛有寒也○經水將來作痛者血實氣滯也○經水過期而來紫黑成塊者氣鬱血滯也○經行者氣作心腹腰脇疼痛者乃瘀血也○經水過期而來色淡者痰多也○經行身麻痺寒熱頭疼者乃觸經感冒也○赤白帶下者皆因月經不調房色過度或産後血虛胃中濕痰滲入膀

调经

妇人诸病者，多气盛而血虚也。〇经水先期而来者，血有热也。〇经水过期不来作痛者，血虚有寒也。〇经水将来作痛者，血实气滞也。〇经水过期而来，紫黑成块者，气郁血滞也。〇经行者气作心腹腰胁疼痛者，乃瘀血也。〇经水过期而来，色淡者，痰多也。〇经行身麻痹，寒热头疼者，乃触经感冒也。〇赤白带下者，皆因月经不调，房色过度，或产后血虚，胃中湿痰，渗入膀胱而滞，属气血虚，又属湿热也。〇经事改常，地机膝下五寸膝内侧辅骨下陷中，伸足取之、血海膝膑上内廉也，白肉际二寸半深刺。〇少气血漏，交信足内踝骨上二寸、合阳膝约纹中央下二寸深刺。〇带下产崩，冲门横骨两端约中动脉去腹中四寸半深，太冲足大指本节后二寸。〇月事不利，中极脐下四寸、三阴交踝上三寸深，隐白足大指端内侧去爪甲角浅刺。〇血漏不止，血崩，气海脐下一寸五分、中极，深；太冲、三阴交浅刺。〇赤白带下，白环俞二十一椎之下也，去脊中各三寸半、带脉季胁下一寸八分之陷中、关元脐下三寸、气海、三阴交，灸，深刺。〇经事若正行，与夫交

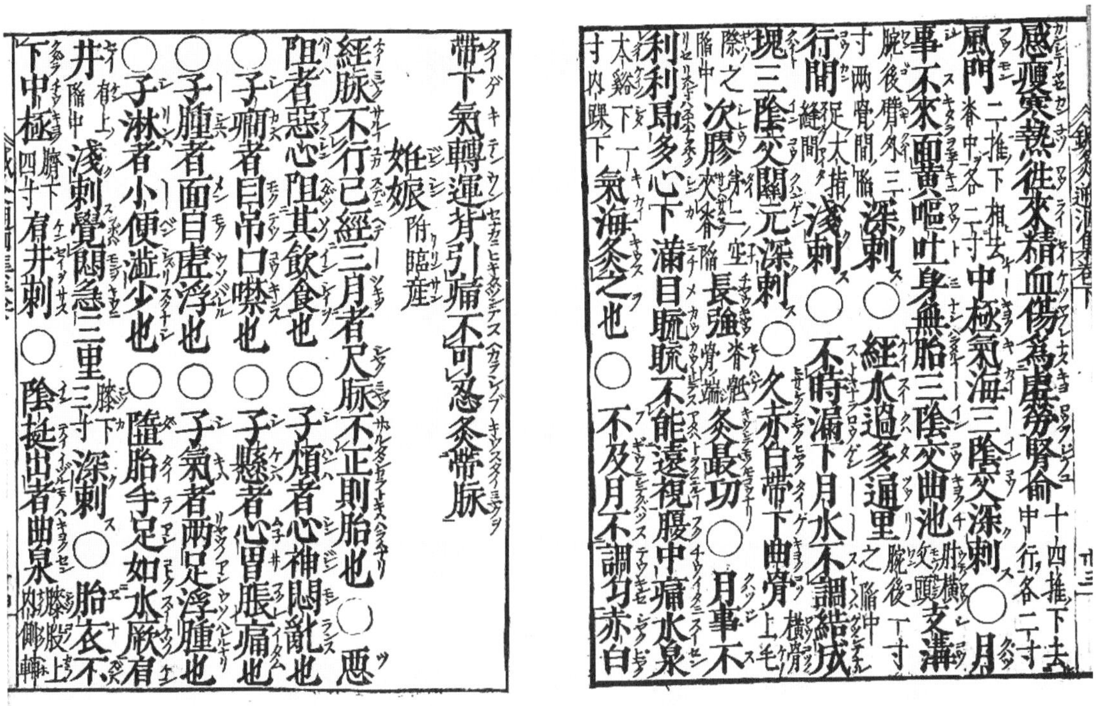

感，瘦，寒热往来，精血伤，为虚劳，肾俞十四椎下去中行各二寸、风门二椎下相去脊中各二寸、中极、气海、三阴交，深刺。○月事不来，面黄呕吐，身无胎，三阴交、曲池肘横纹头、支沟腕后臂外三寸两骨间陷深刺。○经水过多，通里腕后一寸之陷中、行间足大指缝间浅刺。○不时漏下，月水不调，结成块，三阴交、关元，深刺。○久赤白带下，曲骨横骨上毛际之陷中、次髎第二空夹脊陷、长强脊骶骨端，灸最功。○月事不利，利即多，心下满，目睆睆不能远视，腹中痛，水泉太溪下一寸内踝下、气海，灸之也。○不及月，不调匀，赤白带下，气转运背，引痛不可忍，灸带脉。

妊娠附临产

经脉不行，已经三月者，尺脉不正，则胎也。○恶阻者，恶心阻其饮食也。○子烦者，心神闷乱也。○子痫者，目吊口噤也。○子悬者，心胃胀痛也。○子肿者，面目虚浮也。○子气者，两足浮肿也。○子淋者，小便涩少也。○堕胎，手足如水，厥，肩井肩上陷中浅刺；觉闷急，三里膝下三寸深刺。○胎衣不下，中极脐下四寸、肩井刺。○阴挺出者，曲泉膝股上内侧辅

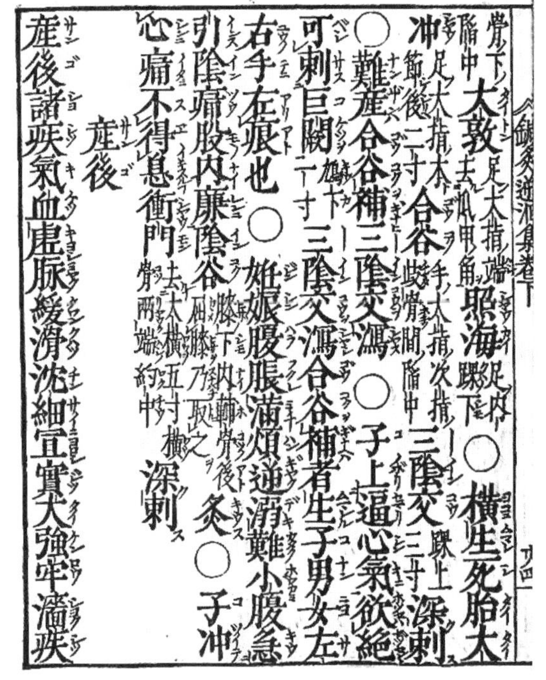

骨下陷中、大敦足大指端去爪甲角、照海足内踝下。〇横生死胎，太冲足大指本节后二寸、合谷手大指次指歧骨间陷中、三阴交踝上三寸深刺。〇难产，合谷补，三阴交泻。〇子上逼心，气欲绝，可刺巨阙鸠下一寸、三阴交泻，合谷补者。生子男女左右，手在痕也。〇妊娠腹胀满，烦逆，溺难，小腹急引阴痛股内廉，阴谷膝下内辅骨后，屈膝乃取之，灸。〇子冲心痛，不得息，冲门去大横五寸横骨两端约中深刺。

产后

产后诸疾，气血虚，脉缓滑沉细。宜实大强牢涩，疾危。〇恶露不尽，瘀血上冲，昏迷，腹满硬痛，恶血也，气海脐下一寸五分、三阴交踝上三寸灸刺。〇产后腹软满不硬痛者，不瘀血，乃脾虚也。〇产后心血空虚，神无所依，因悲思郁结，喜怒忧惊生痰，惊狂烦乱，叫骂欲走，悲歌妄笑。〇产后初起，腹中有块，外举作痛，无寒热，俗云儿枕。〇产后两胁急痛不可忍，灸石门脐下二寸。〇卒口噤，语音不出，风痫，灸承浆唇棱下陷，开口取之五壮。〇产后血气俱虚，灸血海膝膑上内廉白肉际二寸五分五壮。〇产后血晕不识人，支

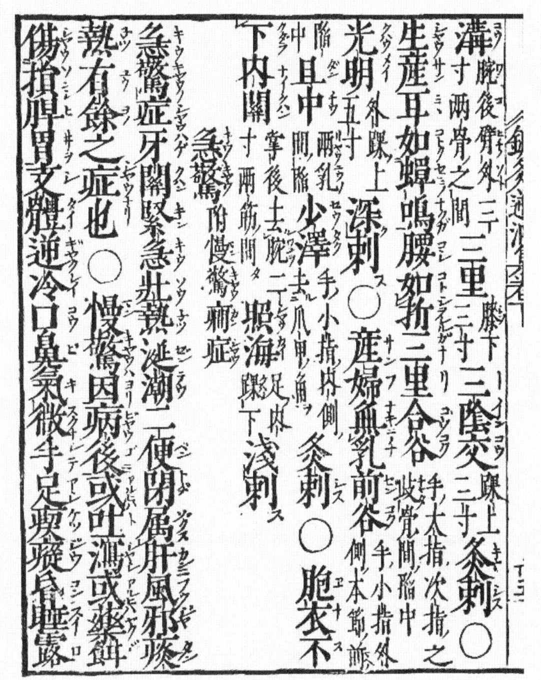

溝腕後臂外三寸兩骨之間三里膝下三寸三陰交踝上三寸灸刺○生産耳如蟬鳴腰如折三里合谷手大指次指之岐骨間陷中光明外踝上五寸深刺○産婦無乳前谷手小指外側本節前陷中亶中兩乳間陷少澤手小指内側去爪甲角灸刺○胞衣不下内關掌後去腕二寸兩筋間照海足内踝下淺刺

急驚附慢驚癇症

急驚症牙關緊急壯熱涎潮二便閉屬肝風邪痰熱有餘之症也○慢驚因病後或吐瀉或藥餌傷損脾胃支體逆冷口鼻氣微手足瘈瘲昏睡露

沟腕后臂外三寸两骨之间、三里膝下三寸、三阴交踝上三寸灸刺。〇生产，耳如蝉鸣，腰如折，三里、合谷手大指次指之歧骨间陷中、光明外踝上五寸，深刺。〇产妇无乳，前谷手小指外侧本节前陷中、膻中[①]两乳间陷、少泽手小指内侧去爪甲角灸刺。〇胞衣不下，内关掌后去腕二寸两筋间、照海足内踝下，浅刺。

急惊附慢惊、痫症

急惊症，牙关紧急，壮热涎潮，二便闭，属肝，风邪痰热有余之症也。〇慢惊，因病后或吐泻，或药饵伤损脾胃，肢体逆冷，口鼻气微，手足瘈疭，昏睡露睛，属脾，中气虚损不足之症也。〇急慢惊，灸攒竹两眉头陷、前顶囟会后一寸半、人中鼻柱之下。〇惊痫，先惊怖啼叫，灸后顶百会后一寸半枕骨之上。〇惊痫，灸鬼哭，大拇指用缚定四尖也。〇瘈惊、暴惊，百会顶中央旋毛之中可容豆、解溪冲阳后一寸腕上陷中、下廉上廉之下三寸浅刺。〇客忤惊风，隐白足大指内侧去爪甲浅刺。〇脐风撮口，然谷足内踝前起大骨下陷中灸刺。〇癫痫瘛瘲，脊强，灸长强。〇痫惊目眩，灸神庭前入发际五分。〇凡新生儿，无病不可逆针灸之，如逆针，逆则忍痛，动其五脏，喜成痫；

①膻中：原作“亶中”，为“膻中”之俗省。今正之。下同。

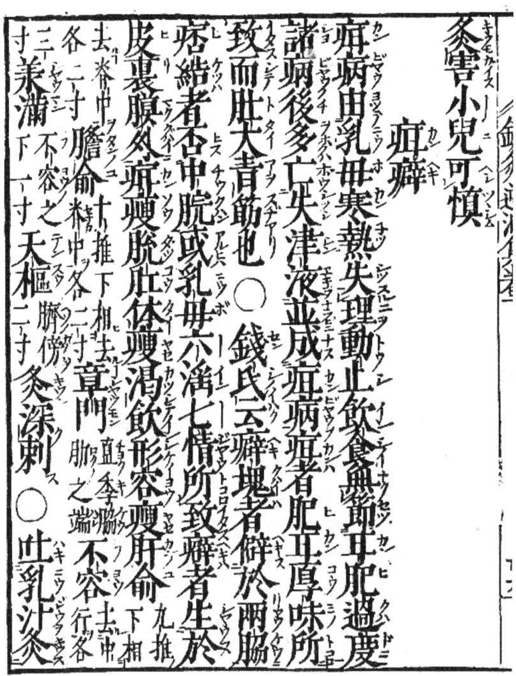

灸害小兒可愼

疳癖

疳病由乳母寒熱失理動止飲食無節甘肥過度諸病後多亡失津液並成疳病疳者肥甘厚味所致而肚大青筋也 ○錢氏云癖塊者僻於兩脇痞結者痞中脘或乳母六淫七情所致癖者生於皮裏膜外疳瘦脫肛体瘦渴飲形容瘦肝俞九推下相去脊中各二寸膽俞十推下相去脊中各二寸章門直季脇之端不容去中行各三寸承滿不容之下一寸天樞二寸灸深刺 ○吐乳汁灸

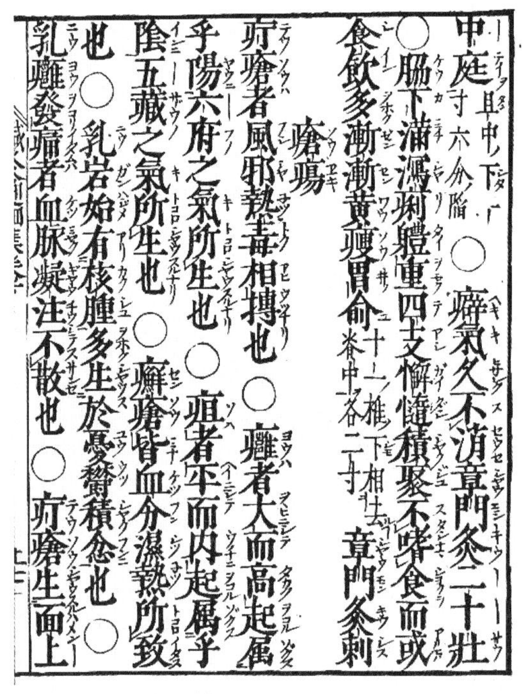

中庭膻中下一寸六分陷 ○癖氣久不消章門灸二十壯 ○脇下滿瀉痢體重四支懈惰積聚不嗜食而或食飲多漸漸黃瘦胃俞十一推下相去脊中各二寸章門灸刺

瘡瘍

疔瘡者風邪熱毒相搏也 ○癰者大而高起属乎陽六府之氣所生也 ○疽者平而內起属乎陰五藏之氣所生也 ○癬瘡皆血分濕熱所致也 ○乳岩始有核腫多生於憂鬱積忿也 ○乳癰發痛者血脉凝注不散也 ○疔瘡生面上

灸害小儿，可慎。

疳癖

疳病，由乳母寒热失理，动止饮食无节，甘肥过度，诸病后多亡失津液，并成疳病。疳者，肥甘厚味所致，而肚大青筋也。〇钱氏云：癖块者，僻于两胁；痞结者，痞中脘，或乳母六淫七情所致；癖者，生于皮里膜外。疳瘦脱肛，体瘦渴饮，形容瘦，肝俞九椎下相去脊中各二寸、胆俞十椎下相去脊中各二寸、章门直季胁肋之端、不容去中行各三寸、承满不容之下一寸、天枢脐旁二寸，灸，深刺。〇吐乳汁，灸中庭膻中下一寸六分陷。〇癖气久不消，章门灸二十壮。〇胁下满，泻痢，体重，四肢懈惰，积聚，不嗜食，而或食饮多，渐渐黄瘦，胃俞十一椎下相去脊中各二寸、章门灸刺。

疮疡

疔疮者，风邪热毒相搏也。〇痈者，大而高起，属乎阳，六腑之气所生也。〇疽者，平而内起，属乎阴，五脏之气所生也。〇癣疮，皆血分湿热所致也。〇乳岩，始有核肿，多生于忧郁积忿也。〇乳痈发痛者，血脉凝注不散也。〇疔疮生面上

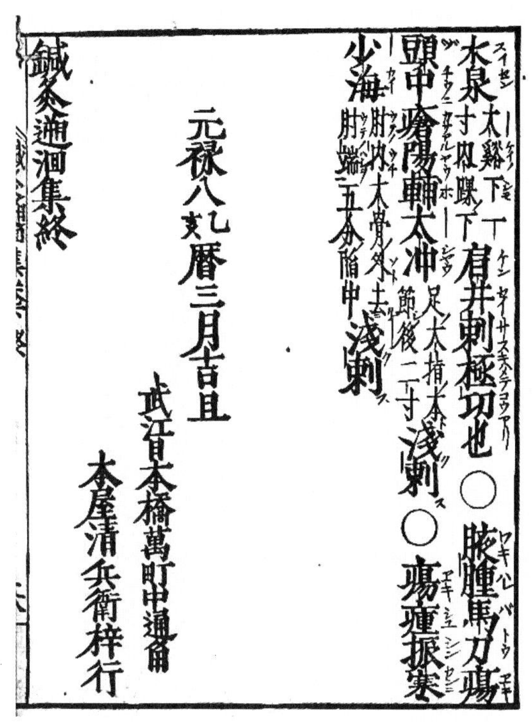

口角，合谷手大指次指歧骨间陷中、曲池肘横纹头灸；生背足，肩井肩上陷中、三里膝下三寸、委中腘之中央灸刺。○痈疽发背，肩井、委中灸刺。○热风瘾疹，肩髃肩端陷中、曲泽肘内廉下陷中，屈肘得之、曲池穴处出上、环跳髀枢之中、合谷深刺。○癣疮，曲池、委中、三里、支沟腕后臂外三寸两骨间陷、后溪手小指外侧本节后陷中、阳谷手外侧腕中锐骨下陷中、昆仑足外踝后跟骨上陷、大陵掌后去腕二寸两筋之间、阳辅足外踝上四寸辅骨前绝骨端深刺。○乳痈肿痛，三里曲下二寸、下廉上廉下三寸、委中深；临泣足小指次指之本节后间陷中、侠溪[1]足小指次指歧骨间本节之前陷中，浅刺。○乳痈，天枢脐旁二寸、水泉太溪下一寸内踝下、肩井刺，极功也。○腋肿，马刀疡，头中疮，阳辅、太冲足大指本节后二寸浅刺。○疡肿振寒，少海肘内大骨外去肘端五分陷中浅刺。

元禄八乙亥历三月吉旦

武江日本桥万町中通角

本屋清兵卫梓行

针灸溯洄集终

①侠溪：原作“夹鸡”，据《素问·刺疟篇》改。

针灸说约

[日]石坂宗哲 撰 朱蕴菡 校订

日本文化九年刻本

《针灸说约》一卷，题为日本石坂宗哲（竽斋）撰，实为门人据其口述整理而成。内容为人体周身骨度、十二经脉要穴、针法、灸法及主病等，书中引用大量经典古籍内容，附有作者经验和心得，对了解古时的日本针灸有一定的参考价值。本次整理以日本文化九年（1812）东都书铺千钟房刻本为底本。

針灸說約序

當今醫家有二弊而尋常時醫不與焉攻究醫經該覽群籍自以爲能事畢矣及其臨病者也識見不定膽力不壯嚮所貯于腹笥者旁午雜糅其靈臺乃爲之累其伎倆却劣時醫俚諺曰學醫不如時醫是之謂也夫醫者方伎也思慮精則得之粗則失之扁鵲倉公未嘗讀萬卷書而其名乃高于當世者何居豈非以其思慮之精且密得之乎而昧者乃欲以躁心浮氣得之

鍼灸說約　序

是一弊也師心創說爲一家言依托古方以炫其名其所長特在攻下一途耳至其末學挾其師著作一二局抗顏稱醫蔑視前脩草芥人命是二弊也識與膽兼有自粗入精收博爲約能讀古人書而不受古人欺者其庶幾乎針科侍醫石坂宗哲著針灸說約蓋有覩于斯矣古今針灸書何啻五車然其簡而明約而要者無有而已世所謂針醫者拘泥紙上之談則不能出一知半解自許爲一家言則不能知前人苦心

针灸说约序

当今医家有二弊，而寻常时医不与焉。攻究医经，该览群籍，自以为能事毕矣。及其临病者也，识见不定，胆力不壮，向所贮于腹笥[①]者，旁午[②]杂揉其灵台，乃为之累，其伎俩却劣时医。俚谚曰：学医不如时医。是之谓也。夫医者，方伎也。思虑精则得之，粗则失之。扁鹊仓公未尝读万卷书，而其名乃高于当世者，何居？岂非以其思虑之精且密得之乎！而昧者乃欲以躁心浮气得之，是一弊也。师心创说，为一家言，依托古方以炫其名。其所长特在攻下一途耳，至其末学，挟其师著作一二局，抗颜[③]称医，蔑视前修[④]，草芥人命，是二弊也。识与胆兼有，自粗入精，收博为约，能读古人书而不受古人欺者，其庶几乎！针科侍医石坂宗哲著《针灸说约》，盖有睹于斯矣。古今针灸书何啻五车，然其简而明、约而要者，无有而已。世所谓针医者，拘泥纸上之谈，则不能出一知半解，自许为一家言，则不能知前人苦心。

①腹笥：笥，书箱。后称腹中所记之书籍和学问为"腹笥"。
②旁午（bàng wǔ）：亦作"旁迕"。交错；纷繁。
③抗颜：态度严正。
④前修：称前代修德的贤士。

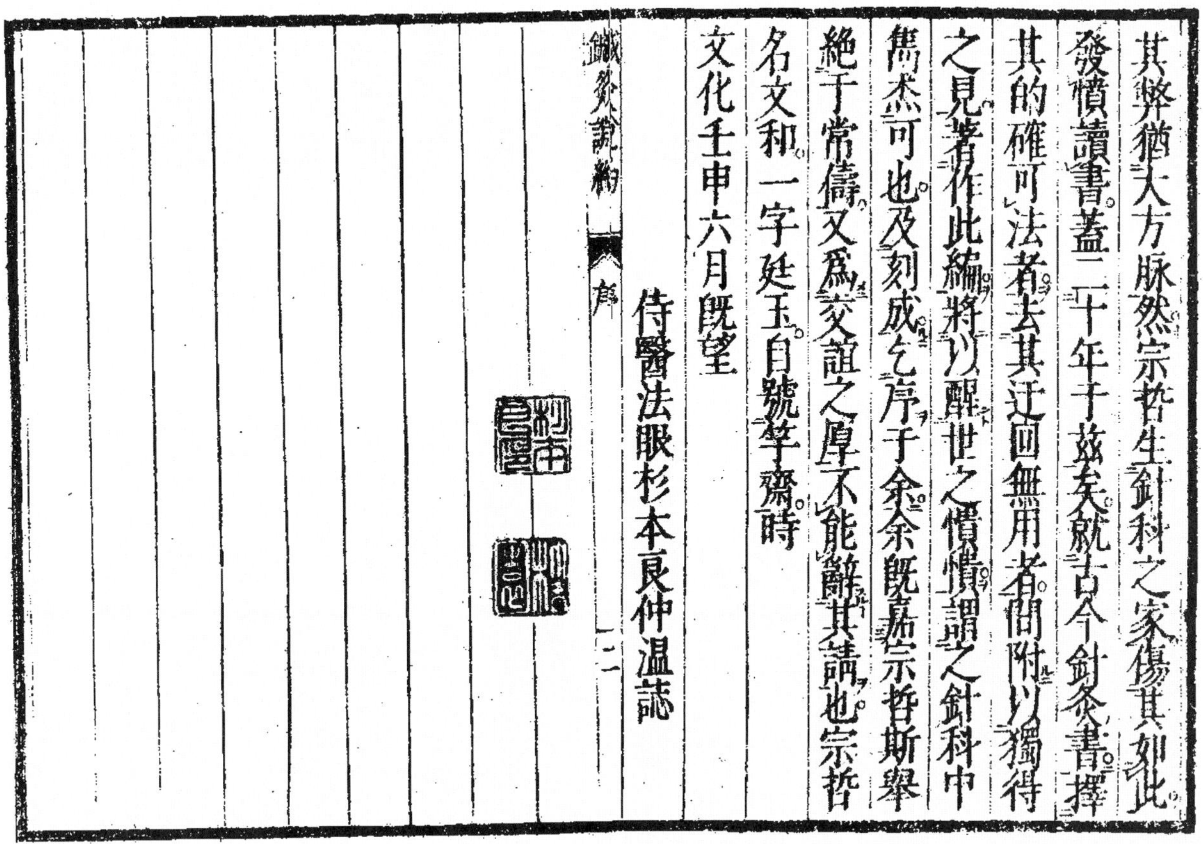
其弊猶大方脉然宗哲生針科之家傷其如此發憤讀書蓋二十年于兹矣就古今針灸書擇其的確可法者去其迂回無用者間附以獨得之見著作此編將以醒世之憒憒謂之針科中雋杰可也及刻成乞序于余余既嘉宗哲斯舉絶于常儔又爲交誼之厚不能辭其請也宗哲名文和一字廷玉自號竽齋時

文化壬申六月既望

侍醫法眼杉本良仲温誌

鍼灸說約 序 二

其弊犹大方脉然。宗哲生针科之家，伤其如此，发愤读书，盖二十年于兹矣。就古今针灸书，择其的确可法者，去其迂回无用者，间附以独特之见，著作此编，以醒世之愦愦，谓之针科中隽杰可也。及刻成，乞序于余。余既嘉宗哲斯举绝于常俦[①]，又为交谊之厚不能辞其请也。宗哲，名文和，一字廷玉，自号竽斋。

时 文化壬申六月既望

侍医法眼 杉本良仲温志

①常俦：谓凡庸之辈。

針灸說約序

經曰節之交三百六十五會神氣之所遊行出入也非皮肉筋骨也又曰氣穴三百六十五孔穴有名古矣其名義可解亦不可解予嘗謂區區于孔穴細論分寸者泥矣曰人身一經絡猶老絲瓜而不取者亦非也蓋經絡失傳針法不講久矣豈古人無識耶抑古經之不講也難經爲災於前儒流爲禍於後而湮晦殆盡人能知溯流尋源不知從源及流也夫營氣由內出衛

鍼灸說約　自序　一

氣由外入古經詳論之若斯經傳彼彼復傳斯者全後人之虛設也至以孔穴附十二經者予視以爲兒戲也曩寬政丙辰冬奉

台命教諭甲州乞治者踵門生徒滿堂一時所口說土橋甫輔川俣文哲筆受成斯書以代面命口授之勞爲童蒙之初訓以今眎之非投丙火則將覆腐醬近者門人從甲州來者懇求上木將以省傳寫之勞曰寒鄉乏書以是當拱璧予笑曰梨棗有神當訴冤又憾其多遺漏則於

针灸说约序

经曰：节之交，三百六十五会。神气之所游行出入也，非皮肉筋骨也。又曰：气穴三百六十五。孔穴有名古矣，其名义可解，亦不可解。予尝谓区区于孔穴，细论分寸者，泥矣。曰人身一经络，犹老丝瓜，而不取者亦非也。盖经络失传，针法不讲久矣。岂古人无识耶！抑古经之不讲也。《难经》为灾于前，儒流为祸于后，而湮晦殆尽。人能知溯流寻源，不知从源及流也。夫营气由内出，卫气由外入，古经详论之。若斯经传彼，彼复传斯者，全后人之虚设也。至以孔穴附十二经者，予视以为儿戏也。曩[①]宽政丙辰冬奉台命教谕甲州，乞治者踵门，生徒满堂，一时所口说，土桥甫辅、川俣文哲，笔受成斯书，以代面命口授之劳，为童蒙之初训，以今视之。非投丙火，则将覆腐酱。近者，门人从甲州来者，恳求上木，将以省传写之劳，曰：寒乡乏书。以是当拱璧[②]。予笑曰：梨枣有神当诉冤。又憾其多遗漏，则于

①曩（nǎng）：以往，从前。
②拱璧：大璧，泛指珍贵的物品。

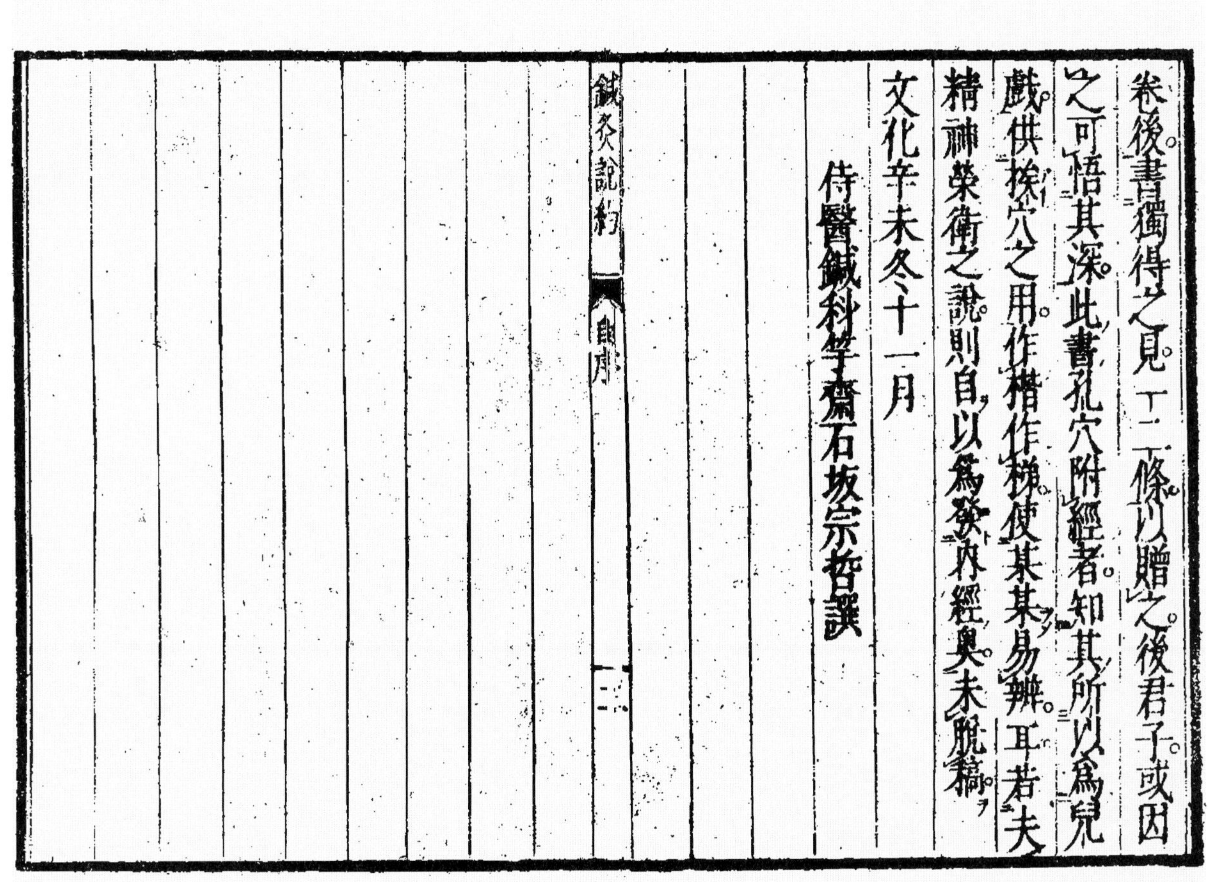
卷後書獨得之見十二條，以贈之，後君子或因之可悟其深。此書孔穴附經者，知其所以為兒戲，供挨穴之用，作楷作梯，使某某易辨耳。若夫精神榮衛之說，則自以為發內經奧。未脫稿。

文化辛未冬十一月

侍醫鍼科竽齋石坂宗哲撰

鍼灸説約　自序　三

卷后，书独得之见十二条，以赠之，后君子或因之可悟其深。此书孔穴附经者，知其所以为儿戏，供挨穴之用，作楷作梯，使某某易辨。耳若夫精神荣卫之说，则自以为发内经奥。未脱稿。

文化辛未冬十一月

侍医针科竽斋石坂宗哲撰

鍼灸說約

石坂竿齋先生著　男 道常宗貞　門人甲斐齋藤宗甫　仝挍

骨度靈樞

頭之大骨圍二尺六寸。前齊眉骨，後齊枕骨。胷圍四尺五寸。平乳頭上周匝。腰圍四尺二寸。平臍周匝。髮所覆者顱至項一尺二寸。前髮爲額顱，後髮爲項。前髮際不明者，取眉心上行三寸；後髮際不明者，取大椎上行三寸。結喉以下至缺盆中長四寸。至天突穴取。缺盆以下至𩩲骬長九寸。𩩲骬一名鳩尾骨。人或無𩩲骬，至岐

骨間爲八寸，別加一寸。𩩲骬以下至神闕長八寸。神闕以下至橫骨長六寸半。至曲骨穴取。橫骨橫長六寸半。橫骨上廉以下至內輔上廉長一尺八寸。內輔上廉至下廉三寸半。輔骨上下隅。內輔下廉至內踝長一尺三寸。踝骨中央。內踝至地長三寸。髮以下至此七尺五寸，爲仰人縱度。膝膕以下至跗屬長一尺六寸。足後外側近踝者曰跗屬。跗屬以下至地長三寸。○角以下至柱骨長一尺。以下言側人之縱度也。角者耳上高骨也。柱骨一名伏骨，肩骨之上頸項之根

针灸说约

石坂竿斋先生著　　男 道常宗贞　门人甲斐斋藤宗甫　同校

骨度《灵枢》

头之大骨围，二尺六寸前齐眉骨，后齐枕骨。胸围，四尺五寸平乳头上，周匝。腰围，四尺二寸平脐，周匝。发所覆者，颅至项，一尺二寸。前发为额颅，后发为项。前发际不明者，取眉心上行三寸；后发际不明者，取大椎上行三寸。结喉以下，至缺盆中，长四寸至天突穴取。缺盆以下，至𩩲骬，长九寸。𩩲骬，一名鸠尾骨。人或无𩩲骬，至歧骨间为八寸，别加一寸。𩩲骬以下，至神阙，长八寸。神阙以下，至横骨，长六寸半至曲骨穴取。横骨横长，六寸半。横骨上廉以下，至内辅上廉，长一尺八寸。内辅上廉，至下廉，三寸半辅骨上下隅。内辅下廉，至内踝，长一尺三寸踝骨中央。内踝至地，长三寸发以下，至此，七尺五寸，为仰人纵度。膝腘以下，至跗属，长一尺六寸足后外侧，近踝者曰跗属。跗属以下，至地，长三寸。

角以下，至柱骨，长一尺。以下言侧人之纵度也。角者，耳上高骨也。柱骨，一名伏骨，肩骨之上颈项之根

也○角以下至肩中俞取之行腋中不見者長四寸腋以下
至季脇長一尺二寸腋中横紋至季脇之端季脇下至髀
樞長六寸髀樞者環跳穴
按此言六寸恐有誤蓋章門季脇下居窌章
門下八寸三分環跳居窌下一寸合得九寸
三分挨居窌環跳穴者宜用中指同身寸○
同身寸法手中指第二節第三節內横文度
兩頭相去爲一寸
髀樞以下至膝中一尺九寸膕中横文外尖膝以下至

外踝長一尺六寸外踝下至京骨長三寸京骨
下至地一寸○耳前當耳門廣一尺三寸○兩
顴相去七寸○兩乳之間九寸半從乳頭上至乳頭上足
掌長一尺二寸廣四寸半○肩至肘長一尺七
寸肩端至肘中
按此言一尺七寸恐有誤今用中指同身寸
肘至腕一尺二寸半○腕至中指本節四寸本
節至末四寸半○項髮以下至背骨大推穴三寸
○背骨以下至尾骶長三尺

也。角以下，至肩中俞，取之。行腋中不见者，长四寸。腋以下，至季胁，长一尺二寸腋中横纹至季胁之端。季胁下，至髀枢，长六寸髀枢者，环跳穴。

按：此言六寸，恐有误。盖章门，季胁下。居髎，章门下八寸三分。环跳，居髎下一寸。合得九寸三分。挨居髎、环跳穴者，宜用中指同身寸。

同身寸法：手中指第二节第三节内横纹，度两头相去，为一寸。

髀枢以下，至膝中，一尺九寸腘中横纹外尖。膝以下，至外踝，长一尺六寸。外踝以下至京骨，长三寸。京骨下至地，一寸。

耳前当耳门，广一尺三寸。

两颧相去七寸。

两乳之间，九寸半从乳头上，至乳头上。足掌长一尺二寸，广四寸半。

肩至肘，长一尺七寸肩端至肘中。

按：此言一尺七寸，恐有误。今用中指同身寸，肘至腕，一尺二寸半。

腕至中指本节四寸，本节至其末，四寸半。

项发以下，至背骨大椎穴，三寸。

背骨以下，至尾骶，长三尺。

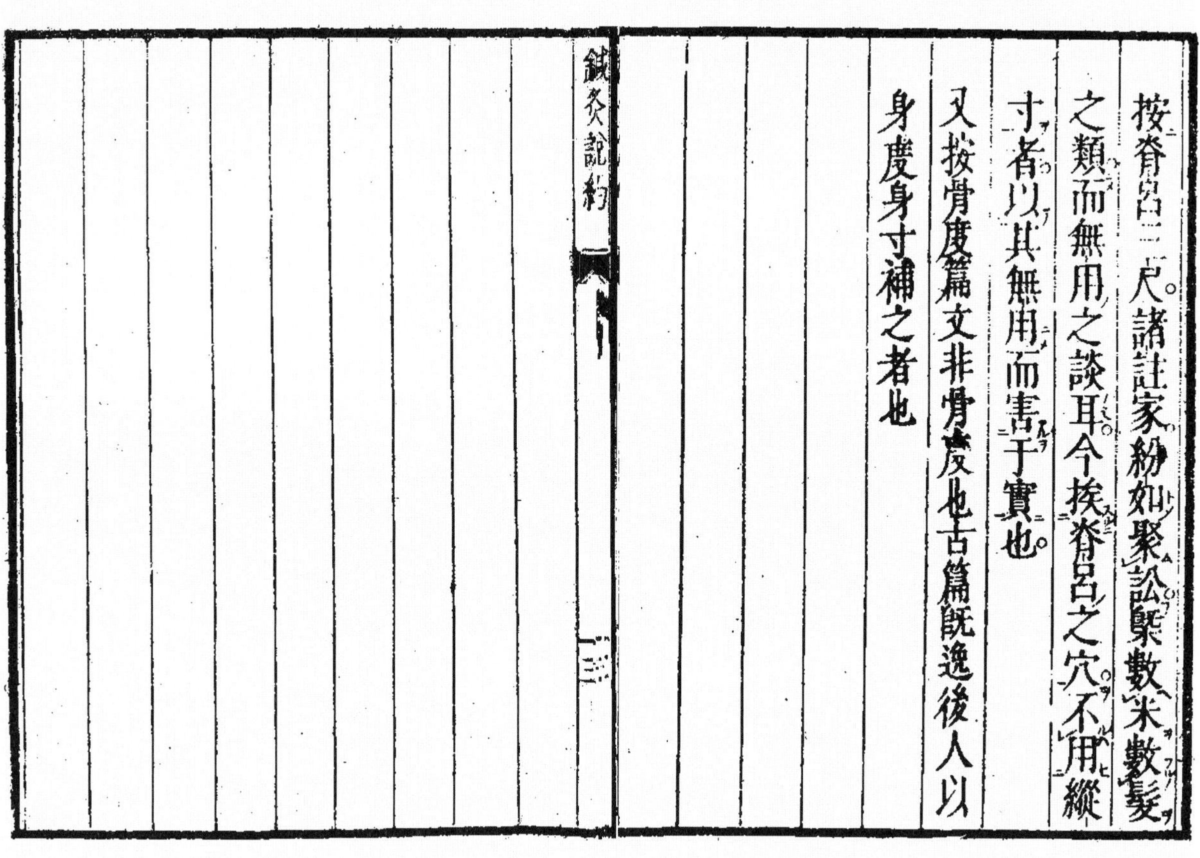
按脊呂三尺諸註家紛如聚訟槩數米數髮之類而無用之談耳今挨脊呂之穴不用縱寸者以其無用而害于實也
又按骨度篇文非骨度也古篇既逸後人以身度身寸補之者也
鍼灸說約 一 三

按：脊吕三尺，诸注家，纷如聚讼①，概数米数发之类，而无用之谈耳。今挨脊吕之穴，不用纵寸者，以其无用而害于实也。

又按：《骨度》篇文非骨度也，古篇既逸，后人以身度身寸补之者也。

①聚讼：众说纷纭，久无定论。

鍼灸説約

手大陰肺經穴凡十一穴左右合二十二穴

中府雲門天府俠白尺澤孔最列缺經渠大淵魚際少商

中府脉經在雲門下一寸去任脉六寸針三分灸五壯治喉痺胷中煩満肩痛不得擧○雲門素問在巨骨下璇璣傍六寸針灸同前治喉痺胸満千金云灸五十壯主治傷寒熱不已欬逆短氣○天府素問在腋下三寸臑内廉動脉應手針四分灸三壯治鼻衄不止按諸禁針灸之穴今多不從夫人有病從頭至踵針灸無不可施之處也如其無病從頭至踵無可針灸之處也但一身動脉應手之穴槩禁針灸非法則在于已者愼勿針非脉動陷下者愼勿灸也手術不得于已灸法不熟于心而誤人誤道者世何夥矣又按經曰靈樞凡刺動脉上者按絶其脉而刺之刺熱者如以手探湯刺寒清者如人之不欲行也是不易之心法也○俠白甲乙在肘上五寸動脉

鍼灸説約 一

针灸说约

手太阴肺经穴 凡十一穴左右合二十二穴。

中府 云门 天府 侠白 尺泽 孔最 列缺 经渠 太渊 鱼际 少商

中府《脉经》：在云门下一寸，去任脉六寸。针三分，灸五壮。治喉痹，胸中烦满，肩痛不得举。

云门《素问》：在巨骨下璇玑旁六寸。针灸同前。治喉痹胸满。《千金》云：灸五十壮。主治伤寒热不已，咳逆短气。

天府《素问》：在腋下三寸，臑内廉，动脉应手。针四分，灸三壮。治鼻衄不止。按：诸禁针灸之穴，今多不从。夫人有病，从头至踵，针灸无不可施之处也。如其无病，从头至踵，无可针灸之处也。但一身动脉应手之穴，概禁针灸。非法则在于已者，慎勿针。非脉动陷下者，慎勿灸也。手术不得于已，灸法不熟于心，而误人误道者，世何伙矣。又按：经曰《灵枢》：凡刺动脉上者，按绝其脉而刺之。刺热者，如以手探汤。刺寒清者，如人之不欲行也。是不易之心法也。

侠白《甲乙》：在肘上五寸，动脉

應手針三分灸五壯治心痛煩滿○尺澤素問在肘中約文上動脉中針灸同前治吐血喘急五般肘痛四肢暴腫行瀉血法於此穴之分者愼勿刺動脉上致血出不止○孔最甲乙在腕上七寸陷中刺灸同前治臂厥痛熱病汗不出○列缺靈樞在側腕上一寸半以手交叉當食指末筋骨罅中千金翼云陽脉逆反大於寸口三倍人或有之鍼二分灸三壯治偏風口歪半身不隨掌中熱牙痛○經渠靈樞在寸口之脉中針三分

灸三壯治心痛嘔吐欬嗽上氣數欠熱病汗不出小兒暴喘○太淵素問在掌後陷中按經渠太淵二穴共在寸口脉中也於寸口按一側指近腕爲太淵近關爲經渠針二分灸三壯治同前神應經云牙疼手腕无力疼痛可灸七壯○魚際靈樞在大指第二節後針灸同前治目眩煩心少氣寒慄喉咽乾燥嘔血唾血肘攣支滿心痺若有血絡者瀉其血血變而止○少商靈樞在大指內側去爪甲角如韭葉一分許針一分灸三壯

应手。针三分，灸五壮。治心痛烦满。

尺泽《素问》：在肘中约纹上动脉中。针灸同前。治吐血，喘急，五般肘痛，四肢暴肿。行泻血法于此穴之分者，慎勿刺动脉上，致血出不止。

孔最《甲乙》：在腕上七寸陷中。刺灸同前。治臂厥痛，热病汗不出。

列缺《灵枢》：在侧腕上一寸半，以手交叉，当食指末，筋骨罅中。《千金翼》云：阳脉逆反大于寸口三倍，人或有之，针二分，灸三壮。治偏风口歪，半身不随，掌中热，牙痛。

经渠《灵枢》：在寸口之脉中。针三分，灸三壮。治心痛，呕吐，咳嗽，上气，数欠，热病汗不出，小儿暴喘。

太渊《素问》：在掌后陷中。按：经渠、太渊二穴共在寸口脉中也。于寸口，按一侧指，近腕为太渊，近关为经渠。针二分，灸三壮。治同前。《神应经》云：牙疼，手腕无力疼痛，可灸七壮。

鱼际《灵枢》：在大指第二节后。针灸同前。治目眩，烦心，少气，寒栗，喉咽干燥，呕血，唾血，肘挛，支满，心痹。若有血络者，泻其血，血变而止。

少商《灵枢》：在大指内侧，去爪甲角，如韭叶一分许。针一分，灸三壮。

治腹脹腸滿雀目小兒乳蛾喉痺水粒不下以三稜針微出血立愈天星秘訣云專治指痛攣急按灸狐祟二七壯

手陽明大腸經穴凡二十穴左右合四十穴

商陽二間三間合谷陽谿偏歷溫溜下廉上廉三里曲池肘窌五里臂臑肩髃巨骨天鼎扶突禾窌迎香

商陽靈樞在塩指內側去爪甲角如韭葉針一分灸三壯治胷中氣滿耳鳴耳聾齒痛目盲○二間靈樞在塩指內側本節前陷中針三分灸三壯治喉痺衄血齒痛口眼斜歪飲食不通○三間靈樞在塩指內側本節後陷中針三分灸三壯治下齒齲痛嗜臥腸鳴洞泄身熱氣喘口乾目急○合谷靈樞在大指塩指岐骨間動脈應手一名虎口一名合骨針三分灸三壯治偏正頭痛喉痺痿臂瘖不能言中風偏枯○陽谿靈樞在腕中上側兩筋間陷中針三分灸三壯治狂言喜笑見鬼驚掣肘臂不舉中風半身不隨○偏歷靈樞在腕後三

治腹胀，肠满，雀目，小儿乳蛾，喉痹水粒不下。以三棱针，微出血立愈。《天星秘诀》云：专治指痛挛急。按：灸狐祟，二七壮。

手阳明大肠经穴 凡二十穴左右合四十穴。

商阳 二间 三间 合谷 阳溪 偏历 温溜 下廉 上廉 三里 曲池 肘髎 五里 臂臑 肩髃 巨骨 天鼎 扶突 禾髎 迎香

商阳《灵枢》：在盐指[1]内侧，去爪甲角如韭叶。针一分，灸三壮。治胸中气满，耳鸣，耳聋，齿痛，目盲。

二间《灵枢》：在盐指内侧，本节前陷中。针三分，灸三壮。治喉痹，衄血，齿痛，口眼斜歪，饮食不通。

三间《灵枢》：在盐指内侧，本节后陷中。针三分，灸三壮。治下齿龋痛，嗜卧，肠鸣，洞泄，身热气喘，口干，目急。

合谷《灵枢》：在大指、盐指歧骨间，动脉应手一名虎口，一名合骨。针三分，灸三壮。治偏正头痛，喉痹，痿臂，喑不能言，中风偏枯。

阳溪《灵枢》：在腕中上侧两筋间陷中。针三分，灸三壮。治狂言喜笑见鬼，惊掣，肘臂不举，中风半身不随。

偏历《灵枢》：在腕后三

①盐指：即"唓盐指"，即食指的俗名。

寸針三分灸三壯治痎瘧寒熱鼻衄癲疾多言齒痛標幽賦云利小便治水蠱○温溜甲乙在腕後六寸肉郄針五分灸三壯治狂言見鬼口喎腸鳴臂痛不舉肩背強急口舌腫痛中風半身不隨不出七日灸此穴七七壯至數百壯有奇効○下廉甲乙在曲池下四寸分肉間外斜針灸治同前○上廉甲乙在曲池下三寸針灸治並同前○三里甲乙在曲池下二寸兌肉端針灸同前或灸至數百壯治手臂肘攣不得屈伸齒痛頰

頷腫瘰癧中風半身不隨○曲池靈樞在肘外輔骨屈肘曲骨之中以手拱胷取之一名鬼臣針七分灸三壯一云百壯治胷中煩滿瘰癧喉痺肘中痛偏風半身不隨婦人經水不通千金云治惡氣諸癮疹灸隨年壯本事方灸至二百壯○肘窌甲乙在肘大骨外廉陷中與天井相並相去一寸四分針三分灸三壯治肘節風痺麻木嗜臥○五里靈樞在肘上三寸向裡大筋中央針五分灸三壯治肘節風痺痛風臂痛攣急○臂

寸。针三分，灸三壮。治痎疟，寒热，鼻衄，癫疾多言，齿痛。《标幽赋》云：利小便，治水蛊。

温溜《甲乙》：在腕后六寸肉郄。针五分，灸三壮。治狂言见鬼，口喎，肠鸣，臂痛不举，肩背强急，口舌肿痛。中风半身不随，不出七日，灸此穴七七壮，至数百壮，有奇效。

下廉《甲乙》：在曲池下四寸，分肉间外斜。针灸治同前。

上廉《甲乙》：在曲池下三寸。针灸治，并同前。

三里《甲乙》：在曲池下二寸，兑肉端。针灸同前。或灸至数百壮，治手臂肘挛，不得屈伸，齿痛，颊颔肿，瘰疬，中风半身不随。

曲池《灵枢》：在肘外辅骨屈肘曲骨之中，以手拱胸取之。一名鬼臣。针七分，灸三壮，一云百壮。治胸中烦满，瘰疬，喉痹，肘中痛，偏风半身不随，妇人经水不通。《千金》云：治恶气，诸瘾疹，灸随年壮。《本事方》：灸至二百壮。

肘髎《甲乙》：在肘大骨外廉陷中，与天井相并，相去一寸四分。针三分，灸三壮。治肘节风痹，麻木，嗜卧。

五里《灵枢》：在肘上三寸，向里大筋中央。针五分，灸三壮。治肘节风痹，痛风，臂痛挛急。

臂

臑甲乙在肘上七寸䐃肉端針三分灸三壯一云
至百壯治中風臂不可舉頸項拘急千金云治
癭氣灸隨年壯按臑音腦聖惠方作臂腦又云
肩髃下一夫兩筋間用四指一夫法○肩髃甲乙在肩端
骨罅舉臂有空針八分灸三壯至七七壯以瘥
爲度治中風偏風傷寒熱不已臂痛無力筋骨
痠疼牙痛不可忍按此穴妙治偏風不隨不出
一七日灸此穴及肩髎肩貞三穴左灸左右灸
右至數百壯無肩端肉脫之患數試數効○巨

骨甲乙在肩端上行叉骨間針一寸半灸三壯治
下齒痛肩臂不得屈伸而痛驚癇吐血胷中瘀
血○天鼎甲乙在側頸直缺盆穴扶突後一寸針
三分灸三壯治暴瘖氣哽喉痺嗌腫不得食○
扶突靈樞在曲頰下一寸甲乙云人迎後一寸半
仰而取之針三分灸三壯治欬嗽多唾喉中如
水雞○禾窌甲乙在直鼻孔下挾水溝旁五分針
三分治尸厥口禁不開○迎香甲乙在禾窌上一
寸鼻孔旁五分針三分治鼻不聞香臭偏風口

臑《甲乙》：在肘上七寸䐃肉端。针三分，灸三壮，一云至百壮。治中风，臂不可举颈项拘急。《千金》云：治瘿气，灸随年壮。按：臑，音脑。《圣惠方》作臂脑。又云：肩髃下一夫，两筋间用四指一夫法。

肩髃《甲乙》：在肩端骨罅，举臂有空。针八分，灸三壮，至七七壮，以瘥为度。治中风偏风，伤寒热不已，臂痛无力，筋骨酸疼，牙痛不可忍。按：此穴妙治偏风不随不出一七日。灸此穴及肩髎、肩贞三穴，左灸左，右灸右，至数百壮。无肩端肉脱之患，数试数效。

巨骨《甲乙》：在肩端上行叉骨间。针一寸半，灸三壮。治下齿痛，肩臂不得屈伸而痛，惊痫，吐血，胸中瘀血。

天鼎《甲乙》：在侧颈直缺盆穴扶突后一寸。针三分，灸三壮。治暴喑，气哽，喉痹，嗌肿不得食。

扶突《灵枢》：在曲颊下一寸。《甲乙》云：人迎后一寸半，仰而去之。针三分，灸三壮。治咳嗽多唾，喉中如水鸡。

禾髎《甲乙》：在直鼻孔下，挟水沟旁五分。针三分。治尸厥，口禁不开。

迎香《甲乙》：在禾髎上一寸，鼻孔旁五分。针三分。治鼻不闻香臭，偏风口

喎玉龍賦云能消眼熱之紅微瀉其血按甲乙
經禾窌迎香巨窌三穴闕灸法
足陽明胃經穴凡四十五穴左右合九十穴
承泣四白巨窌地倉大迎頰車下關頭維人
迎水突氣舍缺盆氣戶庫房屋翳膺窻乳中
乳根不容承滿梁門關門大乙滑肉門天樞
外陵大巨水道歸來氣衝髀關伏兎陰市梁
丘犢鼻三里上巨虛條口下巨虛豐隆解谿
衝陽陷谷內庭厲兌

承泣甲乙在目下七分上直瞳子針一分灸三壯
治赤眼熱痛○四白甲乙在目下一寸針三分治
頭痛目眩眼生白翳又治目瞤動不息可灸七
壯○巨窌甲乙在挾鼻孔傍八分針三分銅人經
曰灸七壯治齒痛○地倉甲乙在挾口吻傍四分
動脉應手針三分灸七壯治偏風口眼歪斜水
漿漏落○大迎甲乙在曲頷前一寸三分骨鋛陷
中動脉針三分灸三壯治寒熱頸痛唇吻瞤動
不止舌強不能言目痛不得閉靈樞曰下齒齲

喎。《玉龙赋》云：能消眼热之红，微泻其血。按：《甲乙经》禾髎、迎香、巨髎三穴，阙灸法。

足阳明胃经穴　凡四十五穴左右合九十穴。

承泣　四白　巨髎　地仓　大迎　颊车　下关　头维　人迎　水突　气舍　缺盆　气户　库房　屋翳　膺窗　乳中　乳根　不容　承满　梁门　关门　太乙　滑肉门　天枢　外陵　大巨　水道　归来　气冲　髀关　伏兔　阴市　梁丘　犊鼻　三里　上巨虚　条口　下巨虚　丰隆　解溪　冲阳　陷谷　内庭　历兑

承泣《甲乙》：在目下七分，上直瞳子。针一分，灸三壮。治赤眼热痛。

四白《甲乙》：在目下一寸。针三分。治头痛，目眩，眼生白翳。又治目瞤动不息。可灸七壮。

巨髎《甲乙》：在挟鼻孔旁八分。针三分。《铜人经》曰：灸七壮。治齿痛。

地仓《甲乙》：在挟口吻旁四分，动脉应手。针三分，灸七壮。治偏风口眼歪斜，水浆漏落。

大迎《甲乙》：在曲颔前一寸三分，骨罅陷中动脉。针三分，灸三壮。治寒热颈痛，唇吻瞤动不止，舌强不能言，目痛不得闭。《灵枢》曰：下齿龋

者取大迎○頰車甲乙在耳下曲頰端陷中針四
分灸七七壯治牙關不開頸强不得回顧牙齒
疼痛○下關靈樞在客主人下骨下陷中合口有
空開口則閉針灸同前治耳鳴口喎齲痛銅人
經云牙齗腫痛以三稜針出血○頭維甲乙在額
角髮際本神傍一寸半神庭傍四寸半針三分
灸三壯治頭疼如破目痛如脫○人迎素問一名
五會甲乙在結喉傍一寸半大動脉禁針灸按針
尸厥以三稜針○水突甲乙在直人迎下氣舍上

鍼灸說約

二穴之中針三分灸三壯治短氣喘息不得臥
○氣舍甲乙在直人迎下骨尖上有缺陷針灸至
下膺窻並同前治瘤癭喉痺欬逆上氣肩腫項
强○缺盆素問在肩下横骨陷中針三分灸三壯
治喘息息賁胸滿瘰癧缺盆中痛○氣戸甲乙在
巨骨下挾俞府傍二寸去中行四寸至下乳根
皆同治胸肋痛支滿喘急○庫房甲乙在氣戸下
一寸六分治呼吸不利胸痛○屋翳甲乙在庫房
下一寸六分治唾膿血胸肋痛○膺窻甲乙在屋

者，取大迎。

颊车《甲乙》：在耳下曲颊端陷中。针四分，灸七七壮。治牙关不开，颈强不得回顾，牙齿疼痛。

下关《灵枢》：在客主人下，骨下陷中。合口有空，开口则闭。针灸同前。治耳鸣，口㖞，龋痛。《铜人经》云：牙龈肿痛，以三棱针出血。

头维《甲乙》：在额角发际，本神旁一寸半，神庭旁四寸半。针三分，灸三壮。治头疼如破，目痛如脱。

人迎《素问》：一名五会《甲乙》，在结喉旁一寸半。大动脉，禁针灸。按：针尸厥，以三棱针。

水突《甲乙》：在直人迎下，气舍上，二穴之中。针三分，灸三壮。治短气喘息，不得卧。

气舍《甲乙》：在直人迎下骨尖上有缺陷，针灸至下膺窗并同前。治瘤瘿，喉痹，咳逆上气，肩肿项强。

缺盆《素问》：在肩下横骨陷中。针三分，灸三壮。治喘息，息贲，胸满，瘰疬，缺盆中痛。

气户《甲乙》：在巨骨下挟俞府旁二寸，去中行四寸，至下乳根皆同。治胸肋痛，支满喘急。

库房《甲乙》：在气户下一寸六分。治呼吸不利胸痛。

屋翳《甲乙》：在库房下一寸六分。治唾脓血，胸肋痛。

膺窗《甲乙》：在屋

翳下一寸六分治乳癰寒熱胷脇痛○乳中甲乙即乳頭上禁針灸○乳根甲乙在乳下一寸六分治胷腹滿痛霍亂轉筋針三分灸三壯一云壽世保元居家必用女人即屈乳頭度之乳頭齊處是穴○不容甲乙在幽門傍一寸半對巨闕去中行二寸至下氣衝皆同針一寸灸五壯治腹滿痃癖腹鳴疝瘕嘔吐胷背相引痛心下悸黄疸膈噎胃脘痛按此穴緩膈膜之拘急針一寸五分留二十呼吸微搖動左手令針活動針後覺胸腹快

鍼灸説約　十二

闊先診脈如得數脈針後再診却遲先診脈如得沈脈針後再診却浮余數試數驗○承滿甲乙在不容下一寸針灸同前治腹脹食飲不下黄疸腹中雷鳴切痛下利或灸至五十壯千金○梁門甲乙在承滿下一寸針灸同前孕婦禁灸治癥癖胷脇痛積聚腹中有動及塊大腸滑泄○關門甲乙在梁門下一寸針灸治同前○太乙甲乙在關門下一寸針灸治同前或云治繞臍切痛○滑肉門甲乙在太乙下一寸天樞上二寸半針灸治同前

翳下一寸六分。治乳痈寒热，胸肋痛。

乳中《甲乙》：即乳头上。禁针灸。

乳根《甲乙》：在乳下一寸六分。治胸腹满痛，霍乱转筋。针三分，灸三壮。一云《寿世保元》：居家必用女人即屈乳头度之乳头齐处是穴。

不容《甲乙》：在幽门旁一寸半，对巨阙去中行二寸，至下气冲皆同。针一寸，灸五壮。治腹满，痃癖，腹鸣，疝瘕，呕吐，胸背相引痛，心下悸，黄疸，膈噎，胃脘痛。按此穴，缓膈膜之拘急。针一寸五分，留二十呼吸，微摇动左手，令针活动，针后觉胸腹快阔。先诊脉如得数脉，针后再诊却迟。先诊脉如得沉脉，针后再诊却浮。余数试数验。

承满《甲乙》：在不容下一寸。针灸同前。治腹胀，食饮不下，黄疸，腹中雷鸣，切痛下利。或灸至五十壮《千金》。

梁门《甲乙》：在承满下一寸。针灸同前，孕妇禁灸。治癥癖，胸肋痛，积聚，腹中有动及块，大肠滑泄。

关门《甲乙》：在梁门下一寸。针灸治同前。

太乙《甲乙》：在关门下一寸。针灸治同前。或云治绕脐切痛。

滑肉门《甲乙》：在太乙下一寸天枢上二寸半。针灸治同前。

○天樞脈經在平臍肓俞傍一寸五分針一寸灸五壯銅人經云百壯千金云孕婦不可灸治腳氣上衝霍亂嘔吐下痢不止繞臍絞痛大便難腹如盤癀疝五淋小便不利婦人月事不調癥癖吐血狂言子宮久冷無子按從不容至此穴皆治腹痛諸症也腹痛有三種有針刺二三分而治者有六七分而治者有寸餘而治者病淺針深則益痛楚病深針淺則邪益王針科宜察深淺慎無逆治也○外陵甲乙在天樞下一寸針

鍼灸説約

一寸灸五壯下同治癩疝小腹滿○大巨甲乙在天樞下二寸治驚悸不眠小便不利按外陵大巨四穴主治男子無嗣若男子少腹筋攣不緩豐每苦疝瘕則交接之時精不能射子宮也求嗣人每於此四穴或針或灸乃久而覺少腹之寬解以登熙熙之臺則鳳雛龍卵豈難得耶○水道甲乙在大巨下二寸針一寸半灸五壯治大小便閉疝氣偏墜婦人腹脹子宮諸疾○歸來甲乙在水道下二寸針一寸灸五壯治奔豚九疝

天枢《脉经》：在平脐肓俞旁一寸五分。针一寸，灸五壮。《铜人经》云百壮。《千金》云：孕妇不可灸。治脚气上冲，霍乱呕吐，下痢不止，绕脐绞痛，大便难，腹如盘，癀疝，五淋，小便不利，妇人月事不调，癥癖，吐血，狂言，子宫久冷无子。按：从不容至此穴，皆治腹痛诸症也。腹痛有三种，有针刺二三分而治者，有六七分而治者，有寸余而治者。病浅针深则益痛楚，病深针浅则邪益王。针科宜察深浅，慎无逆治也。

外陵《甲乙》：在天枢下一寸。针一寸，灸五壮。下同。治癞疝小腹满。

大巨《甲乙》：在天枢下二寸。治惊悸不眠，小便不利。按：外陵、大巨四穴，主治男子无嗣。若男子少腹筋挛，不缓丰，每苦疝瘕则交接之时，精不能射子宫也。求嗣人，每于此四穴，或针或灸，乃久而觉少腹之宽解，以登熙熙之台，则凤雏龙卵岂难得耶！

水道《甲乙》：在大巨下二寸。针一寸半，灸五壮。治大小便闭，疝气偏坠，妇人腹胀，子宫诸疾。

归来《甲乙》：在水道下二寸。针一寸，灸五壮。治奔豚九疝，陰丸上縮入腹引痛婦人血閉積冷○氣衝素問在歸來下鼠谿上一寸大動脈禁針灸按凡動脈上多禁針灸如小動脈按絕其脈而針之如大動脈古人雖有針灸法宜禁絕○髀關甲乙在膝上伏兎後一尺二寸針六分灸三壯治腹痛鼓脹癥瘕寒疝中風半身不隨○伏兎甲乙在膝上七寸起肉如伏兎針五分禁灸按此穴千金脚氣八處之一諸書禁灸恐誤今不從也治寒疝風勞氣逆膝冷脚氣行步不正腹滿胷痛中風半身不隨或云狂邪鬼

鍼灸說約

語灸數百壯○陰市甲乙在膝上三寸拜而取之針五分灸七壯治寒疝少腹痛脹滿腰已下寒痺水腫大腹○梁丘甲乙在膝上二寸兩筋間針三分灸三壯治脚膝痛髀關至此穴療半身不隨之要穴也○犢鼻靈樞在膝臏下骭骨上陷中針三分灸七七壯治膝中痛不仁難跪起膝臏癰腫針此穴及膝眼者先熨而後刺之熨方

桂枝一匁 乾姜一匁 山椒一匁 烏頭一匁

右四味以水四合煎取二合先熨而針之針

阴丸上缩，入腹引痛，妇人血闭积冷。

气冲《素问》：在归来下，鼠溪上一寸大动脉。禁针灸。按：凡动脉上，多禁针灸。如小动脉，按绝其脉，而针之。如大动脉，古人难有针灸法，宜禁绝。

髀关《甲乙》：在膝上伏兔后一尺二寸。针六分，灸三壮。治腹痛，鼓胀，癥瘕，寒疝，中风，半身不随。

伏兔《甲乙》：在膝上七寸，起肉如伏兔。针五分，禁灸。按：此穴，《千金》脚气八处之一。诸书禁灸恐误，今不从也。治寒疝，风劳，气逆，膝冷，脚气，行步不正，腹满胸痛，中风半身不随。或云，狂邪鬼语，灸数百壮。

阴市《甲乙》：在膝上三寸，拜而取之。针五分，灸七壮。治寒疝少腹痛，胀满，腰已下寒痹，水肿大腹。

梁丘《甲乙》：在膝上二寸，两筋间。针三分，灸三壮。治脚膝痛，髀关至此穴，疗半身不随之要穴也。

犊鼻《灵枢》：在膝髌下骭骨上陷中。针三分，灸七七壮。治膝中痛不仁，难跪起，膝髌痈肿，针此穴及膝眼者，先熨而后刺之。熨方：

桂枝一匁[1]　干姜一匁　山椒一匁　乌头一匁

右四味，以水四合，煎取二合。先熨而针之，针

①匁："両"之简字。日本古代重量单位，1 匁=3.759 克。

後再熨。
○膝眼四穴千金在膝蓋下骭骨上大筋兩傍治
脚氣水腫脚膝沈重起坐行步不正針一寸
灸七七壯。
三里素問在膝眼下三寸去骭骨外廉一寸兩細
筋間針一寸灸七七壯小兒禁灸秦承祖曰諸
病皆治或曰療五勞七傷按足部病皆療此穴
又能下逆氣外臺曰人年三十已上若不灸此
穴氣上衝目使眼無光蓋以其能下氣也○上

巨虛靈樞在三里下三寸針一寸灸七七壯治藏
氣不足偏風脚氣腸中切痛○條口甲乙在上巨
虛下二寸針一寸灸三壯治濕痺足下熱足緩
不收不能久立○下巨虛靈樞在上巨虛下三寸
針一寸灸七七壯治脚膝腫痛不收胃中熱婦
人乳癰○豐隆靈樞在外踝上八寸針一寸灸七
壯治癲疾霍亂瘶㾀腹中切痛席弘賦云專治
婦人心痛○解谿靈樞在足腕上繫草鞋帶處衝
陽後一寸半動脈中針五分灸三壯治足腫痛

后再熨。

膝眼四穴《千金》：在膝盖骭骨上，大筋两旁。治脚气水肿，脚膝沉重，起坐行步不正。针一寸，灸七七壮。

三里《素问》：在膝眼下三寸，去骭骨外廉一寸，两细筋间。针一寸，灸七七壮。小儿禁灸。秦承祖曰：诸病皆治。或曰：疗五劳七伤。按：足部病皆疗。此穴又能下逆气。《外台》曰：人年三十已上，若不灸此穴，气上冲目使眼无光，盖以其能下气也。

上巨虚《灵枢》：在三里下三寸。针一寸，灸七七壮。治脏气不足，偏风脚气，肠中切痛。

条口《甲乙》：在上巨虚下二寸。针一寸，灸三壮。治湿痹足下热，足缓不收不能久立。

下巨虚《灵枢》：在上巨虚下三寸。针一寸，灸七七壮。治脚膝肿痛不收，胃中热，妇人乳癌。

丰隆《灵枢》：在外踝上八寸。针一寸，灸七壮。治癫疾，霍乱，瘛疭，腹中切痛。《席弘赋》云：专治妇人心痛。

解溪《灵枢》：在足腕上系草鞋带处，冲阳后一寸半，动脉中。针五分，灸三壮。治足肿，痛風目眩善去目翳風瘧頭痛○衝陽素問在內庭上骨上動脉即趺陽脉按平人有此脉不動者針五分灸三壯治霍亂嘔吐偏風不隨腹滿不嗜食寒熱足緩履不收○陷谷靈樞在大指次指間本節後去內庭二寸治瘧寒熱腸鳴腹痛足附上血腫者針之出血○內庭靈樞在次指三指間針三分灸三壯治脚膝不收寒痹不仁轉筋脚氣瘧寒熱狐祟按入門云足痞根即此穴也療大人小兒諸疾灸至數百壯俗云傘灸是也○厲兌

素問在次指外去爪甲角如韭葉針一分灸一壯治尸厥寒痺不仁

足太陰脾經穴凡二十一穴左右合四十二穴

隱白大都太白公孫商丘三陰交漏谷地機陰陵泉血海箕門衝門府舍腹結大横腹哀食竇天谿胷鄉周榮大包

隱白素問在足大指端內側去爪甲角如韭葉針三分灸三壯治腹脹嘔吐足寒痺不仁婦人月事過時不止按世俗遇精神昏瞀不省人事者

风，目眩。善去目翳，风疟，头痛。

冲阳《素问》：在内庭上骨上动脉，即趺阳脉。按：平人有此脉不动者。针五分，灸三壮。治霍乱呕吐，偏风不随，腹满不嗜食，寒热足缓履不收。

陷谷《灵枢》：在大指次指间本节后，去内庭二寸。治疟寒热，肠鸣腹痛，足附上血肿者，针之出血。

内庭《灵枢》：在次指三指间。针三分，灸三壮。治脚膝不收，寒痹不仁，转筋脚气，疟寒热，狐祟。按：《入门》：云足痞根，即此穴也。疗大人小儿诸疾，灸至数百壮，俗云：伞灸是也。

历兑《素问》：在次指外去爪甲角如韭叶。针一分，灸一壮。治尸厥，寒痹不仁。

足太阴脾经穴 凡二十一穴左右合四十二穴。

隐白 大都 太白 公孙 商丘 三阴交 漏谷 地机 阴陵泉 血海 箕门 冲门 府舍 腹结 大横 腹哀 食窦 天溪 胸乡 周荣 大包

隐白《素问》：在足大指端内侧，去爪甲角如韭叶。针三分，灸三壮。治腹胀，呕吐，足寒痹不仁，妇人月事过时不止。按：世俗，遇精神昏瞀，不省人事者，或灸此穴及涌泉穴，炷如斗大。不知何故也，必死之病乎，以薪烧之。不可期回生也，未死之病乎，虽不灸，而别有生路也。若夫婴童精神未王，因一时发热痫瘈尚能致昏瞀，间灸之过多，而诸症既治。患灸疮数十日，发痫瘈不救之症者，予数视之，不可不慎也。

大都《灵枢》：在大指本节后《医学纲目》“后”字作“前”。针三分，灸三壮。治热病汗不出，手足逆冷，腹满善呕。

太白《灵枢》：在腕骨下《释骨》云：大指本节后，宛宛者，曰腕骨。其在内侧如核者，曰核骨。针三分，灸三壮。治股膝骱酸痛，转筋骨痛。

公孙《灵枢》：在本节后一寸，核骨下。针灸同上。治足跗不仁，心痛，胃脘痛，下血，脱肛。

商丘《灵枢》：在内踝下，微前陷中。前有中封，后有照海，此穴居中。针灸同上。治足跗肿痛，小儿脚弱。

三阴交《甲乙》：在内踝上三寸。针灸同上。治妇人诸疾，偏坠，木肾。妊娠不可刺，且能落死胎古人有此事耶！予不敢信也。

漏谷《甲乙》：在踝上六寸。针灸同上。治膝痹，痃癖，心腹满，失精，湿痹不能久立。

地机《甲乙》：在膝下五寸。针灸同上。治水肿不食，

小便不利○陰陵泉素問在內輔骨下針一寸灸
七七壯治氣淋腰痛霍亂疝瘕善下逆氣太乙
歌云腸中切痛陰陵調○血海甲乙在膝臏上內
廉白肉際二寸中針五分灸五壯治漏下惡血
月事不調腹痛帶下小便遺失○箕門甲乙在血
海上六寸兩筋間直五里下針五分灸三壯治
淋遺溺鼠鼷腫痛小便不通按專治轉筋痛不
可忍針一寸久留之○衝門甲乙在大橫下五寸
橫骨端去中行三寸餘針五分灸五壯治淫濼

陰疝中寒積聚難乳子癇奔豚氣上衝心不得
息○府舍甲乙在腹結下三寸衝門上七分針八
分灸五壯治厥氣霍亂大便難腹滿積聚㿗疝
○腹結甲乙在大橫下一寸三分針灸同前治瀉
利心痛腳氣入腹癥瘕繞臍絞痛○大橫甲乙平
臍稍高或曰腹哀下三寸針灸同前治洞泄大
風逆氣多寒善悲九疝大便秘鞕○腹哀甲乙在
中脘傍四寸大橫上三寸針灸同前治寒中食
不化癥瘕腹痛○食竇甲乙在天谿下一寸六分

小便不利。

阴陵泉《素问》：在内辅骨下。针一寸，灸七七壮。治气淋，腰痛，霍乱，疝瘕，善下逆气。《太乙歌》云：肠中切痛，阴陵调。

血海《甲乙》：在膝髌上内廉，白肉际，二寸中。针五分，灸五壮。治漏下恶血，月事不调，腹痛带下，小便遗失。

箕门《甲乙》：在血海上六寸，两筋间，直五里下。针五分，灸三壮。治淋遗溺，鼠鼷肿痛，小便不通。按：专治转筋痛不可忍，针一寸，久留之。

冲门《甲乙》：在大横下五寸，横骨端，去中行三寸余。针五分，灸五壮。治淫泺阴疝，中寒，积聚，难乳，子痫，奔豚气上冲心不得息。

府舍《甲乙》：在腹结下三寸，冲门上七分。针八分，灸五壮。治厥气，霍乱，大便难，腹满，积聚，㿗疝。

腹结《甲乙》：在大横下一寸三分。针灸同前。治泻利心痛，脚气入腹，癥瘕，绕脐绞痛。

大横《甲乙》：平脐稍高。或曰：腹哀下三寸。针灸同前。治洞泄，大风，逆气，多寒，善悲，九疝，大便秘鞕[1]。

腹哀《甲乙》：在中脘旁四寸，大横上三寸。针灸同前。治寒中食不化，癥瘕腹痛。

食窦《甲乙》：在天溪下一寸六分。

①鞕：古同“硬”，坚。

針入一分灸三壯治胸痛滿欬逆○天谿甲乙在胸鄉下一寸六分針灸同前治胸脇痛欬逆婦人乳腫○胸鄉甲乙在周榮下一寸六分針灸治同前一云治轉筋○周榮甲乙在中府下一寸六分針灸治同前○大包靈樞在淵腋下三寸九肋間從周榮斜下行出章門上三寸針灸同前治腹有大氣胸脇痛腹滿轉筋

手少陰心經穴凡九穴左右合十八穴

極泉青靈少海靈道通里陰郄神門少府少衝

極泉甲乙在腋下近胸筋間動脈陷中針三分灸七壯治胸脇痛專療狐臭以三稜針微瀉其血○青靈明堂灸經在肘上三寸針三分灸三壯治肩臑肘臂不仁○少海甲乙在肘大骨內廉去肘端五分針三分灸三壯治同前千金云主腋下瘰癧一云治肘臂隱痛○靈道甲乙在掌後一寸半針三分灸三壯治肘攣心痛乾嘔暴瘖○通里靈樞在腕後一寸針三分灸三壯治面熱喉痹肘

针入一分，灸三壮。治胸痛满，咳逆。

天溪《甲乙》：在胸乡下一寸六分。针灸同前。治胸胁痛，咳逆，妇人乳肿。

胸乡《甲乙》：在周荣下一寸六分。针灸治同前。一云治转筋。

周荣《甲乙》：在中府下一寸六分。针灸治同前。

大包《灵枢》：在渊腋下三寸，九肋间。从周荣斜下行，出章门上三寸。针灸同前。治腹有大气，胸胁痛，腹满，转筋。

手少阴心经穴　凡九穴左右合十八穴。

极泉　青灵　少海　灵道　通里　阴郄　神门　少府　少冲

极泉《甲乙》：在腋下经近胸筋间，动脉陷中。针三分，灸七壮。治胸胁痛，专疗狐臭，以三棱针，微泻其血。

青灵《明堂灸经》：在肘上三寸。针三分，灸三壮。治肩臑肘臂不仁。

少海《甲乙》：在肘大骨内廉，去肘端五分。针三分，灸三壮。治同前。《千金》云：主腋下瘰疬。一云治肘臂隐痛。

灵道《甲乙》：在掌后一寸半。针三分，灸三壮。治肘挛，心痛，干呕，暴喑。

通里《灵枢》：在腕后一寸。针三分，灸三壮。治面热，喉痹，肘臂痛○陰郄甲乙在掌後五分動脉針灸治同前○神門素問在掌後鋭骨端動脉針灸治同前按人或寸口脉微而神門之脉隆起者非病脉也如婦人姙與不姙此脉常動○少府甲乙在小指本節後直勞宮針二分灸三壯治臂痠肘攣陰挺陰癢中風手臂不舉○少衝甲乙在小指內側去爪甲一分針一分灸三壯治心火炎上眼赤嘔吐微瀉其血

手太陽小腸經穴凡一十九左右合三十八穴

少澤前谷後谿腕骨陽谷養老支正小海肩貞臑俞天宗秉風曲垣肩外肩中俞天窻天容顴窌聽宮

少澤靈樞在小指外側去爪甲一分針一分灸三壯治目翳微出血手足五指頭穴並治中風半身不隨左取左右取右不繆刺一齊取之不單取○前谷同上在小指外側本節前陷中針灸同前與後谿同治指痛耳鳴小兒鼻塞不利○後谿同上在本節後針灸治同前或云治胷滿癲癇

臂痛。

阴郄《甲乙》：在掌后五分动脉。针灸治同前。

神门《素问》：在掌后锐骨端动脉。针灸治同前。按：人或寸口脉微，而神门之脉隆起者，非病脉也。如妇人妊与不妊，此脉常动。

少府《甲乙》：在小指本节后直劳宫。针二分，灸三壮。治臂酸，肘挛，阴挺，阴痒，中风手臂不举。

少冲《甲乙》：在小指内侧，去爪甲一分。针一分，灸三壮。治心火炎上，眼赤，呕吐，微泻其血。

手太阳小肠经穴 凡一十九左右合三十八穴。

少泽 前谷 后溪 腕骨 阳谷 养老 支正 小海 肩贞 臑俞 天宗 秉风 曲垣 肩外 肩中俞 天窗 天容 颧髎 听宫

少泽《灵枢》：在小指外侧，去爪甲一分。针一分，灸三壮。治目翳微出血，手足五指头穴，并治中风半身不随。左取左，右取右。不缪刺，一齐取之，不单取。

前谷同上：在小指外侧本节前陷中。针灸同前。与后溪同治指痛，耳鸣，小儿鼻塞不利。

后溪同上：在本节后。针灸治同前。或云治胸满，癫痫，

天宗秉風曲垣三穴治同肩外

五指盡痛○腕骨同上在手外側腕骨前針二分灸三壯治腕痛不仁肘臂不得屈伸狂惕偏枯○陽谷同上在外側腕中鋭骨下針灸治同前灸耳鳴七壯○養老甲乙在踝骨上一空針灸同前治肩臂痠痛○支正靈樞在腕後五寸針五分灸三壯治肘攣不仁五勞目眩○小海同上在肘大骨外按經筋篇云手大陽之筋起于小指之上結于腕上循臂内廉結于肘内鋭骨之後彈之應小指之上入結于腋下針灸同前治手臂不

鍼灸説約 二十

仁肘腋腫痛○肩貞素問在肩曲胛下兩骨解間肩髃後針七分灸三壯至七七壯治肘臂疼痛不得擧風痺缺盆中痛○臑俞甲乙在肩窌後大骨下針八分灸三壯治肩如抜臑似折按臑俞天宗秉風曲垣肩外肩中六穴専治中風半身不隨肩臂不擧者俗稱壽命痛者亦治○天宗甲乙在秉風後大骨下陷中針一寸灸三壯○秉風甲乙在天窌外肩上小髃骨後針五分灸五壯○曲垣甲乙在肩中央曲胛陷中針一寸以至骨

五指尽痛。

腕骨同上：在手外侧腕骨前。针二分，灸三壮。治腕痛不仁，肘臂不得屈伸，狂惕，偏枯。

阳谷同上：在外侧腕中锐骨下。针灸治同前。灸耳鸣，七壮。

养老《甲乙》：在踝骨上一空。针灸同前。治肩臂酸痛。

支正《灵枢》：在腕后五寸。针五分，灸三壮。治肘挛不仁，五劳，目眩。

小海同上：在肘大骨外。按：《经筋》篇云：手大肠之筋，起于小指之上，结于腕上，循臂内廉，结于肘内锐骨之后，弹之应小指之上，入结于腋下。针灸同前。治手臂不仁，肘腋肿痛。

肩贞《素问》：在肩曲胛下，两骨解间，肩髃后。针七分，灸三壮，至七七壮。治肘臂疼痛，不得举，风痹缺盆中痛。

臑俞《甲乙》：在肩髎后，大骨下。针八分，灸三壮。治肩如拔，臑似折。按：臑俞、天宗、秉风、曲垣、肩外、肩中六穴，专治中风半身不随。肩臂不举者，俗称寿命痛者，亦治。

天宗《甲乙》：在秉风后大骨下陷中。针一寸，灸三壮。

秉风《甲乙》：在天髎外，肩上小髃骨后。针五分，灸五壮。

【批】天宗、秉风、曲垣三穴治同肩外。

曲垣《甲乙》：在肩中央曲胛陷中。针一寸，以至骨爲度灸三壯○肩外俞甲乙在肩胛上廉去脊三寸與大椎平針六分灸三壯治肩胛痛周痺攣急諸疾○肩中俞甲乙在肩胛內廉去大椎旁二寸針五分灸十壯治欬嗽唾血目暗○天窗素問在頸大筋前曲頰下扶突後動脈針三分灸三壯治頰腫喉中痛齒噤耳聾肩痛引項千金云狂邪鬼語灸九壯○天容靈樞在耳下曲頰後針一寸灸三壯治癭氣嘔吐噎痛頷腫○顴窌甲乙在面頄骨下廉銳骨端針三分治上齒齲痛頔瘇目黄○聽宮甲乙在耳中珠子上針三分灸三壯治耳內蟬鳴耳聾

足太陽膀胱經穴凡六十三穴左右合百二十六穴

睛明　攢竹　曲差　五處　承光　通天　絡却　玉枕　天柱　大杼　風門　肺腧　厥陰腧　心腧　鬲腧　肝腧　膽腧　脾腧　胃腧　三焦腧　腎腧　大腸腧　小腸腧　膀胱腧　中膂內腧　白環腧　上窌　次窌　中窌　下窌　附分　魄戶　膏肓　神堂　譩譆　鬲關　魂門　陽綱　意舍　胃倉　肓門　志室　胞肓　秩邊　會陽　承扶　殷門

为度，灸三壮。

肩外俞《甲乙》：在肩胛上廉，去脊三寸，与大椎平。针六分，灸三壮。治肩胛痛，周痹，挛急，诸疾。

肩中俞《甲乙》：在肩胛内廉，去大椎旁二寸。针五分，灸十壮。治咳嗽，唾血，目暗。

天窗《素问》：在颈大筋前，曲颊下，扶突后动脉。针三分，灸三壮。治颊肿，喉中痛，齿噤，耳聋，肩痛引项。《千金》云：狂邪鬼语，灸九壮。

天容《灵枢》：在耳下曲颊后。针一寸，灸三壮。治瘿气，呕吐，嗌痛颔肿。

颧髎《甲乙》：在面颀骨下廉，锐骨端。针三分。治上齿龋痛，頔瘇目黄。

听宫《甲乙》：在耳中珠子上。针三分，灸三壮。治耳内蝉鸣，耳聋。

足太阳膀胱经穴　凡六十三穴左右合百二十六穴。

睛明　攒竹　曲差　五处　承光　通天　络却　玉枕　天柱　大杼　风门　肺俞　厥阴俞　心俞　膈俞　肝俞　胆俞　脾俞　胃俞　三焦俞　肾俞　大肠俞　小肠俞　膀胱俞　中膂内俞　白环俞　上髎　次髎　中髎　下髎　附分　魄户　膏肓　神堂　噫嘻　膈关　魂门　阳纲　意舍　胃仓　肓门　志室　胞肓　秩边　会阳　承扶　殷门

浮郄委陽委中合陽承筋承山飛陽跗陽崑
崙僕參申脉金門京骨束骨通谷至陰
睛明甲乙在目内眥外一分針三分治目疾○攅
竹甲乙一名眉本出素問在眉頭陷中針三分不可
久留宜以細三稜針刺之宣泄熱氣三度刺目
大明○曲差甲乙在神庭旁一寸半針二分灸三
五壯治頭痛鼻塞按以曲差天柱二穴爲前後
髮際○五處甲乙在入髮一寸上星傍一寸半針
三分灸三壯治目不明頭風瘛瘲○承光甲乙在

鍼灸說約

五處後二寸針三分灸三壯此穴銅人禁灸今不從素問刺熱論王冰注云可灸三壯治同前○通天甲乙在承光後一寸半
針三分灸三壯治傷寒頭目疼痛衂血○絡却
甲乙在玉枕上一寸半針三分灸三壯治頭旋耳
鳴○玉枕甲乙在絡却後挾腦戸傍一寸三分枕
骨上陷中按釋骨曰顛之後横骨起者曰頭横
骨曰枕骨其兩傍尤起者曰玉枕骨此穴在此
骨罅中針三分灸三壯治目似脱項似拔頭旋
腦痛婦人血暈○天柱素問在項後大筋外髮際

浮郄　委阳　委中　合阳　承筋　承山　飞阳　跗阳　昆仑　仆参　申脉　金门　京骨　束骨　通谷　至阴

睛明《甲乙》：在目内眦外一分。针三分。治目疾。

攒竹《甲乙》：一名眉本出《素问》。在眉头陷中。针三分，不可久留。宜以细三棱针刺之，宣泄热气。三度刺，目大明。

曲差《甲乙》：在神庭旁一寸半。针二分，灸三五壮。治头痛鼻塞。按：以曲差、天柱二穴为前后发际。

五处《甲乙》：在入发一寸，上星旁一寸半。针三分，灸三壮。治目不明，头风，瘛疭。

承光《甲乙》：在五处后二寸。针三分，灸三壮此穴《铜人》禁灸，今不从。《素问·刺热论》王冰注云：可灸三壮。治同前。

通天《甲乙》：在承光后一寸半。针三分，灸三壮。治伤寒，头目疼痛，衄血。

络却《甲乙》：在玉枕上一寸半。针三分，灸三壮。治头旋耳鸣。

玉枕《甲乙》：在络却后，挟脑户旁一寸三分，枕骨上陷中。按：《释骨》曰：颠之后横骨起者，曰头横骨，曰枕骨，其两旁尤起者，曰玉枕骨。此穴在此骨罅中。针三分，灸三壮。治目似脱，项似拔，头旋脑痛，妇人血晕。

天柱《素问》：在项后大筋外发际，

去中行一寸三分針五分灸三壯治傷寒汗不出目瞑頭痛肩項强急靈樞口問篇曰泣出刺天柱素問刺熱論曰熱病始于頭首者刺項太陽而汗出止○大杼素問在項後第一椎下挾脊兩傍各一寸半下至膀胱俞皆同刺三分灸七七壯治傷寒汗不出筋攣瘈瘲水熱穴論曰大杼膺俞缺盆背俞此八者以瀉胸中之熱也膺俞者中府穴背俞風門穴也○風門甲乙二椎下兩傍針五分灸五壯治傷寒寒熱往來上氣短息欬逆胷背徹痛或曰

鍼灸說約 一

灸二百壯至三百壯○肺俞素問三椎下兩傍針三分灸三壯一日百壯治喘息欬嗽吐血骨蒸虛勞肩背引胸痛○厥陰俞千金四椎下兩傍針三分灸七七壯治逆氣嘔吐心痛留結胷中煩悶○心俞素問五椎下兩傍針三分灸百壯治發狂癲癇嘔吐食不下心胷悶亂○膈俞靈樞七椎下兩傍針三分灸三壯至百壯治胸脇苦滿寒熱往來腹脹滿胃脘痛膈氣寒痰○肝俞素問九椎下兩傍針三分灸三壯至百壯治欬引兩脇不得

去中行一寸三分。针五分，灸三壮。治伤寒汗不出，目瞑头痛，肩项强急。《灵枢·口问》篇曰：泣出，刺天柱。《素问·刺热论》曰：热病始于头首者，刺项太阳，而汗出止。

大杼《素问》：在项后第一椎下，挟脊两旁各一寸半下至膀胱俞皆同。刺三分，灸七七壮。治伤寒汗不出，筋挛瘛疭。《水热穴论》曰：大杼、膺俞、缺盆、背俞，此八者，以泻胸中之热也。膺俞者，中府穴、背俞、风门穴也。

风门《甲乙》：二椎下两旁。针五分，灸五壮。治伤寒，寒热往来，上气短息，咳逆，胸背彻痛。或曰：灸二百壮，至三百壮。

肺俞《素问》：二椎下两旁。针三分，灸三壮一曰百壮。治喘息，咳嗽，吐血，骨蒸，虚劳，肩背引胸痛。

厥阴俞《千金》：四椎下两旁。针三分，灸七七壮。治逆气，呕吐，心痛留结，胸中烦闷。

心俞《素问》：五椎下两旁。针三分，灸百壮。治发狂，癫痫，呕吐，食不下，心胸闷乱。

膈俞《灵枢》：七椎下两旁。针三分，灸三壮，至百壮。治胸胁苦满，寒热往来，腹胀满，胃脘痛，膈气，寒痰。

肝俞《素问》：九椎下两旁。针三分，灸三壮，至百壮。治咳引两胁不得轉側胷脊相引而痛狂癲疾目眩目花唾血短氣胷腹脹滿○膽俞脉經十椎下兩旁刺五分灸三壯至百壯治心腹脹滿痛口苦舌乾胷脇痛頭痛振寒汗不出○脾俞素問十一椎下兩傍鍼三分灸三壯治腹引胷背痛黄疸四肢沉重痃癖積聚痎瘧寒熱○胃俞脉經十二椎下兩傍鍼三分灸三壯治腹脹不嗜食胃中寒腸鳴腹痛小兒吐乳○三焦俞甲乙十三椎下兩傍鍼三分灸三壯治骨蒸勞熱腋汗腸鳴食不化腹痛泄

鍼灸說約 一

瀉目眩頭痛腰脊強急婦人癥聚瘦瘠胃俞脾俞三焦俞下至膀胱俞皆灸至百壯○腎俞素問十四椎下兩傍鍼三分灸三壯治腰痛心腹䐜脹兩胷滿引少腹急痛小便濁五勞七傷虛憊洞洩食不化身腫如水○大腸俞脉經十六椎下兩傍一云十五椎下是也鍼三分灸三壯治脊強腰痛腸澼大小便不利五痔疼痛婦人帶下○小腸俞脉經在十七椎下兩傍治小便赤澁淋瀝少腹㽲痛脚腫短氣不嗜食大便膿血出五痔疼痛婦人帶下鍼

转侧，胸脊相引而痛，狂癫疾，目眩，目花，唾血，短气，胸腹胀满。

胆俞《脉经》：十椎下两旁。刺五分，灸三壮，至百壮。治心腹胀满痛，口苦，舌干，胸胁痛，头痛振寒，汗不出。

脾俞《素问》：十一椎下两旁。针三分，灸三壮。治腹引胸背痛，黄疸，四肢沉重，痃癖，积聚，痎疟寒热。

胃俞《脉经》：十二椎下两旁。针三分，灸三壮。治腹胀不嗜食，胃中寒，肠鸣腹痛，小儿吐乳。

三焦俞《甲乙》：十三椎下两旁。针三分，灸三壮。治骨蒸，劳热，腋汗，肠鸣食不化，腹痛泄泻，目眩，头痛，腰脊强急，妇人癥聚，瘦瘠胃俞、脾俞、三焦俞，下至膀胱俞，皆灸至百壮。

肾俞《素问》：十四椎下两旁。针三分，灸三壮。治腰痛，心腹䐜胀，两胸满，引少腹急痛，小便浊，五劳，七伤，虚惫，洞泄，食不化，身肿如水。

大肠俞《脉经》：十六椎下两旁。一云十五椎下是也。针三分，灸三壮。治脊强，腰痛，肠澼，大小便不利，五痔疼痛，妇人带下。

小肠俞《脉经》：在十七椎下两旁。治小便赤涩淋沥，少腹㽲[1]痛，脚肿，短气，不嗜食，大便脓血出，五痔疼痛，妇人带下。针

①㽲（jiǎo）：腹中急也。

三分留六呼可灸三壯○膀胱俞脉經十九椎下兩傍針三分灸三壯治風勞腰脊痛遺溺膝脚無力女子癥瘕○中膂內俞甲乙在二十椎下挾脊起肉去中行一寸針八分灸三壯治腰痛脚攣急少腹痛婦人腰部之病子宮虛冷不娠○白環俞甲乙在廿一椎下侠脊起肉去中行一寸針五分灸三壯治二便閉或虛熱白濁中風手足不仁肛痛不可忍○上窌素問在窌骨第一空挾脊兩傍針三分灸七壯按八窌穴專治腰痛婦人月經不調小兒遺尿癇瘈骨空論曰刺八窌與痛上在腰尻分間○次窌素問在第二空陷中比上窌稍狹針灸治同前○中窌素問在第三空陷中比次窌又稍狹針灸治同前○下窌同上在第四空陷中比中窌稍狹針灸治同前入門云針入二寸按窌骨上之穴針入六七分淺則病不除治疝氣小腹急結絞痛不可忍腰脊痛不得轉搖大便下血腹脹下利腰以下不仁婦人絕子灸亦佳灸至數百壯嘗視一嫗灸八窌

三分，留六呼。可灸三壮。

膀胱俞《脉经》：十九椎下两旁。针三分，灸三壮。治风劳，腰脊痛，遗溺，膝脚无力，女子癥瘕。

中膂内俞《甲乙》：在二十椎下，挟脊起肉，去中行一寸。针八分，灸三壮。治腰痛脚挛急，少腹痛，妇人腰部之病，子宫虚冷，不娠。

白环俞《甲乙》：在廿一椎下，侠脊起肉，去中行一寸。针五分，灸三壮。治二便闭，或虚热，白浊，中风手足不仁，肛痛不可忍。

上髎《素问》：在髎骨第一空，挟脊两旁。针三分，灸七壮。按：八髎穴，专治腰痛，妇人月经不调，小儿遗尿，痫瘛。《骨空论》曰：刺八髎与痛上，在腰尻分间。

次髎《素问》：在第二空陷中，比上髎稍狭。针灸治同前。

中髎《素问》：在第三空陷中，比次髎又稍狭。针灸治同前。

下髎同上：在第四空陷中，比中髎稍狭。针灸治同前。《入门》云：针入二寸。按：髎骨上之穴，针入六七分，浅则病不除。治疝气小腹急结，绞痛不可忍，腰脊痛不得转摇，大便下血，腹胀下利，腰以下不仁，妇人绝子。灸亦佳，灸至数百壮。尝视一媪，灸八髎穴治劳咳者，法与灸崔氏四花穴者同。

附分《甲乙》：在二椎下，相去脊中各三寸，背部第三行，下至胞肓皆同。针三分，灸五壮。治肩背拘急，颈痛不得回顾，风劳，臂肘不仁。

魄户《甲乙》：三椎下两旁。针五分，灸五壮。治咳逆上气，肺痿呕白沫。

膏肓《千金》：四椎下两旁。主治无所不疗，灸至五百壮。按：此穴疗肩背痛，肘臂拘挛，胸痹等症。针入五分，灸三七壮。先修，此穴，取法甚严，灸法甚多，验之于今其效未必然也。岂穴法不得其真邪？二竖别有所藏耶！

神堂《甲乙》：五椎下两旁。针三分，灸五壮。治胸胁引背痛。

譩譆《素问》：《骨空论》曰：大风汗出，灸此穴。譩譆应手。针六分，灸二七壮。治胸胁引背痛，目眩，温疟暴脉急，引心胸喘逆。

【批】《骨空论》：胁[①]络季胁，引少腹痛，刺譩譆。在背下挟脊旁三寸所，厌之令病者呼譩譆。

膈关《甲乙》：七椎下两旁。针五分，灸五壮。治呕哕，食饮不下，胸中噎闷。

魂门《甲乙》：九椎下两旁。针五分，灸五壮。治食饮不下，黄疸脾约。

阳纲《甲乙》：十椎下两旁。针五分，灸三壮。治腹中雷鸣切痛，

①胁（miǎo）：季胁下方扶脊两旁空软部分。

下利身熱目黃○意舍甲乙十一椎下兩傍針五分灸三壯至百壯治同前○胃倉甲乙十二椎下兩旁針五分灸三壯至五十壯治腹內虛脹水腫背惡寒脊痛不得俛仰○肓門甲乙十三椎下兩傍針五分灸三十壯治痃癖心下痞悶小兒癖疾婦人乳痛按入門痞根在十三椎兩傍三寸半與此穴相隔僅五分余門不点痞根点此穴主治全同○志室甲乙十四椎下兩傍針五分灸三壯治腰脊強痛腹中堅急小便不利○胞

鍼灸說約

肓甲乙十九椎下一云十七椎下兩傍是也針灸同前治腰痛小便癃閉澁痛○秩邊甲乙在二十一椎下兩傍各一寸半針五分灸三壯治五痔腰痛腰如帶五千錢○會陽甲乙在尻骨兩傍五分針八分灸五壯治便血久痔陽氣虛乏泄利不止陰汗濕○承扶甲乙在尻臀下陰股上橫文中針七分灸三壯治股陰痠痛如解久痔尻脽腫大小便不利婦人月經作痛○殷門甲乙在承扶下六寸膕上兩筋間針灸同前治股腿疼痛

下利，身热目黄。

意舍《甲乙》：十一椎下两旁。针五分，灸三壮，至百壮。治同前。

胃仓《甲乙》：十二椎下两旁。针五分，灸三壮，至五十壮。治腹内虚胀，水肿，背恶寒，脊痛不得俯仰。

肓门《甲乙》：十三椎下两旁。针五分，灸三十壮。治痃癖，心下痞闷，小儿癖疾，妇人乳痛。按：《入门》：痞根，在十三椎两旁三寸半，与此穴，相隔仅五分。余门不点痞根，点此穴，主治全同。

志室《甲乙》：十四椎下两旁。针五分，灸三壮。治腰脊强痛，腹中坚急，小便不利。

胞肓《甲乙》：十九椎下，一云十七椎下两旁是也。针灸同前。治腰痛，小便癃闭涩痛。

秩边《甲乙》：在二十一椎下两旁，各一寸半。针五分，灸三壮。治五痔，腰痛，腰如带五千钱。

会阳《甲乙》：在尻骨两旁五分。针八分，灸五壮。治便血，久痔，阳气虚乏，泄利不止，阴汗湿。

承扶《甲乙》：在尻臀下阴股上，横纹中。针七分，灸三壮。治股阴酸痛如解，久痔尻脽[1]肿，大小便不利，妇人月经作痛。

殷门《甲乙》：在承扶下六寸，腘上两筋间。针灸同前。治股腿疼痛。

①脽（shuí）：臀部。

○浮郄甲乙在委陽上一寸展膝得之針五分灸三壯治五淋小便數霍亂轉筋○委陽素問在膕中外廉兩筋間承扶下一尺六寸針七分灸三壯治中風半身不遂痿厥不仁小便淋瀝○委中素問在膕中央約文中動脉針五分不至脉所灸三壯治大風眉落熱病轉筋風痺行瀉血法分解結絡能去腰腿之痼疾○合陽甲乙在委中下二寸針六分灸五壯治腰脊强引腹痛陰股內如湯沃或如虫行皮中狀膝骱痠重寒疝女子崩

中○承筋甲乙在腨腸中央陷中努脚取之針三分灸三壯至七七壯治轉筋之要穴○承山靈樞在鋭腨腸下分肉間陷中針七分灸五壯治脚氣膝下腫霍亂轉筋脚重戰慄不能立行步不正○飛陽素問在外踝上七寸骨後針一寸灸五壯治脚氣寒痺脛骱痠疼足指不得屈伸目眩逆氣○跗陽甲乙在外踝上三寸針五分灸三壯治風濕一身疼痛痿厥足不仁按此穴與風市三里療腹痛手不可近者解其拘急下其逆氣

浮郄《甲乙》：在委阳上一寸，展膝得之。针五分，灸三壮。治五淋，小便数，霍乱转筋。

委阳《素问》：在腘中外廉两筋间，承扶下一尺六寸。针七分，灸三壮。治中风半身不遂，痿厥不仁，小便淋沥。

委中《素问》：在腘中央约纹中动脉。针五分不至脉所，灸三壮。治大风眉落，热病，转筋，风痹，行泻血法分解结络，能去腰腿之痼疾。

合阳《甲乙》：在委中下二寸。针六分，灸五壮。治腰脊强引腹痛，阴股内如汤沃，或如虫行皮中状，膝骱酸重，寒疝，女子崩中。

承筋《甲乙》：在腨肠中央陷中，努脚取之。针三分，灸三壮，至七七壮。治转筋之要穴。

承山《灵枢》：在锐腨肠下分肉间陷中。针七分，灸五壮。治脚气膝下肿，霍乱转筋，脚重，战栗，不能立，行步不正。

飞阳《素问》：在外踝上七寸骨后。针一寸，灸五壮。治脚气寒痹，胫骱酸疼，足指不得屈伸，目眩逆气。

跗阳《甲乙》：在外踝上三寸。针五分，灸三壮。治风湿一身疼痛，痿厥足不仁。按：此穴与风市、三里疗腹痛手不可近者，解其拘急，下其逆气。

○崑崙靈樞在外踝後跟骨上陷中針灸同前治
脚如結踝如裂足跟腫不得履地霍亂轉筋小
兒發癇瘈瘲○僕參甲乙在跟骨下陷中針三分
灸七壯治癲癇狂言見鬼脚弱轉筋跟骨痛○
申脉甲乙在外踝下白肉際針三分灸三壯治足
䯒痠痛不能久坐立逆氣頭痛目眩○金門甲乙
在外踝少後下一寸針一分灸三壯治霍亂轉
筋癲癇尸厥小兒發癇張口搖頭身反折○京
骨靈樞在足外側大骨下赤白肉際針五分灸七

鍼灸說約

壯治足脚疼痛寒熱善驚筋攣髀胻不舉鼽衄
血不止瘧疾目眩○束骨同上在小指外側本節
後針三分灸三壯治腰如折腨如結耳聾目內
眥赤爛足小指麻木不仁○通谷同上在本節前
陷中針三分灸三壯治結積留飲癖囊胷滿飲
食不消○至陰素問在足小指外側去爪甲一分
針一分灸三壯治足下熱婦人横産手先出
足少陰腎經穴凡二十七穴左右合五十四穴
湧泉然谷大谿大鍾照海水泉復溜交信築

昆仑《灵枢》：在外踝后跟骨上陷中。针灸同前。治脚如结，踝如裂，足跟肿不得履地，霍乱转筋，小儿发痫瘛疭。

仆参《甲乙》：在跟骨下陷中。针三分，灸七壮。治癫痫狂言见鬼，脚弱转筋，跟骨痛。

申脉《甲乙》：在外踝下白肉际。针三分，灸三壮。治足胻酸痛，不能久坐立，逆气头痛目眩。

金门《甲乙》：在外踝少后下一寸。针一分，灸三壮。治霍乱转筋，癫痫，尸厥，小儿发痫，张口摇头，身反折。

京骨《灵枢》：在足外侧大骨下赤白肉际。针五分，灸七壮。治足脚疼痛，寒热善惊，筋挛，髀胫不举，鼽衄血不止，疟疾，目眩。

束骨同上：在小指外侧本节后。针三分，灸三壮。治腰如折，腨如结，耳聋，目内眦赤烂，足小指麻木不仁。

通谷同上：在本节前陷中。针三分，灸三壮。治结积留饮，癖囊，胸满，饮食不消。

至阴《素问》：在足小指外侧，去爪甲一分。针一分，灸三壮。治足下热，妇人横产，手先出。

足少阴肾经穴 凡二十七穴左右合五十四穴。

涌泉 然谷 太溪 大钟 照海 水泉 复溜 交信 筑

賓陰谷横骨大赫氣穴四滿中注肓兪商曲石關陰都通谷幽門步廊神封靈墟神藏彧中兪府。

湧泉素問在足心陷中屈足卷指取之針五分灸三壯治尸厥奔豚急喉痺熱厥五指盡痛不得踐地按此穴足心神氣所注灌非巧手勿刺非急症勿灸灸炷如麥大不欲甚大也○然谷靈樞在足内踝前起骨下針灸治同前一云治小兒臍風口噤○太谿素問在内踝後跟骨上動脈針三分灸三壯治煩心不眠脚氣衝心心痛如錐

刺手足厥冷○大鍾靈樞在大谿下跟骨上一大横紋中大筋間針二分灸三壯治少氣不足胷脹喘息咽中氣硬食噎不下欬唾血○照海甲乙在内踝下針三分灸七壯治大風偏枯四肢懈惰女子月經不調○水泉甲乙在大谿下一寸針四分灸五壯治同前○復溜靈樞在内踝上二寸與交信相並止隔一筋此穴在後交信在前針三分灸五壯灸血淋五十壯治腹脹如鼓四肢腫小便不

宾 阴谷 横骨 大赫 气穴 四满 中注 肓俞 商曲 石关 阴都 通谷 幽门 步廊 神封 灵墟 神藏 彧中 俞府

涌泉《素问》：在足心陷中，屈足卷指取之。针五分，灸三壮。治尸厥，奔豚，急喉痹，热厥，五指尽痛，不得践地。按：此穴，足心神气所注灌。非巧手勿刺，非急症勿灸。灸炷如麦大，不欲甚大也。

然谷《灵枢》：在足内踝前起骨下。针灸治同前。一云，治小儿脐风口噤。

太溪《素问》：在内踝后跟骨上动脉。针三分，灸三壮。治烦心不眠，脚气冲心，心痛如锥刺，手足厥冷。

大钟《灵枢》：在太溪下跟骨上，一大横纹中，大筋间。针二分，灸三壮。治少气不足，胸胀，喘息，咽中气硬，食噎不下，咳唾血。

照海《甲乙》：在内踝下。针三分，灸七壮。治大风偏枯，四肢懈惰，女子月经不调。

水泉《甲乙》：在太溪下一寸。针四分，灸五壮。治同前。

复溜《灵枢》：在内踝上二寸，与交信相并，止隔一筋。此穴在后，交信在前。针三分，灸五壮。灸血淋五十壮。治腹胀如鼓，四肢肿，小便不利○交信甲乙在內踝上二寸復溜穴前針灸治同前○築賓甲乙在內踝上六寸腨分中針三分灸五壯治足腨痛小兒胎毒痛癇瘛吐舌弄舌○陰谷靈樞在膝內輔骨下大筋間按之應手痛針四分灸三壯治男子如蠱女子如娠腹脹婦人漏血男子㿗疝○橫骨脉經在大赫下一寸肓俞下五寸去中行五分至幽門皆同針一寸灸三壯治腹脹小便難○大赫甲乙在氣穴下一寸針一寸灸五壯治男子陰器結縮虛勞失精女子帶

下○氣穴甲乙在四滿下一寸針灸同前治奔氣引腰脊痛月事不調○四滿甲乙在中注下一寸針灸同前治臍下有塊腸澼切痛大腹石水女子惡血疞痛○中注甲乙在肓俞下一寸針灸同前治大便難少腹冷痛疝瘕○肓俞甲乙在平臍針灸同前治煩心心痛黃疸腸澼嗜臥按肓俞中注四滿氣穴諸穴與外陵大巨同主治男子無嗣○商曲甲乙在石關下一寸針一寸灸五壯治口熱舌乾腸中切痛○石關甲乙在陰都下一

利。

交信《甲乙》：在内踝上二寸复溜穴前。针灸治同前。

筑宾《甲乙》：在内踝上六寸腨分中。针三分，灸五壮。治足腨痛，小儿胎毒痛，痫瘛，吐舌，弄舌。

阴谷《灵枢》：在膝内辅骨下大筋间，按之应手痛。针四分，灸三壮。治男子如蛊，女子如娠，腹胀，妇人漏血，男子㿗疝。

横骨《脉经》：在大赫下一寸，肓俞下五寸，去中行五分至幽门皆同。针一寸，灸三壮。治腹胀，小便难。

大赫《甲乙》：在气穴下一寸。针一寸，灸五壮。治男子阴器结缩，虚劳失精，女子带下。

气穴《甲乙》：在四满下一寸。针灸同前。治奔气引腰脊痛，月事不调。

四满《甲乙》：在中注下一寸。针灸同前。治脐下有块，肠澼切痛，大腹石水，女子恶血疞痛。

中注《甲乙》：在肓俞下一寸。针灸同前。治大便难，少腹冷痛，疝瘕。

肓俞《甲乙》：在平脐。针灸同前。治烦心心痛，黄疸，肠澼，嗜卧。按：肓俞、中注、四满、气穴诸穴，与外陵、大巨同，主治男子无嗣。

商曲《甲乙》：在石关下一寸。针一寸，灸五壮。治口热舌干，肠中切痛。

石关《甲乙》：在阴都下一

寸針灸同前治上衝腹中疞痛不可忍○陰都甲乙在通谷下一寸針灸同前治黄疸食不化心下煩滿氣逆○通谷甲乙在幽門下一寸針灸同前治口喎暴瘖鬲結嘔吐○幽門甲乙夾巨闕五分針灸同前治心下煩悶胷脇苦滿健忘吐涎沫嘔吐食不下胷腹引痛除中○步廊甲乙在神封下一寸六分挾中庭穴相去二寸至俞府皆同針二分灸三壯治胷脇滿欬逆不得息嘔吐不食喘急脇膜牽背脊痛○神封甲乙在靈墟下一寸

六分針灸治同前下同○靈墟甲乙在神藏下一寸六分○神藏甲乙在彧中下一寸六分○彧中甲乙在俞府下一寸六分○俞府甲乙在巨骨下挾璇璣傍二寸

手厥陰心包經穴凡九穴左右合十八穴

天池天泉曲澤郄門間使内關大陵勞宮中衝

天池靈樞在乳後一寸腋下三寸針三分灸三壯治胸中有聲喉中鳴○天泉甲乙在腋下二寸舉

寸。针灸同前。治上冲，腹中疞痛不可忍。

阴都《甲乙》：在通谷下一寸。针灸同前。治黄疸，食不化，心下烦满气逆。

通谷《甲乙》：在幽门下一寸。针灸同前。治口㖞，暴喑，膈结，呕吐。

幽门《甲乙》：夹巨阙五分。针灸同前。治心下烦闷，胸胁苦满，健忘，吐涎沫，呕吐食不下，胸腹引痛，除中。

步廊《甲乙》：在神封下一寸六分，挟中庭穴相去二寸至俞府皆同。针二分，灸三壮。治胸胁满，咳逆不得息，呕吐不食，喘急，肋膜牵背脊痛。

神封《甲乙》：在灵枢下一寸六分。针灸治同前。下同。

灵墟《甲乙》：在神藏下一寸六分。

神藏《甲乙》：在彧中下一寸六分。

彧中《甲乙》：在俞府下一寸六分。

俞府《甲乙》：在巨骨下挟璇玑旁二寸。

手厥阴心包经穴　凡九穴左右合十八穴。

天池　天泉　曲泽　郄门　间使　内关　大陵　劳宫　中冲

天池《灵枢》：在乳后一寸，腋下三寸。针三分，灸三壮。治胸中有声，喉中鸣。

天泉《甲乙》：在腋下二寸，举

臂取之針六分灸三壯治心病胷脅支滿膺背胛引肘痛○曲澤靈樞在肘內廉橫文頭針三分灸三壯治風胗臂肘手腕動搖○郄門甲乙在掌後去腕五寸針三分灸五壯治肘腕痛神氣不正○間使靈樞在掌後三寸兩筋間針五分灸三壯治狂癲疾胷中澹澹動喜笑不止咽中如鯁○內關靈樞在掌後二寸與外關對針五分灸三壯治中風肘臂不隨心煩失神○大陵靈樞在掌骨中央後橫文中兩筋間針三分灸三壯治熱

病汗不出舌本痛狂言見鬼○勞宮同上在掌中央屈中指無名指兩指頭中間針二分灸三壯治中風悲笑不止口中腥氣手痺掌中熱厥歷節風痛不可忍○中衝同上在中指內側去爪甲一分針一分灸三壯治指痛掌中熱痛

手少陽三焦經穴凡二十三穴左右合四十六穴

關衝液門中渚陽池外關支溝會宗三陽絡四瀆天井清冷淵消濼臑會肩髎天髎天牖翳風瘈脈顱息角孫耳門禾髎絲竹空

臂取之。针六分，灸三壮。治心病胸胁支满，膺背胛引肘痛。

曲泽《灵枢》：在肘内廉横纹头。针三分，灸三壮。治风疹，臂肘手腕动摇。

郄门《甲乙》：在掌后去腕五寸。针三分，灸五壮。治肘腕痛，神气不正。

间使《灵枢》：在掌后三寸两筋间。针五分，灸三壮。治狂癫疾，胸中澹澹动，喜笑不止，咽中如鲠。

内关《灵枢》：在掌后二寸，与外关对。针五分，灸三壮。治中风肘臂不随，心烦失神。

大陵《灵枢》：在掌后[①]骨中央后横纹中两筋间。针三分，灸三壮。治热病汗不出，舌本痛，狂言见鬼。

劳宫同上：在掌中央屈中指、无名指两指头中间。针二分，灸三壮。治中风，悲笑不止，口中腥气，手痹，掌中热厥，历节风，痛不可忍。

中冲同上：在中指内侧去爪甲一分。针一分，灸三壮。治指痛掌中热痛。

手少阳三焦经穴　凡二十三穴左右合四十六穴。

关冲　液门　中渚　阳池　外关　支沟　会宗　三阳络　四渎　天井　清冷渊　消泺　臑会　肩髎　天髎　天牖　翳风　瘈脉　颅息　角孙　耳门　禾髎　丝竹空

①后：原缺，据《针灸甲乙经》卷三第二十二补。

關衝靈樞在無名指外側去爪甲一分針一分灸三壯治喉痹指痛○液門同上在無名指本節前針二分灸三壯治中風不遂目眩頭痛齒齲痛○中渚同上在本節後握掌取之針二分灸三壯治五指不便耳聾目翳肘臂痛○陽池同上在手表腕中央陷中針二分灸三壯治腕疼無力肩臂不舉○外關甲乙在腕後二寸兩筋間針三分灸三壯治肘臂痛中風不遂○支溝靈樞在腕後三寸小指直筋骨間針三分灸二七壯治熱病

鍼灸說約

汗不出胸引肘臑痛○會宗甲乙在支溝外傍一寸針三分灸三壯治同前○三陽絡甲乙在支溝上一寸針五分灸三壯治中風肘臂不舉數試數效按此穴諸書禁針未必然○四瀆甲乙在肘前五寸外廉針六分灸三壯治肘臂痠痛○天井靈樞在肘外大骨尖後一寸針三分灸三壯治肘痛驚悸瘛瘲○清冷淵甲乙在肘上二寸針三分灸三壯治臑肘痠疼○消濼甲乙在肩下臑外間分肉中針六分灸三壯治項引肩臑痛風痹

关冲《灵枢》：在无名指外侧去爪甲一分。针一分，灸三壮。治喉痹，指痛。

液门同上：在无名指本节前。针二分，灸三壮。治中风不遂，目眩，头痛，齿龋痛。

中渚同上：在本节后握掌取之。针二分，灸三壮。治五指不便，耳聋，目翳，肘臂痛。

阳池同上：在手表腕中央陷中。针二分，灸三壮。治腕疼无力，肩臂不举。

外关《甲乙》：在腕后二寸两筋间。针三分，灸三壮。治肘臂痛，中风不遂。

支沟《灵枢》：在腕后三寸小指直筋骨间。针三分，灸二七壮。治热病汗不出，胸引肘臑痛。

会宗《甲乙》：在支沟外旁一寸。针三分，灸三壮。治同前。

三阳络《甲乙》：在支沟上一寸。针五分，灸三壮。治中风肘臂不举，数试数效。按：此穴诸书禁针，未必然。

四渎《甲乙》：在肘前五寸外廉。针六分，灸三壮。治肘臂酸痛。

天井《灵枢》：在肘外大骨尖后一寸。针三分，灸三壮。治肘痛，惊悸，瘛疭。

清冷渊《甲乙》：在肘上二寸。针三分，灸三壮。治臑肘酸疼。

消泺《甲乙》：在肩下臑外间分肉中。针六分，灸三壮。治项引肩臑痛，风痹不仁○臑會甲乙在肩前廉去肩頭三寸針七分灸七壯治肘臂不仁項癭氣瘤○肩髎甲乙在肩端臑上舉臂取之針七分灸三壯治肩重不舉中風不遂○天髎甲乙在肩缺盆中上毖骨之際陷中針五分灸三壯針此穴者欲淺而疾若中缺盆骨下大脉令人卒倒不省人事治胸中煩悶卒死不知人○天牖靈樞在頸大筋外缺盆上天窻後天柱前完骨下髮際上針一寸灸三壯治頭風面腫項强不得回顧齒齲痛○翳風甲乙

鍼灸說約

在耳後尖角骨陷中按之引耳中痛針三分灸七壯治耳聾口眼喎斜落架風口噤不開頰腫牙車急痛○瘈脉甲乙在耳後鷄足青脉中針二分灸三壯刺出血如赤小豆治頭風耳鳴小兒驚癇瘛瘲嘔吐目不明○顱息甲乙在耳後上青脉中針一分灸三壯治身熱頭痛風痙直强小兒發癇嘔吐涎沫○角孫甲乙在耳郭中間上開口有空針三分灸三壯治目疾齒齗腫痛○耳門甲乙在耳前起肉當耳缺中針五分或至一寸

不仁。

臑会《甲乙》：在肩前廉去肩头三寸。针七分，灸七壮。治肘臂不仁，项瘿，气瘤。

肩髎《甲乙》：在肩端臑上举臂取之。针七分，灸三壮。治肩重不举，中风不遂。

天髎《甲乙》：在肩缺盆中上毖骨之际陷中。针五分，灸三壮。针此穴者，欲浅而疾。若中缺盆骨下大脉，令人卒倒不省人事。治胸中烦闷，卒死不知人。

天牖《灵枢》：在颈大筋外，缺盆上，天窗后，天柱前，完骨下，发际上。针一寸，灸三壮。治头风面肿，项强不得回顾，齿龋痛。

翳风《甲乙》：在耳后尖角骨陷中，按之引耳中痛。针三分，灸七壮。治耳聋，口眼㖞斜，落架风，口噤不开，颊肿，牙车急痛。

瘈脉《甲乙》：在耳后鸡足青脉中。针二分，灸三壮。刺出血如赤小豆。治头风，耳鸣，小儿惊痫，瘛疭，呕吐，目不明。

颅息《甲乙》：在耳后上青脉中。针一分，灸三壮。治身热，头痛，风痉直强，小儿发痫，呕吐涎沫。

角孙《甲乙》：在耳郭中间上开口有空。针三分，灸三壮。治目疾，齿龈肿痛。

耳门《甲乙》：在耳前起肉当耳缺中。针五分或至一寸，

灸三壯治耳鳴耳聾聤耳有濃汁齒齲痛○和
窌千金在耳前銳髮下橫動脉針三分灸三壯治
頷頰腫牙車引急頭痛耳鳴非工手勿針○絲
竹空甲乙在眉後陷中針三分灸法闕治目眩頭
痛風癇目戴上不識人目赤視物䀮䀮微瀉其
血百証賦云兼耳門治牙疼於頃刻按眉骨痛
針眉頭眉中眉後微瀉其血立愈
足少陽膽經穴凡四十三穴左右合八十六穴
瞳子窌聽會客主人頷厭懸顱懸釐曲鬢率
谷天衝浮白竅陰完骨本神陽白頭臨泣目

窗正營承靈腦空風池肩井淵腋輒筋日月
京門帶脉五樞維道居窌環跳中瀆陽關陽
陵泉陽交外丘光明陽輔懸鍾丘墟足臨泣
地五會俠谿竅陰
瞳子窌甲乙在目外眥五分針三分灸三壯治頭
痛目癢目赤痛○聽會甲乙在耳前陷中開口有
空針七分灸二七壯治耳聾耳鳴牙車脫臼○
客主人素問在耳前起骨上廉開口有空針三分

灸三壮。治耳鸣，耳聋，聤耳，有浓汁，齿龋痛。

和髎：《千金》在耳前锐发下横动脉。针三分，灸三壮。治颔颊肿，牙车引急，头痛耳鸣。非工手勿针。

丝竹空《甲乙》：在眉后陷中。针三分，灸法阙。治目眩头痛，风痫目戴上不识人，目赤视物䀮䀮，微泻其血。《百证赋》云：兼耳门，治牙疼于顷刻。按：眉骨痛针眉头、眉中、眉后，微泻其血立愈。

足少阳胆经穴　凡四十三穴左右合八十六穴。

瞳子髎　听会　客主人　颔厌　悬颅　悬厘　曲鬓　率谷　天冲　浮白　窍阴　完骨　本神　阳白　头临泣　目窗　正营　承灵　脑空　风池　肩井　渊腋　辄筋　日月　京门　带脉　五枢　维道　居髎　环跳　中渎　阳关　阳陵泉　阳交　外丘　光明　阳辅　悬钟　丘墟　足临泣　地五会　侠溪　窍阴

瞳子髎《甲乙》：在目外眦五分。针三分，灸三壮。治头痛，目痒，目赤痛。

听会《甲乙》：在耳前陷中，开口有空。针七分，灸二七壮。治耳聋，耳鸣，牙车脱臼。

客主人《素问》：在耳前起骨上廉，开口有空。针三分，灸三壯治口眼喎斜口噤牙車不開瘈瘲脣吻強急耳中鳴耳聾目眩○頷厭甲乙在曲角下顳顬上廉針七分灸三壯治頭風目眩偏正頭痛○懸顱甲乙在曲角下顳顬中針三分灸三壯治熱病煩滿汗不出頭痛引目外眥齒痛不可忍按靈樞曰脉之有挾鼻入於面者名曰懸顱屬口對入繫目本又曰脉之入頄徧齒者名曰角孫其穴在鼻與頄間方病之時其脉盛云云角孫懸顱二穴與甲乙大異嗚呼上古醫法有眞僞之二派而其眞者不傳纔存片言半句於素

鍼灸說約

靈傷寒金匱割裂之餘耶○懸釐甲乙在曲角下顳顬下廉針三分灸三壯治熱病頭痛煩心乾嘔目眥赤痛○曲鬢甲乙在耳上髮際曲隅陷中鼓頷有空針三分灸七壯治腦痛厥頭痛煩頷腫痛○率谷甲乙在耳上入髮際一寸五分針三分灸三壯治膈胃寒痰傷酒風發腦兩角弦痛不能飲食嘔吐不止○天衝甲乙在耳後入髮際二寸耳上如前三分針三分灸三壯治頭痛癲

灸三壮。治口眼㖞斜，口噤牙车不开，瘛疭，唇吻强急，耳中鸣，耳聋，目眩。

颔厌《甲乙》：在曲角下颞颥上廉。针七分，灸三壮。治头风目眩，偏正头痛。

悬颅《甲乙》：在曲角下颞颥中。针三分，灸三壮。治热病烦满，汗不出，头痛引目外眦，齿痛不可忍。按：《灵枢》曰：脉之有挟鼻入于面者，名曰悬颅。属口，对入系目本。又曰：脉之入頄遍齿者，名曰角孙。其穴在鼻与頄间。方病之时，其脉盛云云。角孙、悬颅二穴，与《甲乙》大异。呜呼！上古医法，有真、伪之二派，而其真者不传，才存片言半句。于《素》《灵》《伤寒》《金匮》割裂之余耶！

悬厘《甲乙》：在曲角下颞颥下廉。针三分，灸三壮。治热病，头痛烦心，干呕，目眦赤痛。

曲鬓《甲乙》：在耳上发际曲隅陷中，鼓颔有空。针三分，灸七壮。治脑痛，厥头痛，颊颔肿痛。

率谷《甲乙》：在耳上入发际一寸五分。针三分，灸三壮。治膈胃寒痰，伤酒风发，脑两角弦痛，不能饮食，呕吐不止。

天冲《甲乙》：在耳后入发际二寸，耳上如前三分。针三分，灸三壮。治头痛，癫疾風痙○浮白素問在耳後入髮際一寸針五分灸七壯治寒熱胷滿頸項腫痛○竅陰甲乙在完骨上枕骨下搖動有空按之痛針三分灸七壯治腦痛目眩頭目疼痛○完骨素問在耳後入髮際四分針五分灸七壯治偏風口喎頸項痛癲疾頭痛煩心喉痺頰腫○本神甲乙在曲差傍一寸五分入髮際四分神庭傍三寸針三分灸七壯治頭痛目眩○陽白甲乙在眉上一寸直目瞳子針二分灸三壯治頭目痛○臨泣甲乙在目直

上入髮際五分陷中去中行二寸針三分灸五壯治熱病面如沫朱頭痛如破汗不出目眩鼻塞耳聾按膀胱之曲差五處承光通天四穴督之神庭上星顖會前頂百會與此穴及目窻正營承靈腦空等刺熱病之要穴也○目窻甲乙在臨泣後一寸針灸治同前資生經曰三度刺目大明○正營甲乙在目窻後一寸針灸治同前○承靈甲乙在正營後一寸五分針灸治同前○腦空甲乙在承靈後一寸五分挾玉枕骨下陷中針

疾，风痉。

浮白《素问》：在耳后入发际一寸。针五分，灸七壮。治寒热，胸满，颈项肿痛。

窍阴《甲乙》：在完骨上枕骨下，动摇有空，按之痛。针三分，灸七壮。治脑痛，目眩，头目疼痛。

完骨《素问》：在耳后入发际四分。针五分，灸七壮。治偏风口㖞，颈项痛，癫疾，头痛，烦心，喉痹，颊肿。

本神《甲乙》：在曲差旁一寸五分，入发际四分，神庭旁三寸。针三分，灸七壮。治头痛目眩。

阳白《甲乙》：在眉上一寸直目瞳子。针二分，灸三壮。治头目痛。

临泣《甲乙》：在目直上入发际五分陷中，去中行二寸。针三分，灸五壮。治热病面如沫朱，头痛如破，汗不出，目眩，鼻塞，耳聋。按：膀胱之曲差、五处、承光、通天四穴，督之神庭、上星、囟会、前顶、百会，与此穴及目窗、正营、承灵、脑空等，刺热病之要穴也。

目窗《甲乙》：在临泣后一寸。针灸治同前。《资生经》曰：三度刺目大明。

正营《甲乙》：在目窗后一寸。针灸治同前。

承灵《甲乙》：在正营后一寸五分。针灸治同前。

脑空《甲乙》：在承灵后一寸五分，挟玉枕骨下陷中。针灸治同前。一曰针五分，得气即泻，微出血。治脑风头痛不可忍。

风池《素问》：在脑空后发际陷中。针七分，灸七壮。治洒淅恶寒，寒热汗不出，目眩头痛，颈项强痛，不得回顾，耳塞目不明。按：《伤寒论》曰：太阳病，初服桂枝汤，反烦不解者，先刺风池、风府，欲与桂枝汤则愈云云。以三棱针，泻二穴之血，以泄其亢热，数试数效。

肩井《甲乙》：在肩上陷中，缺盆上大骨前一寸半，以三指按之中指头上此穴。针五分，灸七壮。治脚气上攻，虚劳，瘰疬，颈项肿，不得回顾。一云治血晕手足厥逆。按：此穴非剧症则不可针，误中宗脉，令人昏冒。若脚气上冲心，喉痹水粒不下，妇人血晕等，争效于瞬息者，非刺此穴，不能救其倾覆也。《千金》云：凡产难针一寸，上气咳逆，灸二百壮。

渊腋《甲乙》：在腋下三寸，举臂取之。针三分，禁灸。按：此穴与辄筋同禁灸，如灸疮不愈，变作马刀疡瘘，内溃者死不治。治寒热，马刀疡疮，胸胁痛。

辄筋《甲乙》：在渊腋前一寸。针灸治同前。

日月《甲乙》：在期门下一寸半。针七分，灸五壮。治胸腹熱悶言語不正太息善悲○京門脉經在章門後一寸八分微上肋骨端針六分灸三壯至百壯治胷脇支滿腸鳴食不化嘔吐不得臥身黄少氣腰背引痛○帶脉素問在京門下一寸八分陷中針六分灸五壯治腰背痛引腹行步不正腸鳴洞泄水道不利婦人少腹堅痛月經不調○五樞甲乙在帶脉下三寸針一寸灸五壯治寒疝少腹痛睾丸上入腹腰痛不可忍○維道甲乙在章門下五寸三分針八分灸三壯治腰痛寒

疝髀外痛痺不仁水腫○居窌甲乙在章門下八寸三分監骨上陷中針灸治同前○環跳甲乙在髀樞中針一寸灸五壯治脚氣水腫偏風不遂濕痺腰胯痠疼遍身風疹○中瀆甲乙本事方云風市即中瀆也在髀骨外膝上五寸筋間針五分灸五壯至百壯治寒氣客於分肉間痛攻上下筋痺不仁脚氣足脛腫痛小便不利者○陽關甲乙在陽陵泉上三寸犢鼻外陷中針三分灸三壯治膝痛不可屈伸風痺股膝冷痛○陽陵

腹热闷，言语不正，太息善悲。

京门《脉经》：在章门后一寸八分，微上肋骨端。针六分，灸三壮，至百壮。治胸胁支满，肠鸣食不化，呕吐，不得卧，身黄，少气，腰背引痛。

带脉《素问》：在京门下一寸八分陷中。针六分，灸五壮。治腰背痛引腹，行步不正，肠鸣洞泄，水道不利，妇人少腹坚痛，月经不调。

五枢《甲乙》：在带脉下三寸。针一寸，灸五壮。治寒疝少腹痛，睾丸上入腹，腰痛不可忍。

维道《甲乙》：在章门下五寸三分。针八分，灸三壮。治腰痛寒疝，髀外痛痹不仁，水肿。

居髎《甲乙》：在章门下八寸三分，监骨上陷中。针灸治同前。

环跳《甲乙》：在髀枢中。针一寸，灸五壮。治脚气水肿，偏风不遂，湿痹，腰胯酸疼，遍身风疹。

中渎《甲乙》：《本事方》云：风市，即中渎也。在髀骨外，膝上五寸筋间。针五分，灸五壮，至百壮。治寒气客于分肉间，痛攻上下，筋痹不仁，脚气，足胫肿痛，小便不利者。

阳关《甲乙》：在阳陵泉上三寸犊鼻外陷中。针三分，灸三壮。治膝痛不可屈伸，风痹，股膝冷痛。

阳陵

泉靈樞在膝下一寸外廉尖骨下筋骨間針六分灸七壯治偏風脚氣筋攣宜久留針○陽交甲乙在外踝上七寸針六分灸三壯治足脛腫痛寒厥足不仁○外丘甲乙在外踝上六寸骨陷中針灸治同前○光明靈樞在外踝上五寸針六分灸五壯治熱病汗不出卒狂嚙頰淫濼脛胻痛○陽輔靈樞在外踝上四寸輔骨前絶骨端如前三分針五分灸三壯治筋攣諸節盡痛風痺不仁膝脚痠痛腰溶溶膚腫痿痺馬刀厥逆○懸鍾

甲乙一名絶骨在外踝上三寸骨尖前針六分灸五壯治心腹滿胃熱不食脚氣足不仁○丘墟靈樞在外踝下如前陷中去臨泣三寸針五分灸三壯治痿厥坐不能起髀樞中痛轉筋卒疝○臨泣靈樞在足小指次指本節後陷中去俠谿一寸半針二分灸三壯治痎瘧目眩月經不利頸漏馬刀足下熱○地五會甲乙在足小指次指本節後針二分灸三壯治足膚不澤足五指不用○俠谿素問在小指次指本節前陷中針三分灸

泉《灵枢》：在膝下一寸外廉，尖骨下筋骨间。针六分，灸七壮。治偏风，脚气，筋挛，宜久留针。

阳交《甲乙》：在外踝上七寸。针六分，灸三壮。治足胫肿痛，寒厥，足不仁。

外丘《甲乙》：在外踝上六寸骨陷中。针灸治同前。

光明《灵枢》：在外踝上五寸。针六分，灸五壮。治热病汗不出，卒狂啮颊，淫泺，胫胻痛。

阳辅《灵枢》：在外踝上四寸，辅骨前绝骨端，如前三分。针五分，灸三壮。治筋挛，诸节尽痛，风痹不仁，膝脚酸痛，腰溶溶，肤肿，痿痹，马刀，厥逆。

悬钟《甲乙》：一名绝骨，在外踝上三寸骨尖前。针六分，灸五壮。治心腹满，胃热不食，脚气足不仁。

丘墟《灵枢》：在外踝下如前陷中，去临泣三寸。针五分，灸三壮。治痿厥坐不能起，髀枢中痛，转筋卒疝。

临泣《灵枢》：在足小指次指本节后陷中，去侠溪一寸半。针二分，灸三壮。治痎疟，目眩，月经不利，颈漏马刀，足下热。

地五会《甲乙》：在足小指次指本节后。针二分，灸三壮。治足肤不泽，足五指不用。

侠溪《素问》：在小指次指本节前陷中。针三分，灸

三壯治寒熱汗不出耳聾足指不仁○竅陰素問
在小指次指端去爪甲一分針一分灸三壯治
足跗腫痛耳聾轉筋膝不能擧
足厥陰肝經穴凡十四穴左右合二十八穴
大敦行間太衝中封蠡溝中都膝關曲泉陰
包五里陰廉章門期門
大敦靈樞在足大指外側去爪甲及聚毛中針三
分灸三壯治卒疝心痛汗出陰上入腹陰偏大
腹臍中痛尸厥狀如死又灸小兒失尿一壯○

鍼灸說約 一 四十二

行間靈樞在太指次指間針灸同前治四肢逆冷
寒疝少腹腫○太衝素問在太指本節後行間上
二寸針灸同前治淫濼胻痠足五指不用小兒
卒疝○中封靈樞在內踝前一寸針四分灸三壯
治足逆冷身体不仁痎瘧洩白便難五淋寒疝
千金治鼓脹灸二百壯○蠡溝靈樞在內踝上五
寸針二分灸三壯治小便癃閉臍下如石婦人
月經不調○中都甲乙在內踝上七寸胻骨中針
二分灸五壯治腸澼㿗疝產後惡露不絕○膝

三壮。治寒热汗不出，耳聋，足指不仁。

窍阴《素问》：在小指次指端去爪甲一分。针一分，灸三壮。治足跗肿痛，耳聋，转筋，膝不能举。

足厥阴肝经穴 凡十四穴左右合二十八穴。

大敦 行间 太冲 中封 蠡沟 中都 膝关 曲泉 阴包 五里 阴廉 章门[1] 期门。

大敦《灵枢》：在足大指外侧，去爪甲及聚毛中。针三分，灸三壮。治卒疝，心痛，汗出，阴上入腹，阴偏大腹脐中痛，尸厥状如死。又灸小儿失尿，一壮。

行间《灵枢》：在大指、次指间。针灸同前。治四肢逆冷，寒疝，少腹肿。

太冲《素问》：在大指本节后，行间上二寸。针灸同前。治淫泺，胻酸，足五指不用，小儿卒疝。

中封《灵枢》：在内踝前一寸。针四分，灸三壮。治足逆冷，身体不仁，痎疟，溲白便难，五淋，寒疝。《千金》治鼓胀，灸二百壮。

蠡沟《灵枢》：在内踝上五寸。针二分，灸三壮。治小便癃闭，脐下如石，妇人月经不调。

中都《甲乙》：在内踝上七寸，胻骨中。针二分，灸五壮。治肠澼，㿗疝，产后恶露不绝。

膝

①章门：此上当有“急脉”一穴。

關甲乙在犢鼻下二寸傍針四分灸五壯治寒濕走注白虎歷節風○曲泉靈樞在膝內橫文頭屈膝得之針六分灸三壯治泄痢膿血發狂衄血女子血瘕按之如湯沃股內少腹腫丈夫㿉疝陰股痛風勞失精陰腫䯒痛○陰包甲乙在膝上四寸股內廉兩筋間針六分灸三壯治腰尻引股內少腹痛○五里甲乙在氣衝下三寸陰股中動脈針六分灸五壯治風勞嗜臥腸中滿熱閉不得溺○陰廉甲乙在羊矢下斜裏三分去氣衝

二寸針八分灸三壯治婦人不妊按入門云羊矢二穴在氣衝外一寸又附素問氣府論曰厥陰毛中急脈各一王冰註云陰上兩傍相去二寸半按之隱指堅然甚按則痛引上下此厥陰之大絡卽睾之系也可灸不可針治疝瘕小腹痛○章門脈經在季肋端按季肋長短人人各異也甲乙銅人諸書直臍取此穴馬玄臺高武乃云下脘傍九寸側臥屈上足伸下足舉臂取之則曰直臍者是也正坐肘尖盡處而取之則曰

关《甲乙》在犊鼻下二寸傍。针四分，灸五壮。治寒湿走注，白虎历节风。

曲泉《灵枢》：在膝内横纹头，屈膝得之。针六分，灸三壮。治泄痢脓血，发狂，衄血，女子血瘕，按之如汤沃，股内少腹肿，丈夫：㿉疝，阴股痛，风劳，失精，阴肿，䯒痛。

阴包《甲乙》：在膝上四寸，股内廉两筋间。针六分，灸三壮。治腰尻引股内少腹痛。

五里《甲乙》：在气冲下三寸，阴股中动脉。针六分，灸五壮。治风劳嗜卧，肠中满，热闭不得溺。

阴廉《甲乙》：在羊矢下斜里三分，去气冲二寸。针八分，灸三壮。治妇人不妊。按：《入门》云：羊矢二穴，在气冲外一寸。又附《素问·气府论》曰：厥阴毛中急脉各一。王冰注云：阴上两旁相去二寸半，按之隐指坚然，甚按则痛引上下。此厥阴之大络即睾之系也。可灸不可针。治疝瘕，小腹痛。

章门[①]《脉经》：在季肋端。按：季肋长短，人人各异也。《甲乙》《铜人》诸书直脐取此穴，马玄台、高武乃云：下脘旁九寸，侧卧屈上足，伸下足，举臂取之。则曰：直脐者是也，正坐肘尖尽处而取之。则曰：

①章门：此上缺“急脉”穴。

下脘傍者是也如病人及小兒挨穴不能如法今以季肋端三五分中爲準坐點坐灸卧點卧灸針六分灸三壯至百壯治胷脇支滿腸鳴食不化嘔吐不得臥厥逆脊强四肢懈惰身黄少氣洞泄狐疝小兒癇瘛吐乳千金灸尿血百壯有効○期門傷寒論在不容傍一寸半乳下二肋端針四分灸五壯本事方云婦人傷寒過經不解當針期門使經不傳又治胷中煩熱奔㹠上下霍亂泄利腹堅硬喘不得臥脇下積氣產後餘疾飲食不下胷脇支滿心中切痛

任脉穴凡二十有四穴

會陰曲骨中極關元石門氣海陰交神闕水分下脘建里中脘上脘巨闕鳩尾中庭膻中玉堂紫宮華葢璇璣天突廉泉承漿

會陰甲乙在兩陰間療卒死者針一寸灸三壯又溺死者急令人倒馱出水而刺此穴尿屎出則活又灸婦人陰痛不可忍欲絕者二七壯○曲骨甲乙在中極下一寸毛際陷中針二分灸七七

下脘旁者是也。如病人及小儿，挨穴不能如法。今以季肋端三五分中为准，坐点坐灸，卧点卧灸。针六分，灸三壮，至百壮。治胸胁支满，肠鸣食不化，呕吐不得卧，厥逆，脊强，四肢懈惰，身黄，少气，洞泄，狐疝，小儿痫瘛，吐乳。《千金》灸尿血百壮，有效。

期门《伤寒论》：在不容旁一寸半乳下二肋端。针四分，灸五壮。《本事方》云：妇人伤寒过经不解，当针期门，使经不传。又治胸中烦热，奔豚上下，霍乱泄利，腹坚硬，喘不得卧，胁下积气，产后余疾，饮食不下，胸胁支满，心中切痛。

任脉穴 凡二十有四穴。

会阴　曲骨　中极　关元　石门　气海　阴交　神阙　水分　下脘　建里　中脘　上脘　巨阙　鸠尾　中庭　膻中　玉堂　紫宫　华盖　璇玑　天突　廉泉　承浆

会阴《甲乙》：在两阴间，疗卒死者。针一寸，灸三壮。又溺死者，急令人倒驮，出水而刺此穴，尿屎出则活。又灸妇人阴痛不可忍欲绝者，二七壮。

曲骨《甲乙》：在中极下一寸毛际陷中。针二分，灸七七

壯治少腹脹滿小便不通産後惡露不下帶
下赤白○中極甲乙在臍下四寸針八分灸三壯
甲乙云針二寸灸百壯至三百壯治五淋小便
閉按此穴兼外陵大巨主治男子無嗣婦人斷
緒銅人云四度針即有子又云治因産惡露不
止月事不調血結成塊尿血轉胞少腹疝瘕○
關元素問在臍下三寸針灸治同前按銅人云中
極治婦人斷緒千金云關元婦人刺之則無子
中極關元相去㢅一寸一主治斷緒一刺之無
鍼灸說約
子殆可疑嘗有一商賈家貧歳産一子五六年
間荐擧五六兒人雖嘉螽斯之振振夫妻患薪
炊之不給來請絶嗣之法婦亦頗健因試刺關
元穴二寸或三寸灸石門穴二七壯針灸七日
而止矣其婦亦妊來嗤針刺之不驗乃待至五
月亦刺關元合谷三陰交三穴七日而止矣其
妊自若至期産一男子産亦易予於是乎始識
古人之善誕○石門甲乙一名丹田一名命門在
臍下二寸針灸治同前○氣海脉經在臍下一寸

壮。治少腹胀满，小便不通，产后恶露不下，带下赤白。

中极《甲乙》：在脐下四寸。针八分，灸三壮。《甲乙》云：针二寸，灸百壮至三百壮。治五淋，小便闭，按此穴，兼外陵、大巨。主治男子无嗣，妇人断绪。《铜人》云：四度针即有子。又云：治因产恶露不止，月事不调，血结成块，尿血，转胞，少腹疝瘕。

关元《素问》：在脐下三寸。针灸治同前。按：《铜人》云：中极治妇人断绪。《千金》云：关元，妇人刺之则无子。中极、关元相去仅[1]一寸，一主治断绪，一刺之无子，殆可疑。尝有一商贾，家贫岁产一子。五六年间，荐举五六儿。人虽嘉螽斯[2]之振振，夫妻患薪炊之不给，来请绝嗣之法。妇亦颇健，因试刺关元穴，二寸或三寸，灸石门穴二七壮，针灸七日而止矣。其妇亦妊，来嗤，针刺之不验。乃待至五月，亦刺关元、合谷、三阴交三穴，七日而止矣。其妊自若，至期产一男子，产亦易。予于是乎，始识古人之善诞。

石门《甲乙》：一名丹田，一名命门。在脐下二寸。针灸治同前。

气海《脉经》：在脐下一寸

①仅：原作"㢅"，同"廑"，"仅"之假借。
②螽（zhōng）斯：昆虫名，产卵极多。旧时用于祝颂子孙众多。

五分。针八分，灸五壮。治脏气虚惫，真气不足，阳脱冷气，伤寒舌卷卵缩，尿涩，羸瘦，妇人带下，小儿遗尿诸疾。一曰，一切气疾久不差者，灸之有效。

阴交《甲乙》：在脐下一寸。针八分，灸五壮。治寒疝引小腹痛，阴汗，鼓胀，妇人阴痒，产后恶露不止。

脐《素问》：一名神阙《外台》。在脐中。针五分。治卒中风，小便闭，霍乱，食伤，一切急症，灸五壮至百壮。治暴泄，赤白痢，五淋，脱肛，中寒，中暑，妇人下冷不孕，小儿乳糜利。一云，以净盐一撮满脐中，上加厚姜片盖定矣，灸百壮。以川椒代盐亦佳也。

水分《甲乙》：在脐上一寸。针八分，灸七壮至百壮。治腹坚如鼓，水肿肠鸣，绕脐疠痛，冲胸不得息。按：此穴水病禁针。世人多识之，微针刺之无害也。所谓水尽即死者，以筩[1]针刺之，以泻一身之水。因水尽有即死者，误耶！今验之，泻水三四次，有全愈者，有不愈者。世有善泻水术者，善救一时之苦闷。譬诸城守粮尽，救兵不到，居守不如出战，同是可死也。又按：《灵枢》曰：徒疢疢，《甲乙》作水。张志聪

①筩：同“筒”，指中空如筒之针。

集注曰：徒者，众也，先取环谷下三寸环谷，一名环跳，以铍针针之，已刺而筩之以尽其痳。痳来缓则烦悗，来急则安静。间日一刺之，痳尽则止云云。泻水之法：今于脐上下及髀外刺之，不必水分、环谷也。【批】后人误读“痳尽则止”语为“则死”者，妄哉！

下脘《甲乙》：在建里下一寸。针八分，灸五壮。治腹胀腹痛诸症，小儿胎毒痛。

建里《甲乙》：在中脘下一寸。针八分，灸五壮。治腹胀痛之诸症，呕逆不欲食。

中脘《甲乙》：在上脘下一寸。针八分，灸七壮。治腹部诸病。

上脘《脉经》：一名上纪。针灸治同前。《素问》曰：背与心相控而痛，所治天突与十椎及上纪。上纪者，胃脘也。下纪，关元也云云。

巨阙《脉经》：在鸠尾下一寸。针八分，灸五壮。治九种心疼，蛔痛，痰饮，吐利，哕逆不止，卒忤尸厥。

鸠尾《灵枢》：在臆前蔽骨下五分，无蔽骨者从歧骨际，下行一寸半。针八分，灸五壮。治心腹卒痛欲死，喉痹，喘急，小儿脐风撮口。

中庭《甲乙》：在膻中下一寸六分。针二分，灸五壮。治胸痛胸痹。

膻中《难经》：在玉堂下一寸六分。针灸治同前。

玉堂《难经》：在紫宫

下一寸六分針灸治同前○紫宮甲乙在華蓋下一寸六分針灸治同前○華蓋甲乙在璇璣下一寸針灸治同前○璇璣甲乙在天突下一寸針灸治同前○天突素問在頸結喉下二寸宛宛中低頭取之針五分灸三壯治心痛引背喉痺食不下暴瘖喘息○廉泉靈樞在頷下結喉上中央針三分灸三壯治喘息吐沫舌縱難言或舌根急縮一名舌本○承漿甲乙在頤前下脣稜下陷中針二分灸三壯治偏風口歪

督脉穴凡二十八穴

長強腰俞陽關命門懸樞脊中筋縮至陽靈臺神道身柱陶道大椎俞啞門風府腦戶強間後頂百會前頂顖會上星神庭素窌水溝兊端齗交補下極接脊十椎三穴

長強靈樞在脊骶端針三分灸三壯至百壯治脊強便難五痔五淋痔蝕洞泄小兒顖陷脫肛驚癇○腰俞素問在廿一椎下宛宛中針五分灸五壯治腰痛婦人經閉○陽關素問王冰註在十六椎

下一寸六分。针灸治同前。

紫宫《甲乙》：在华盖下一寸六分。针灸治同前。

华盖《甲乙》：在璇玑下一寸六分。针灸治同前。

璇玑《甲乙》：在天突下一寸。针灸治同前。

天突《素问》：在颈结喉下二寸宛宛中，低头取之。针五分，灸三壮。治心痛引背，喉痹，食不下，暴喑喘息。

廉泉《灵枢》：在颔下结喉上中央。针三分，灸三壮。治喘息吐沫，舌纵难言，或舌根急缩。一名舌本。

承浆《甲乙》：在颐前下唇棱下陷中。针二分，灸三壮。治偏风口歪。

督脉穴 凡二十八穴。

长强 腰俞 阳关 命门 悬枢 脊中 筋缩[①] 至阳 灵台 神道 身柱 陶道 大椎俞 哑门 风府 脑户 强间 后顶 百会 前顶 囟会 上星 神庭 素髎 水沟 兑端 龈交补下极，接脊十椎三穴。

长强《灵枢》：在脊骶端。针三分，灸三壮至百壮。治脊强，便难，五痔，五淋，痔蚀，洞泄，小儿囟陷，脱肛，惊痫。

腰俞《素问》：在廿一椎下宛宛中。针五分，灸五壮。治腰痛，妇人经闭。

阳关《素问》：王冰注在十六椎

①筋缩：此上当有“中枢”。

下針五分灸三壯治疝瘕腰痛○下極千金翼在
十五椎下針三分灸三壯治一切腹疾腰痛○
命門甲乙在十四椎下針灸同前治腎虛腰痛泄
精耳鳴頭痛骨蒸婦人帶下○懸樞甲乙在十三
椎下針灸同前治脊強腹中留積水穀不化○
接脊聖惠方在十二椎下針灸同前治大人小兒
下利赤白脫肛肚痛○脊中甲乙在十一椎下針
灸同前治風癇癲疾積聚下利○十椎素問一名
中樞在十椎下今附針三分灸三壯治胸脇痛

不得息不得臥上氣短氣○筋縮甲乙在九椎下
針灸同前治風癇上視○至陽甲乙在七椎下針
灸同前治胸腹引背脊痛○靈臺素問王冰註在六
椎下針灸同前治氣喘風冷○神道甲乙在五椎
下針灸同前治胸背痛驚悸牙車緊急○身柱
甲乙在三椎下針灸同前治頭項頸背肩胛之痛
癲癇瘈瘲身熱妄言小兒癇症○陶道甲乙在大
椎下針灸治同前能下逆氣○大椎素問在第一
椎上與肩平也針灸同前治骨蒸勞熱嘔吐頸

下。针五分，灸三壮。治疝瘕腰痛。

下极《千金翼》：在十五椎下。针三分，灸三壮。治一切腹疾腰痛。

命门《甲乙》：在十四椎下。针灸同前。治肾虚腰痛，泄精，耳鸣，头痛，骨蒸，妇人带下。

悬枢《甲乙》：在十三椎下。针灸同前。治脊强，腹中留积，水谷不化。

接脊《圣惠方》：在十二椎下。针灸同前。治大人小儿下利赤白，脱肛，肚痛。

脊中《甲乙》：在十一椎下。针灸同前。治风痫，癫疾，积聚，下利。

十椎《素问》：一名中枢，在十椎下，今附。针三分，灸三壮。治胸胁痛不得息，不得卧，上气短气。

筋缩《甲乙》：在九椎下。针灸同前。治风痫上视。

至阳《甲乙》：在七椎下。针灸同前。治胸腹引背脊痛。

灵台《素问》：王冰注在六椎下。针灸同前。治气喘风冷。

神道《甲乙》：在五椎下。针灸同前。治胸背痛，惊悸，牙车紧急。

身柱《甲乙》：在三椎下。针灸同前。治头项颈背，肩胛之痛，癫痫，瘛疭，身热妄言，小儿痫症。

陶道《甲乙》：在大椎下。针灸治同前。能下逆气。

大椎《素问》：在第一椎上，与肩平也。针灸同前。治骨蒸劳热，呕吐，颈

余家藏木骨一具聞良悅所製

項强急衂血不止○按項椎七大椎上之七節也脊椎十二從大椎下至第十二椎腰椎五從十三椎至十七椎從項椎至十七椎二十四椎下接骶骨假椎五從肉上數至二十二椎者其節下及兩傍各五分之地皆可針可灸乃後漢華佗挾脊穴也本邦藝州廣島之醫星野良悅創製身幹儀工妙逼真遠携來東都獻醫學既罹丙寅火豈造物者有所吝而不欲使良悅之名與骨不朽耶遺憾不少也治骨蒸勞熱諸般鬱症諸胸腹頭頸項背之病失心癲癇久年積聚婦人子宮之病小兒癇瘛痞癖及肩背偏頊脊椎枉曲者數試數效○瘂門甲乙在項後入髮際五分針三分灸三壯治諸陽熱亢衂血脊强中風暴死○風府素問在項入髮際一寸按素問曰刺風府在上椎云云此穴在項第一椎接腦骨之際千金曰一名鬼枕針三分灸三壯治頭痛失瘖頸項急不得回顧目眩鼻衂喉咽痛狂走目妄視按素問曰風從外入令人振寒汗出頭痛身重惡風治有風府調其陰陽不足則補之有餘則瀉之傷寒論曰初服桂枝湯反煩不解者先刺風池風府卻與桂枝湯則愈云云○腦戸

鍼灸説約　七

项强急，衄血不止。

按：项椎七大椎上之七节也，脊椎十二从大椎下至第十二椎，腰椎五从十三椎至十七椎，从项椎至十七椎，二十四椎下接骻骨，假椎五从肉上数至二十二椎者，其节下及两旁，各五分之地，皆可针可灸乃后汉华佗，挟脊穴也。本邦艺州广岛之医，星野良悦，创制身干仪，工妙逼真，远携来东都，献医学。既罹丙寅火，岂造物者有所吝，而不欲使良悦之名与骨不朽耶！遗憾不少也。余家藏木骨一具，闻良悦所制①。治骨蒸劳热，诸般郁症，诸胸腹头颈项背之病，失心癫痫，久年积聚，妇人子宫之病，小儿痫瘛痞癖，及肩背偏项，脊椎枉曲者，数试数效。

哑门《甲乙》：在项后入发际五分。针三分，灸三壮。治诸阳热亢，衄血，脊强，中风暴死。

风府《素问》：在项入发际一寸。按：《素问》曰：刺风府在上椎云云。此穴在项第一椎，接脑骨之际。《千金》曰：一名鬼枕。针三分，灸三壮。治头痛，失暗，颈项急不得回顾，目眩，鼻衄，喉咽痛，狂走，目妄视。按：《素问》曰：风从外入，令人振寒汗出，头痛身重恶风。治有风府，调其阴阳，不足则补之，有余则泻之。《伤寒论》曰：初服桂枝汤，反烦不解者，先刺风池、风府，欲与桂枝汤则愈云云。

脑户

①余家……所制：据底本旁注补。

素問在枕骨上强間後一寸五分。針二分。灸三壯。治暴瘖不能言。目睛痛不可忍。頭腫。腦痛如破。○强間甲乙在後頂後一寸五分。針灸同前。治頭痛。腦旋。目運。吐沫。○後頂甲乙在百會後一寸五分。針灸同前。治額顱上痛。惡風目眩。○百會一名泥丸。一名三陽在前頂後一寸五分。頂中央。針三分。灸三壯。治心煩驚悸。健忘。咳瘧。頭痛。頭風。耳聾。鼻塞。小兒脫肛。風癇。角弓反張。按扁鵲起虢秦鳴鶴療頭風。千古之美談也。一針之微得効於瞬息者。非手得心識之妙。安得至此域耶。○前頂甲乙在顖會後一寸半。針二分。灸三壯。銅人經云。灸七七壯。治頭風目眩面腫諸症。○顖會甲乙在上星後一寸。針二分。灸二[illegible]壯。小兒八歲以前禁針。治目眩。面腫。鼻塞不聞香臭。頭風生白屑。多睡。小兒驚癇。○上星甲乙在直鼻上入髮際一寸。針灸治同前。以細三稜鍼出血。以瀉諸陽熱氣。○神庭甲乙在直鼻上入髮際五分。針二分。灸三壯。治癲疾風癇。角弓上視。鼻淵目眩。○素髎

《素问》：在枕骨上强间后一寸五分。针二分，灸三壮。治暴喑不能言，目睛痛不可忍，头肿，脑痛如破。

强间《甲乙》：在后顶后一寸五分。针灸同前。治头痛，脑旋，目运，吐沫。

后顶《甲乙》：在百会后一寸五分。针灸同前。治额颅上痛，恶风目眩。

百会一名泥丸，一名三阳：在前顶后一寸五分，顶中央。针三分，灸三壮。治心烦惊悸，健忘，咳疟，头痛，头风，耳聋，鼻塞，小儿脱肛，风痫，角弓反张。按：扁鹊起虢秦鸣鹤疗头风，千古之美谈也。一针之微得效于瞬息者，非手得心识之妙，安得至此域耶！

前顶《甲乙》：在囟会后一寸半。针二分，灸三壮。《铜人经》云：灸七七壮。治头风，目眩，面肿诸症。

囟会《甲乙》：在上星后一寸。针二分，灸二七[1]壮。小儿八岁以前，禁针。治目眩，面肿，鼻塞不闻香臭，头风生白屑，多睡，小儿惊痫。

上星《甲乙》：在直鼻上入发际一寸。针灸治同前。以细三棱针出血，以泻诸阳热气。

神庭《甲乙》：在直鼻上入发际五分。针二分，灸三壮。治癫疾风痫，角弓上视，鼻渊目眩。

素髎

[1] 七：底本原漫漶，据《针灸资生经》补。

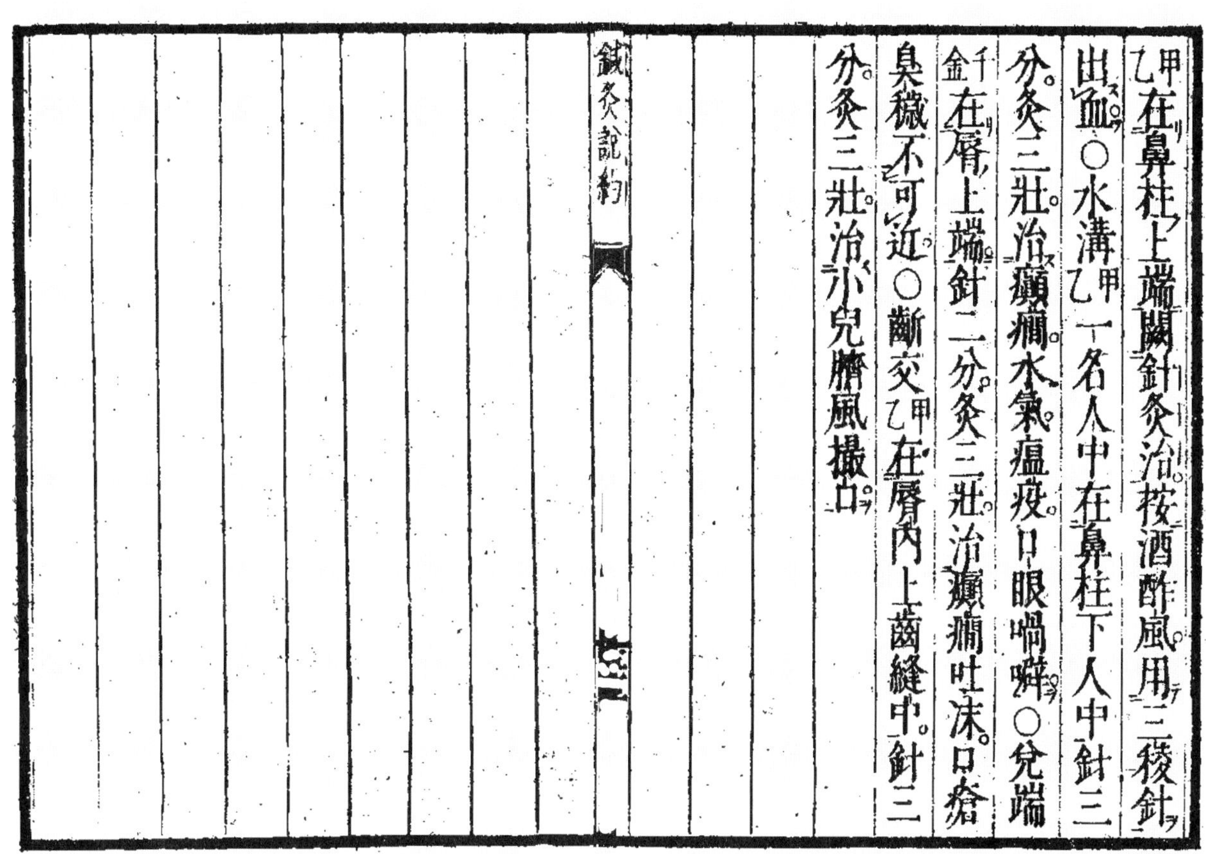
甲乙在鼻柱上端。闕針灸治。按酒酢風用三稜針出血。○水溝甲乙一名人中在鼻柱下人中。針三分。灸三壯。治癲癎水氣瘟疫口眼喎僻。○兌端千金在脣上端。針二分。灸三壯。治癲癎吐沫。口瘡臭穢不可近。○齗交甲乙在脣內上齒縫中。針三分。灸三壯。治小兒臍風撮口。

鍼灸說約

《甲乙》：在鼻柱上端。阙针灸治。按：酒酢风，用三棱针出血。

水沟《甲乙》：一名人中，在鼻柱下人中。针三分，灸三壮。治癫痫，水气，瘟疫，口眼㖞僻。

兑端《千金》：在唇上端。针二分，灸三壮。治癫痫吐沫，口疮臭秽不可近。

龈交《甲乙》：在唇内上齿缝中。针三分，灸三壮。治小儿脐风撮口。

補瀉迎隨 靈樞九針十二原

按靈樞經文論補瀉之義坦然明白後世論補瀉者不解讀古經即善讀者不知求諸術徒於言語文辭之間欲得其奥義古諺曰以書馭馬者不知馬之情宜矣哉予慨焉于斯久矣今因據經文別補瀉如左

補曰迎之隨之意若忘之若行若按若蚊虻止如留如還去如弦絶按而引針是謂内温血不得散氣不得出令左屬右其氣故止外門已閉

中氣乃實持針之道堅者爲寶正指直刺無針左右神屬無去知病存亡

瀉曰必持内之放而出之排陽得針邪氣得泄必無留血急取誅之神有秋毫屬意病者審視血絡刺之不殆血絡在腧横居視之獨澄切之獨堅

補者以微針營其逆順出入之會也故曰追而濟之惡得無實

瀉者以鋒針去血絡 靈樞血絡論曰血絡者盛而堅横以赤上下無

补泻迎随《灵枢·九针十二原》

按：《灵枢》经文论补泻之义，坦然明白。后世论补泻者，不解读古经。即善读者，不知求诸术，徒于言语文辞之间，欲得其奥义。古谚曰以书驭马者，不知马之情，宜矣哉！予概焉于斯，久矣。今因据经文，别补泻如左。

补曰：迎之随之，意若忘之。若行若按，若蚊虻止，如留如还，去如弦绝。按而引针，是谓内温，血不得散，气不得出。令左属右，其气故止，外门已闭，中气乃实。持针之道，坚者为宝。正指直刺，无针左右。神属无去，知病存亡。

泻曰：必持内之，放而出之，排阳得针，邪气得泄。必无流血，急取诛之。神有秋毫，属意病者。审视血络，刺之不殆。血络在腧横居，视之独澄，切之独坚。

补者，以微针，营其逆顺出入之会也。故曰：追而济之，恶得无实。

泻者，以锋针，去血络《灵枢·血络论》曰：血络者，盛而坚，横以赤，上下无常处，小者如针，大者如筋，刺而泻之万全也，故曰无失数矣。失数而反作诸害详于刺络古义。结络之血也结络者络之结而血者，所谓青筋也。故曰：逆而夺之，恶得无虚。

又按：顿虚补而可治，渐虚补而不可治。参附者，药中之能补者也。不过以气味之峻烈，努张其精血，而得其爽快。针之补者亦尔。针刺于病处者，以努精神血液也。邪之所聚，正气虚矣。针以重邪则正气努而应之，候其正气之至，而去针，正王而邪虚。经曰：虚则实之。若正邪相战之疾，误于病处，施努张精神术，则邪益剧病，益甚，谓之实实。经曰：莫实实，病益甚矣。针科若逢病起急卒，头痛如破，腹痛如刺者，及腹满如盘者，慎守予之一言。

大黄朴硝者，药中之能泻者也。不过以气味之苦寒，涤除其硬结而得其冰解，针之泻者亦尔行泻法于正邪共实之病者，审视结络与血结泻之。伤寒汗不出者，泻风池、风府。热入血室者，泻期门，是不待察血络而泻其亢气也。若脚气，腰痛，水肿，鼓胀胀满，癫痫，痛风风湿，温病痉病，心痛颇痛，吐血衄血，中风疠风，瘈掣瘛疭，头瘟头痛，喉痹，呕吐，霍乱，黄疸，喘急，疟疾，发斑，疝瘕，肠澼，小便癃闭，耳目口鼻之病，妇人经闭崩漏，血晕带下，小儿痘麻，慢急惊风，痈疽疔疮，下疳臁疥，中毒等，肌表见血络结络者，急取诛之，无留血。若以上诸病正邪既衰者，虽有血络结络之可泻，莫行泻血法，是谓虚虚。针科宜察虚中有实，

實中有虛而後善行補瀉之法千般疢難無所遁情也如陰陽形氣共不足者不可取以針調以甘藥

刺法靈樞

持針之道欲端以正安以靜先察上下左右氣之劇易而知虛實而行疾除刺之氣不至無問其數刺之而氣至去之勿復針刺之要氣至而有効効之信若風之吹雲明乎若見蒼天刺實者如以手探湯刺虛者如人之不欲行也凡刺胸腹者必避五藏中心者一日死中脾者五日

死中腎者七日死中肺者三日死中肝者五日死中膽者一日半死中膈膜者爲傷中刺跗上中大脉血不止死刺面中溜脉不幸爲盲刺腦戶入腦立死刺舌下中脉血出不止爲瘖刺足下布絡血不出爲腫刺郄中大脉委中尺澤之脉令人仆脫色刺氣衝血不出爲腫刺脊間中髓爲傴刺乳上中乳房爲腫刺缺盆中內陷氣泄令喘欬刺手魚腹內陷爲腫刺陰股大脉血出不止死刺客主人內陷爲漏爲聾刺膝髕出液爲跛

实中有虚，而后善行补泻之法。千般疢[1]难，无所遁情也。如阴阳形气共不足者，不可取以针调以甘药。

刺法《灵枢》

持针之道，欲端以正，安以静。先察上下左右气之剧易，而知虚实，而行疾徐[2]。刺之气不至，无问其数；刺之而气至，去之勿复针。刺之要，气至而有效，效之信，若风之吹云，明乎若见苍天。刺实者，如以手探汤；刺虚者，如人之不欲行也。凡刺胸腹者，必避五脏。中心者一日死，中脾者五日死，中肾者七日死，中肺者三日死，中肝者五日死，中胆者一日半死，中膈膜者为伤中。刺跗上中大脉，血不止死。刺面中溜脉，不幸为盲。刺脑户，入脑立死。刺舌下中脉，血出不止为喑。刺足下布络，血不出为肿。刺郄中大脉委中、尺泽之脉，令人仆脱色。刺气冲，血不出为肿。刺脊间中髓为伛。刺乳上中乳房为肿。刺缺盆中内陷，气泄，令喘咳。刺手鱼腹内陷，为肿。刺阴股大脉，血出不止死。刺客主人内陷，为漏为聋。刺膝膑出腋，为跛。

①疢（chèn）：热病，亦泛指病。
②徐：原作“除”，据《灵枢·邪客》改。

刺臂脉出血多立死刺肘中內陷氣歸之爲不屈伸刺陰股下三寸內陷令人遺溺刺腋下脇間內陷令人欬刺少腹中膀胱令人少腹滿刺匡上目匡內陷爲漏爲盲刺關節液出不得屈伸。凡此諸禁非不可刺之穴也得法乃順失法乃逆順乃得效逆乃有害 無刺熇熇之炅無刺渾渾之脉無刺漉漉之汗脉亂者勿刺諸脉小者陰陽形氣俱不足勿取以針病浅針深內傷良肉皮膚爲癰病深針浅病氣不瀉反爲惱瘧脉緩大虛宜用藥不宜針

鍼灸說約

刺濇脉者必中其脉而久留之先按而循之已發針疾按其痏無令其血出以和其脉脉之所居深不見者刺之微內針而久留之以致其穴脉氣脉浅者勿刺按絶其脉乃刺之脉實者深刺之以泄其氣脉虛者浅刺之使精氣無得出以導其脉獨出其邪氣脉滿絡虛灸絡瀉脉絡滿脉虛灸脉瀉絡虛則實之滿則泄之宛陳則除之邪勝則虛之刺虛者須其實刺實者須其虛經氣已至愼守勿失深浅在志遠近若一如

刺臂脉，出血多立死。刺肘中内陷，气归之，为不屈伸；刺阴股下三寸内陷，令人遗溺；刺腋下胁间内陷，令人咳；刺少腹中膀胱，令人少腹满；刺匡上眶上内陷为漏，为盲；刺关节液出，不得屈伸。凡此诸禁，非不可刺之穴也。得法乃顺，失法乃逆，顺乃得效，逆乃有害。无刺熇熇之炅，无刺浑浑之脉，无刺漉漉之汗。脉乱者勿刺。诸脉小者，阴阳形气俱不足，勿取以针。病浅针深，内伤良肉，皮肤为痈。病深针浅，病气不泻，反为恼。疟脉缓大虚，宜用药，不宜针。

刺涩脉者，必中其脉而久留之。先按而循之，已发针疾，按其痏，无令其血出，以和其脉。脉之所居，深不见者，刺之微内针而久留之，以致其穴脉气。脉浅者勿刺，按绝其脉，乃刺之。脉实者，深刺之，以泄其气。脉虚者，浅刺之，使精气无得出，以导其脉独出其邪气。脉满络虚，灸络泻脉。络满脉虚，灸脉泻络。虚则实之，满则泄之，宛陈则除之，邪胜则虚之。刺虚者须其实，刺实者须其虚。经气已至，慎守勿失，深浅在志，远近如一，如

临深渊，手如握虎，神无营于众物。观其冥冥，见其乌乌，静意治神，乃察血气荣卫之不形于外者，必先诊三部九候三部九候诊脉之法，详诊脉古义，尽调不败而救之。故曰：上工救其萌芽。粗工守形，上工守神。神乎神，客在门，未睹其疾，恶知其原。刺之微，在速迟。粗守关，上守机。机之动，不离其空。空中之机，清净而微。其来不可逢，其往不可追。知机之道者，不可挂以发。不知机之道，叩之不发也。知其往来，要与之期，粗之暗乎！妙哉！工独有之。往者为逆，来者为顺。明知逆顺，正行无问。自粗工守形至正行无问，数字之间，正邪之会，经络荣卫之行，针刺奥义，说得无有阙遗也。若有尝得此甘露味者，入灵兰之室，视金匮之秘，亦不难也。必知形气之所，在左右上下，阴阳表里，血气多少，行之逆顺，出入之会，诛伐有过，知于解结。审于调气，明于经隧，左右肢脉，尽知其会。寒与热争，能合而调之。虚与实邻，知决而通之。左右不调，犯之行之。明逆顺，乃知可治。审于本末，察其寒热，得邪所在，万刺不殆。法于往古，验于来今，观于窈冥，通于无穷。

麤之所不見良工之所貴○夫王公大人血食
之君身体柔脆肌肉軟弱血氣慓悍滑利其刺
之除疾淺深多少可得聞乎曰膏粱菽藿之味
何可同也氣滑即針出疾氣澁則針出遲氣悍
則針小而入淺氣澁針大而入深深則欲留淺
則欲疾以之觀之刺布衣者深以留之刺王公
者淺以疾之此皆因氣慓悍滑利也其少長肥
瘦以心撩之命曰法天之常○血實宜決之氣
虛宜導引之病變化浮沉深淺不可勝窮各在

其所病間者淺刺之甚者深刺之間者小之少針
也甚者衆之隨變而調氣盛則瀉之虛則實之
熱則疾之寒則留之陷下灸之不盛不虛以經常
也取之○刺胸腹者必以布憿著之乃從單布
上刺刺之不愈復刺刺之必肅刺腫者搖針刺
經者勿搖此刺之道也
疾之居腠理也湯熨之所及也在血脉也針石
之所及也其在腸胃酒醪之所及也其在骨髓
雖司命無奈之何史記扁鵲傳今夫人之有疾

粗之所不见，良工之所贵。

夫王公大人，血食之君，身体柔脆，肌肉软弱，血气慓悍滑利，其刺之徐[1]疾浅深多少，可得闻乎？曰：膏粱菽藿之味，何可同也？气滑即针出疾，气涩则针出迟，气悍则针小而入浅，气涩针大而入深，深则欲留，浅则欲疾。以之观之，刺布衣者，深以留之。刺王公者，浅以疾之。此皆因气慓悍滑利也。其少长肥瘦，以心撩之，命曰法天之常。

血实宜决之，气虚宜导引之。病变化浮沉深浅，不可胜穷，各在其所。病间者浅刺之，甚者深刺之，间者小[2]之少针也，甚者众之，随变而调气。盛则泻之，虚则实之，热则疾之，寒则留之，陷下灸之，不盛不虚，以经常也取之。

刺胸腹者，必以布憿着之，乃从单布上刺，刺之不愈复刺。刺之必肃，刺肿者摇针，刺经者勿摇，此刺之道也。

疾之居腠理也，汤熨之所及也；在血脉，针石所及也；其在肠胃，酒醪之所及也；其在骨髓，虽司命，无奈之何《史记·扁鹊传》。今夫人之有疾

①徐：原作“除”，据《灵枢·根结》改。
②小：《针灸甲乙经》卷六第六作“少”。

也譬猶刺也猶污也猶結也猶閉也刺雖久猶可拔也污雖久猶可雪結雖久猶可解也閉雖久猶可決或言久疾之不可取者未得其術也轉筋者立而取之可令遂已痿厥者張而刺之可令立快也

用針之要在於知調陰與陽調陰與陽精氣乃光合形與氣使神內藏故上工平氣中工亂脉下工絕氣危生

病九日三刺而已病一月者十刺而已多少遠近以此衰之久痺不去身者視其血絡盡出其血

寒痺之爲病也留而不去時痛而皮不仁黃帝曰刺寒痺內熱奈何伯高曰刺布衣者以火焠之刺大人者王侯大人以藥熨之

凡刺有五一曰半刺半刺者淺內而疾發針無針傷肉如拔毛狀以取皮氣二曰豹文刺豹文刺者左右前後鍼之中脉爲故以取經絡之血者三曰關刺關刺者直刺左右盡筋上以取筋

也，譬犹刺也，犹污也，犹结也，犹闭也。刺虽久，犹可拔也；污虽久，犹可雪；结虽久，犹可解也；闭虽久，犹可决。或言久疾之不可取者，未得其术也。转筋者，立而取之，可令遂已；痿厥者，张而刺之，可令立快也。

用针之要，在于知调阴与阳。调阴与阳，精气乃光合形与气，使神内藏。故上工平气，中工乱脉，下工绝气危生。

病九日，三刺而已。病一月者，十刺而已。多少远近，以此衰之。久痹不去身者，视其血络，尽出其血。

寒痹之为病也，留而不去，时痛而皮不仁。黄帝曰：刺寒痹，内热，奈何？伯高曰：刺布衣者，以火焠之；刺大人者王侯大人，以药熨之。

凡刺有五：一曰半刺。半刺者，浅内而疾发针，无针伤肉，如拔毛状，以取皮气。二曰豹文刺。豹文刺者，左右前后针之，中脉为故，以取经络之血者。三曰关刺。关刺者，直刺左右，尽筋上，以取筋痹，慎无出血。四曰合谷刺。合谷刺者，左右鸡足，针于分肉之间，以取肌痹。五曰输刺。输刺者，直入直出，深内之至骨，以取骨痹。

病生于头者，头重；生于手者，臂重；生于足者，足重。治病者，先刺其病，所从生者也。

病痛者阴属血也，痛而以手按之。不得者阴也病深，深刺之。病痒者阳也，浅刺之。病先起阴者，先治其阴。病先起阳者，先治其阳。

久病邪气入深者，刺之深内而久留之，间日而复刺之。

凡刺之法，必察其形气。病人形肉未脱，少气而脉又躁。刺之，散气可收，聚气可布也。深居静处，占神往来，闭户闭目也，以下刺法，妙处塞牖塞耳也，魂魄不散魂者，神也。魄者，精也。精神魂魄之说，详于后，专意一神，毋闻人声，以收其精，令志在针。《素问》曰：听其乌乌，视其冥冥。欲专一也。浅而留之，微而浮之，以移其神，气至乃休。

《难经》七十八难、七十九难论补泻迎随针刺之法，今不从，故不赘于此，以待具眼之人出世。

按此數條實針刺之妙處也非學術通神者不能知此醍醐味也嗚嘑內經傷寒金匱之書古神醫之遺教存矣然而數千年之久既經數百人手割裂殆盡矣不逢具眼崑山玉與瓦礫何異

靈樞熱病篇五十九刺

兩手外內側各三內側少商大指商陽食指少衝少指外側中衝中指關衝無名指少沢少指凡十二痏五指間各一凡八痏足亦如是合十六痏乃手足五邪穴頭入髮際一寸傍各三五處承光通天凡六痏更入髮三寸邊各五臨泣目窗正營承靈腦空凡十痏耳前後下各一聽宮完骨天牖經文有口字今刪去凡六痏項中一風府巔上一百會顖會一髮際一前神庭後啞門廉泉一風池二天柱二

○經曰熱病三日汗而可愈刺以上穴也

合五十九穴瀉熱要穴也

素問刺熱篇云病甚者爲五十九刺

王氷註曰頭上五行行五以越諸陽之熱逆

世。

按：此数条，实针刺之妙处也。非学术通神者，不能知此醍醐味也。呜嘑[1]《内经》《伤寒》《金匮》之书，古神医之遗教存矣。然而数千年之久，既经数百人手，割裂殆尽矣。不逢具眼，昆山玉与瓦砾何异！

《灵枢·热病》篇，五十九刺。

两手外内侧，各三内侧：少商大指，商阳食指，少冲少指。外侧：中冲中指，关冲无名指，少泽少指，凡十二痏；五指间，各一，凡八痏。足亦如是，合十六痏乃手足五邪穴。头入发际一寸旁，各三五处、承光、通天，凡六痏；更入发三寸边，各五临泣、目窗、正营、承灵、脑空，凡十痏；耳前后下，各一听宫、完骨、天牖。经文有口字，今删去，凡六痏；项中一风府，巅上一百会，囟会一，发际一前神庭，后哑门，廉泉一，风池二，天柱二。

经曰：热病三日，汗而可愈。刺以上穴也。

合五十九穴，泻热要穴也。

《素问·刺热篇》云：病甚者，为五十九刺。

王冰注曰：头上五行，行五，以越诸阳之热逆

①呜嘑（hū）：呜呼，呼喊。

也大杼中府缺盆風門此八者以寫胸中之熱也氣衝三里巨虛上下廉此八者以瀉胃中之熱也雲門肩髃委中腰俞此八者以瀉四支之熱五藏俞傍五此十者以瀉五藏之熱也又曰頭上五行上星顖會前頂百會後頂中行也五處承光通天絡却玉枕二行也臨泣目窗正營承靈腦空三行也合二十五穴合五十九穴與靈樞不同

熱病氣穴刺熱篇

三椎下間主胸中熱四椎下間主膈中熱五椎下間主肝熱六椎下間主脾熱七椎下間主腎熱

要穴

四靈刺

刺臍上下左右各一寸半四穴

三台刺

中脘一穴

中脘兩傍相去各寸半二穴

也。大抒、中府、缺盆、风门，此八者，以泻胸中之热也。气冲、三里、巨虚上下廉，此八者，以泻胃中之热也。云门、肩髃、委中、腰俞，此八者，以泻四肢之热。五脏俞旁五，此十者，以泻五脏之热也。又曰：头上五行。上星、囟会、前顶、百会、后顶，中行也。五处、承光、通天、络却、玉枕，二行也。临泣、目窗、正营、承灵、脑空，三行也，合二十五穴。合五十九穴，与《灵枢》不同。

热病气穴《刺热》篇

三椎下间，主脑中热；四椎下间，主膈中热；五椎下间，主肝热；六椎下间，主脾热；七椎下间，主肾热。

要穴

四灵刺：

刺脐上下左右各一寸半，四穴。

三台刺：

中脘一穴

中脘两旁，相去各寸半，二穴。

二儀刺。
上二儀。不容二穴。
下二儀。太乙二穴。
四柱刺。
肓門二穴。帶脉二穴。
五柱刺。
風府一穴。風池二穴 天牖二穴
星文刺。
天髎二穴。肩外俞二穴。天宗二穴。

大椎一穴。臑俞二穴。肩井二穴。
日月刺。
太陽二穴
手要穴。
三臑。五里。消濼。臂臑。
三肘。少海。曲池。尺澤。
五臂。三里。温溜。支正。外内關。
三腕。陽谿。陽谷。大陵。
三掌。魚際。合谷。勞宮。

二仪刺：
上二仪，不容二穴。
下二仪，太乙二穴。
四柱刺：
肓门二穴。带脉二穴。
五柱刺：
风府一穴，风池二穴，天牖二穴。
星文刺：
天髎二穴，肩外俞二穴，天宗二穴。
大椎一穴，臑俞二穴，肩井二穴。
日月刺：
太阳二穴。
手要穴：
三臑：五里　消泺　臂臑
三肘：少海　曲池　尺泽
五臂：三里　温溜　支正　外内关
三腕：阳溪　阳谷　大陵
三掌：鱼际　合谷　劳宫

五指間各一。
足要穴。
三股。風市。伏兎。血海。
三關。梁丘。陰陽陵泉。
五脛。三里。絶骨。承山。飛陽。
三陰交。
三踝。解谿。内外崑崙。
三足。然骨。大衝。申脉。
五指間各一。

三側。章門。五樞。維道。
三肩。肩髃。肩髎。肩貞。
頭五行。
刺頭上五行。行五穴。
腰穴。居窌。髖骨兩膀各三穴。
窌骨空。左右各五。
挾脊穴。左右各十七穴。合三十四穴。可針可灸。
從大椎至十七椎。去脊中。左右各半寸。
灸狂癇法。

五指间各一

足要穴：

三股：风市　伏兔　血海

三关：梁丘　阴阳陵泉

五胫：三里　绝骨　承山　飞阳　三阴交

三踝：解溪　内外昆仑

三足：然谷　太冲　申脉　五指间各一

三侧：章门　五枢　维道

三肩：肩髃　肩髎　肩贞

头五行：

刺头上五行，行五穴。

腰穴、巨髎、髋骨两旁，各三穴。

髎骨空，左右各五。

挟脊穴左右各十七穴，合三十四穴。可针可灸：

从大椎至十七椎，去脊中，左右各半寸。

灸狂痫法

百会十二壮　肺俞五十壮　心俞五十壮　胆俞五十壮　脾俞五十壮　三焦俞五十壮　幽门三十壮　气海五十壮　申脉十二壮　隐白十二壮

右灸一七日，炷如大麦。病缓者，过二旬，又灸一七日，三阅月而止，得效为度。病甚者，隔一二日，又灸一七日，又隔一二日，复灸。一七日，三七日而止。灸后病势稍缓者，已之征也。病缓者，其已亦缓也。病甚者，其已亦急也。屡试屡效。

灸脚气要穴

三里　绝骨　阳陵泉　风市　昆仑　上廉　下廉　条口　太冲　膝眼　曲泉　阴陵泉　中都在阴陵泉、三阴交二穴中间，一名太阴　复溜　委中　承筋　承山　涌泉　三阴交

脚气发左右表里，随状灸之。左灸左，右灸右，表灸表，里灸里。以三七壮为度，日灸。

针灸说约终

宋王維一著銅人經三卷繁而不詳元滑伯仁
著十四經發揮孔穴之分寸摘英不遺其見卓
矣然若說脉絡傳注則迂而泥蓋好博而不約
其蔽也無識好約而不博其蔽也寡聞世醫陷
無識寡聞之域者往往有焉如斯書先生平素
所口說而門人所筆授也今玆壬申之春信行
與齋藤宗甫繕寫功竣將上梓請之先生先生
不許因退與宗甫謀曰斯書簡而明約而悉寔

鍼灸說約　敘

針科之準的矣不啻吾輩爲帳中論衡也達之
窮鄉遐陬則取路也不失其正矣使學者無陷
無識寡聞之域縱得罪於先生不亦仁民之一
術乎私命梓人刻將就以强先生先生笑曰遂
事不可諫余豈以毀譽爲心者哉於是公然遺
之同志云

文化壬申夏五月

門人　江左里正　田中信行謹識

宋王惟[1]一著《铜人经》三卷，繁而不详。元滑伯仁著《十四经发挥》，孔穴之分寸，《摘英》不遗，其见卓矣。然若说脉络传注，则迂而泥。盖好博而不约，其蔽也无识，好约而不博，其蔽也寡闻。世医陷无识寡闻之域者，往往有焉。如斯书，先生平素所口说，而门人所笔授也。今兹壬申之春，信行与斋藤宗甫，缮写功竣，将上梓，请之先生，先生不许。因退与宗甫谋曰：斯书简而明，约而悉，实针科之准的矣。不啻吾辈为帐中论衡也，达之穷乡遐陬[2]，则取路也不失其正矣。使学者无陷无识寡闻之域，纵得罪于先生，不亦仁民之一术乎！私命梓人，刻将就，以强先生。先生笑曰：遂事不可谏。余岂以毁誉为心者哉！于是公然遗之同志云。

文化壬申夏五月

门人　江左里正　田中信行谨识

①惟：原作“维”，据《铜人腧穴针灸图经》改。
②遐陬（zōu）：边远一隅。

针论

[日] 葛西清 撰　王旭东 陈杞然 校订

日本文久二年刊本

本书由《针论》《日庸俞穴录》两部分组成。日本江户后期针灸学著作，成书于日本文久二年（1862）。作者葛西清，字希夷，号省斋，生卒年不详。《针论》为一则短论，讲述作者以《伤寒论》理论为针灸临床准则的心得体会和经验；《日庸俞穴录》分部位记述65个常用穴位及针灸主治法。现以日本京都大学图书馆富士川文库所藏文久二年刊本影印。

鍼論叙
葛希夷鍼論新成問叙於余謝
不敏不可廼受而卒業其意盖
本於傷寒論是古人所未嘗發
也嗟乎新奇如是非希夷不能
焉今讀此编則千古鍼法皆廢

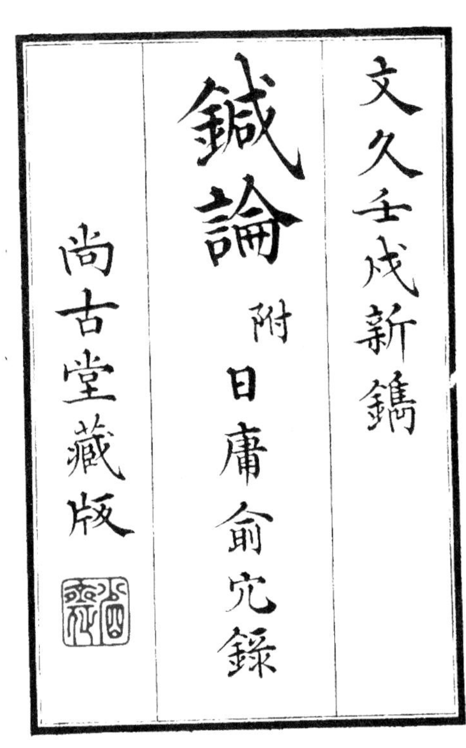
文久壬戌新鐫
鍼論 附 日庸俞穴録
尚古堂藏版

针论叙

葛希夷《针论》新成，问叙于余。谢不敏，不可，乃受而卒业。其意盖本于《伤寒论》，是古人所未曾发也。嗟乎！新奇如是，非希夷不能焉。今读此编，则千古针法皆废

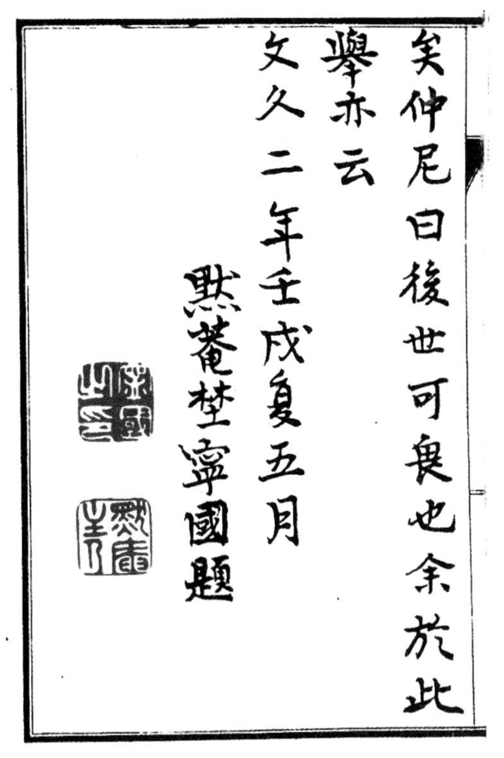
矣仲尼曰後世可畏也余於此舉亦云

文久二年壬戌夏五月

默菴埜寧國題

鍼論叙

友人葛西希夷據傷寒論推明先刺之義以立言題曰鍼論有客謂予曰傷寒論特舉輕證而不及其重證於鍼法爲一端恐不足據焉今乃主張而敷衍之要只一家私言耳予曰不然凡言約而旨遠者聖言也舉一而反三者聖教也傷寒論之言至簡而其義則有餘矣固宜推輕及重自淺徂深而針法之要盡于此矣此傷寒

矣。仲尼曰：后世可畏也。余于此举亦云。

文久二年壬戌夏五月
默庵野宁国题

针论叙

友人葛西希夷，据《伤寒论》，推明先刺之义，以立言题曰《针论》。有客谓予曰：《伤寒论》特举轻证，而不及其重证，于针法为一端，恐不足据焉。今乃主张而敷衍之要，只一家私言耳。予曰：不然，凡言约而旨远者，圣言也；举一而反三者，圣教也。《伤寒论》之言至简，而其义则有余矣。固宜轻，轻及重，自浅徂深，而针法之要尽于此矣。此《伤寒

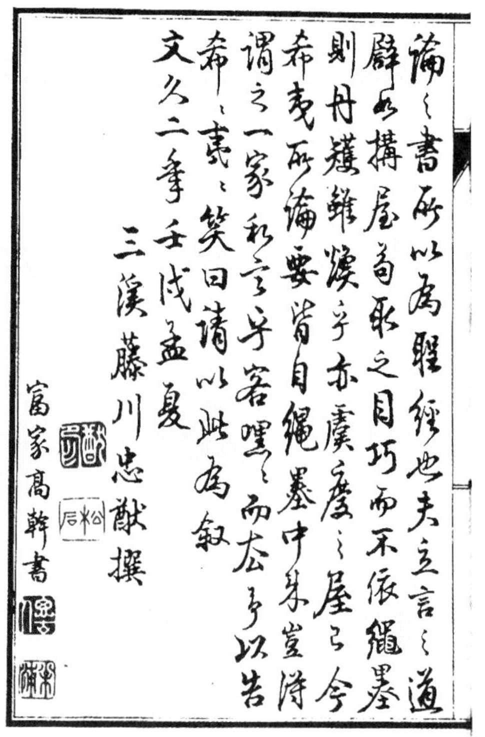
論之書所以為聖經也夫立言之道譬如構屋苟取之目巧而不依繩墨則丹雘雖煥乎亦虞慶之屋已今希夷所論要旨自繩墨中來豈得謂之一家私言乎客嘿嘿而去予以告希夷希夷笑曰請以此為叙

文久二年壬戌孟夏

三溪藤川忠猷撰

富家高幹書

不知其要者流散罔窮素靈二書雖貴乎多缺漏多補增至尋其旨則河漢無際其要不可得而求矣葛西省齋世以鍼術顯其術一以傷寒論為質的

论》之书所以为圣经也。夫立言之道，譬如构屋，苟取之目巧，而不依绳墨，则丹雘虽焕乎，亦虞庆之屋尔。今希夷所论要旨自绳墨中来，岂得谓之一家私言乎？客默默而去。予以告希夷，笑曰：请以此为叙。

文久二年壬戌孟夏

三溪藤川忠猷撰

富家高干书

不知其要者，流散罔穷，《素》《灵》二书虽贵乎，多缺漏，多补增，至寻其旨，则河汉无际，其要不可得而求矣。葛西省斋，世以针术显，其术一以《伤寒论》为贸的，

鍼論

讚藩　省齋葛西清希夷著

鍼道之傳尚矣其要概見于傷寒論傷寒論醫書之最古而經者也蓋其筆之於書雖在周世乎其道則原於上古神聖之所傳而凡疾醫之道無不備矣近世行鍼者以傷寒論為湯液之書舍焉而不講余不知其何心也蓋鍼之為用在於解結救急矣故古之行鍼也不說經絡不言分數唯辨証候詳病勢論得疾病之所存隨而刺之以助其治方而已矣則傷寒

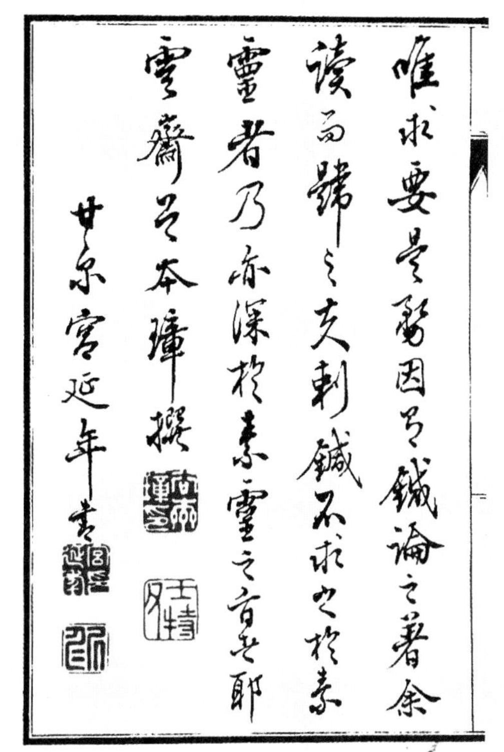

唯求要是醫因有鍼論之著余讀而韙之夫刺鍼不求之於素靈者乃亦深於素靈之旨者耶

雲齋呂本璋撰

甘尔宮延年書

唯求要是医，因有《针论》之著，余读而韪之。夫刺针不求之于《素》《灵》者，乃亦深于《素》《灵》之旨者耶。

云斋吕本璋撰

甘尔宫延年书

针论

赞藩　省斋葛西清希夷著

针道之传尚矣，其要概见于《伤寒论》。《伤寒论》，医书之最古而经者也。盖其笔之于书，虽在周世乎。其道则原于上古神圣之所传，而凡疾医之道无不备矣。近世行针者，以《伤寒论》为汤液之书，舍焉而不讲，余不知其何心也？盖针之为用，在于解结救急矣，故古之行针也，不说经络，不言分数，唯辨证候，详病势，论得疾病之所存，随而刺之，以助其治方而已矣。则《伤寒論實其根據也而傷寒論之書其言簡奥不以三隅反之未能會其意其意既會矣引伸觸長一可以十十可以百而千而萬無所不可而其用豈有窮焉哉故非熟讀傷寒論者未可與言鍼也且夫行鍼之要在於知疾病之所存以應其變而其事多端更僕未可終也今姑概其一二而言之病結表若裏見頸項強急或胸腹中卒痛等証當此之時醫欲直解其結以駿烈之劑投之則其病或至加劇是無他焉藥力與病勢相鬥之所使然也如論中所謂太陽病初服

桂枝湯反煩不解者是也雖然苟以平易之劑投之則不惟不能解其結又從而緊之然則如之何而可曰鍼解其結以導藥力而已矣將投之駿劑也必先詳其疾病之所在而按之鍼之以緩其結以折其勢今藥力不窒礙則自無反煩之患而其成功亦可庶幾也鍼之所以解結救急而助治方者不其然乎若其劇之極則勢直迫心胸直視失溲手足厥冷脉陰陽俱停良藥投焉而不下於咽艾火施焉而不徹於神其危篤至末如之何於是乎行鍼者能察病勢之

论》实其根据也。而《伤寒论》之书，其言简奥，不以三隅反之，未能会其意；其意既会矣，引伸触长，一可以十，十可以百，而千而万，无所不可。而其用岂有穷焉哉？故非熟读《伤寒论》者，未可与言针也。且夫行针之要，在于知疾病之所存，以应其变。而其事多端，更仆未可终也，今姑概其一二而言之：病结表若里，见颈项强急或胸腹中卒痛等证，当此之时，医欲直解其结，以峻烈之剂投之，则其病或至加剧，是无他焉，药力与病势相斗之所使然也。如《论》中所谓太阳病，初服桂枝汤，反烦不解者是也。虽然苟以平易之剂投之，则不惟不能解其结，又从而紧之，然则如之何而可？曰：针解其结，以导药力而已矣。将投之峻剂也，必先详其疾病之所在，而按之针之，以缓其结，以折其势。今药力不窒碍，则自无反烦之患，而其成功亦可庶几也。针之所以解结救急而助治方者，不其然乎？若其剧之极，则势直迫心胸，直视失溲，手足厥冷，脉阴阳俱停，良药投焉而不下于咽，艾火施焉而不彻于神。其危笃至未如之何？于是乎行针者能察病势之

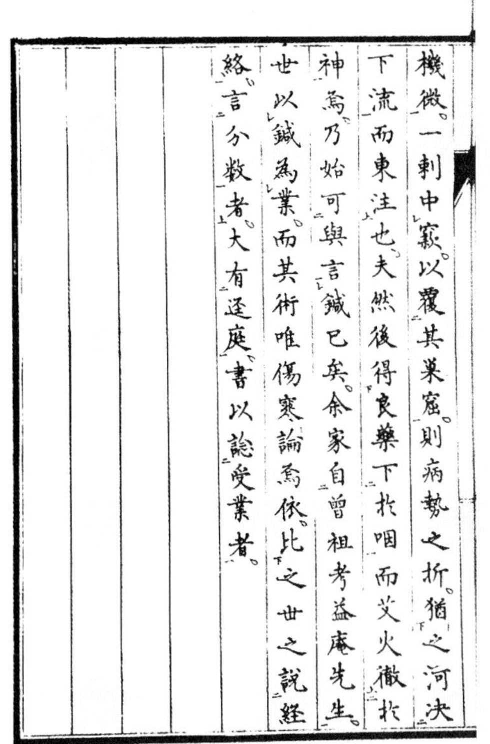

機微。一刺中竅以覆其巢窟。則病勢之折。猶之河決
下流而東注也。夫然後得良藥下於咽而艾火徹於
神焉。乃始可與言鍼已矣。余家自曾祖考益庵先生
世以鍼為業而其術唯傷寒論為依。比之世之說經
絡言分數者。大有逕庭。書以諗受業者。

日庸俞穴錄
余用鍼灸也。一以傷寒論為根據。論得疾病之所
在。乃求骨空分肉而施之。不必拘々乎素靈所稱
述之經絡分數者。如前所論。而余家曾祖考以來。
所屢試屢驗俞穴垂一百矣。今手鈔其與素靈所
稱述大抵相同。而易知易施者數十。姑假奮名表
之。并附質驗。以便訓蒙也。苟能用之中肯綮。則沉
痾痼疾。可以起焉。又何擾々之為。至其論得疾病
之所在。則非入門同道者。不可與言也。

机微，一刺中窾，以覆其巢窟，则病势之折，犹之河决下流而东注也，夫然后得良药下于咽，而艾火彻于神焉，乃始可与言针已矣。余家自曾祖考益庵先生，世以针为业，而其术唯《伤寒论》为依，比之世之说经络言分数者，大有径庭，书以念受业者。

日庸俞穴录

余用针灸也，一以《伤寒论》为根据，论得疾病之所在，乃求骨空分肉而施之，不必拘拘乎《素》《灵》所称述之经络分数者。如前所论，而余家曾祖考以来，所屡试屡效俞穴垂一百矣。今手抄其与《素》《灵》所称述大抵相同，而易知易施者数十，姑假奋名表之，并附质验，以便训蒙也。苟能用之中肯綮，则沉痾痼疾，可以起焉，又何扰扰之为？至其论得疾病之所在，则非入门同道者，不可与言也。

頭面六穴

百會　在頂之中央旋毛中諸急証手足厥冷或衄血不止者鍼灸並効但鍼不可深刺々有口訣

顳顬　在兩鬢動脉

絲竹空　在眉後陥中右二穴頭痛眩暈眼目赤痛者刺之出血即効

翳風　在耳之直下陥中按之引耳中痛口噤或歯牙疼痛者鍼灸並効

風池　在耳後髪際両旁陥中

風府　在項之中央少入髪際陥中右二穴頭項強痛者鍼灸並効

肩髆三穴

肩髃　在髆頭肩端両骨際陥中舉臂有空肩臂痠痛者鍼灸並効

巨骨　在肩端少上行大叉骨陥中

肩井　在肩上高肉之正中遥對両乳右二穴項背強痛不可回顧者鍼灸並効但鍼不可深刺々有口訣

头面六穴

百会　在顶之中央旋毛中。诸急证，手足厥冷，或衄血不止者，针灸并效。但针不可深刺，刺有口诀。

颞颥　在两鬓动脉。

丝竹空　在眉后陷中。上二穴，头痛眩晕，眼目赤痛者，刺之出血，即效。

翳风　在耳之直下陷中，按之引耳中痛。口噤或齿牙疼痛者，针灸并效。

风池　在耳后发际两旁陷中。

风府　在项之中央少入发际陷中。上二穴，头项强痛者，针灸并效。

肩髆三穴

肩髃　在髆头肩端两骨际陷中，举臂有空。肩臂酸痛者，针灸并效。

巨骨　在肩端少上行大叉骨陷中。

肩井　在肩上高肉之正中，遥对两乳。上二穴，项背强痛，不可回顾者，针灸并效。但针不可深刺，刺有口诀。

背中行二穴

身柱　在三椎之下。小児驚悸或發痓者。灸之効。

長強　在脊骶之端。一名亀尾。脱肛痔漏。灸之効。

背二行九穴

風門　在二椎之両旁。其間可容三伏指。以下同。凡言幾伏指者。當以病者之指為準。然指有肥瘦。身有長短。不可必一定也。是示其大概耳。要在認骨空分肉宛々中矣。頭痛眩暈。歯牙疼痛。眼目赤痛。項背強或喘者。鍼灸並効。而灸効居多。但鍼不可深刺。々有口訣。下三穴並放此。

肺兪　在三椎之両旁。咳嗽目眩。短氣哮喘者。主之。

膈兪　在七椎之両旁。

肝兪　在九椎之両旁。右二穴。胸脇痞滿。脊背強痛。或噎者。主之。

脾兪　在十一椎之両旁。

胃兪　在十二椎之両旁。寒飲吐逆。腹痛。或痎瘧寒熱下利者。鍼灸並効。

腎兪　在十四椎之両旁。乃與臍平。腰痛或失精者。

五

背中行二穴

身柱　在三椎之下。小儿惊悸或发痓者，灸之效。

长强　在脊骶之端，一名龟尾。脱肛痔漏，灸之效。

背二行九穴

风门　在二椎之两旁，其间可容三伏指，以下同。凡言几伏指者，当以病者之指为准。然指有肥瘦，身有长短，不可必一定也，是示其大概耳，要在认骨空分肉宛宛中矣。头痛眩晕，齿牙疼痛，眼目赤痛，项背强，或喘者，针灸并效，而灸效居多。但针不可深刺，刺有口诀。下三穴并放此。

肺俞　在三椎之两旁。咳嗽目眩，短气哮喘者，主之。

膈俞　在七椎之两旁。

肝俞　在九椎之两旁。上二穴，胸胁痞满，脊背强痛，或噎者，主之。

脾俞　在十一椎之两旁。

胃俞　在十二椎之两旁。寒饮吐逆，腹痛，或痎疟、寒热下利者，针灸并效。

肾俞　在十四椎之两旁，乃与脐平。腰痛或失精者，

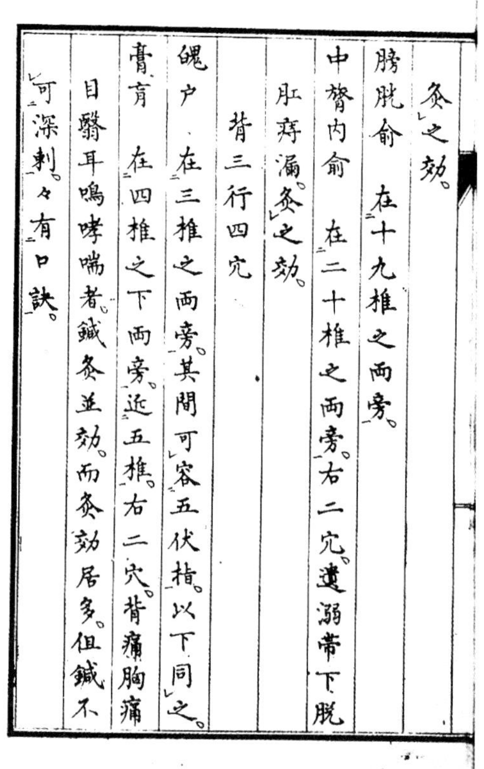

灸之効。

膀胱俞　在十九椎之兩旁。

中膂内俞　在二十椎之兩旁。右二穴遺溺帯下脱肛痔漏灸之効。

背三行四穴

魄户　在三椎之兩旁其間可容五伏指以下同之。

膏肓　在四椎之下兩旁近五椎。右二穴背痛胸痛目翳耳鳴哮喘者鍼灸並効而灸効居多但鍼不可深刺々有口訣。

痞根　在十三椎之兩旁胸脇支満痞結者鍼灸並効。

腰眼　在十七椎之兩旁脱衣正立則腰間有微陥腰痛痔疾久淋者鍼灸並効。

胸腹中行九穴

天突　在結喉之下巨骨之凹中喘急者灸之効。

鳩尾　在臆前蔽骨之直下諸急証昏憒者鍼灸並効施有口訣。

巨闕　在臍上五伏指。

灸之效。

膀胱俞　在十九椎之两旁。

中膂内俞　在二十椎之两旁。上二穴，遗溺带下，脱肛痔漏，灸之效。

背三行四穴

魄户　在三椎之两旁，其间可容五伏指。以下同之。

膏肓　在四椎之下两旁，近五椎。上二穴，背痛胸痛，目翳，耳鸣，哮喘者，针灸并效，而灸效居多。但针不可深刺，刺有口诀。

痞根　在十三椎之两旁。胸胁支满痞结者，针灸并效。

腰眼　在十七椎之两旁，脱衣正立，则腰间有微陷。腰痛痔疾久淋者，针灸并效。

胸腹中行九穴

天突　在结喉之下巨骨之凹中。喘急者，灸之效。

鸠尾　在臆前蔽骨之直下。诸急证昏愦者，针灸并效，施有口诀。

巨阙　在脐上五伏指。

上脘　在臍上四伏指。

中脘　在臍上三伏指。乃臍與歧骨之正中。

下脘　在臍上二伏指。右四穴。心下痞鞕。寒飲吐逆。
或脚氣衝心者。鍼灸並效。

神闕　當臍中。諸急証不甦者。灸之效。

氣海　在臍下二伏指。小腹不仁。遺精或絞痛者。鍼
灸並效。

關元　在臍下三伏指。積冷遺溺。月經不調。或小便
閉者。鍼灸並效。孕婦不可鍼灸。要妊者宜灸。

腹二行五穴

幽門　在巨闕之兩旁。其間可容三伏指。以下同。

通谷　在上脘之兩旁。

陰都　在中脘之兩旁。

商曲　在下脘之兩旁。右四穴。心胸下痞鞕。寒飲吐
逆。或腹痛。或脚氣衝心者。鍼灸並效。

氣穴　在關元之兩旁。主治同關元。

腹三行六穴

不容　在第四季肋之端。幽門之兩旁。對中行巨闕。

七

上脘　在脐上四伏指。

中脘　在脐上三伏指，乃脐与歧骨之正中。

下脘　在脐上二伏指。上四穴，心下痞鞕，寒饮吐逆，或脚气冲心者，针灸并效。

神阙　当脐中。诸急证不苏者，灸之效。

气海　在脐下二伏指。小腹不仁，遗精或绞痛者，针灸并效。

关元　在脐下三伏指。积冷遗溺，月经不调，或小便闭者，针灸并效。孕妇不可针灸，要妊者宜灸。

腹二行五穴

幽门　在巨阙之两旁，其间可容三伏指。以下同。

通谷　在上脘之两旁。

阴都　在中脘之两旁。

商曲　在下脘之两旁。上四穴，心胸下痞鞕，寒饮吐逆，或腹痛，或脚气冲心者，针灸并效。

气穴　在关元之两旁。主治同关元。

腹三行六穴

不容　在第四季肋之端，幽门之两旁，对中行巨阙，

其間可容五伏指。以下同。

承滿　在通谷之兩旁。對上脘。

梁門　在陰都之兩旁。對中脘。

太乙　在商曲之兩旁。對下脘。右四穴。胸脇下痞鞕。腹痛脹滿者。鍼灸並効。

天樞　在神闕之兩旁。久癥冷氣。遶臍切痛自下利者。鍼灸並効。而灸効居多。

大巨　在氣海之兩旁。主治同氣海。

側脇二穴

京門　在第一季肋之端。俗稱後章門。

章門　在第二季肋之端。右二穴。脇下鞕痛。久瀉不止。或驚狂者。鍼灸並効。

手臂九穴

尺澤　在肘中約文上。項背強直。口噤不能語者。刺之出血即効。不可深刺。

五里　在肘之外輔骨之上三伏指筋骨之間。

曲池　在肘之外輔骨屈肘曲骨中。以手拱胸取之。

三里　在曲池之下二伏指。按之肉起。

其间可容五伏指。以下同。

承满　在通谷之两旁，对上脘。

梁门　在阴都之两旁，对中脘。

太乙　在商曲之两旁，对下脘。上四穴，胸胁下痞鞕，腹痛胀满者，针灸并效。

天枢　在神阙之两旁。久积冷气，绕脐切痛，自下利者，针灸并效，而灸效居多。

大巨　在气海之两旁。主治同气海。

侧胁二穴

京门　在第一季肋之端，俗称后章门。

章门　在第二季肋之端。上二穴，胁下鞕痛，久泻不止，或惊狂者，针灸并效。

手臂九穴

尺泽　在肘中约纹上。项背强直，口噤不能语者，刺之出血即效，不可深刺。

五里　在肘之外辅骨之上三伏指筋骨之间。

曲池　在肘之外辅骨屈肘曲骨中，以手拱胸取之。

三里　在曲池之下二伏指，按之肉起。

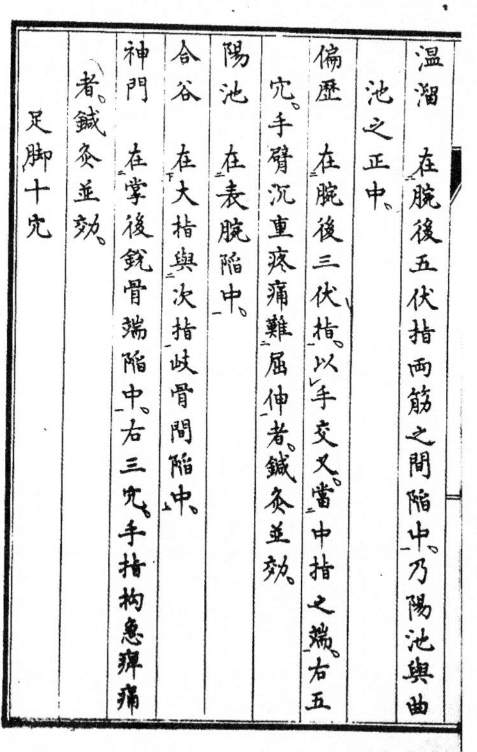

溫溜　在腕後五伏指兩筋之間陥中乃陽池與曲
池之正中
偏歴　在腕後三伏指以手交叉當中指之端右五
穴手臂沉重疼痛難屈伸者鍼灸並效
陽池　在表腕陥中
合谷　在大指與次指岐骨間陥中
神門　在掌後鋭骨端陥中右三穴手指拘急痺痛
者鍼灸並效
足脚十穴

環跳　在髀樞之中側卧伸下足屈上足取之
風市　正立垂兩手著腿當第三指之端右二穴腰
腿痠痛麻頑者鍼灸並效
委中　在膕之中央約文中動脉上腰腿疼痛不可
忍者刺之出血即效不可深刺々有口訣
膝眼　在膝頭骨下兩旁陥處
三里　在膝眼之下三伏指䯒骨之外大筋之内宛
宛中
下廉　在跗上五伏指䯒骨之外大筋之内仰跗有

温溜　在腕后五伏指两筋之间陷中，乃阳池与曲池之正中。

偏历　在腕后三伏指，以手交叉，当中指之端。上五穴，手臂沉重疼痛难屈伸者，针灸并效。

阳池　在表腕陷中。

合谷　在大指与次指歧骨间陷中。

神门　在掌后锐骨端陷中。上三穴，手指拘急痹痛者，针灸并效。

足脚十穴

环跳　在髀枢之中，侧卧伸下足，屈上足取之。

风市　正立垂两手着腿，当第三指之端。上二穴，腰腿酸痛麻顽者，针灸并效。

委中　在腘之中央，约纹中动脉上。腰腿疼痛不可忍者，刺之出血即效。不可深刺，刺有口诀。

膝眼　在膝头骨下两旁陷处。

三里　在膝眼之下三伏指，胻骨之外，大筋之内宛宛中。

下廉　在跗上五伏指，胻骨之外，大筋之内，仰跗有空。

悬钟　在外踝之上三伏指动脉中，一名绝骨。

三阴交　在内踝之上三伏指筋骨之间。上五穴，足胫麻木酸痛，起坐艰难者，针灸并效，而灸效居多。

申脉　在外踝之直下陷，可容爪甲。

涌泉　在足心陷中，屈指取之。上二穴，逆气上冲，昏愦不苏，或衄血不止者，灸之效。

日庸俞穴录终

跋

针灸名家者，世不乏其人，所著之书，殆乎可拄屋，要皆《素》《灵》一派而已耳。葛西省斋氏之论，则异于是。盖本诸《伤寒论》曰先刺，曰当灸之，此二语也，扩而充之，则针灸之道至矣尽矣。抑自非通晓《伤寒论》者，

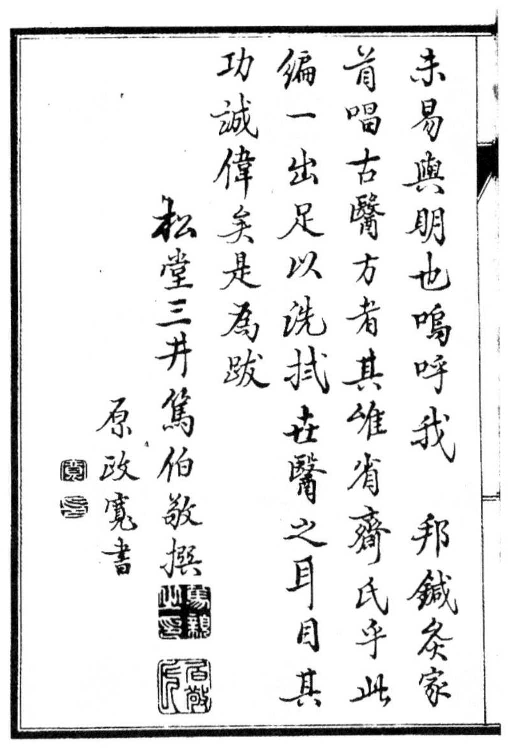

未易与明也。呜呼！我邦针灸家首唱古医方者，其唯省斋氏乎？此编一出，足以洗拭世医之耳目，其功诚伟矣。是为跋。

松堂三井笃伯敬撰

原政宽书

图书在版编目（CIP）数据

中国针灸大成. 通论卷. 类经·针灸 ; 针灸溯洄集 ;针灸说约 ; 针论 /石学敏总主编；王旭东，陈丽云，尚力执行主编. — 长沙 : 湖南科学技术出版社，2023.2
ISBN 978-7-5710-1934-1

Ⅰ. ①中… Ⅱ. ①石… ②王… ③陈… ④尚… Ⅲ. ①《针灸大成》②针灸疗法—中国—古代 Ⅳ. ①R245

中国版本图书馆 CIP 数据核字(2022)第 219954 号

中国针灸大成 通论卷
LEIJING • ZHENJIU ZHENJIU SUHUIJI ZHENJIU SHUOYUE ZHENLUN
类经·针灸 针灸溯洄集 针灸说约 针论
总 主 编：石学敏
执行主编：王旭东 陈丽云 尚 力
出 版 人：潘晓山
责任编辑：李 忠
文字编辑：唐艳辉
出版发行：湖南科学技术出版社
社 址：长沙市芙蓉中路一段 416 号泊富国际金融中心
网 址：http://www.hnstp.com
湖南科学技术出版社天猫旗舰店网址：
http://hnkjcbs.tmall.com
邮购联系：0731-84375808
印 刷：湖南凌宇纸品有限公司
（印装质量问题请直接与本厂联系）
厂 址：长沙县黄花镇黄垅新村工业园财富大道 16 号
邮 编：410137
版 次：2023 年 2 月第 1 版
印 次：2023 年 2 月第 1 次印刷
开 本：889mm×1194mm 1/16
印 张：25.75
字 数：395 千字
书 号：ISBN 978-7-5710-1934-1
定 价：510.00 元